国家古籍整理出版专项经费资助项目

本草图经

〔宋〕苏颂 编撰
尚志钧 辑校

辑校本

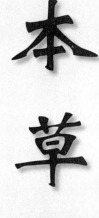

学苑出版社

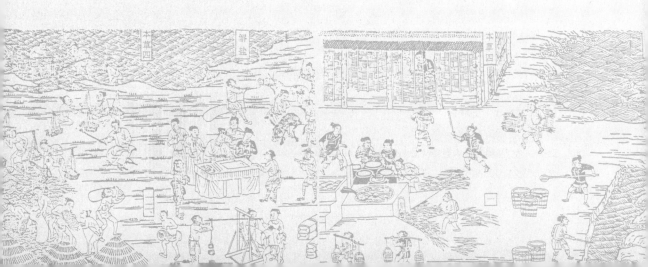

图书在版编目（CIP）数据

本草图经辑校本／〔宋〕苏颂编撰；尚志钧辑校. 一北京：学苑出版社，2017.5
ISBN 978-7-5077-5217-5

Ⅰ.①本…　Ⅱ.①苏…②尚…　Ⅲ.①本草-中国-宋代-图谱　Ⅳ.①R281.3-64

中国版本图书馆 CIP 数据核字（2017）第 068635 号

责任编辑：黄小龙
出版发行：学苑出版社
社　　　址：北京市丰台区南方庄 2 号院 1 号楼
邮政编码：100079
网　　　址：www.book001.com
电子信箱：xueyuanpress@163.com
销售电话：010-67601101（销售部）、67603091（总编室）
经　　　销：新华书店
印　刷　厂：北京画中画印刷有限公司
开本尺寸：787×1092　1/16
印　　　张：46.75
字　　　数：560 千字
印　　　数：1—2000 册
版　　　次：2017 年 4 月第 1 版
印　　　次：2017 年 4 月第 1 次印刷
定　　　价：598.00 元

前　言

　　《本草图经》是古代中药学著作，简称《图经》，又名《图经本草》，1058年宋仁宗命苏颂等编撰，1061年成书，共21卷，含目录1卷。《证类本草》中多用《本草图经》名，《本草纲目》及历代诸家本草用《图经本草》名称。

　　所谓"图经"，按苏颂《本草图经序》云："图以载其形色，经以释其同异。"据此可知，"图"指药图；"经"指药物同异说明文。

　　苏颂在嘉祐二年（1057）八月被诏，和掌禹锡、林亿、高保衡、陈检、秦宗古、朱有章、张洞等同校《嘉祐本草》。次年苏颂开始主编《本草图经》，仿照唐《新修本草图经》做法，由当时北宋政府下令，全国各郡县进献药物标本，举凡药物根、茎、苗、叶、花、实，形色大小，并虫、鱼、鸟、兽、玉石等堪入药者，逐件画图，并一一注明开花结实、收采时月及所用功效。至于进口药即询问市场船舶药商，亦依此供析，并取逐药味一、二两，或一、二枚封角送到京都。

　　当时全国各地进献药物标本很多，其解说都是世医所言，详略不一，差异亦大。有同一物产于不同地区，有同名而物异者，苏颂则参考历代文献，进行研究。举凡进呈药物，所记形类，与文献不符者，则并存之；若与文献有联系者，即根据文献加以注释，以条悉其本源。例如陆英即是蒴藋花，则据《尔雅》之训说明之。各种香类药物的分辨，即参考《岭表录异》以证实之。关于药物产地，先以《本经》所记产地为主，然后再言当时的产地。例如菟丝子，《本经》云出朝鲜，当时亦出冤句（山东菏泽）。奚毒本生于少室（河南登封），当时来自三蜀。至于采收时，有不同者，亦两存其说。例如赤箭，《本经》言采根，当时亦并取苗用。

　　对那些冷僻的药物，或远方所产的药物，不能辨识属于何类，即以形类相似而归附之，如溲疏附于枸杞、琥珀附于茯苓。对那些常用药和疗效明显的药，并附载其方。

对那些民间习用而文献并未记载的药物，其以类附于书末，名本经外类。

对那些功用显著的民间习用的药物，即附在功用相同的药物条文之下。如通脱木列于木通之下，石蛇列于石蟹之下。

该书编纂时参考文献有 200 多种。参考的医经有《素问》、《甲乙经》，医方有张仲景《治杂病方》、《伤寒论》、《华佗方》、葛洪《肘后方》、孙思邈《千金方》……本草有《本草经》、《名医别录》、《吴普本草》、《李当之本草》、雷敩《炮炙论》、《药对》、《唐本草》、陈藏器《本草拾遗》、孟诜《蜀本草》、《开宝本草》、李翱《何首乌传》、丁谓《天香传》、周君巢《威灵仙传》、唐毋景《茶饮序》、陆机《草木疏》、《韩诗》、《尚书》、《周礼》、《字林》、《字书》、《说文》、《尔雅》、《广雅》，以及史书、地志、杂记等二百余种。比《嘉祐本草》所引书目多三倍。书成分为二十卷，目录一卷。

《本草图经》原书已佚，它的内容散存于《证类本草》及《本草纲目》中。笔者在"文革"前对该书进行辑录，即以《证类本草》为底本，以《本草纲目》为核校本，并将校勘结果作出校记，附于各药条文之后。

该书收集药物 814 种，其中 642 种附有药图，各药附图多寡不一，多则 10 个图，少则 1 个图，总计全书收录 933 图。在 642 种附图药物中，有 607 味药是图、文皆有的。另有 35 味药，虽有药图，但无说明文字。余下一些药，既无药图，又无说明文字。这些药都是分别附列在性质相近的药物条文之后，并注明"文具某某药物条下"。

该书收录药物是按《嘉祐本草》目次分类的。因为《本草图经》药物的分类，基本上是按《嘉祐补注神农本草经》药物目次分类的。《本草图经》序云："药有上、中、下品，皆用《本经》为次第，其性类相近，而人未的识，或出于远方，莫能形似者，但于前条附之。若溲疏附于枸杞，琥珀附于茯苓之类是也。"

《本草图经》序中所言《本经》是指《嘉祐补注神农本草经》（见拙稿《神农本草经名义辨》，1980 年《神农本草经校点》223 页），所以《本草图经》药物分类及目次，基本上与《嘉祐本草》是相同的。不过卷次上稍有出入。《嘉祐本草》是二十卷，但《嘉祐本草》卷一、二为序例，从第三卷至二十卷为药物排列卷次。《本草图经》没有序例，从第一卷到二十卷全为药物排列卷次。

所以，《嘉祐本草》卷三玉石上、卷四玉石中、卷五玉石下，在《本草图经》分别为卷一玉石上、卷二玉石中、卷三玉石下，这可从陈承《别说》及寇宗奭《本草衍义》证实之。

《证类本草》卷五花乳石条引《别说》云："《图经》玉石中品有花蕊石一种，主治与此同是一物。"寇宗奭《本草衍义》云："花乳石……《图经》第二卷中，易其名为花蕊石。"

按陈承《别说》所云，花蕊石在《图经》中是列在玉石中品。而寇宗奭又云，花蕊石在《图经》中列入第二卷。则《图经》第二卷是玉石中，以此类推，则第一卷当为玉石上，第三卷当为玉石下。其他卷次可按《嘉祐本草》卷次推衍之。《嘉祐本草》第二十卷为有名未用类，《本草图经》不载有名未用药，但载本经外类药物，所以《本草图经》末二卷为本经外草类和本经外木蔓类。另外目录一卷。

辑校《本草图经》的意义：

1. 该书的编写吸取了唐代编修本草的经验，由政府诏令全国，征集了全国各地药物标本及药图，当时全国所呈送药物的地方，有150多个州及军，这是一次全国性的药物大普查，在世界医药史上是一大壮举。

2. 该书收罗药物800余种，在其中642味药名下绘有933幅药图，是我国第一部版刻的药物图谱，对后世本草绘图有很大的影响。这次辑复时，将《绍兴本草》图和《政和本草》图并列，以兹比较。

3. 该书的药图与说明文并重。在说明文中讨论药物产地、形态、性状、鉴别、主治、功用、附方，并把药物鉴别与功用结合起来讨论。书中收录了大量单方、验方，并详述其炮炙、配制和用法。因此该书对临床应用也有参考实用价值。

4. 该书编纂严谨，参考的文献较《嘉祐本草》所用者多三倍。其对单味药物所作的文献考证很详，所以该书对研究单味药物的发展史，有很重要的参考价值。

5. 该书和《嘉祐本草》是姊妹书，它们都继承和发展了前代的本草学。但该书绘制了930多幅药图，新增了100多种民间的草药，因此该书能集中地反映出北宋民间药物发展的实际状况。该书所取得的卓越成就，在当时就受到国内外本草学者的赞颂，并被誉称具有当时世界药学的最高水平。我们辑校它，不仅是表彰中华民族在人类文明史上的杰出贡献，也可以激励人们为我国科学事业的发展作出贡献，为人类文明去创造新的光辉的成就。

由于个人水平所限，书中不当和遗漏之处一定很多，希望读者们加以指正，以便今后再作改正和补充。

尚志钧
1983 年 9 月于皖南医学院弋矶山医院

辑 校 说 明

1. 本书是第一次公开出版，它依据 1983 年皖南医学院印制并在国内中医药界作内部交流的《本草图经》油印本（以下简称"皖本"）。1987 年，由上海科学技术出版社出版的李经纬等主编的《中国医学百科全书·医学史》第 175 页"本草图经"条，载有以下文字："1983 年该书有尚志钧辑本油印行世。"

2. 原"皖本"用的书名为《本草图经》。此名是据《证类本草》卷一所载《本草图经·序》的名称定的。《证类本草》卷十狼杷草条掌禹锡注文中，亦用《本草图经》为书名。但后人或用《图经本草》为其书名。从辑佚角度出发，为还其历史本来面目，当用《本草图经》书名为正。仿宋代曹孝忠作《政和新修经史证类备用本草》时，署有作者官衔例，则该书原作者苏颂亦应题其官衔。苏颂的官衔，按苏颂《本草图经·序》末所题署，应为"朝奉郎太常博士充集贤校理新差知颖州军州兼管内劝农及管句开治沟洫河道事骑都尉借紫臣苏颂奉敕撰"。

3. 原"皖本"是早在 1966 年以前，笔者利用业余时间到外地查阅资料整理的，1966 年以后又无机会作出复核。1983 年，皖南医学院即据旧稿忽忽付印。因此"皖本"存在不少错误和缺点。正如湖南溆浦卫生职工中专王林生老师，在《基层中药杂志》（1991 年 3 期）对"皖本"评论的那样，"皖本"有脱漏，须重加修订。

4. 原"皖本"所载药物，是据《政和本草》所引"图经曰"780 首收录。王林生老师指出：《大观本草》卷九页 60 海带条下有"图经曰"，《本草图经·序》中有"通脱次于木通"条等，这次重印时，均予以补录。在此向王老师致谢。

5.《本草图经》原书久逸，无任何目录可据。原"皖本"所列卷次，是笔者在当年通过花蕊石条考证所得（详见"皖本"前言第 9 页）。

6. 原"皖本"药物排列次序，除第 19、20 卷按《证类本草》外草类以及木蔓类次序编排外，其第 1~18 卷药物，是按笔者通过考证所得《嘉祐本草》目次编排（详见"皖本"前言第 8 页）。

7. 原"皖本"对每味药物内容的编排，先列正名，次列药图，再次列"图经曰"说明文字，末附校勘注。今仍其旧。

8. 原"皖本"每味药物条文末有三套索引，即《大观本草》（简称《大观》）、《政和本草》（简称《政和》）、《本草纲目》（简称《纲目》）书参考文献索引，今仍袭用之。

9. 原"皖本"药图，是据 1957 年人民卫生出版社影印《重修政和经史证类备用本草》线装本药图，采用描印。该药图大，所占的篇幅多。这次重印时，改用 1957 年人民卫生出版社影印四页合一页平装本药图临摹绘印。平装本药图仅为线装本药图四分之一大小，占的篇幅少，降低出版成本，可减轻读者经济负担。

10. 原"皖本"在 1966 年以前辑校时，所用底本全是繁体字。当时对大多数繁体字均改为简体字，但未改完。这次重印时，对"皖本"中遗留少数繁体字，全部改为简体字。

11. 原"皖本"所用的药图，是转录 1957 年人民卫生出版社影印《政和本草》图，今增《绍兴本草》图，分别在各图的下端注明"绍兴本草""政和本草"。两种药图大体上虽相同，但细节各异。其原因，或由各书所据底本不同，或因刊刻时，被绘图人改动。

12. 对"皖本"各药图下所标的宋代产地、名称逐条加以注释，并用括号括之。

13. 原"皖本"清稿附有"本草图经研究资料"，当时为了压缩篇幅，被删掉，今补印之，以供读者参考。

尚志钧

2002 年 12 月修订于芜湖皖南医学院弋矶山医院

本草图经序

　　昔神农尝百草之滋味，以救万民之疾苦，后世师祖，由是本草之学兴焉。汉魏以来，名医相继，传其书者，则有吴普、李当之《药录》，陶隐居、苏恭等注解。国初两诏近臣，总领上医兼集诸家之说，则有《开宝重定本草》，其言药之良毒，性之寒温，味之甘苦，可谓备且详矣。然而五方物产，风气异宜，名类既多，赝伪难别，以蛇床当蘼芜，以荠苨乱人参，古人犹且患之，况今医师所用，皆出于市贾，市贾所得，盖自山野之人，随时采获，无复究其所从来，以此为疗，欲其中病，不亦远乎？昔唐永徽中，删定本草之外，复有图经相辅而行，图以载其形色，经以释其同异；而明皇御制，又有《天宝单方药图》，皆所以叙物真滥，使人易知，原诊处方，有所依据。二书失传且久，散落殆尽，虽鸿都秘府，亦无其本，天宝方书，但存一卷，类例粗见，本末可寻。宜乎圣君哲辅，留意于搜辑也。先是诏命儒臣，重校神农本草等凡八书。光禄卿直秘阁臣禹锡、尚书祠部郎中秘阁校理臣亿、太常博士集贤校理臣颂、殿中丞臣检、光禄寺丞臣保衡，相次被选，仍领医官秦宗古、朱有章等，编绎累年，既而《补注本草》成书，奏御；又诏天下郡县图上所产药本，用永徽故事，重命编述。

　　臣禹锡以谓考正群书，资众见，则其功易就；论著文字，出异手，则其体不一，今天下所上绘事千名，其解说物类，皆据世医之所闻见；事有详略，言多鄙俚，向非专一，整比缘饰以文，则前后不伦，披寻难晓；乃以臣颂向尝刻意此书，于是建言奏请，俾专撰述。臣颂既被旨，则哀集众说，类聚诠次，粗有条目。其间玉石金土之名，草木虫鱼之别，有一物而杂出诸郡者，有同名而形类全别者，则参用古今之说，互相发明，其茎梗之细大，华实之荣落，虽与旧说相戾，并兼存之。崖略不备，则稍援旧注，以足成文意，注又不足，乃更旁引经、史及方书、小说，以条悉其本原。若陆英为蒴藋花，则据《尔雅》之训以言之；诸香同本，则用《岭表录异》以证之之类是也。

生出郡县，则以《本经》为先，今时所宜次之。若菟丝生于朝鲜，今则出于冤句；奚毒生于少室，今乃来自三蜀之类是也。收采时月有不同者，亦两存其说。若赤箭，《本经》但著采根，今乃并取茎、苗之类是也。生于外夷者，则据今传闻，或用书传所载。若玉屑、玉泉，今人但云玉出于于阗，不究所得之因，乃用平居诲《行程记》为质之类是也。药有上、中、下品，皆用《本经》为次第。其性类相近，而人未的识，或出于远方，莫能形似者，但于前条附之。若溲疏附于枸杞，琥珀附于茯苓之类是也。

又古方书所载，简而要者，昔人已述其明验，今世亦常用之，及今诸郡医工所陈经效之药，皆并载其方用，天宝之例也。自余书传所无，今医又不能解，则不敢以臆说浅见傅会其文，故但阙而不录。又有今医所用，而旧经不载者，并以类次系于末卷，曰本经外类。其间功用尤著，与旧名附近者，则次于逐条载之。若通脱次于木通，石蛇次于石蟹之类是也。总二十卷，目录一卷。撰次甫就，将备亲览。恭惟主上以至仁厚德，函养生类，一物失所，则为之恻然。且谓札瘥荐臻，四时代有救恤之惠，无先医术，蚤岁屡敕近臣，雠校歧黄《内经》，重定针艾俞穴，或范金揭石，或镂板联编。悯南方蛊惑之妖，于是作《庆历善救方》以赐之；思下民资用之阙，于是作《简要济众方》以示之。今复广药谱之未备，图地产之所宜，物色万殊，指掌斯见，将使合和者得十全之效，饮饵者无未达之疑，纳斯民于寿康，召和气于穷壤，太平之致，兹有助焉。臣学不该通，职预编述，仰奉宸旨，深愧寡闻。

嘉祐六年九月日

朝奉郎太常博士　充集贤校理　新差知

颍州军州　兼管内劝农及管句开治沟洫

河道事　骑都尉借紫　臣　苏颂　谨上

本草图经奏敕

　　嘉祐三年十月，校正医书所奏：窃见唐显庆中，诏修本草，当时修定注释《本经》外，又取诸药品，绘画成图，别撰图经，辨别诸药，最为详备，后来失传，罕有完本。欲望下应系产药去处，令识别人，仔细详认根、茎、苗、叶、花、实，形色大小，并虫鱼、鸟、兽、玉石等，堪入药用者，逐件画图，并一一开说，著花结实，采收时月，及所用功效；其番夷所产，即令询问榷场市舶商客，亦依此供析，并取逐味一、二两，或一、二枚封角，因入京人差赍送，当所投纳，以凭照证画成本草图，并别撰图经，与今本草经并行，使后人用药，有所依据。奉诏旨：宜令诸路转运司，指挥辖下州府军监差，逐处通判职官专切管句，依应供申校正医书所。至六年五月又奏：《本草图经》，系太常博士集贤校理苏颂分定编撰，将欲了当，奉敕差知颍州，所有图经文字，欲令本官一面编撰了当，诏可。其年十月编撰成书，送本局修写，至七年十二月一日进呈，奉敕镂板施行。

目　　录

本草图经玉石上品卷第一 ……………………………………………（1）

  1. 玉屑 ………………………………………………………………（2）

  2. 玉泉 ………………………………………………………………（3）

  3. 丹砂 ………………………………………………………………（4）

  4. 空青 ………………………………………………………………（5）

  5. 曾青 ………………………………………………………………（6）

  6. 绿青 ………………………………………………………………（6）

  7. 扁青 ………………………………………………………………（7）

  8. 石胆 ………………………………………………………………（7）

  9. 云母 ………………………………………………………………（8）

 10. 石钟乳 ……………………………………………………………（9）

 11. 殷孽 ………………………………………………………………（10）

 12. 孔公孽 ……………………………………………………………（10）

 13. 石花 ………………………………………………………………（11）

 14. 石床 ………………………………………………………………（11）

 15. 石脑 ………………………………………………………………（11）

 16. 石脑油 ……………………………………………………………（11）

 17. 朴硝 ………………………………………………………………（11）

 18. 芒硝 ………………………………………………………………（13）

 19. 消石 ………………………………………………………………（13）

 20. 生硝 ………………………………………………………………（14）

 21. 马牙硝 ……………………………………………………………（14）

 22. 矾石 ………………………………………………………………（14）

 23. 绿矾 ………………………………………………………………（15）

 24. 柳絮矾 ……………………………………………………………（15）

 25. 滑石 ………………………………………………………………（16）

 26. 紫石英 ……………………………………………………………（17）

 27. 白石英 ……………………………………………………………（18）

 28. 赤石脂 ……………………………………………………………（18）

 29. 白石脂 ……………………………………………………………（19）

30. 禹余粮 ·································· （20）

31. 太乙禹余粮 ························ （20）

32. 无名异 ······························ （21）

33. 婆娑石 ······························ （22）

34. 石中黄子 ·························· （22）

本草图经玉石中品卷第二 ·········· （23）

35. 金屑 ································ （24）

36. 银屑 ································ （25）

37. 生银 ································ （25）

38. 水银 ································ （26）

39. 水银粉 ···························· （27）

40. 雄黄 ································ （27）

41. 雌黄 ································ （28）

42. 石流黄 ···························· （29）

43. 阳起石 ···························· （30）

44. 凝水石 ···························· （31）

45. 石膏 ································ （32）

46. 方解石 ···························· （33）

47. 磁石 ································ （33）

48. 玄石 ································ （33）

49. 长石 ································ （34）

50. 理石 ································ （34）

51. 铁 ·································· （34）

52. 生铁 ································ （35）

53. 钢铁 ································ （35）

54. 铁精 ································ （36）

55. 铁浆 ································ （36）

56. 铁落 ································ （36）

57. 铁粉 ································ （36）

58. 铁华粉 ···························· （36）

59. 秤锤 ································ （36）

60. 马衔 ································ （36）

61. 车辖 ································ （36）

62. 食盐 ································ （37）

63. 戎盐 ································ （41）

64. 大盐 ································ （41）

65. 卤碱 ………………………………………………………… (41)

66. 光明盐 ………………………………………………………… (41)

67. 绿盐 …………………………………………………………… (41)

68. 太阴玄精 ……………………………………………………… (41)

69. 蜜陀僧 ………………………………………………………… (42)

70. 桃花石 ………………………………………………………… (43)

71. 花蕊石 ………………………………………………………… (43)

72. 珊瑚 …………………………………………………………… (44)

73. 石蟹 …………………………………………………………… (45)

74. 石蛇 …………………………………………………………… (45)

75. 黑羊石 ………………………………………………………… (46)

76. 白羊石 ………………………………………………………… (46)

本草图经玉石下品卷第三 ……………………………………… (47)

77. 青琅玕 ………………………………………………………… (48)

78. 礜石 …………………………………………………………… (49)

79. 特生礜石 ……………………………………………………… (50)

80. 握雪礜石 ……………………………………………………… (50)

81. 苍石 …………………………………………………………… (50)

82. 代赭 …………………………………………………………… (50)

83. 白垩 …………………………………………………………… (51)

84. 铅 ……………………………………………………………… (51)

85. 铅丹 …………………………………………………………… (52)

86. 铅霜 …………………………………………………………… (52)

87. 粉锡 …………………………………………………………… (52)

88. 锡铜镜鼻 ……………………………………………………… (53)

89. 古文钱 ………………………………………………………… (53)

90. 金牙 …………………………………………………………… (53)

91. 石灰 …………………………………………………………… (54)

92. 伏龙肝 ………………………………………………………… (54)

93. 铛墨 …………………………………………………………… (54)

94. 东壁土 ………………………………………………………… (55)

95. 梁上尘 ………………………………………………………… (55)

96. 冬灰 …………………………………………………………… (55)

97. 煅灶灰 ………………………………………………………… (55)

98. 硇砂 …………………………………………………………… (55)

99. 蓬砂 …………………………………………………………… (56)

100. 姜石 ……………………………………………… (57)

101. 麦饭石 ……………………………………………… (58)

102. 自然铜 ……………………………………………… (58)

103. 石燕 ……………………………………………… (60)

104. 砒霜 ……………………………………………… (60)

105. 不灰木 ……………………………………………… (61)

106. 金星石 ……………………………………………… (61)

107. 银星石 ……………………………………………… (62)

108. 井泉石 ……………………………………………… (62)

本草图经草部上品之上卷第四 ……………………………… (63)

109. 赤箭 ……………………………………………… (64)

110. 六芝 ……………………………………………… (65)

111. 天门冬 ……………………………………………… (65)

112. 麦门冬 ……………………………………………… (68)

113. 术 ……………………………………………… (69)

114. 萎蕤 ……………………………………………… (72)

115. 女萎 ……………………………………………… (74)

116. 黄精 ……………………………………………… (74)

117. 地黄 ……………………………………………… (78)

118. 菖蒲 ……………………………………………… (80)

119. 远志 ……………………………………………… (82)

120. 泽泻 ……………………………………………… (84)

121. 薯蓣 ……………………………………………… (86)

122. 菊花 ……………………………………………… (88)

123. 甘草 ……………………………………………… (90)

124. 人参 ……………………………………………… (92)

125. 石斛 ……………………………………………… (94)

126. 牛膝 ……………………………………………… (95)

127. 卷柏 ……………………………………………… (97)

128. 细辛 ……………………………………………… (98)

129. 独活 ……………………………………………… (99)

130. 羌活 ……………………………………………… (101)

131. 升麻 ……………………………………………… (102)

132. 柴胡 ……………………………………………… (104)

133. 防葵 ……………………………………………… (106)

134. 蓍实 ……………………………………………… (107)

135. 菴䕡子 ………………………………………………………（108）

136. 薏苡人 ………………………………………………………（109）

137. 车前子 ………………………………………………………（110）

138. 蒺藜子 ………………………………………………………（111）

139. 茺蔚子 ………………………………………………………（112）

140. 木香 …………………………………………………………（113）

141. 龙胆 …………………………………………………………（115）

142. 菟丝子 ………………………………………………………（117）

143. 巴戟天 ………………………………………………………（118）

144. 白蒿 …………………………………………………………（119）

145. 马先蒿 ………………………………………………………（120）

146. 角蒿 …………………………………………………………（120）

本草图经草部上品之下卷第五 ……………………………（121）

147. 肉苁蓉 ………………………………………………………（122）

148. 列当 …………………………………………………………（122）

149. 地肤子 ………………………………………………………（123）

150. 蒺藜 …………………………………………………………（124）

151. 防风 …………………………………………………………（125）

152. 络石 …………………………………………………………（127）

153. 黄芪 …………………………………………………………（128）

154. 千岁蘽 ………………………………………………………（129）

155. 黄连 …………………………………………………………（129）

156. 沙参 …………………………………………………………（131）

157. 丹参 …………………………………………………………（132）

158. 王不留行 ……………………………………………………（133）

159. 蓝实 …………………………………………………………（134）

160. 青黛 …………………………………………………………（136）

161. 景天 …………………………………………………………（137）

162. 天名精 ………………………………………………………（137）

163. 蒲黄 …………………………………………………………（138）

164. 香蒲 …………………………………………………………（139）

165. 茵陈蒿 ………………………………………………………（140）

166. 决明子 ………………………………………………………（141）

167. 芎藭 …………………………………………………………（143）

168. 蘼芜 …………………………………………………………（144）

169. 续断 …………………………………………………………（144）

170. 云实 ……………………………………………………………… （145）

171. 徐长卿 …………………………………………………………… （146）

172. 杜若 ……………………………………………………………… （147）

173. 蛇床子 …………………………………………………………… （147）

174. 漏芦 ……………………………………………………………… （148）

175. 飞廉 ……………………………………………………………… （150）

176. 茜根 ……………………………………………………………… （150）

177. 五味子 …………………………………………………………… （151）

178. 旋花 ……………………………………………………………… （152）

179. 地不容 …………………………………………………………… （153）

本草图经草部中品之上卷第六 ……………………………………… （155）

180. 当归 ……………………………………………………………… （156）

181. 秦艽 ……………………………………………………………… （157）

182. 黄芩 ……………………………………………………………… （159）

183. 芍药 ……………………………………………………………… （160）

184. 生姜 ……………………………………………………………… （161）

185. 干姜 ……………………………………………………………… （162）

186. 藁本 ……………………………………………………………… （163）

187. 麻黄 ……………………………………………………………… （164）

188. 葛根 ……………………………………………………………… （166）

189. 葛粉 ……………………………………………………………… （167）

190. 前胡 ……………………………………………………………… （167）

191. 知母 ……………………………………………………………… （169）

192. 贝母 ……………………………………………………………… （171）

193. 栝楼 ……………………………………………………………… （172）

194. 大青 ……………………………………………………………… （174）

195. 玄参 ……………………………………………………………… （175）

196. 苦参 ……………………………………………………………… （176）

197. 石龙芮 …………………………………………………………… （178）

198. 石韦 ……………………………………………………………… （179）

199. 瓦韦 ……………………………………………………………… （179）

200. 狗脊 ……………………………………………………………… （180）

201. 萆薢 ……………………………………………………………… （182）

202. 菝葜 ……………………………………………………………… （184）

203. 通草 ……………………………………………………………… （186）

204. 通脱木 …………………………………………………………… （188）

205. 瞿麦 ································· （188）

206. 败酱 ································· （189）

207. 白芷 ································· （190）

208. 杜蘅 ································· （190）

209. 紫草 ································· （191）

210. 紫菀 ································· （192）

211. 白菀 ································· （193）

212. 白鲜 ································· （194）

213. 白薇 ································· （195）

214. 菜耳 ································· （195）

215. 茅根 ································· （196）

216. 百合 ································· （197）

217. 酸浆 ································· （198）

218. 紫参 ································· （199）

219. 淫羊藿 ······························· （201）

220. 蠡实 ································· （202）

本草图经草部中品之下卷第七 ················ （203）

221. 款冬花 ······························· （204）

222. 牡丹 ································· （206）

223. 防己 ································· （207）

224. 泽兰 ································· （208）

225. 马兰 ································· （209）

226. 地榆 ································· （209）

227. 白前 ································· （210）

228. 百部 ································· （211）

229. 王瓜 ································· （213）

230. 荠苨 ································· （214）

231. 高良姜 ······························· （215）

232. 积雪草 ······························· （216）

233. 莎草 ································· （217）

234. 恶实 ································· （218）

235. 小蓟根 ······························· （219）

236. 大蓟根 ······························· （219）

237. 艾叶 ································· （220）

238. 水萍 ································· （221）

239. 荭草 ································· （222）

本
草
图
经

目
录

七

240. 海藻 ……………………………………………（222）

241. 海带 ……………………………………………（224）

242. 昆布 ……………………………………………（224）

243. 垣衣 ……………………………………………（225）

244. 陟厘 ……………………………………………（225）

245. 井中苔 …………………………………………（225）

246. 昨叶荷草 ………………………………………（225）

247. 凫葵 ……………………………………………（225）

248. 鳢肠 ……………………………………………（226）

249. 蒟酱 ……………………………………………（227）

250. 白药 ……………………………………………（228）

251. 蒴草 ……………………………………………（230）

252. 莀香子 …………………………………………（230）

253. 莳萝 ……………………………………………（231）

254. 郁金 ……………………………………………（232）

255. 郁金香 …………………………………………（232）

256. 姜黄 ……………………………………………（233）

257. 蓬莪茂 …………………………………………（234）

258. 京三棱 …………………………………………（235）

259. 草三棱 …………………………………………（237）

260. 阿魏 ……………………………………………（237）

261. 卢会 ……………………………………………（238）

262. 缩沙蜜 …………………………………………（239）

263. 肉豆蔻 …………………………………………（240）

264. 白豆蔻 …………………………………………（241）

265. 茅香 ……………………………………………（241）

266. 胡黄连 …………………………………………（243）

267. 零陵香 …………………………………………（244）

268. 甘松香 …………………………………………（245）

269. 天麻 ……………………………………………（245）

270. 荜拨 ……………………………………………（246）

271. 荜澄茄 …………………………………………（247）

272. 补骨脂 …………………………………………（247）

273. 使君子 …………………………………………（248）

274. 红蓝花 …………………………………………（249）

275. 蜜蒙花 …………………………………………（250）

276. 伏牛花 ·· (250)

本草图经草部下品之上卷第八 ································ (253)

277. 大黄 ·· (254)

278. 土大黄 ·· (255)

279. 桔梗 ·· (255)

280. 甘遂 ·· (257)

281. 葶苈 ·· (258)

282. 芫花 ·· (259)

283. 泽漆 ·· (261)

284. 大戟 ·· (262)

285. 旋覆花 ·· (264)

286. 藜芦 ·· (265)

287. 侧子 ·· (266)

288. 乌头 ·· (267)

289. 天雄 ·· (269)

290. 附子 ·· (270)

291. 羊踯躅 ·· (271)

292. 茵芋 ·· (272)

293. 射干 ·· (273)

294. 鸢尾 ·· (274)

295. 贯众 ·· (274)

296. 半夏 ·· (275)

297. 由跋 ·· (276)

298. 虎掌 ·· (276)

299. 莨菪子 ·· (277)

300. 蜀漆 ·· (278)

301. 常山 ·· (279)

302. 青葙子 ·· (280)

303. 牙子 ·· (280)

304. 白蔹 ·· (281)

305. 白及 ·· (282)

306. 蛇含 ·· (282)

307. 女青 ·· (283)

308. 草蒿 ·· (283)

本草图经草部下品之下卷第九 ································ (285)

309. 连翘 ·· (286)

本
草
图
经

目
录

310. 白头翁 …………………………………………………（288）

311. 蔄茹 …………………………………………………（289）

312. 羊蹄 …………………………………………………（290）

313. 牛扁 …………………………………………………（291）

314. 陆英 …………………………………………………（291）

315. 蒴藋 …………………………………………………（292）

316. 夏枯草 ………………………………………………（292）

317. 蚤休 …………………………………………………（293）

318. 虎杖 …………………………………………………（293）

319. 鼠尾草 ………………………………………………（295）

320. 马鞭草 ………………………………………………（295）

321. 苎根 …………………………………………………（296）

322. 菰根 …………………………………………………（297）

323. 赤地利 ………………………………………………（298）

324. 赤车使者 ……………………………………………（298）

325. 刘寄奴 ………………………………………………（299）

326. 牵牛子 ………………………………………………（299）

327. 紫葛 …………………………………………………（300）

328. 蓖麻 …………………………………………………（301）

329. 葎草 …………………………………………………（302）

330. 豨莶 …………………………………………………（303）

331. 狼毒 …………………………………………………（304）

332. 鬼臼 …………………………………………………（305）

333. 芦根 …………………………………………………（306）

334. 甘蕉根 ………………………………………………（307）

335. 萹蓄 …………………………………………………（308）

336. 酢浆草 ………………………………………………（309）

337. 苘实 …………………………………………………（309）

338. 蒲公草 ………………………………………………（310）

339. 商陆 …………………………………………………（311）

340. 鹤虱 …………………………………………………（312）

341. 骨碎补 ………………………………………………（313）

342. 马兜铃 ………………………………………………（315）

343. 仙茅 …………………………………………………（316）

344. 谷精草 ………………………………………………（317）

345. 天南星 ………………………………………………（318）

346. 薤头 ……………………………………（319）

347. 山豆根 ………………………………（320）

348. 威灵仙 ………………………………（321）

349. 何首乌 ………………………………（323）

350. 五倍子 ………………………………（324）

351. 金樱子 ………………………………（325）

352. 续随子 ………………………………（326）

353. 预知子 ………………………………（327）

354. 萱草 …………………………………（328）

355. 胡芦巴 ………………………………（328）

356. 海金沙 ………………………………（329）

357. 金星草 ………………………………（330）

358. 木贼 …………………………………（331）

359. 地锦草 ………………………………（332）

本草图经木部上品卷第十 ………………（333）

360. 茯苓 …………………………………（334）

361. 琥珀 …………………………………（335）

362. 松脂 …………………………………（336）

363. 墨 ……………………………………（336）

364. 柏实 …………………………………（337）

365. 桂 ……………………………………（338）

366. 菌桂 …………………………………（340）

367. 牡桂 …………………………………（340）

368. 天竺桂 ………………………………（340）

369. 杜仲 …………………………………（341）

370. 枫香 …………………………………（342）

371. 干漆 …………………………………（343）

372. 蔓荆实 ………………………………（344）

373. 牡荆 …………………………………（344）

374. 女贞实 ………………………………（345）

375. 桑寄生 ………………………………（346）

376. 松罗 …………………………………（347）

377. 蕤核 …………………………………（347）

378. 五加皮 ………………………………（348）

379. 沉香 …………………………………（349）

380. 薰陆香 ………………………………（351）

381. 鸡舌香 ……………………………………………… （352）

382. 苏合香 ……………………………………………… （352）

383. 檀香 …………………………………………………… （352）

384. 詹糖香 ……………………………………………… （352）

385. 乳香 …………………………………………………… （352）

386. 蜜香 …………………………………………………… （352）

387. 藿香 …………………………………………………… （353）

388. 丁香 …………………………………………………… （354）

389. 檗木 …………………………………………………… （354）

390. 小檗 …………………………………………………… （355）

391. 辛夷 …………………………………………………… （356）

392. 木兰 …………………………………………………… （356）

393. 榆皮 …………………………………………………… （358）

394. 酸枣 …………………………………………………… （359）

395. 槐实 …………………………………………………… （360）

396. 槐花 …………………………………………………… （361）

397. 楮实 …………………………………………………… （361）

398. 枸杞 …………………………………………………… （362）

399. 溲疏 …………………………………………………… （363）

400. 仙人杖 ……………………………………………… （363）

401. 落雁木 ……………………………………………… （364）

本草图经木部中品卷第十一 …………………………… （365）

402. 龙眼 …………………………………………………… （366）

403. 厚朴 …………………………………………………… （367）

404. 猪苓 …………………………………………………… （368）

405. 刺猪苓 ……………………………………………… （369）

406. 竹 ……………………………………………………… （370）

407. 枳实 …………………………………………………… （371）

408. 枳壳 …………………………………………………… （372）

409. 山茱萸 ……………………………………………… （373）

410. 吴茱萸 ……………………………………………… （374）

411. 秦皮 …………………………………………………… （375）

412. 茗、苦檨 …………………………………………… （376）

413. 栀子 …………………………………………………… （377）

414. 槟榔 …………………………………………………… （379）

415. 大腹皮 ……………………………………………… （380）

416. 合欢 ……………………………………………（380）

417. 秦椒 ……………………………………………（381）

418. 卫矛 ……………………………………………（382）

419. 紫葳 ……………………………………………（383）

420. 芜荑 ……………………………………………（384）

421. 食茱萸 …………………………………………（385）

422. 桑根白皮 ………………………………………（385）

423. 桑花 ……………………………………………（387）

424. 白棘 ……………………………………………（387）

425. 棘刺花 …………………………………………（388）

426. 龙脑香 …………………………………………（388）

427. 菴摩勒 …………………………………………（389）

428. 胡桐泪 …………………………………………（390）

429. 骐驎竭 …………………………………………（390）

430. 乌药 ……………………………………………（391）

431. 没药 ……………………………………………（393）

432. 海桐皮 …………………………………………（394）

本草图经木部下品卷第十二 ……………………（395）

433. 石南 ……………………………………………（396）

434. 楠材 ……………………………………………（396）

435. 巴豆 ……………………………………………（397）

436. 蜀椒 ……………………………………………（398）

437. 崖椒 ……………………………………………（399）

438. 蔓椒 ……………………………………………（399）

439. 榽子 ……………………………………………（399）

440. 莽草 ……………………………………………（399）

441. 郁李人 …………………………………………（400）

442. 鼠李 ……………………………………………（402）

443. 栾华 ……………………………………………（403）

444. 杉材 ……………………………………………（404）

445. 白杨 ……………………………………………（405）

446. 水杨叶 …………………………………………（406）

447. 栾荆 ……………………………………………（406）

448. 紫荆 ……………………………………………（407）

449. 钓藤 ……………………………………………（408）

450. 南藤 ……………………………………………（408）

451. 千金藤 …………………………………………（409）

452. 榼藤子 …………………………………………（409）

453. 皂荚 ……………………………………………（409）

454. 楝实 ……………………………………………（411）

455. 柳华 ……………………………………………（412）

456. 赤柽木 …………………………………………（413）

457. 桐 ………………………………………………（413）

458. 梓白皮 …………………………………………（415）

459. 楸木 ……………………………………………（416）

460. 接骨木 …………………………………………（416）

461. 枳椇 ……………………………………………（417）

462. 木天蓼 …………………………………………（417）

463. 小天蓼 …………………………………………（417）

464. 诃梨勒 …………………………………………（418）

465. 卖子木 …………………………………………（419）

466. 橡实 ……………………………………………（419）

467. 槲若 ……………………………………………（420）

468. 黄药根 …………………………………………（421）

469. 药实根 …………………………………………（423）

470. 桄榔子 …………………………………………（423）

471. 益智子 …………………………………………（424）

472. 椰子 ……………………………………………（424）

473. 木鳖子 …………………………………………（425）

474. 南烛 ……………………………………………（426）

475. 棕榈 ……………………………………………（427）

476. 椿木 ……………………………………………（428）

477. 樗木 ……………………………………………（429）

本草图经兽禽部卷第十三 ………………………………（431）

478. 龙骨 ……………………………………………（432）

479. 牛黄 ……………………………………………（433）

480. 底野迦 …………………………………………（434）

481. 牛角䚡 …………………………………………（434）

482. 牛乳 ……………………………………………（434）

483. 酥 ………………………………………………（435）

484. 酪 ………………………………………………（435）

485. 醍醐 ……………………………………………（435）

486. 败鼓皮 ……………………………………………………（435）

487. 麝香 ………………………………………………………（435）

488. 象牙 ………………………………………………………（436）

489. 熊脂 ………………………………………………………（437）

490. 阿胶 ………………………………………………………（438）

491. 犀角 ………………………………………………………（439）

492. 羚羊角 ……………………………………………………（440）

493. 羖羊角 ……………………………………………………（441）

494. 白马茎 ……………………………………………………（442）

495. 牡狗阴茎 …………………………………………………（442）

496. 鹿茸 ………………………………………………………（442）

497. 麋脂 ………………………………………………………（443）

498. 獐骨 ………………………………………………………（443）

499. 虎骨 ………………………………………………………（444）

500. 豹肉 ………………………………………………………（445）

501. 狸骨 ………………………………………………………（446）

502. 兔 …………………………………………………………（446）

503. 笔头灰 ……………………………………………………（447）

504. 鼺鼠 ………………………………………………………（447）

505. 豚卵 ………………………………………………………（448）

506. 野猪黄 ……………………………………………………（449）

507. 鼹鼠 ………………………………………………………（449）

508. 牡鼠 ………………………………………………………（450）

509. 獭 …………………………………………………………（450）

510. 狐 …………………………………………………………（451）

511. 猯 …………………………………………………………（452）

512. 獾 …………………………………………………………（452）

513. 貉 …………………………………………………………（452）

514. 腽肭脐 ……………………………………………………（452）

515. 麂 …………………………………………………………（453）

516. 野驼 ………………………………………………………（454）

517. 六畜毛蹄甲 ………………………………………………（454）

518. 诸鸡 ………………………………………………………（455）

519. 鸀鸼 ………………………………………………………（456）

520. 雉 …………………………………………………………（457）

521. 雀 …………………………………………………………（457）

522. 燕矢 ……………………………………………（458）

523. 伏翼 ……………………………………………（458）

524. 雄鹊 ……………………………………………（459）

525. 乌鸦 ……………………………………………（460）

526. 鸬鹚 ……………………………………………（460）

本草图经虫鱼部上卷第十四 ………………………（463）

527. 蜜 ………………………………………………（464）

528. 蜜蜡 ……………………………………………（465）

529. 蜂 ………………………………………………（465）

530. 蠳螉 ……………………………………………（466）

531. 桑螵蛸 …………………………………………（467）

532. 海蛤 ……………………………………………（468）

533. 文蛤 ……………………………………………（469）

534. 魁蛤 ……………………………………………（469）

535. 石决明 …………………………………………（469）

536. 真珠 ……………………………………………（470）

537. 秦龟 ……………………………………………（470）

538. 龟甲 ……………………………………………（471）

539. 瑇瑁 ……………………………………………（472）

540. 鳖 ………………………………………………（472）

541. 鮀鱼甲 …………………………………………（473）

542. 鲤鱼 ……………………………………………（473）

543. 蠡鱼 ……………………………………………（474）

544. 鲍鱼 ……………………………………………（475）

545. 鲕鱼 ……………………………………………（475）

546. 鮠鱼 ……………………………………………（476）

547. 鲫鱼 ……………………………………………（477）

548. 猬皮 ……………………………………………（477）

549. 石龙子 …………………………………………（478）

550. 露蜂房 …………………………………………（479）

551. 樗鸡 ……………………………………………（480）

552. 蚱蝉 ……………………………………………（480）

553. 蝉花 ……………………………………………（481）

554. 白僵蚕 …………………………………………（482）

555. 木虻 ……………………………………………（482）

556. 蜚虻 ……………………………………………（483）

557. 蜚蠊 ············· (483)

558. 䗪虫 ············· (483)

559. 蛴螬 ············· (484)

560. 蛞蝓 ············· (485)

561. 蜗牛 ············· (486)

562. 水蛭 ············· (486)

563. 乌贼鱼 ············· (487)

564. 蟹 ············· (488)

565. 原蚕蛾 ············· (489)

566. 鳗鲡鱼 ············· (490)

567. 鲛鱼皮 ············· (491)

568. 青鱼 ············· (492)

本草图经虫鱼部下卷第十五 ············· (493)

569. 虾蟆 ············· (494)

570. 蛙 ············· (495)

571. 蚺蛇胆 ············· (496)

572. 蝮蛇胆 ············· (497)

573. 蛇蜕 ············· (497)

574. 蛇黄 ············· (497)

575. 金蛇 ············· (498)

576. 乌蛇 ············· (498)

577. 白花蛇 ············· (499)

578. 蛤蚧 ············· (500)

579. 鲮鲤甲 ············· (501)

580. 蜘蛛 ············· (502)

581. 蜻蛉 ············· (503)

582. 石蚕 ············· (503)

583. 蜈蚣 ············· (504)

584. 马陆 ············· (505)

585. 雀瓮 ············· (505)

586. 鼠妇 ············· (506)

587. 衣鱼 ············· (506)

588. 白颈蚯蚓 ············· (507)

589. 蝼蛄 ············· (508)

590. 蜣螂 ············· (509)

591. 斑猫 ············· (510)

592. 芫青 ……………………………………………………（510）

593. 葛上亭长 …………………………………………（511）

594. 地胆 ……………………………………………（511）

595. 牡蛎 ……………………………………………（511）

596. 马刀 ……………………………………………（512）

597. 蚌蛤 ……………………………………………（513）

598. 蛤蜊 ……………………………………………（513）

599. 蚬壳 ……………………………………………（513）

600. 蚶 ………………………………………………（513）

601. 蝛蜷 ……………………………………………（514）

602. 蛏 ………………………………………………（514）

603. 淡菜 ……………………………………………（514）

604. 贝子 ……………………………………………（514）

605. 珂 ………………………………………………（515）

606. 紫贝 ……………………………………………（515）

607. 甲香 ……………………………………………（516）

608. 蝎 ………………………………………………（517）

609. 五灵脂 …………………………………………（518）

610. 海马 ……………………………………………（518）

本草图经果部卷第十六 ………………………（519）

611. 豆蔻 ……………………………………………（520）

612. 葡萄 ……………………………………………（521）

613. 蓬蘽 ……………………………………………（522）

614. 覆盆子 …………………………………………（522）

615. 大枣 ……………………………………………（523）

616. 鸡头实 …………………………………………（524）

617. 藕实 ……………………………………………（525）

618. 芰实 ……………………………………………（526）

619. 栗 ………………………………………………（526）

620. 榛子 ……………………………………………（527）

621. 樱桃 ……………………………………………（527）

622. 橘柚 ……………………………………………（528）

623. 乳柑子 …………………………………………（529）

624. 橙子 ……………………………………………（529）

625. 梅实 ……………………………………………（530）

626. 杨梅 ……………………………………………（530）

627. 枇杷叶 ……………………………………………………（531）

628. 柿 ………………………………………………………（532）

629. 椑柿 ……………………………………………………（533）

630. 木瓜 ……………………………………………………（533）

631. 甘蔗 ……………………………………………………（534）

632. 沙糖 ……………………………………………………（534）

633. 石蜜 ……………………………………………………（534）

634. 芋 ………………………………………………………（535）

635. 乌芋 ……………………………………………………（536）

636. 荔枝子 …………………………………………………（536）

637. 杏核人 …………………………………………………（538）

638. 桃核人 …………………………………………………（539）

639. 李核人 …………………………………………………（540）

640. 梨 ………………………………………………………（541）

641. 林檎 ……………………………………………………（542）

642. 柰 ………………………………………………………（542）

643. 安石榴 …………………………………………………（543）

644. 橄榄 ……………………………………………………（544）

645. 榅桲 ……………………………………………………（545）

646. 胡桃 ……………………………………………………（545）

本草图经菜部卷第十七 …………………………………（547）

647. 白瓜子 …………………………………………………（548）

648. 瓜蒂 ……………………………………………………（549）

649. 甜瓜 ……………………………………………………（549）

650. 越瓜 ……………………………………………………（549）

651. 胡瓜 ……………………………………………………（550）

652. 冬葵子 …………………………………………………（550）

653. 红蜀葵 …………………………………………………（551）

654. 黄蜀葵 …………………………………………………（551）

655. 落葵 ……………………………………………………（552）

656. 菟葵 ……………………………………………………（552）

657. 苋实 ……………………………………………………（552）

658. 芜菁 ……………………………………………………（554）

659. 莱菔 ……………………………………………………（555）

660. 龙葵 ……………………………………………………（556）

661. 菘菜 ……………………………………………………（556）

662. 芥 ……………………………………………… （557）

663. 白芥 …………………………………………… （558）

664. 蓼实 …………………………………………… （558）

665. 马蓼 …………………………………………… （558）

666. 水蓼 …………………………………………… （559）

667. 木蓼 …………………………………………… （559）

668. 葱实 …………………………………………… （559）

669. 胡葱 …………………………………………… （560）

670. 韭 ……………………………………………… （560）

671. 薤 ……………………………………………… （561）

672. 白蘘荷 ………………………………………… （562）

673. 苏 ……………………………………………… （563）

674. 水苏 …………………………………………… （564）

675. 假苏 …………………………………………… （565）

676. 香薷 …………………………………………… （566）

677. 石香薷 ………………………………………… （567）

678. 薄荷 …………………………………………… （567）

679. 胡薄荷 ………………………………………… （568）

680. 石薄荷 ………………………………………… （568）

681. 繁缕 …………………………………………… （568）

682. 鸡肠草 ………………………………………… （569）

683. 蕺菜 …………………………………………… （569）

684. 葫 ……………………………………………… （570）

685. 蒜 ……………………………………………… （571）

686. 茄子 …………………………………………… （572）

687. 马齿苋 ………………………………………… （573）

本草图经米部卷第十八 ………………………… （575）

688. 胡麻 …………………………………………… （576）

689. 青蘘 …………………………………………… （577）

690. 胡麻油 ………………………………………… （577）

691. 油麻 …………………………………………… （577）

692. 麻蕡、麻子 …………………………………… （578）

693. 生大豆 ………………………………………… （579）

694. 大豆黄卷 ……………………………………… （580）

695. 豉 ……………………………………………… （580）

696. 赤小豆 ………………………………………… （581）

697. 小麦 ··· （582）

698. 大麦 ··· （582）

699. 穬麦 ··· （582）

700. 荞麦 ··· （583）

701. 粱米 ··· （583）

702. 黄粱米 ·· （584）

703. 白粱米 ·· （584）

704. 粟米 ··· （584）

705. 丹黍米 ·· （584）

706. 秫米 ··· （585）

707. 腐婢 ··· （585）

708. 扁豆 ··· （586）

709. 稻米 ··· （587）

710. 粳米 ··· （587）

711. 陈廪米 ·· （588）

712. 稷米 ··· （588）

713. 罂子粟 ·· （589）

本草图经本经外草类卷第十九 ···································· （591）

714. 狼杷草 ·· （592）

715. 水英 ··· （592）

716. 丽春草 ·· （593）

717. 坐拏草 ·· （594）

718. 紫堇 ··· （594）

719. 杏叶草 ·· （595）

720. 水甘草 ·· （595）

721. 地柏 ··· （595）

722. 紫背龙牙 ··· （596）

723. 攀倒甑 ·· （596）

724. 佛甲草 ·· （596）

725. 百乳草 ·· （597）

726. 撮石合草 ··· （597）

727. 石苋 ··· （597）

728. 百两金 ·· （598）

729. 小青 ··· （598）

730. 曲节草 ·· （598）

731. 独脚仙 ·· （599）

732. 露筋草 …………………………………………（599）

733. 红茂草 …………………………………………（599）

734. 见肿消 …………………………………………（600）

735. 半天回 …………………………………………（600）

736. 剪刀草 …………………………………………（600）

737. 龙牙草 …………………………………………（601）

738. 苦芥子 …………………………………………（601）

739. 野兰根 …………………………………………（602）

740. 都管草 …………………………………………（602）

741. 小儿群 …………………………………………（602）

742. 菩萨草 …………………………………………（603）

743. 仙人掌草 ………………………………………（603）

744. 紫背金盘草 ……………………………………（604）

745. 石逍遥草 ………………………………………（604）

746. 胡堇草 …………………………………………（604）

747. 无心草 …………………………………………（605）

748. 千里光 …………………………………………（605）

749. 九牛草 …………………………………………（606）

750. 刺虎 ……………………………………………（606）

751. 生瓜菜 …………………………………………（606）

752. 建水草 …………………………………………（607）

753. 紫袍 ……………………………………………（607）

754. 老鸦眼睛草 ……………………………………（607）

755. 天花粉 …………………………………………（608）

756. 琼田草 …………………………………………（608）

757. 石垂 ……………………………………………（608）

758. 紫金牛 …………………………………………（609）

759. 鸡项草 …………………………………………（609）

760. 拳参 ……………………………………………（609）

761. 根子 ……………………………………………（610）

762. 杏参 ……………………………………………（610）

763. 赤孙施 …………………………………………（610）

764. 田母草 …………………………………………（611）

765. 铁线 ……………………………………………（611）

766. 天寿根 …………………………………………（611）

767. 百药祖 …………………………………………（612）

768. 黄寮郎 …………………………………………………… (612)

769. 催风使 …………………………………………………… (612)

770. 阴地厥 …………………………………………………… (613)

771. 千里急 …………………………………………………… (613)

772. 地芙蓉 …………………………………………………… (613)

773. 黄花了 …………………………………………………… (614)

774. 布里草 …………………………………………………… (614)

775. 香麻 ……………………………………………………… (614)

776. 半边山 …………………………………………………… (615)

777. 火炭母草 ………………………………………………… (615)

778. 亚麻子 …………………………………………………… (616)

779. 田麻 ……………………………………………………… (616)

780. 鸩鸟威 …………………………………………………… (616)

781. 茚质汗 …………………………………………………… (617)

782. 地蜈蚣 …………………………………………………… (617)

783. 地茄子 …………………………………………………… (617)

784. 石蒜 ……………………………………………………… (618)

785. 水麻 ……………………………………………………… (618)

786. 金灯 ……………………………………………………… (618)

787. 荨麻 ……………………………………………………… (619)

788. 山姜 ……………………………………………………… (619)

789. 马肠根 …………………………………………………… (619)

本草图经本经外木蔓类卷第二十 …………………………… (621)

790. 大木皮 …………………………………………………… (622)

791. 崖棕 ……………………………………………………… (622)

792. 鹅抱 ……………………………………………………… (622)

793. 鸡翁藤 …………………………………………………… (623)

794. 紫金藤 …………………………………………………… (623)

795. 独用藤 …………………………………………………… (623)

796. 瓜藤 ……………………………………………………… (624)

797. 金棱藤 …………………………………………………… (624)

798. 野猪尾 …………………………………………………… (624)

799. 烈节 ……………………………………………………… (625)

800. 杜茎山 …………………………………………………… (625)

801. 血藤 ……………………………………………………… (625)

802. 土红山 …………………………………………………… (626)

803. 百棱藤 ……………………………………………………… （626）

804. 祁婆藤 ……………………………………………………… （626）

805. 含春藤 ……………………………………………………… （627）

806. 清风藤 ……………………………………………………… （627）

807. 七星草 ……………………………………………………… （627）

808. 石南藤 ……………………………………………………… （628）

809. 石合草 ……………………………………………………… （628）

810. 马节脚 ……………………………………………………… （628）

811. 芥心草 ……………………………………………………… （629）

812. 棠梂子 ……………………………………………………… （629）

813. 醋林子 ……………………………………………………… （629）

814. 天仙藤 ……………………………………………………… （630）

附录一　《本草图经》研究资料 ……………………………… （631）

附录二　《本草纲目》引图经文目次 ………………………… （673）

附录三　辑校《本草图经》参考文献 ………………………… （693）

附录四　药名索引 ……………………………………………… （699）

本草图经

目录

本草图经玉石上品卷第一

朝奉郎太常博士　充集贤校理　新差知颍州军州　兼管内劝农及管句开治沟洫河道事　骑都尉借紫　臣　苏颂　奉敕撰

尚志钧　辑校

1. 玉屑

2. 玉泉

3. 丹砂

4. 空青

5. 曾青

6. 绿青

7. 扁青

8. 石胆

9. 云母

10. 石钟乳

11. 殷孽

12. 孔公孽

13. 石花

14. 石床

15. 石脑

16. 石脑油

17. 朴硝

18. 芒硝

19. 消石

20. 生硝

21. 马牙硝

22. 矾石

23. 绿矾

24. 柳絮矾

25. 滑石

26. 紫石英

27. 白石英

28. 赤石脂

29. 白石脂

30. 禹余粮

31. 太乙禹余粮

32. 无名异

33. 婆娑石

34. 石中黄子

1. 玉 屑

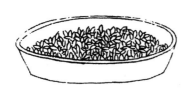

玉屑
（《绍兴本草》）

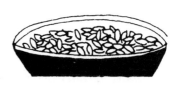

玉屑
（《政和本草》）

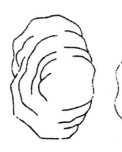

玉
（《绍兴本草》）

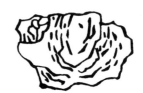

玉
（《政和本草》）

　　玉屑，按《本经》，玉泉生蓝田山谷，玉屑生蓝田。陶隐居注云：好玉出蓝田及南阳徐善亭部界中，日南、卢容水中，外国于阗、疏勒诸处皆善。今蓝田、南阳、日南、不闻有玉，礼器及乘舆服御多是于阗国①玉。晋金州防御判官平居海，天福中为鸿胪卿张邺②使于阗，判官回作《行程记》，载其国采玉之地云：玉河在于阗城外，其源出昆山，西流一千三百里，至于阗界牛头山，乃疏为三河：一曰白玉河，在城东三十里；二曰绿玉河，在城西二十里；三曰乌玉河，在绿玉河西七里。其源虽一，而其玉随地而变，故其色不同。每岁五、六月大水暴涨，则玉随流而至。玉之多寡，由水之大小。七、八月水退，乃可取，彼人谓之捞玉。其国之法，官未采玉。禁人辄至河滨者，故其国中器用服饰，往往用玉。今中国所有，多自彼来耳。陶隐居云：玉泉是玉之精华，白者质色明澈，可消之为水，故名玉泉。世人无复的识者，惟通呼为玉尔。玉屑是以玉为屑，非应别是一物。《仙经》服毂玉，有捣如米粒，乃以苦酒辈，消令如泥，亦有合为浆者。苏恭云：玉泉者，玉之泉液也，以

---

① 国：《大观》无"国"字。
② 张邺：原名张匡邺，因避赵匡胤讳，删去"匡"字。

仙室池①中者为上。其以法化为玉浆者，功劣于自然泉液也。饵玉当以消作水者为佳。又屑如麻豆服之，取其精润脏腑，滓秽当完出。若为粉服之，即使人淋壅。《周礼》玉府王齐，则供食玉。郑康成注云：玉是阳精之纯者，食之以御水气，王齐当食玉屑。《正义》云：玉屑研之乃可食，然则玉泉今固无有，玉屑医方亦稀用。祥符中，先帝尝令工人碎玉如米豆粒，制作皆如陶、苏之说，然亦不闻以供膳饵。其云研之乃食，如此恐非益人，诚不可轻服也。方书中面膏，有用玉屑者，此恐是研粉之乃可用，既非服饵用之，亦不害也。书传②载玉之色曰：赤如鸡冠，黄如蒸栗③，白如截肪，黑如纯漆，谓之玉符，而青玉独无说焉。又其质温润而泽，其声清越以长，所以为贵也。今五色玉，清白者常有，黑者时有，黄、赤者绝无，虽礼之六器，亦不能得其真。今仪州出一种石，如蒸栗色，彼④人谓之栗玉，或云亦黄玉之类，但少润泽，又声不清越，为不及耳。然服玉食玉，惟贵纯白，它色亦不取焉。（《大观》卷三页7，《政和》页81，《纲目》页615）

2. 玉　泉

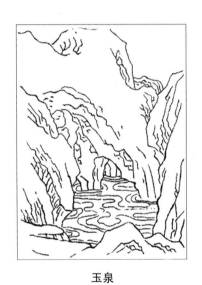

玉泉
（《绍兴本草》）

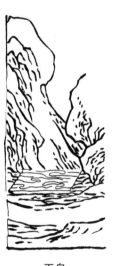

玉泉
（《政和本草》）

玉泉，文具玉屑条下。

---

① 池：《大观》作"地"，《政和》作"池"。
② 书传：《纲目》作"王逸玉论"。
③ 栗：《大观》作"粟"，《政和》作"栗"。
④ 彼：《大观》作"被"，《政和》作"彼"。

3. 丹　砂

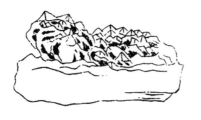

辰州丹砂

（《绍兴本草》）

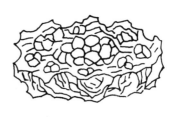

辰州丹砂

（《政和本草》）

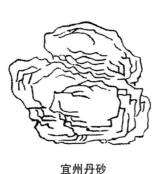

宜州丹砂

（《绍兴本草》）

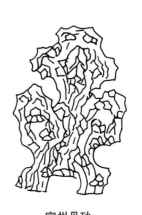

宜州丹砂

（《政和本草》）

　　丹砂，生符陵山谷，今出辰州、宜州、阶州，而辰州者最胜，谓之辰砂。生深山石崖间，土人采之，穴地数十尺，始见其苗乃白石耳，谓之朱砂[①]床。砂生石上，其块大者如鸡子，小者如石榴子[②]，状若芙蓉头、箭镞，连床者紫黯若铁色，而光明莹澈，碎之崭岩作墙壁，又似云母片可析者，真辰砂也，无石者弥佳。过此皆淘土石中得之，非生于石床者。陶隐居注：谓出武陵西川诸蛮中。今辰州乃武陵故地，虽号辰砂，而本州境所出殊少，往往在蛮界中溪溆、锦州得之，此地盖陶所谓武陵西川者是也。而后注谓出西川为非，是不晓武陵之西川耳。宜砂绝有大块者，碎之亦作墙壁，但罕有类物状，而色亦深赤，为不及辰砂，盖出土石间，非白石床所生也。然宜州近地春州、融州皆有砂[③]，故其水尽赤，每烟雾郁蒸之气，亦赤黄色，土

① 砂：《大观》作“硃”，《政和》作“砂”。
② 子：《大观》作“颗”，《政和》作“子”。
③ 融州皆有砂：《桂海虞衡志》引作“融州亦有砂”并考云：“今融州元无砂。”“邕”“融”声相近，盖误云。

人谓之朱砂气，尤[1]能作瘭疬，深为人患也。阶砂又次，都不堪入药，惟可画色耳。凡砂之绝好者，为光明砂，其次谓之颗块，其次谓之鹿蔌，其下谓之末砂，而医方家惟用光明砂，余并不用，采无时。谨按郑康成注《周礼》，以丹砂、石胆、雄黄、礜石、磁石为五毒，古人惟以攻创疡。而《本经》以丹砂为无毒，故人多炼治服食，鲜有不为药患者。岂五毒之说胜乎？服饵者当[2]以为戒。（《大观》卷三页1，《政和》页79，《纲目》页625）

4. 空 青

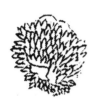

信州空青

（《绍兴本草》）

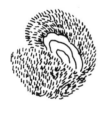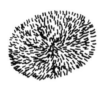

空青

（《政和本草》）

空青，生益州山谷及越巂山有铜处，铜精熏则生空青。今[3]信州亦时有之，状若杨梅，故别名杨梅青。其腹中空，破之有浆者绝难得。亦有大者如鸡子，小者如豆子，三月中旬采，亦无时。古方虽稀用，而今治眼翳障为最要之物。又曾青所出与此同山，疗体颇相似，而色理亦无异，但其形累累如连珠相缀，今极难得。又有白青，出豫章山谷，亦似空青，圆如铁珠，色白而腹不空，亦谓之碧青，以其研之色碧也。亦谓之鱼目青，以其形似鱼目也。无空青时，亦可用，今不复见之。（《大观》卷三页25，《政和》页90，《纲目》页667）

---

① 尤：《大观》无。
② 当：《大观》作“常”，《政和》作“当”。
③ 今：此下《纲目》有“饶”字。

5. 曾 青

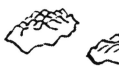

曾青

（《绍兴本草》）

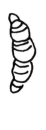 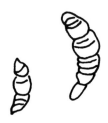 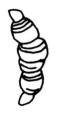 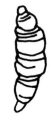

曾青

（《政和本草》）

曾青，文具空青条下。

6. 绿 青

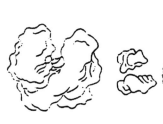 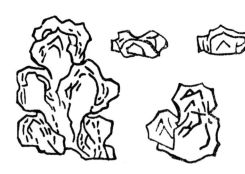

信州绿青　　　　　　　　　　　　信州绿青

（《绍兴本草》）　　　　　　　　（《政和本草》）

绿青，今谓之石绿，旧不著所出州土。但云生山之阴穴中。《本经》次①空青条上云：生益州山谷及越嶲山有铜处，此物当是生其山之阴耳。今出韶州、信州。其色青白，即画工用画绿色者，极有大块，其中青白花纹②可爱。信州人用琢为腰带环及妇人服饰。其入药者，当用颗块如乳香不挟石者佳。今医家多用吐风痰。其法拣取上色精好者，先捣下筛，更用水飞过至细，乃再研治之。如风痰眩闷，取二、三钱匕③，同生龙脑三、四豆许研匀，以生薄荷汁合酒温调服。使偃卧，须臾，涎自口角流出乃愈。不呕吐，其功速于它药，今人用之，比比皆效，故以其法附之云。又下条云：扁青生朱崖山谷及武都朱提。苏恭云：即绿青是也。海南来者，形块大如拳，其色又青，腹中亦时有空者，今未见此色。武昌、简州、梓州亦有，今亦不用。(《大观》卷三页 34，《政和》页 95，《纲目》页 668)

7. 扁　青

扁青，文具绿青条下。

8. 石　胆

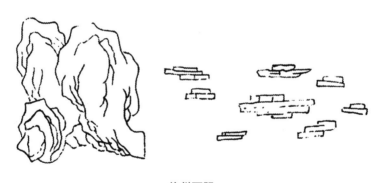

信州石胆

(《绍兴本草》)

---

① 次：《大观》作"文"，《政和》作"次"。
② 纹：《大观》作"大"，《政和》作"文"。
③ 匕：《纲目》脱。

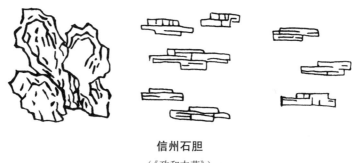

信州石胆
（《政和本草》）

石胆，生羌道山谷羌里句青山，今惟信州铅山县有之。生于铜坑中，采得煎炼而成。又有自然生者，尤为珍贵。并深碧色。入吐风痰药用最快。二月庚子辛丑日采。苏恭云：真者，出蒲州虞乡县东亭谷窟及薛集窟中，有块如鸡卵者为真。今南方医人多使之。又著其说云：石胆最上出蒲州，大者如拳，小者如桃栗，击之纵横解，皆成叠文，色青，见风久则绿，击破①，其中亦青也。其次出上饶、曲江铜坑间者，粒细有廉棱，如钗股米粒。本草注言，伪者以醋揉青矾为之。今不然，但取粗恶石胆合消石销溜而成。今块大色浅，浑浑无脉理，击之则碎无廉棱者，是也。亦有挟石者，乃削取石胆床，溜造时投消汁中，及凝则相著也。（《大观》卷三页23，《政和》页89，《纲目》页670）

9. 云 母

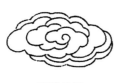

兖州云母
（《绍兴本草》）

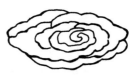

兖州云母
（《政和本草》）

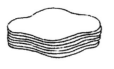

江州云母
（《绍兴本草》）

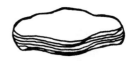

江州云母
（《政和本草》）

① 破：《大观》作"碎"，《政和》作"破"。

云母，生泰山山谷、齐卢山及琅琊北定山石间。今兖州云梦山及江州、濠①州、杭越间亦有之。生土石间，作片成层可析②，明滑光白者为上。江南生者多青黑色，不堪③入药。二月采，其片绝有大而莹洁者，今人或以饰灯笼，亦古屏扇之遗事也。谨按：方书用云母，皆以白泽者为贵，惟中山卫叔卿单服法，云母五色具者。盖《本经》所谓一名云华者，是一物中而种类有别耳。葛洪《抱朴子·内篇》云：云母有五种，而人不能别也，当举以向日看其色，详占视之，乃可知正尔，于阴地视之，不见其杂色也。五色并具而多青者，名云英，宜以春服之；五色并具而多赤者，名云珠，宜以夏服之；五色并具而多白者，名云液，宜以秋服之；五色并具而多黑者，名云母，宜以冬服之；但有青、黄二色者，名云砂，宜以季夏服之；晶晶纯白者，名磷石，四时可服也。然则医方所用正白者，乃磷石一种耳。古之服五云之法甚多，陶隐居所撰《太清诸石药变化方》言之备矣。今道书中有之，然修炼节度，恐非文字可详，诚不可轻饵也。又西南天竺等国出一种石，谓之火齐，亦云母之类也，色如紫金，离析之，如蝉翼，积之乃如纱縠重沓，又云琉璃类也，亦堪④入药。
（《大观》卷三页 4，《政和》页 80，《纲目》页 619）

10. 石钟乳

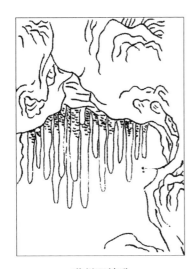

道州石钟乳

（《绍兴本草》）

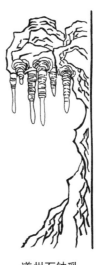

道州石钟乳

（《政和本草》）

---

① 濠：《纲目》作"淳"。
② 析：《政和》作"折"，《大观》作"析"。
③ 堪：《大观》作"可"，《政和》作"堪"。
④ 堪：《大观》作"可"，《政和》作"堪"。

石钟乳，生少室山谷及泰山，今道州江华县及连、英、韶、阶、峡州山中皆有之。生岩穴阴处，溜山液而成，空中相通，长者六、七寸，如鹅翎管状，碎之如爪甲，中无雁齿，光明者善。色白微红，采无时。旧说乳有三种：有石钟乳者，其山纯石，以石津相滋，状如蝉翼为石乳，石乳性温；有竹乳者，其山多生篁竹，以竹津相滋，乳如竹状，谓之竹乳，竹乳性平；有茅山之乳者，其山土石相杂，遍生茅草，以茅津相滋，乳色稍黑而滑润，谓之茅山之乳。茅山之乳，性微寒。凡此三种，尤难识别。而唐李补阙炼钟乳法云：取韶州钟乳，无问厚薄，但令颜色明净光泽者，即堪入炼，惟黄、赤二色不任用。柳宗元与崔连州论钟乳书亦①云：取其色之美而已，不必惟土之信。是此药所重，惟明白者，不必尽如上所说数种也。今医家但从鹅管中空者为最。又《本经》中品载殷孽云：钟乳根也，生赵国山谷，又生梁山及南海。又云：孔公孽，殷孽根也，生梁山山谷。又云：石花、石床并与殷孽同。陶隐居云：凡钟乳之类，有三种同一体。从石室上汁溜积久盘结者，为钟乳床，即此孔公孽也；其以次小宠炊者，为殷孽，今人呼为孔公孽。殷孽复溜轻好者为钟乳，虽同一类，而疗体为异，苏恭云：二孽在上，床花在下，陶谓孔公孽为乳床，非也。又有石脑云：亦钟乳之类也②。凡此五种，今医家稀复用之，但用钟乳耳。又观二孽所出州郡不同，陶云三种同根，而所出各处，当是随其土地为胜。既云是钟乳同生，则有孽处，皆当有乳，今并不闻有之，岂用之既寡，则采者亦稀乎？抑时人不知孽中有乳，故不尽采乎？不能尽究也。下品又有土阴孽，《经》云：生高山崖上之阴，色白如脂。陶隐居以为钟乳、孔公孽之类。苏恭云：即土乳也，出渭州，生平地土窟中。土人云：服之亦同钟乳，而不发热。又云：是土之脂液，状如殷孽，故名之，今亦不见用者。(《大观》卷三页10，《政和》页83，《纲目》页650)

11. 殷　孽

殷孽，文具石钟乳条下。

12. 孔公孽

孔公孽，文具石钟乳条下。

---

① 亦:《政和》无。
② 也:《政和》无。

13. 石　花

石花，文具石钟乳条下。

14. 石　床

石床，文具石钟乳条下。

15. 石　脑

石脑。文具石钟乳条下。

16. 石脑油

石脑油，文具钟乳石条下。

17. 朴　硝

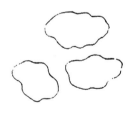

峡州朴硝
（《绍兴本草》）

峡州朴硝
（《政和本草》）

朴硝，生益州山谷有咸水之阳。消石，生益州山谷及武都、陇西、西羌。芒硝生于朴硝，今南北皆有之，而以西川者为佳。旧说三物同种，初采得其苗，以水淋取汁，煎炼而成，乃朴硝也，一名消石朴，以消石出于其中。又炼朴硝或地霜而成，坚白如石者，乃消石也，一名芒硝。又取朴硝，以暖水淋汁，炼之减半，投于盆中，经宿而有细芒生，乃芒硝也。虽一体异名，而修炼之法既殊，则主治之功别矣。然《本经》各载所出，疑是二种。而今医、方家所用，亦不复能究其所来，但以未炼成块，微青色者，为朴硝。炼成盆中上有芒者，为芒硝，亦谓之盆消。其芒硝底澄凝者，为消石。朴硝力紧，芒硝次之，消石更缓，未知孰为真者。又按苏恭谓晋宋古方，多用消石，少用芒硝。近代诸医，但用芒硝，鲜言消石，是不然也。张仲景伤寒方：承气汤、陷胸丸之类，皆用芒硝。葛洪《肘后方》伤寒、时气、温病，亦多用芒硝，惟治食绘胸膈中不化方，用朴硝。云无朴硝者，以芒硝代皆可用也。是晋宋以前，通用朴硝、芒硝矣。又胡洽方十枣汤用芒硝，大五饮丸用消石。亦云无消石用芒硝。是梁、隋间，通用芒硝、消石矣。以此言之，朴硝、消石为精，芒硝为粗。故陶隐居引皇甫士安炼消石法云：乃是取芒硝与石脾合煮成为真消石，然石脾无复识者。又注矾石云：生者名马齿矾，青白色，已炼成绝白，蜀人以当消石，是消石当时已为难得其真矣。故方书罕用，通以相代，若然今所用者，虽非真识，而其功效既相代，若然今所用者，虽非真识，而其功效既相近，亦可通用无疑矣。其《本经》所以各载所出州土者，乃方俗冶炼之法有精粗，故须分别耳。至如苎蒡之与藘芜，大戟之与泽漆，俱是一物，《本经》亦各著州土者，盖根与苗，土地各有所宜，非别是一物。则朴硝、消石，别著所出，亦其义也，他同此比。

又有英硝者，亦出于朴硝，其状若白石英，作四、五棱，白色，莹澈可爱，功用与芒硝颇同，但不能下利，力差小耳，亦谓之马牙硝，盖以类得名，近世用之最多。又金石凌法，用马牙硝、芒硝、朴硝、消石四种相参，次第下之。详此法出于唐世，不知当时如何分别也。又下有生硝条云：生茂州西山岩石间，其形块大小不常，色青白，鲜见用者。而今医家又用一种甜消，弥更精好，或疑是此，乃云出于英硝，炼治之法未闻。又南方医人论消或小异。有著其[1]说云：本草有朴硝、消石、芒硝，而无马牙硝，诸家所注本草三种，竟无坚决。或言芒硝、消石本是一物，不合重出。又言煎炼朴硝，投于盆中，经宿乃有细芒，既如是，自当为马牙硝。又云马牙硝亦名英硝，自是一物，既以芒硝为朴硝，所出不应更有英硝。今诸消之体各异，理亦易明，而至若此之惑也。朴硝味苦而微成，《本经》言苦，《名医别录》以为辛，盖误谓消石也。出蜀部者莹白如冰雪，内地者小黑，皆苏脆易碎，风吹之则结霜泯泯如粉，熬之烊沸，亦可熔铸。以水合甘草、猪胆煮之减半，投大盆中，又下凝水石屑，同渍一宿，则凝结如白石英者，芒硝也。扫地霜煎炼而成，如解盐而味辛苦，烧之成焰都尽，则消石也。能化金石，又性畏火而能制诸石使拒火，亦天地之神物也。牙消则芒硝是也。又有生硝，不因煮炼而成，亦出蜀道，类朴硝而小坚也。其论虽辩，然与古人所说殊别，亦未可全信也。

张仲景《伤寒论》疗膀胱急，小腹满，身尽黄，额上黑及足下热，因作黑瘅，大便必黑，腹胪胀满如水状，大便溏者，女劳得之，非水也。腹满者难疗，消石矾

---

① 其：《政和》无。

石散主之。消石熬黄，矾石烧令汁尽，二物等之，合夹绢筛，大麦粥汁和服方寸匕，日三，重衣复取微汗，病随大小便去，小便正黄，大便正黑也。大麦用无皮者。《千金方》消石用二分，矾石用一分。刘禹锡《传信方》，著石旻山人甘露饭[①]疗热壅凉膈，上欧积滞。蜀朴硝成末，每一大斤，用蜜，冬用十三两，春、夏、秋用十二两，先捣筛朴硝成末后，以白蜜和令匀，便入新青竹筒，随小大者一节，著药得半筒已上即止，不得令满，却入炊甑中，令有药处在饭内，其虚处出其上，不妨甑箪即得，候饭熟取出。承热绵滤入一瓷钵中，以[②]竹篦搅，勿停手，令至凝即药成，收入合中。如热月即于冷水中浸钵，然后搅。每食后或欲卧时含一匙半匙，渐渐咽之。如要通转亦得。(《大观》卷三页18，《政和》页87，《纲目》页692)

18. 芒　硝

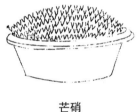

芒硝
(《绍兴本草》)

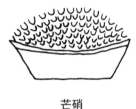

芒硝
(《政和本草》)

芒硝，文具朴硝条下。

19. 消　石

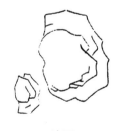

消石
(《绍兴本草》)

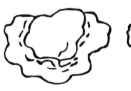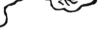

消石
(《政和本草》)

消石，文具朴硝条下。

---

① 饭：《大观》作"饮"，《政和》作"饭"。
② 以：《政和》无。

20. 生　硝

生硝，文具朴硝条下。

21. 马牙硝

马牙硝，文具朴硝条下。

22. 矾　石

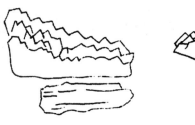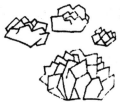

晋州矾石

（《绍兴本草》）

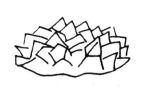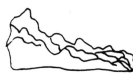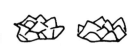

晋州矾石

（《政和本草》）

　　矾石，生河西山谷及陇西、武都、石门。今白矾则晋州、慈州、无为军，绿矾
则隰州温泉县、池州铜陵县，并煎矾处出焉。初生皆石也，采得碎之，煎炼乃成矾。
凡有五种：其色各异，谓白矾、绿矾、黄矾、黑矾、绛矾也。白矾则入药，及染人
所用者；绿矾亦①入咽喉口齿药及染色；黄矾丹灶家所须，时亦入药：黑矾惟出西
戎，亦谓之皂矾，染须鬓药或用之；绛矾本来绿色，亦谓之石胆，烧之赤色，故有

　　① 亦：《政和》作"方"。

绛名，今亦稀见。又有矾精、矾蝴蝶，皆炼白矾时，候其极沸，盘心有溅溢者，如物飞出，以铁匕接之，作虫形者，矾蝴蝶也；但成块光莹如水晶者，矾精也。此二种入药，力紧于常矾也。又有一种柳絮矾，亦出矾处有之，煎炼而成轻虚如棉絮，故以名之。今医家用治痰壅，及心肺烦热甚佳。

刘禹锡《传信方》治气痢巴石丸，取白矾一大斤，以炭火净地烧令汁尽，则其色如雪，谓之巴石。取一大两细研，治以熟猪肝作丸，空腹饮下丸数随气力加减，水牛肝更佳。如素食人，蒸饼丸之亦通。或云白矾中青黑者，名巴石。又治蛇咬蝎螫。烧刀子头令赤，以白矾置刀上，看成汁，便热滴咬处，立瘥，此极神验，得力者数十人。正元十三年，有两僧流向南到邓州，俱有蛇啮，令用此法救之，敷药了便瘥，更无他苦。又崔氏方治甲疽，或因割甲伤肌，或因甲长侵肉，遂成疮肿痛，复缘窄靴，研损四边肿掀，黄水出浸淫相染，五指俱烂，渐渐引上脚跌，泡浆四边起，如火烧疮，日夜倍增，医方所不能疗者，绿矾石五两，形色似朴硝而绿色，取此一物，置于铁板上，聚炭封之，囊袋吹令火炽，其矾即沸，流出色赤如融金汁者是真也。看沸定汁尽，去火待冷，取出挼为末，色似黄丹，收之。先以盐汤洗疮，拭干，用散敷疮上，惟多为佳。著药讫，以软帛缓裹，当日即汁断，疮干。若患痛急，即涂少酥，令润，每日一遍，盐汤洗濯，有脓处，常洗使净，其痂干处不须近。每洗讫，敷药如初。但急痛即涂酥，五日即觉上痂，渐剥起，亦依前洗敷药，十日即疮渐渐剥尽痂落，软处或更生白脓泡，即捺破敷药，自然总瘥。刑部张侍郎亲婴此病，卧经六十日，困顿不复可言，京众医并经造问，皆随意处方，无效验，惟此法得效如神，故录之，以贻好事者。又有皂荚矾，亦入药，或云即绿矾也。《传信方》治喉痹用之，取皂荚矾入好米醋，或常用酽醋亦通，二物同研，咽之立瘥。如苦喉中偏一傍痛，即侧卧，就痛处含之，勿咽。云此法出于李谟，甚奇。黄矾入药，见崔元亮《海上方》灭瘢膏，以黄矾石烧令汁出，胡粉炒令黄，各八分，惟须细研，以腊月猪脂和，更研如泥，先取生布揩令痛，即用药涂五度，又取鹰粪、白燕窠中草，烧作灰，等分，和人乳涂之，其瘢自灭，肉平如故。（《大观》卷三页12，《政和》页84，《纲目》页706）

23. 绿　矾

绿矾，文具矾石条下。

24. 柳絮矾

柳絮矾，文具矾石条下。

25. 滑　石

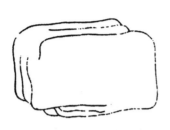

濠州滑石

（《绍兴本草》）

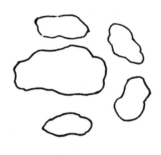

濠州滑石

（《政和本草》）

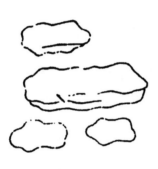

道州滑石

（《绍兴本草》）

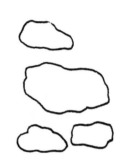

道州滑石

（《政和本草》）

　　滑石，生赭阳山谷及泰山之阴，或掖北白山，或卷山，今道、永、莱、濠州皆有之。此有二种，道、永州出者，白滑如凝脂。《南越志》云：背城县出背石，背石即滑石也。土人以为烧器，用以烹鱼是也。莱、濠州出者，理粗质青，有白黑点，亦谓之斑石。二种皆可作器用，甚精好。初出软烂如泥，久渐坚强，彼人皆就穴中乘其软时制作，用力殊少，不然坚强费功。《本经》所载土地。皆是北方，而今医家所用，多是色白者，乃自南方来。又按雷敩《炮炙方》滑石有五色，当用白色如方解石者。其绿色者，性寒有毒，不入药。又云：凡滑石似冰白青色，画石上有白腻纹者，为真。如此说：则与今南中来者，又皆相类，用之无疑矣。然雷敩虽名隋人，观其书乃有言唐以后药名者，或是后人增损之欤。或云沂州出一种白滑石，甚佳，与《本经》所云泰山之阴相合。然彼土不取为药，故医人亦鲜知用之。今濠州医人所供青滑石，云性微寒无毒，主心气涩滞。与《本经》大同小异。又吴录《地理志》及《大康地记》云：郁林州布山县，多虺，其毒杀人，有冷石可以解之，石色赤黑，味苦，屑之著疮中，并以切齿立苏，一名切齿石。今人多用冷石作粉，治痱疮，或云即滑石也，但味之甘苦不同耳。谨[1]按古方利小便，治淋涩，多单使滑石。又与石韦同捣末，饮服刀圭更验。又主石淋发烦闷，取滑石十二分，研粉，分两服，以水和搅令散，顿服之。烦热定，即停后服，未已，尽服之[2]必差。(《大观》卷三页22，《政和》页89，《纲目》页643)

26. 紫石英

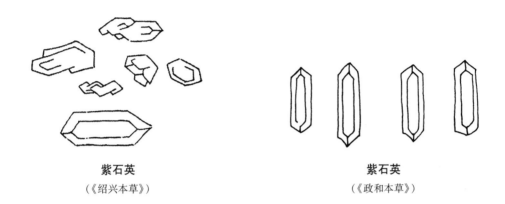

紫石英
(《绍兴本草》)

紫石英
(《政和本草》)

紫石英，生泰山山谷，今岭南及会稽山中亦有之。谨按《吴普本草》云：紫石英，生泰山及会稽，欲令如削，紫色达头如樗蒲者。陶隐居云：泰山石，色重澈下有根，最佳。会稽石，形色如石榴子，最下。先时并杂用，今惟用泰山石，余处者可作丸酒饵。又按《岭表录异》云：今[3]泷州山中多紫石英，其色淡紫，其实莹澈，随其大小皆五棱，两头如箭镞。煮水饮之，暖而无毒，比北中白石英，其力倍矣。然则泰山、会稽、岭南紫石英用之亦久。《乳石论》无单服紫石者，惟五石散则通用之。张文仲有镇心单服紫石煮水法。胡洽及《千金方》则多杂诸药同用。今方家用者，惟治疗妇人及治心病药时有使者。(《大观》卷三页30，《政和》页92，《纲目》页622)

---

① 谨：《政和》无。
② 之：《政和》无。
③ 今：《大观》无。

27. 白石英

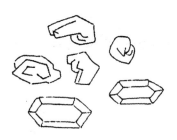

泽州白石英

（《绍兴本草》）

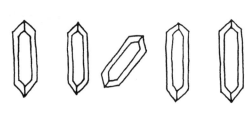

泽州白石英

（《政和本草》）

白石英，生华阴山谷及泰山。陶隐居以新安出者佳，苏恭以泽州者为胜，今亦泽州出焉。大抵长而白泽，明澈有光，六面如削者可用，长五、六寸者弥佳。其黄色如金在端者，名黄石英；赤端白后者，名赤石英；青端赤后者，名青石英；黑泽而有光者，名黑石英。二月采，亦云无时。古人服食，惟白石英为重，紫石英但入五石散。其黄、赤、青、黑四种，《本经》虽有名，而方家都不见用者。故《乳石论》以钟乳为乳，以白石英为石，是六英之贵者，惟白石也。又曰乳者阳中之阴，石者阴中之阳，故阳生十一月后甲子服乳，阴生五月后甲子服石。然而相反畏恶，动则为害不浅。故乳石之发，方治虽多，而罕有能济者，诚不可轻饵也。（《大观》卷三页 28，《政和》页 92，《纲目》页 621）

28. 赤石脂

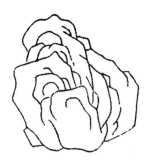

潞州赤石脂

（《绍兴本草》）

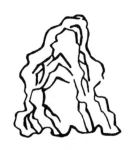

潞州赤石脂

（《政和本草》）

赤石脂，生济南、射阳及泰山之阴。苏恭云：济南泰山不闻出者，惟虢州卢氏县、泽州陵川县、慈州吕乡县并有，及宜州诸山亦出，今出潞州。以色理鲜腻者为胜，采无时。古人亦有单服食者。《乳石论》载服赤石脂，发则心痛，饮热酒不解，治之用葱豉绵裹，水煮饮之。《千金翼》论曰治痰饮吐水无时节者，其源以冷饮过度，遂令脾胃气羸，不能消于饮食，饮食入胃，则皆变成冷水，反吐不停，皆赤石脂散主之。赤石脂一斤，捣筛，服方寸匕，酒饮自任，稍稍加至三匕。服尽一斤，则终身不吐淡水，义不下痢，补五脏，令人肥健。有人淡饮，服诸药不效，用此方遂愈。其杂诸药用者，则张仲景治伤寒下痢不止，便脓血者，桃花汤主之。其方用赤石脂一斤。一半全用，一半末用，干姜一两，粳米半升，以水七升煮之，米熟为准，去滓，每饮七合，内赤石脂末一[①]方寸匕服，日三愈。止后服，不尔尽之。又有乌头赤石脂丸，主心痛彻背者。乌头一分，附子二分，并炮，赤石脂、干姜、蜀椒各四分。五物同杵末，以蜜和丸，大如梧子，先食服一丸，不知，稍增之。（《大观》卷三页 31，《政和》页 93，《纲目》页 647）

29. 白石脂

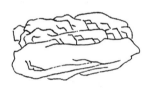

潞州白石脂
（《绍兴本草》）

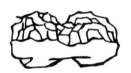

潞州白石脂
（《政和本草》）

白石脂，生泰山之阴。苏恭云：出慈州诸山，泰山左侧不闻有之。今惟潞州有焉，潞与慈相近，此亦应可用，古断下方多用，而今医家亦稀使。采无时。五色石脂旧经同一条，并生南山之阳山谷中，主治并同，后人各分之，所出既殊，功用亦别，用之当依后条。然今惟用赤、白二种，余不复识者。唐韦宙《独行方》治小儿脐中汁出不止，兼赤、肿，以白石脂细末，熬温，扑脐中，日三良。又《斗门方》治泻痢，用白石脂、干姜二物，停捣，治[②]以百沸汤和面为稀糊，搜匀，并手丸如梧子，曝干，饮下三十丸。久痢不定，更加三十丸。霍乱煎浆水为使。（《大观》卷三页 32，《政和》页 94，《纲目》页 647）

① 一：《政和》无。
② 治：《政和》无。

30. 禹余粮

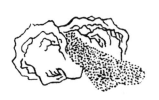

禹余粮
(《绍兴本草》)

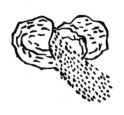

禹余粮
(《政和本草》)

  禹余粮，生东海池泽及山岛中，或池泽中，今惟泽、潞州有之。旧说形如鹅鸭卵，外有壳重叠，中有黄，细末如蒲黄。今图上者，全是山石之形，都不作卵状，与旧说小异，采无时。《本经》又有太一余粮。谨按陶隐居《登真隐诀》载长生四镇丸云：太一禹余粮，定六腑，镇五脏。注云：按本草有太一余粮、禹余粮两种，治体犹同。而今世惟有禹余粮，不复识太一。此方所用，遂合其二名，莫辨何者的是。而后小镇直云：禹余粮，便当用之耳。余粮多出东阳山岸间，茅山甚有，好者状如牛黄，重重甲错，其佳处乃紫色，泯泯如面，啮之无复磣，虽然用之，宜细研，以水洮取汁澄之，勿令有沙土也。而苏恭亦云：太一余粮与禹余粮，本一物，而以精粗为别，故一名太一禹余粮，其壳若瓷，初在壳中，未凝结者，犹是黄水，久凝乃有数色，或青或白，或赤或黄，年多渐变紫色，自赤及紫，俱名太一，其诸色通谓之余粮也。今医家但用余粮，亦不能如此细分别耳。张仲景治伤寒下痢不止，心下痞硬，利在下焦者，赤石脂禹余粮汤主之。赤石脂、禹余粮各一斤，并碎之，以水六升，煮取二升，去滓，分再服。又按张华《博物志》曰：扶海洲上，有草焉，名曰蒒草，其实食之，如大麦，从七月稔熟，民敛至冬乃迄，名自然谷，亦曰禹余粮。今药中有禹余粮者，世传昔禹治水，弃其所余食于江中，而为药也。然则蒒草与此异物而同名也。其云弃之江中而为药，乃与生海池泽者同种乎？(《大观》卷三页26，《政和》页91，《纲目》页665～667)

31. 太乙禹余粮

  太乙禹余粮，文具禹余粮条下。

32. 无名异

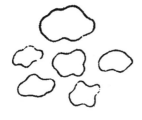

广州无名异
（《绍兴本草》）

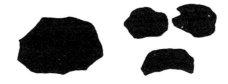

广州无名异
（《政和本草》）

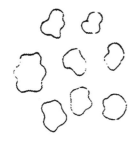

宜州无名异
（《绍兴本草》）

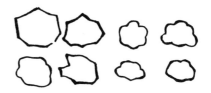

宜州无名异
（《政和本草》）

　　无名异，出大食国，生于石上，今广州山石中及宜州南八里龙济山中亦有之。黑褐色，大者如弹丸，小者如墨石子，采无时。《本经》云：味甘，平。主金疮折伤内损，生肌肉。今云味咸，寒。消肿毒痈疣，与《本经》所说不同，疑别是一种。又岭南人云：有石无名异，绝难得。有草无名异，彼人不甚贵重。岂《本经》说者为石，而今所有者为草乎？用时以醋磨涂敷所苦处。又有婆娑石，生南海，解一切毒。其石绿色，无斑点，有金星，磨之成乳汁者为上。胡人尤珍贵之，以金装饰作指驱带之。每欲食及食罢，辄含吮数四，以防毒。今人有得指面许块，则价值百金。人莫能辨，但水磨涓滴，点鸡冠热血，当化成水，乃真也。俗谓之摩娑石。（《大观》卷三页 35，《政和》页 95，《纲目》页 650）

33. 婆娑石

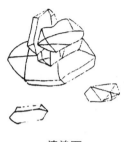

婆娑石
（《绍兴本草》）

婆娑石
（《政和本草》）

婆娑石，文具无名异条下。

34. 石中黄子

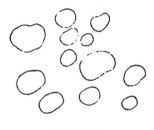
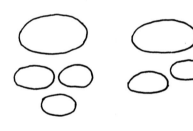

道州石钟乳
（《绍兴本草》）

道州石钟乳
（《政和本草》）

石中黄子，《本经》不载所生州土，云出禹余粮处有之。今惟出河中府中条山谷内。旧说是余粮壳中未成余粮黄浊水。今云其石形如面剂，紫黑色，石皮内黄色者，谓之中黄。两说小异。谨按葛洪《抱朴子》云：石中黄子所在有之，近①水之山尤多，在大石中，其石常润湿不燥，打石，石中有数十重②，见之赤黄，溶溶如鸡子之在壳，得者即当饮之，不尔便坚凝成石，不中服也。破一石中，多者有一升，少者数合，法当正及未坚时饮之，即坚凝，亦可末服也。若然旧说，是初破取者。今所用，是久而坚凝者耳。采无时。（《大观》卷三页34，《政和》页95，《纲目》页667）

① 近：《纲目》"沁"。
② 重：《大观》作"里"，《政和》作"重"。

本草图经玉石中品卷第二

朝奉郎太常博士　充集贤校理　新差知颍州军州　兼管内劝
农及管句开治沟洫河道事　骑都尉借紫　臣　苏颂　奉敕撰

尚志钧　辑校

35. 金屑

36. 银屑

37. 生银

38. 水银

39. 水银粉

40. 雄黄

41. 雌黄

42. 石流黄

43. 阳起石

44. 凝水石

45. 石膏

46. 方解石

47. 磁石

48. 玄石

49. 长石

50. 理石

51. 铁

52. 生铁

53. 钢铁

54. 铁精

55. 铁浆

56. 铁落

57. 铁粉

58. 铁华粉

59. 秤锤

60. 马衔

61. 车辖

62. 食盐

63. 戎盐

64. 大盐

65. 卤碱

66. 光明盐

67. 绿盐

68. 太阴玄精

69. 蜜陀僧

70. 桃花石

71. 花蕊石

72. 珊瑚

73. 石蟹

74. 石蛇

75. 黑羊石

76. 白羊石

35. 金 屑

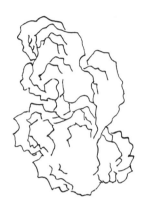

信州（江西上饶）金屑

（《绍兴本草》）

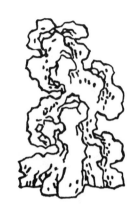

信州（江西上饶）金屑

（《政和本草》）

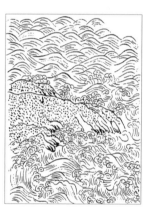

益州（四川成都）金屑

（《绍兴本草》）

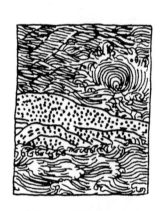

益州（四川成都）金屑

（《政和本草》）

　　金屑，生益州。银屑，生永昌。陶隐居注云：金之所生，处处皆有，梁、益、宁三州多有，出水沙中，作屑谓之生金。而银所出处，亦与金同，但皆生石中耳。苏恭以为银之与金，生不同处。金又出水中。陈藏器云：生金是毒蛇屎，常见人取金，掘地深丈余，至纷子石，石皆一头黑焦，石下有金，大者如指，小犹若麻豆，色如桑黄，咬时极软，即是真金。麸金出水沙中，毡上淘取，或鹅鸭腹中得之。注以陈说为非是。然今饶、信、南剑、登州出金处，采得金亦多端，或有若山石状者，或有若米豆粒者，若此类未经火，皆可为生金。其银在矿中，则与铜相杂，土人采得之，必以铅再三煎炼方成，故不得为生银也。故下别有生银条云：出饶州、乐平诸坑生银矿中，状如硬锡，纹理粗错自然者真。今坑中所得，乃在土石中，渗溜成条，若丝发状，土人谓之老翁须，似此者极难得，方书用生银，必得此乃真耳，金屑古方不见用者，银屑惟葛洪治痈肿五石汤用之。今人弥不用，惟作金银薄入药甚便。又金石凌、红雪、紫雪辈，皆取金银取汁，此亦通用经炼者耳。（《大观》卷四页18，《政和》页109，《纲目》页593）

36. 银　屑

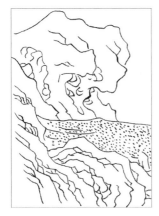

饶州（江西鄱阳）银屑
（《绍兴本草》）

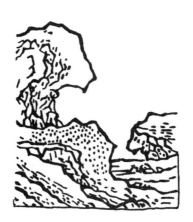

饶州（江西鄱阳）银屑
（《政和本草》）

银屑，文具金屑条下。

37. 生　银

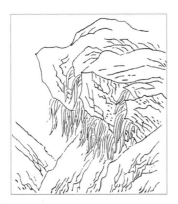

饶州（江西鄱阳）生银
（《绍兴本草》）

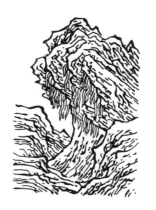

饶州（江西鄱阳）生银
（《政和本草》）

生银，文具金屑条下。

38. 水　银

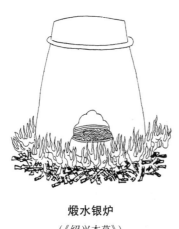

煅水银炉

（《绍兴本草》）

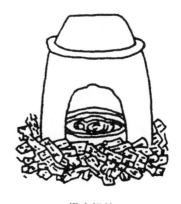

煅水银炉

（《政和本草》）

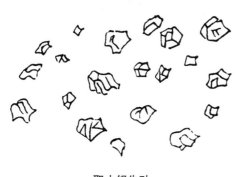

取水银朱砂

（《绍兴本草》）

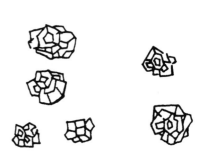

取水银朱砂

（《政和本草》）

水银，生符陵平土，今出秦州、商州、道州、邵武军，而秦州乃来自西羌界。《经》云：出于丹砂者，乃是山石中采粗次朱砂，作炉置砂于中，下承以水，上覆以盎，器外加火煅养，则烟飞于上，水银溜于下，其色小白浊。陶隐居云：符陵平土者，是出朱砂腹中，亦别出沙地，皆青白色。今不闻有此。至于西羌来者，彼人亦云如此烧煅。但其山中所生极多，至于一山自折裂，人采得砂石，皆大块如升斗，碎之乃可烧煅，故西来水银，极多于南方者。谨按《广雅》水银谓之澒，丹灶家乃名汞，盖字亦通用耳。其炉盖上灰，亦名谓粉是也。又飞炼水银为轻粉，医家下膈，最为要药。服者忌血，以其本出于丹砂故也。（《大观》卷四页 14，《政和》页 107，《纲目》页 628）

39. 水银粉

水银粉，文具水银条下。

40. 雄　黄

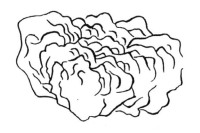

阶州（甘肃陇西）雄黄

《绍兴本草》

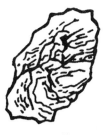

阶州（甘肃陇西）雄黄

《政和本草》

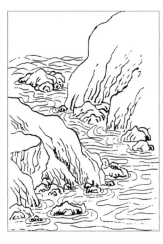

阶州（甘肃陇西）水窟雄黄

《绍兴本草》

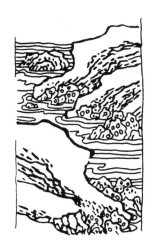

阶州（甘肃陇西）水窟雄黄

《政和本草》

雄黄，生武都山谷敦煌山之阳，今阶州山中有之。形块如丹砂，明澈不夹石，其色如鸡冠者为真。有青黑色而坚者名熏（音训）黄，有形色似真而气臭者名臭黄，并不入服食药，只可疗疮疥耳。其臭以醋洗之便可断气，足以乱真，用之尤宜细辨。又阶州接西戎界，出一种水窟雄黄，生于山岩中有水泉流处。其石名青烟石、白鲜石。雄黄出其中，其块大者如胡桃，小者如粟豆，上有孔窍，其色深红而微紫，体极轻虚，而功用胜于常雄黄，丹灶家尤所贵重。或云雄黄金之苗也，故南方近金坑冶处时或有之，但不及西来者真好耳。谨案雄黄治疮疡尚矣。《周礼》疡医：凡疗疡以五毒攻之。郑康成注云：今医方有五毒之药，作之合黄堥（音武），置石胆、丹砂、雄黄、礜石、磁石其中，烧之三日三夜，其烟上著，以鸡羽扫取之，以注创，恶肉破骨则尽出。故翰林学士杨亿常笔记直史馆杨嵎年少时，有疡生于颊，连齿辅车外肿，若覆瓯，内溃出脓血不辍，吐之痛楚难忍，疗之百方，弥年不差，人语之，依郑法合烧药成，注之创中，少顷朽骨连两牙溃出遂愈，后便安宁，信古方攻病之速也。黄堥若今市中所货有盖瓦合也。近世合丹药，犹用黄瓦鬲，亦名黄堥，事出于古也。（《大观》卷四页 2，《证和》页 101，《纲目》页 635）

41. 雌　黄

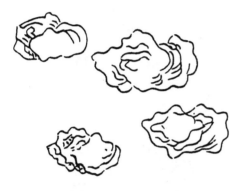
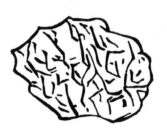

阶州（甘肃陇西）雌黄
（《绍兴本草》）

阶州（甘肃陇西）雌黄
（《政和本草》）

雌黄，生武都山谷，与雄黄同山。其阴山[1]有金，金[2]精熏则生雌黄。今出阶州，以其色如金，又似云母，甲错可析者为佳。其夹石及黑如铁色者，不可用。或云：一块重四两者，析之可得千重，此尤奇好也。采无时。（《大观》卷四页 13，《政和》页 104，《纲目》页 638）

---

① 山：《政和》作“止”，《大观》作“山”。
② 金：《政和》作“之”，《大观》作“金”。

42. 石流黄

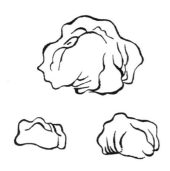

广州（广东广州）石流黄

（《绍兴本草》）

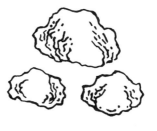

广州（广东广州）石流黄

（《政和本草》）

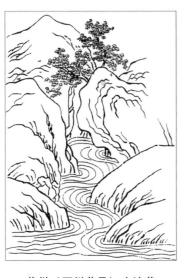

荣州（四川荣县）土流黄

（《绍兴本草》）

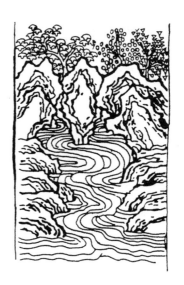

荣州（四川荣县）土流黄

（《政和本草》）

　　石流黄，生东海牧羊山谷中及泰山、河西山，矾石液也。今惟出南海诸蕃。岭外州郡或有，而不甚佳。以色如鹅子初出壳者为真，谓之昆仑黄。其赤色者名石亭脂，青色者号冬结石，半白半黑名神惊石，并不堪入药。又有一种土①流黄，出广南及荣②州溪涧水中流出。其味辛性热腥臭，主治疥疮，杀虫毒。又可煎炼成汁，以模钖作器，亦如鹅子黄色。谨按古方书未有服饵流黄者。《本经》所说功用，止

---

① 土：《纲目》作"水"。
② 荣：《纲目》作"资"。

于治疮蚀，攻积聚冷气，脚弱等。而近世燧火炼治，为常服丸散，观其制炼服食之法，殊无本源，非若乳石之有论议节度，故服之，其效虽紧，而其患更速，可不戒之。(《大观》卷四页 10，《政和》页 102，《纲目》页 702)

43. 阳起石

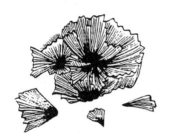

齐州（山东历城）阳起石

（《绍兴本草》）

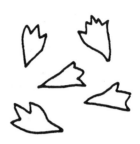

齐州（山东历城）阳起石

（《政和本草》）

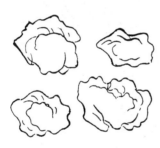

青州（山东莱阳）阳起石

（《绍兴本草》）

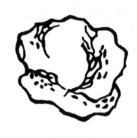

阳起石

（《政和本草》）

玉石中品

卷第二

阳起石，生齐山山谷及琅琊，或云山阳起山。今惟出齐州，他处不复有，或云邢州鹊山亦有之，然不甚好。今齐州城西惟一土山，石出其中，彼人谓之阳起山。其山常有温暖气，虽盛冬大雪遍境，独此山无积雪，盖石气熏蒸使然也。山惟一穴，官中常禁闭。至初冬，则州发丁夫，遣人监视取之。岁月积久，其穴益深，镵凿他石，得之甚艰。以色白肌理莹明若狼牙者为上，亦有夹他石作块者不堪。每岁采择上供之余，州中货之，不尔市贾无由得也。货者虽多，而精好者亦难得。旧说是云母根，其中犹夹带云母，今不复见此色。古服食方不见用者，今补下药多使之。采无时。(《大观》卷四页 27，《政和》页 112，《纲目》页 661)

44. 凝水石

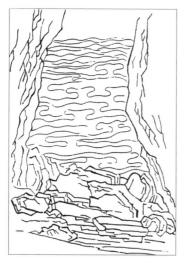

汾州（山西汾阳）疑水石

（《政和本草》）

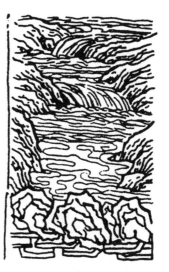

汾州（山西汾阳）疑水石

（《绍兴本草》）

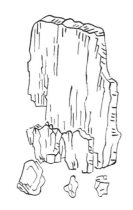

德顺军（甘肃静宁县）凝水石

（《政和本草》）

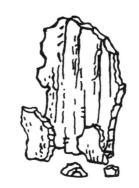

德顺军（甘肃静宁县）凝水石

（《绍兴本草》）

凝水石，即寒水石也，生常山山谷，又出中水县及邯郸。今河东汾、隰州及德顺军亦有之。此有两种，有纵理者，有横理者，色清明如云母可析，投置水中，与水同色，其水凝动者为佳。或曰纵理者为寒水石，横理者为凝水石。三月采。又有一种冷油石，全与此相类，但投沸油铛中，油即冷者，是也。此石[①]有毒，若误用

---

① 石：此下，《纲目》有"性冷"二字。

之，令腰以下不能举。(《大观》卷四页 26,《政和》页 112,《纲目》页 690)

45. 石 膏

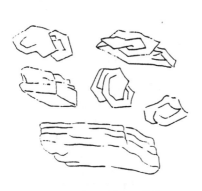

汾州（山西汾阳）石膏

（《绍兴本草》）

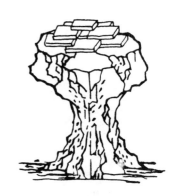

汾州（山西汾阳）石膏

（《政和本草》）

石膏，生齐山山谷及齐卢山、鲁蒙山，今汾、孟、虢、耀州、兴元府亦有之。生于山石上，色至莹白，其黄者不堪。此石与方解石绝相类，今难得真者。用时，惟取未破者以别之。其方解石，不附石而生，端然独处，外皮有土及水苔色，破之皆作方棱。石膏自然明莹如玉石，此为异也。采无时。方解石，旧出下品。《本经》云：生方山。陶隐居以为长石，一名方石，疗体相似，疑是一物。苏恭云：疗热不减石膏，若然似可通用，但主头风不及石膏也。又今南方医家著一说云：按本草石膏、方解石，大体相似，但方解石不因石端然独处。又云：今市人皆以方解石代石膏，未见有真石膏也。又陶隐居谓石膏皆在地中，雨后时时自出，取之皆如棋子，此又不附石生也。二说相反，未知孰是。今详石膏，既与方解石肌理、形段、刚柔皆同，但以附石、不附石，岂得功力相异也。但意今之所用石膏、方解者，自是方解石，石膏乃别是一物尔。今石膏中时时有莹澈可爱，有纵理而不方解者，好事者或以为石膏，然据本草，又似长石。又有议者，以谓青石间往往有白脉贯澈类肉之有膏肪者，为石膏。此又本草所谓理石也。然不知石膏定是何物。今且依市人用方解石。然博物者，亦宜坚考其实也。今密州九仙山东南隅地中，出一种石，青白而脆，击之内有火，谓之玉火石，彼土医人常用之。云味甘、微辛，温。疗伤寒发汗，止头目昏眩痛，功与石膏等。彼土人或以当石膏，故以附之。(《大观》卷四页 16,《政和》页 108,《纲目》页 639)

46. 方解石

方解石，文具石膏条下。

47. 磁　石

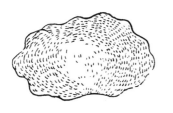

磁州（河北磁县）磁石

（《绍兴本草》）

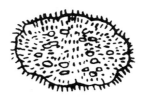

磁州（河北磁县）磁石

（《政和本草》）

　　磁石，生泰山山谷及慈山山阴有铁处，则生其阳。今磁州、徐州及南海傍山中皆有之。慈州者岁贡最佳，能吸铁虚连十数针，或一、二斤刀器，回转不落者尤真。采无时。其石中有孔，孔中黄赤色，其上有细毛，性温，功用更胜。谨按《南州异物志》云：涨海崎头水浅而多磁石，微外大舟以铁叶锢之者，至此多不得过。以此言之，海南所出尤多也。按磁石一名玄石，而此下自有玄石条，云生泰山之阳，山阴有铜，铜者雌，铁者雄。主疗颇亦相近，而寒温铜铁畏恶乃别。苏恭以为铁液也。是磁石，中无孔，光泽纯黑者，其功劣于磁石。又不能悬针。今北蕃以磁石作礼物，其块多光泽，又吸针无力，疑是此石，医方罕用。（《大观》卷四页23，《政和》页111，《纲目》页661）

48. 玄　石

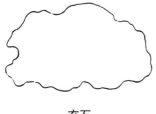

玄石

（《绍兴本草》）

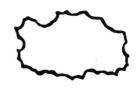

玄石

（《政和本草》）

玄石，文具磁石条下。

49. 长　石

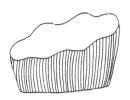 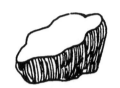

潞州（山西长治）长石　　　　　　　潞州（山西长治）长石

（《绍兴本草》）　　　　　　　　　　（《政和本草》）

长石，生长子山谷及泰山、临淄，今惟潞州有之。纹如马齿，方而润泽玉色。此石颇似石膏，但厚大，纵理而长为别耳。采无时。谨按《本经》理石、长石二物二条，其味与功效亦别。又云：理石如石膏顺理而细。陶隐居云：理石亦呼为长理石。苏恭云：理石皮黄赤，肉白，作斜理，不似石膏，市人刮去皮以代寒水石，并当礜石。今灵宝丹用长、理石为一物。医家相承用者，乃似石膏，与今潞州所出长石无异，而诸郡无复出理石，医方亦不见单用，往往呼长石为长理石。又市中所货寒水石，亦有带黄赤皮者，不知果是理石否？（《大观》卷四页 37，《政和》页 117，《纲目》页 643）

50. 理　石

理石，文具长石条下。

51. 铁

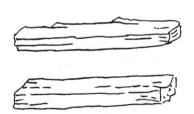

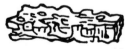 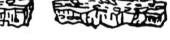

柔铁　　　　　　　　　　　　　　　柔铁

（《绍兴本草》）　　　　　　　　　　（《政和本草》）

铁，《本经》云：铁落出牧羊平泽及祈（音怦）城，或析城。诸铁不著所出州郡，亦当同处耳。今江南、西蜀有炉冶处皆有之。铁落者，锻家烧铁赤沸，砧上打落细皮屑，俗呼为铁花是也。初炼去矿，用以铸镉器物者，为生铁。再三销拍，可以作镙者，为镾铁，亦谓之熟铁。以生柔相杂和，用以作刀剑锋刃者，为钢铁。锻灶中飞出如尘，紫色而轻虚，可以莹磨铜器者，为铁精。作针家磨镟细末，谓之针砂。取诸铁于器中水浸之，经久色青，沫出，可以染皂者，为铁浆。以铁拍作片段，置醋糟中积久衣生，刮取之，为铁华粉。入火飞炼者，为铁粉。作铁华粉，自有法，文多不载。诸铁无正入丸散者，惟煮汁用之。华粉则研治极细，合和诸药。又马衔、秤锤、车辖、及杵、锯等，皆烧以淬酒用之。刀斧刃磨水作药使，并俗用有效，故载之。（《大观》卷四页 33，《政和》页 115，《纲目》页 608）

52. 生 铁

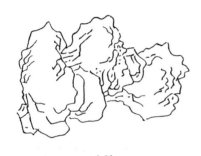

生铁

（《绍兴本草》）

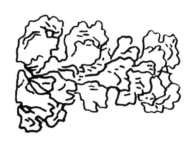

生铁

（《政和本草》）

生铁，文具铁条下。

53. 钢 铁

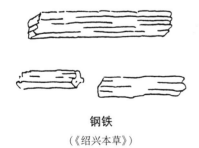

钢铁

（《绍兴本草》）

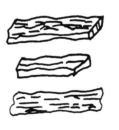

钢铁

（《政和本草》）

钢铁，文具铁条下。

54. 铁 精

铁精，文具铁条下。

55. 铁 浆

铁浆，文具铁条下。

56. 铁 落

铁落，文具铁条下。

57. 铁 粉

铁粉，文具铁条下。

58. 铁华粉

铁华粉，文具铁条下。

59. 秤 锤

秤锤，文具铁条下。

60. 马 衔

马衔，文具铁条下。

61. 车 辖

车辖，文具铁条下。

62. 食　盐

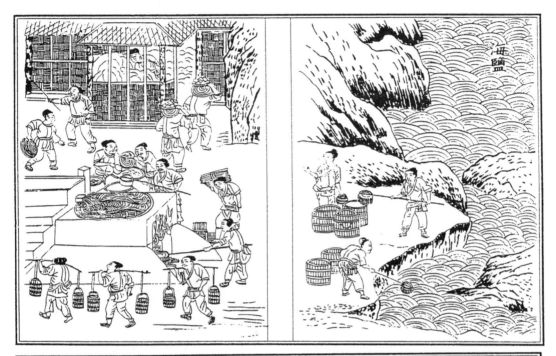

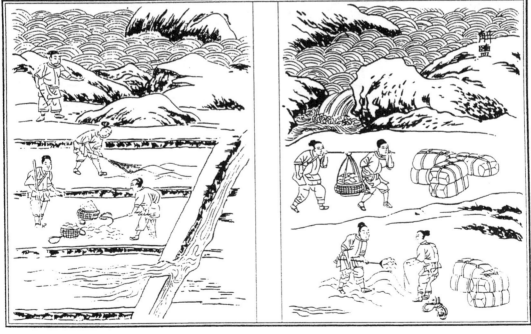

食盐

(《绍兴本草》)

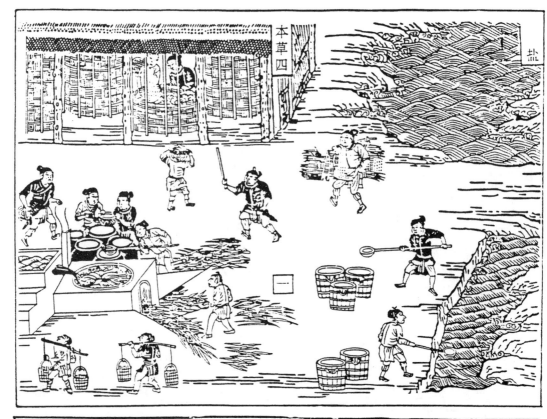

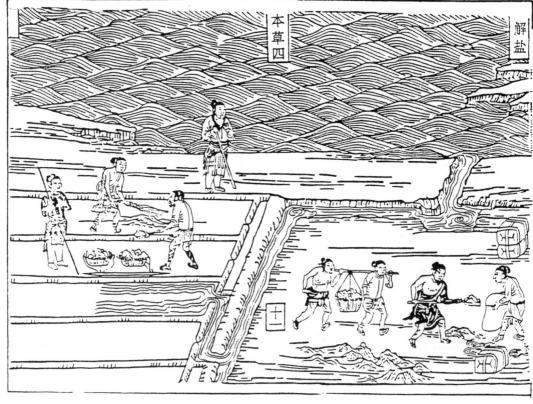

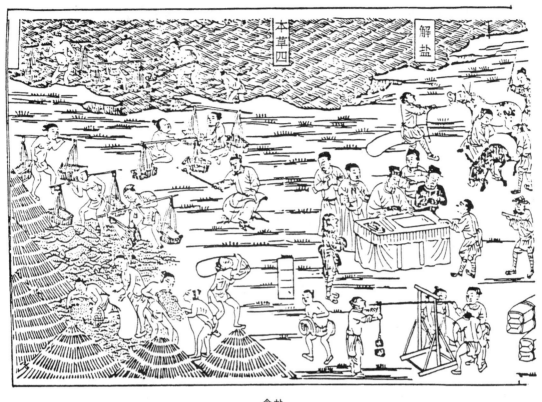

食盐

（《政和本草》）

　　食盐，旧不著所出州郡。陶隐居云：有东海、北海盐及河东盐池，梁、益有盐井，交广有南海盐，西羌有山盐，胡中有木盐，而色类不同，以河东者为胜。河东盐，今解州、安邑两池所种盐，最为精好是也。又有并州两监末盐，乃刮碱（音减）煎炼，不甚佳。其碱盖下品所著卤碱，生河东盐池者，谓此也。下品又有大盐，生邯郸及河东池泽。苏恭云：大盐即河东印盐，人之常食者，形粗于末盐，乃似今解盐也。解人取盐，于池傍耕地，沃以池水，每临南风急，则宿昔成盐满畦，彼人谓之种盐。东海、北海、南海盐者，今沧、密、楚、秀、温、台、明、泉、福、广、琼、化诸州，官场煮海水作之，以给民食者，又谓之泽盐，医方所谓海盐是也。其煮盐之器，汉谓之牢盆，今或鼓铁为之，或编竹为之，上下周以蜃灰，广丈深尺，平底，置于灶背，谓之盐盘。《南越志》所谓织篾为鼎，和以牡蛎是也。然后于海滨掘地为坑，上布竹木，覆以蓬茅，又积沙于其上。每潮汐冲①沙，卤碱淋于坑中。水退则以火炬照之，卤气冲火皆灭。因取海卤注盘中煎之，顷刻而就。管子曰：齐有渠展之盐，伐菹薪煮海水征积之，十月始生，至于正月成三万是也。菹薪谓以茅菹然火也。梁、益盐井者，今归州及西②川诸郡，皆有盐井，汲其水以煎作盐，如煮

① 冲：《大观》作"种"。
② 西：《大观》作"四"。

海之法，但以食彼方之民耳。西羌山盐，胡中木盐者，即下条云光明盐，生盐州。下品有戎盐，生胡盐山及西羌北地，酒泉福禄城东南角。北海青，南海赤者是也。然羌胡之盐，种类自多。陶注又云：房中盐有九种，白盐、食盐常食者，黑盐、柔盐、赤盐、驳盐、臭盐、马齿盐之类，今人不能遍识。

医家治眼及补下药多用青盐，疑此即戎盐。而《本经》云：北海青，南海赤。今青盐从西羌来者，形块方棱，明莹而青黑色，最奇。北胡来者，作大块，而不光莹，又多孔窍，若蜂窠状，色亦浅于西盐，彼人谓之盐枕，入药差劣。北胡又有一种盐，作片屑，如碎白石，彼人亦谓之青盐，缄封于匣中，与盐枕并作礼贽，不知是何色类。又阶州出一种石盐，生山石中，不由煎炼，自然成盐，色甚明莹，彼人甚贵之，云即光明盐也。医方所不用，故不能尽分别也。又通、泰、海州，并有停户刮碱煎盐输官，如并州末盐之类，以供给江湖，极为饶衍，其味乃优于并州末盐也。滨州亦有人户煎炼草土盐，其色最粗黑，不堪入药，但可啖马耳。又下有绿盐条云：以光明盐、硇砂、赤①铜屑酿之为块，绿色，真者出焉耆国水中石下取之，状若扁青、空青，今不闻识此者。医方亦不用。

唐柳柳州纂救三死治霍乱盐汤方云：元和十一年十月，得干霍乱，上不可吐，下不可利，出冷汗三大斗许，气即绝。河南房伟传此汤，入口即吐，绝气复通。其法用盐一大匙，熬令黄，童子小便一升，二物温和服之，少顷吐下即愈。刘禹锡《传信方》，著崔中丞炼盐黑丸方：盐一升。捣末，内粗瓷瓶中实，筑泥头讫，初以塘火烧，渐渐加炭火，勿令瓶破，候赤彻，盐如水汁，即去火，其盐冷即凝，破瓶取之。豉一升熬焦，桃人一大两，和麸熬令熟，巴豆二大两，去心膜，纸中熬令油出，须生熟得所，熟即少力，生又损人，四物各用研捣成熟药，秤量蜜和丸如梧子，每服三丸，皆平旦时服。天行时气，豉汁及茶下并得。服后多吃茶汁行药力。心痛，酒下，入口便止。血痢，饮下，初变水痢，后便止。鬼疟，茶饮下。骨热，白蜜汤下。忌冷浆水。合药久，则丸稍加令大。凡服药后吐痢，勿怪。服药一日，忌口两日。吐痢若多，即煎黄连汁服止之。平旦服药，至小食时已来，不吐痢者，或遇杀药人，即更②服一、两丸投之。其药，冬中合，腊月尤佳，瓷合子中盛贮，以腊纸封之，勿令泄气。清河崔能云：合得一剂，可救百人。天行时气，卒急觅诸药不得，又恐过时，或在③道途，或在村落，无诸药可求，但将此药一刀圭，即敌大黄、朴硝数两，曾试有效。宜行于闾里间，及所使辈。小儿、女子不可服，多被搅作耳。唐方又有药盐法，出于张文仲。唐之大夫多作之。（《大观》卷四页 7，《政和》页 106，《纲目》页 685）

---

① 赤：《大观》作"青"。
② 更：《政和》作"便"。
③ 在：《政和》脱"在"字。

63. 戎 盐

戎盐，文具石盐条下。

64. 大 盐

大盐，文具石盐条下。

65. 卤 碱

卤碱，文具石盐条下。

66. 光明盐

光明盐，文具食盐条下。

67. 绿 盐

绿盐，文具食盐条下。

68. 太阴玄精

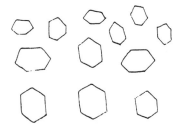

解州（山西解县）太阴玄精
（《绍兴本草》）

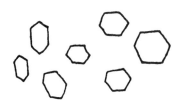

解州（山西解县）太阴玄精
（《政和本草》）

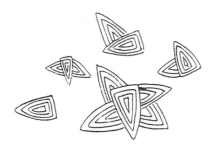

解州（山西解县）玄精
（《绍兴本草》）

解州（山西解县）玄精
（《政和本草》）

太阴①玄精，出解县，今解池及通、泰州积盐仓中亦有之。其色青白龟背者佳，采无时。解池又有盐精，味更咸苦，青黑色，大者三、二寸，形似铁铧觜，三月、四月采。亦主除风冷，无毒，又名泥精，盖玄精之类也。古方不见用者，近世补药及治伤寒多用之。其著者，治伤寒三日，头痛，壮热，四肢不利。正阳丹，太阴玄精、消石、硫黄各二两，硇砂一两，四物都细研，入瓷瓶子中，固济，以火半斤，于瓶子周一寸煅之，约近半日，候药青紫色，住火。待冷取出，用腊月雪水拌令匀湿，入瓷罐子中，屋后北阴下阴干，又入地埋二七日，取出细研，以面糊和为丸，如鸡头实②大。先用热水浴后，以艾汤研下一丸。以衣盖，汗出为差。（《大观》卷四页40，《政和》页118，《纲目》页691）

69. 蜜陀僧

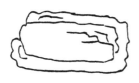

广州（广东广州）蜜陀僧
（《绍兴本草》）

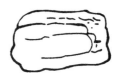

广州（广东广州）蜜陀僧
（《政和本草》）

蜜陀僧，《本经》不载所出州土。注云：出波斯国。今岭南、闽中银铜冶处亦有之，是银铅脚。其初采矿时，银、铜相杂，先以铅同煎炼，银随铅出。又采山木叶烧灰，开地作炉，填灰其中，谓之灰池。置银铅于灰上，更加火大煅，铅渗灰下，银住灰上，罢火，候冷，出银。其灰池感铅银气，置之积久成此物。今之用者，往

---

① 阴：《纲目》作"乙"。
② 实：《纲目》作"子"。

往是此，未必胡中来也。形似黄龙齿而坚重者，佳。（《大观》卷四页 29，《政和》页
113，《纲目》页 604）

70. 桃花石

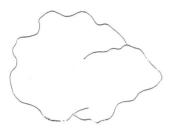

信阳军（河南信阳）桃华石

（《绍兴本草》）

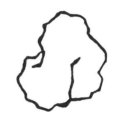

信阳军（河南信阳）桃华石

（《政和本草》）

桃花石，《本经》不载所出州土。注云：出申州钟山县。今信州亦有之，形块
似赤石脂、紫石英辈。其色似桃花，光润而体重，以舐之不著舌者，为佳。采无时。
陶隐居解赤石脂云：用义阳者，状如独脑，色鲜红可爱。苏恭以为非是，即桃花石
也。久服肥人，土人亦以疗痢，然则功用亦不相远矣。（《大观》卷四页 39，《政和》
页 117，《纲目》页 648）

71. 花蕊石

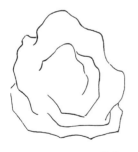

陕州（河南陕县）花蕊石

（《绍兴本草》）

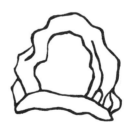

陕州（河南陕县）花蕊石

（《政和本草》）

花蕊①石，出陕州阌乡县。体至坚重，色如硫黄，形块有极大者，人用琢器②，

---

① 蕊：《政和》作"乳"，《大观》作"蕊"。
② 人用琢器：《纲目》作"陕西人镌为器用"。

古方未有用者。近世以合硫黄同煅，研末，敷金疮，其效如神。又人仓卒中金刃，不及煅合，但刮石上，取细末敷之，亦效。采无时。（《大观》卷五页32，《政和》页136，《纲目》页676）

72. 珊　瑚

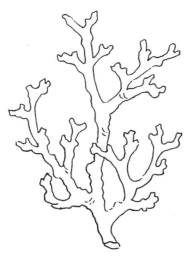

广州（广东广州）珊瑚
（《绍兴本草》）

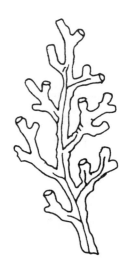

广州（广东广州）珊瑚
（《政和本草》）

　　珊瑚，生南海。注云：又从波斯国及师子国来。今广州亦有，云生海底，作枝柯状，明润如红玉，中多有孔，亦有无孔者，枝柯多者更难得。采无时。谨按《海中经》曰：取珊瑚，先作铁网沉水底，珊瑚贯中而生，岁高三、二尺，有枝无叶，因绞网出之，皆摧折在网中，故难得完好者，不知今之取者果尔否？汉积翠池中，有珊瑚高一丈二①尺，一②本三柯，上有四百六十三条，云是南越王赵佗所献，夜有光影③。晋石崇家有珊瑚，高六、七尺。今并不闻有此高硕者。（《大观》卷四页35，《政和》页116，《纲目》页617）

---

① 二：《纲目》作"三"。
② 一：《纲目》作"二"。
③ 影：《纲目》作"景"。

73. 石　蟹

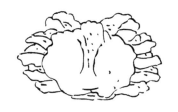

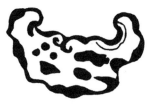

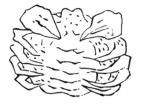

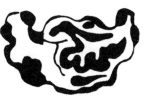

南恩州（广东阳江）石蟹

（《绍兴本草》）

南恩州（广东阳江）石蟹

（《政和本草》）

石蟹，出南海，今岭南近海州郡皆有之。体质石也，而都与蟹相似①。或云是海蟹多年水沫相著，化而为石，每海潮风飘出，为人所得。又一种入洞穴，年深者亦然。醋磨敷痈肿，亦②解金石毒。采无时。（《大观》卷四页 36，《政和》页 116，《纲目》页 681）

74. 石　蛇

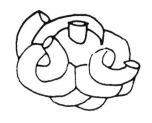

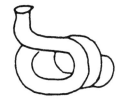

南恩州石蛇

（《政和本草》）

---

① 似：此下，《纲目》有"但有泥与粗石相着尔"。

② 亦：《纲目》作"熟水磨服"。

石蛇，出南海水傍山石间。其形盘屈如蛇也，无首尾，内空，红紫色，又似车螺，不知何物所化。大抵与石蟹同类，功用亦相近，尤能解金石毒。左盘者良。采无时。味咸，性平，无毒。（《大观》无此条，《政和》页118，《纲目》页681）

75. 黑羊石

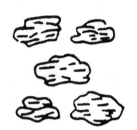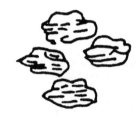

兖州（山东滋阳）白羊石

（《政和本草》）

黑羊石，生兖州宫山之西。味淡，性热，解药毒。春中掘地采之，以黑色有墙壁光莹者为上。（《大观》无此条，《政和》页118，《纲目》页677）

76. 白羊石

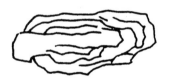

兖州（山东滋阳）白羊石

（《政和本草》）

白羊石，生兖州白羊山。味淡，其性：熟用即大热，生用即凉，解众药毒。春中掘地采之，以白莹者为良。（《大观》无此条，《政和》页118，《纲目》页677）

本草图经玉石下品卷第三

朝奉郎太常博士　充集贤校理　新差知颍州军州　兼管内劝
农及管句开治沟洫河道事　骑都尉借紫　臣　苏颂　奉敕撰

尚志钧　辑校

77. 青琅玕		93. 铛墨
78. 礜石		94. 东壁土
79. 特生礜石		95. 梁上尘
80. 握雪礜石		96. 冬灰
81. 苍石		97. 煅灶灰
82. 代赭		98. 硇砂
83. 白垩		99. 蓬砂
84. 铅		100. 姜石
85. 铅丹		101. 麦饭石
86. 铅霜		102. 自然铜
87. 粉锡		103. 石燕
88. 锡铜镜鼻		104. 砒霜
89. 古文钱		105. 不灰木
90. 金牙		106. 金星石
91. 石灰		107. 银星石
92. 伏龙肝		108. 井泉石

77. 青琅玕

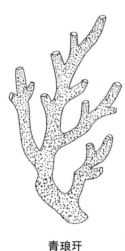

青琅玕
（《绍兴本草》）

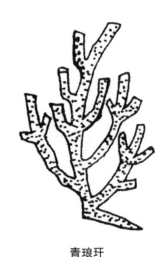

青琅玕
（《政和本草》）

　　青琅玕，生蜀郡平泽。苏恭注云：琅玕乃有数种，是琉璃之类，火齐宝也。琅玕五色具，以青者入药为胜，出嶲（音髓）州以西乌白蛮中及于阗国也。今秘书中有《异鱼图》，载琅玕青色，生海中。云海人于海底以网挂得之，初出水红色，久而青黑，枝柯似珊瑚，而上有孔窍如虫蛀，击之有金石之声，乃与珊瑚相类。其说不同，人莫能的识。谨按《尚书禹贡》：雍州厥贡，璆、琳、琅玕。《尔雅》云：西北之美者，有昆仑之璆、琳、琅玕焉。孔安国、郭璞皆以为石之似珠者。而《山海经》云：昆仑山有琅玕。若然是石之美者，明莹若珠之色，而其状森植耳。大抵古人谓石之美者，多谓之珠。《广雅》谓琉璃、珊瑚，皆为珠是也。故《本经》一名青珠，而左太冲《蜀都赋》云：青珠黄环。黄环是木，然引以相并者，亦谓其美如珠，而其类实木也。又如上所说，皆出西北山中，而今图乃云海底得之。盖珍瑰之物，山、海、谷[①]俱产焉。今医方家亦以难得而稀用也。（《大观》卷五页22，《政和》页132，《纲目》页617）

---

　　① 谷：《政和》作"容"，《大观》作"谷"。

78. 礜 石

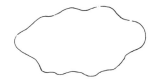

阶州（甘肃陇西）礜石

（《绍兴本草》）

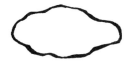

阶州（甘肃陇西）礜石

（《政和本草》）

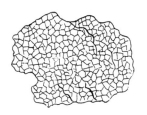

潞州（山西长治）礜石

（《绍兴本草》）

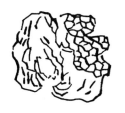

潞州（山西长治）礜石

（《政和本草》）

礜石，生汉中山谷及少室，今潞州①亦有焉。性大热，置水中令水不冰，又坚而拒火，烧之一日夕，但解散而不夺其坚。市人多取洁白石当之，烧即为灰也。此药攻击积聚痼冷之病为良。用之须真者乃佳。又有特生礜石，生西域。张华《博物志》云：鹳伏卵时②，取礜石周围绕卵，以助暖气。方术家用之，取鹳巢中者为真，即此特生礜石也。然此色难得，人多使汉中者，外形紫赤，内白如霜，中央有臼③，形状如齿，其块小于白礜石，而肌粒大数倍，乃如小豆许。白礜石粒细，才若粟米耳。又有握雪礜石，出徐州西宋里山，入土丈余，生于烂土石间，色白细软如面也。又下条苍石，生西域。苏恭云：特生礜石，一名苍礜石。而梁州特生，亦有青者。房陵、汉川与白礜石同处，亦有青色者，多与特生同，但不入方用。今医家多只用礜石，即白礜石也。形类相近，如此尤宜详择之耳。古方治寒冷积聚，皆用礜石。胡洽大露宿丸，主寒冷百病方：礜石炼、干姜、桂心、皂荚、桔梗各三两，附子二两，六物捣筛，蜜丸，服如梧子五丸，日三，渐增，以知为度。又有匈奴露宿丸、硫黄丸，并主积聚，及饮食不下，心腹坚实，皆用礜石。近世乃少用者。（《大观》卷五页4，《政和》页124，《纲目》页671）

---

① 潞州：《纲目》作"梁州阶州"。
② 时：《政和》作"时"字。
③ 臼：《政和》误作"曰"。

79. 特生礜石

特生礜石，文具礜石条下。

80. 握雪礜石

握雪礜石，文具礜石条下。

81. 苍　石

苍石，文具礜石条下。

82. 代　赭

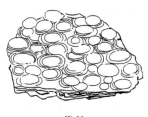

代赭
（《绍兴本草》）

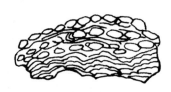

代赭
（《政和本草》）

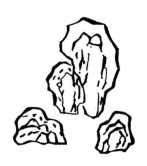

赤土
（《政和本草》）

代赭，生齐国山谷，今河东京东山中亦有之。以赤红青色如鸡冠有泽，染爪甲不渝者良。古方紫丸治小儿用代赭，云无真者，以左顾牡蛎代使，乃知真者难得。今医家所用，多择取大块，其上纹头有如浮沤丁者为胜，谓之丁头代赭，采无时。次条又有白垩，生邯郸山谷，即画家所用者，多而且贱，一名白善土。胡居士云：始兴小桂县晋阳乡，有白善，俗方稀用。今处处皆有，人家往往用以浣衣。《山海经·西山经》：石㟆（音跪）之山，其阴灌水出焉，而北流[①]于愚水，其中有流赭，以涂牛马无病。郭璞注云：赭，赤土也。今人以朱涂牛角，云以辟恶。又云：大次之山，其阳多垩。又北山经天池之山，其中多黄垩。又中山经葱聋之山，其中有大谷，多白、黑、青、黄垩。注云：言有杂色之垩也，然则赭以西土者为贵。垩有五色，入药惟白者耳。(《大观》卷五页 15，《政和》页 128，《纲目》页 663)

83. 白　垩

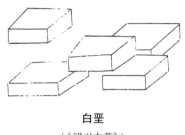

白垩
(《绍兴本草》)

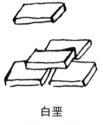

白垩
(《政和本草》)

白垩，文具代赭条下。

84. 铅

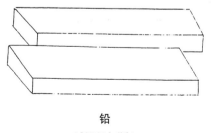

铅
(《绍兴本草》)

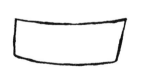

铅
(《政和本草》)

---

① 流：《大观》作"注"，《政和》作"流"。

铅，生蜀郡平泽。锡，生桂阳山谷。今有银坑处皆有之。而临贺出锡尤盛，亦谓之白镴。铅丹，黄丹也。粉锡，胡粉也。二物并是化铅所作，故附于铅。镜虽铜，而皆用锡杂之，乃能明白，故镜鼻附于锡。谨按《字书》：为锡，为镴，铅为青金，虽相似，而入用殊别也。又有铅霜，亦出于铅。其法从铅杂水银十五分之一，合炼作片，置醋瓮中密封，经久成霜，亦谓之铅白霜。性极冷，入治风痰，及婴孺惊滞药。今医家用之尤多。凡铸铜之物，多和以锡。《考工记》：攻金之工。金有六齐是也。凡药用铜弩牙、古文钱之类，皆以有锡，故其用亦近之。又铅灰治瘰疬。刘禹锡著其法云：取铅三两，铁器中熬之，久当有脚如黑灰，取此灰[①]和脂涂疬子上，仍以[②]旧帛贴之，数数去帛，拭恶汁。又贴如此半月许，亦不痛、不破、不作疮，但内消之为水，差。虽流过项亦差。（《大观》卷五页10，《政和》页126，《纲目》页599）

85. 铅　丹

铅丹，文具铅条下。

86. 铅　霜

铅霜，文具铅条下。

87. 粉　锡

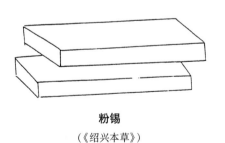

粉锡

（《绍兴本草》）

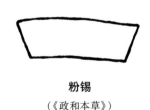

粉锡

（《政和本草》）

粉锡，文具铅条下。

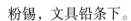

① 取此灰：《政和》无此三字。
② 以：《大观》作"将"，《政和》作"以"。

88. 锡铜镜鼻

锡铜镜鼻，文具铅条下。

89. 古文钱

古文钱，文具铅条下。

90. 金　牙

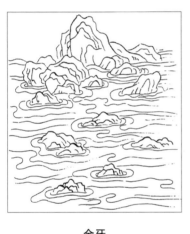

金牙
（《绍兴本草》）

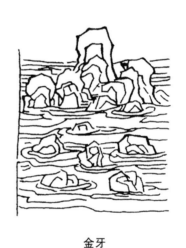

金牙
（《政和本草》）

金牙，生蜀郡，今雍州亦有之。《本经》以如金色者良，而此物出于溪谷，在蜀、汉江岸石间打出者，内即金色，岸摧入水年久者多黑。葛洪治风毒厥，有大、小金牙酒，但浸其汁而饮之。古方亦有烧淬去毒入药者。孙思邈治风毒及鬼疰、南方瘴气、传尸等，各有大、小金牙散之类是也。又有铜牙，亦相似，而外黑色，方书少见用者。小金牙酒，主风疰百病，虚劳湿冷缓不仁，不能行步，近人用之多效，故著其法云：金牙、细辛、地肤子、莽草、干地黄、蒴藋根、防风、附子、茵芋、续断、蜀椒各四两，独活一斤，十二物，金牙捣末，别盛练囊，余皆薄切，并金牙共内大绢囊，以清酒四斗①渍之，密泥器口，四宿酒成，温服二合，日三，渐增之。

① 斗：《纲目》作"两"。按此方用药十二味，各药四两，独活十六两（一斤），合共六十两。六十两药以四两酒渍殊少，当以四斗酒渍为正。

91. 石　灰

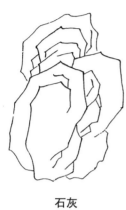

石灰

（《绍兴本草》）

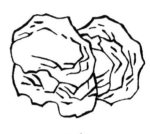

石灰

（《政和本草》）

石灰，生中山川谷，今所在近山处皆有之。此烧青石为灰也，又名石锻。有两种：风化、水化。风化者，取锻了石，置风中自解，此为有力；水化者，以水沃之，则热蒸而解，力差劣。古方多用合百草团末，治金创殊胜。今医家或以腊月黄牛胆，取汁搜和，却内胆中，挂之当风百日，研之更胜草叶者。又败船茹灰，刮取用亦同。又冬灰，生方谷川泽。浣衣黄灰，烧诸蒿藜积聚炼作之。今用灰，多杂薪蒸乃不善。惟桑薪灰，纯者入药绝奇。古方以诸灰杂石灰熬煎，以点疣、痣、黑子等，丹灶亦用之。又锻铁灶中灰，主坚积，古方二车丸用之。灶中对釜月下黄土，名伏龙肝。灶额上墨，名百草霜，并主消化积滞，今人下食药中多用之。铛下墨、梁上尘，并主金创。屋尘煤，治齿断肿出血。东壁土，主下部疮、脱肛，皆医家常用，故并见此。伤寒黑奴丸，用釜底墨、灶突墨、梁上尘三物，同合诸药，盖其功用亦相近矣。
（《大观》卷五页 2，《政和》页 123，《纲目》页 656）

92. 伏龙肝

伏龙肝，文具石灰条下。

93. 铛　墨

铛墨，文具石灰条下。

94. 东壁土

东壁土，文具石灰条下。

95. 梁上尘

梁上尘，文具石灰条下。

96. 冬　灰

冬灰，文具石灰条下。

97. 煅灶灰

煅灶灰，文具石灰条下。

98. 硇　砂

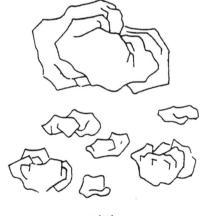

硇砂
（《绍兴本草》）

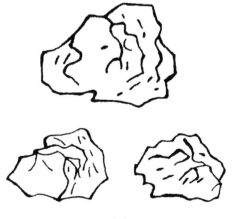

硇砂
（《政和本草》）

硇砂，出西戎，今西凉、夏国及河东、陕西近边州郡亦有之。然西戎来者，颗块光明，大者如拳，重三、五两，小者如指面，入药最紧。边界出者，杂碎如麻豆粒，又夹砂石，用之须飞，澄去土石讫，亦无力，彼人谓之气砂。此药近出唐世，而方书著古人单服一味伏火，作丸子，亦有兼硫黄、马牙硝辈合饵者，不知方出何时，殊非古法。此本攻积聚之物，热而有毒，多食腐坏人肠胃，生用又能化人心为血，固非平居可饵者。而西土人用淹肉，炙以当盐食之无害，盖积习之久。若魏武啖野葛不毒之义也。又名北庭砂，又名狄盐。《本经》云柔金银，可为焊药。今人作焊药，乃用鹏砂，鹏砂出于南海，性温、平。今医家治咽喉，最为要切，其状甚光莹，亦有极大块者，诸方亦稀用。（《大观》卷五页7，《政和》页125，《纲目》页699）

99. 蓬　砂

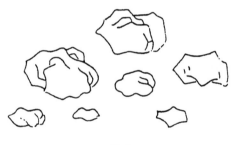

蓬砂

（《绍兴本草》）

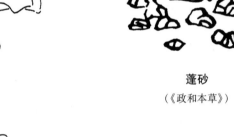

蓬砂

（《政和本草》）

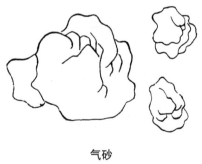

气砂

（《绍兴本草》）

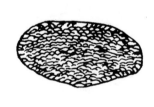

气砂

（《政和本草》）

蓬砂，文具硇砂条下。

100. 姜 石

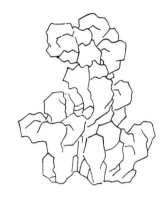

齐州（山东济南）姜石

（《绍兴本草》）

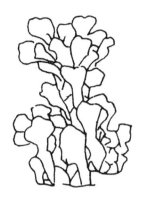

齐州（山东济南）姜石

（《政和本草》）

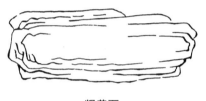

粗黄石

（《绍兴本草》）

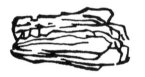

粗黄石

（《政和本草》）

姜石，生土石间，齐州历城来①者良，所在亦有，今惟出齐州。其状如姜，有五种，用色白者，以烂而不碜者好，采无时。崔氏疗丁肿，单用白姜石末，和鸡子清敷之，丁自出。乳痈涂之亦善。大凡石类，多主②痈疽，北齐马嗣明医杨遵彦背疮，取粗理黄石如鹅卵大，猛烈火烧令赤，内酽醋中，因有屑落醋里，频烧淬石，至尽，取屑曝干，捣筛和醋涂之，立愈。刘禹锡谓之炼石法：用之敷疮肿无不愈者。世人又传麦饭石，亦治发背疮。麦饭石者，粗黄白，类麦饭，曾作磨砠者尤佳。中岳山人吕子华方云：取此石碎如棋子，炭火烧赤，投米醋中浸之，良久，又烧如此十遍，鹿角一具，连脑骨者，二、三寸截之，炭火烧令烟出即止，白蔹末与石末等分，鹿角倍之，三物同捣筛，令精细，取三年米醋，于铛中煎如鱼眼沸即下，前药调和，令如寒食饧，以篦敷于肿上，惟留肿头如指面，勿令有药，使热气得泄，如未有肿脓，即当内消，若已作头，即撮令小。其病久，得此膏，直至肌肉烂落出筋骨者，

① 来：《大观》作"东"，《政和》作"来"。
② 主：《大观》作"中"，《政和》作"主"。

即于细布上涂之，贴于疮上，干即易之。但中隔不穴者，即无不差。其疮肿时，切禁手触，其效极神异。此方孙思邈《千金月令》已有之，与此大同小异，但此本论说稍备耳。又水中圆石，治背上忽肿，渐如楪子，不识名者，以水中圆石一、两碗，烧令极热，泻入清水中，沸定后，洗肿处立差①。（《大观》卷五页 30，《政和》页 135，《纲目》页 679）

101. 麦饭石

麦饭石，文具姜石条下。

102. 自然铜

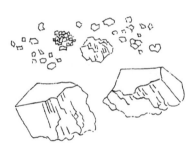

信州（江西上饶）自然铜

（《绍兴本草》）

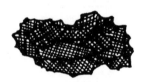

信州（江西上饶）自然铜

（《政和本草》）

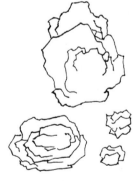

火山军（江西河曲）自然铜

（《绍兴本草》）

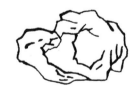

火山军（江西河曲）自然铜

（《政和本草》）

① 本条：《纲目》分为姜石、麦饭石两条。对两条中文字进行化裁。文句结构，前后排列次第均不相同，但文义大体相同。

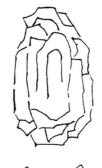
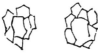

锈后

（《绍兴本草》）

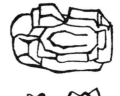

锈后

（《政和本草》）

自然铜，生邕州山岩中出铜处，今信州、火山军皆有之，于钢坑中及石间采之。方圆不定，其色青黄如铜，不从矿炼，故号自然铜。今信州出一种如乱铜丝状，云在铜矿中，山气熏蒸，自然流出，亦若生银如老翁须之类，入药最好。火山军者，颗块如铜，而坚重如石，医家谓之硵石，用之力薄。采无时，今南方医者说：自然铜有两、三体：一体大如麻黍，或多方解，累累相缀，至如斗大者，色煌煌明烂如黄金、硵石，最上；一体成块，大小不定，亦光明而赤；一体如姜、铁矢之类。又有如不冶①而成者，形大小不定，皆出铜坑中，击之易碎，有黄赤，有青黑者，炼之乃成铜也。据如此说，虽分析颇精，而未见似乱丝者耳。又云：今市人多以矿石为自然铜，烧之皆成青焰，如硫黄者是也。此亦有二、三种：一种有壳如禹②余粮，击破其中光明如鉴，色黄类硵石也；一种青黄而有墙壁，或③纹如束针；一种碎理如团砂者，皆光明如铜，色多青白而赤少者，烧之皆成烟焰，顷刻都尽。今药④家多误以此为自然铜，市中所货往往是此。自然铜用多须煅，此乃畏火，不必形色，只此可辨也。（《大观》卷五页24，《政和》页133，《纲目》页597）

---

① 冶：《大观》《纲目》作"治"，《政和》作"冶"。
② 禹：《大观》无。
③ 或：《纲目》作"成"。
④ 药：《纲目》作"医"。

103. 石　燕

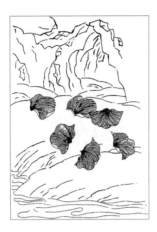

永州（湖南零陵）石燕

（《绍兴本草》）

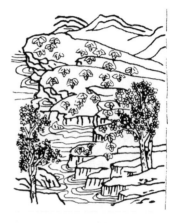

永州（湖南零陵）石燕

（《政和本草》）

　　石燕，出零陵郡，今永州祁阳县江傍沙滩上有之，形似蚶而少，其实石也。或云：生山洞中，因雷雨则飞出，堕于沙上而化为石，未审的否？今人以催生令产妇两手各握一枚，须臾子则下。采无时。(《大观》卷五页 16，《政和》页 129，《纲目》页 680)

104. 砒　霜

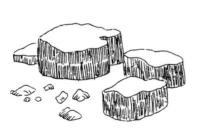

信州（江西上饶）砒霜

（《绍兴本草》）

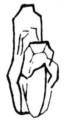

信州（江西上饶）砒霜

（《政和本草》）

　　砒霜，旧不著所出郡县，今近铜山处亦有之，惟信州者佳。其块甚有大者，色如鹅子黄，明澈不杂。此类本处自是难得之物，每一两大块真者，人竞珍之，市之不啻金价①。古服食方中亦或②用之，必得此类，乃可入药。其市肆所蓄片如细屑，

---

① 金价：《纲目》作"千金"。
② 或：《纲目》作"载"。

亦夹土石，入药服之，为害不浅。误中解之，用冷水研绿豆浆饮之，乃无也①。
（《大观》卷五页5，《政和》页124，《纲目》页673）

105. 不灰木

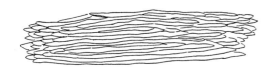

潞州（山西长治）不灰木

（《绍兴本草》）

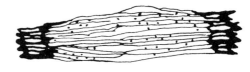

潞州（山西长治）不灰木

（《政和本草》）

不灰木，出上党，今泽、潞山中皆有之，盖石类也。其色青白如烂木，烧之不燃，以此得名，或云滑石之根也，出滑石处皆有，亦名无灰木。采无时。今处州山中出一种松石，如松干，而实石也，或云松久化为石，人家多取以饰山亭及琢为枕。虽不入药，然与不灰木相类，故附之。（《大观》卷五页33，《政和》页136，《纲目》页645）

106. 金星石

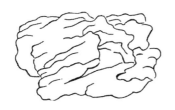

并州（山西太原）金星石

（《绍兴本草》）

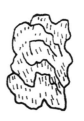

并州（山西太原）金星石

（《政和本草》）

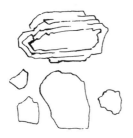

并州（山西太原）银星石

（《绍兴本草》）

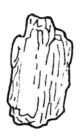

并州（山西太原）银星石

（《政和本草》）

---

① 也：《大观》作"他"，《政和》作"也"。

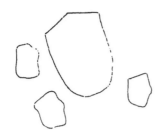

濠州（安徽凤阳）银星石

《绍兴本草》

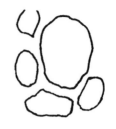

濠州（山西长治）银星石

《政和本草》

金星石，生并州、濠州，寒，无毒。主脾、肺壅毒及肺损出血，嗽血，下热涎，解众毒。又有一种银星石，体性亦相似，采无时。（《大观》卷五页27，《政和》页134，《纲目》页675）

107. 银星石

银星石，文具金星石条下。

108. 井泉石

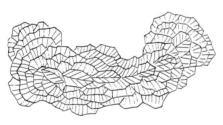

深州（河南深县）井泉石

《绍兴本草》

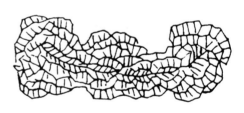

深州（河南深县）井泉石

《政和本草》

井泉石，生深州城西二十里剧家村地泉内，深一丈许。其石如土色，圆方长短大小不等，内实外圆，作层重叠相交。其性大寒，无毒，解心脏热结，消去肿毒，及疗小儿热疳。不拘时月采之。（《大观》卷五页31，《政和》页135，《纲目》页649）

本草图经草部上品之上卷第四

朝奉郎太常博士　充集贤校理　新差知颍州军州　兼管内劝
农及管句开治沟洫河道事　骑都尉借紫　臣　苏颂　奉敕撰

尚志钧　辑校

109. 赤箭	128. 细辛
110. 六芝	129. 独活
111. 天门冬	130. 羌活
112. 麦门冬	131. 升麻
113. 术	132. 柴胡
114. 萎蕤	133. 防葵
115. 女萎	134. 菁实
116. 黄精	135. 菴萏子
117. 地黄	136. 薏苡人
118. 菖蒲	137. 车前子
119. 远志	138. 菥蓂子
120. 泽泻	139. 茺蔚子
121. 薯蓣	140. 木香
122. 菊花	141. 龙胆
123. 甘草	142. 菟丝子
124. 人参	143. 巴戟天
125. 石斛	144. 白蒿
126. 牛膝	145. 马先蒿
127. 卷柏	146. 角蒿

109. 赤 箭

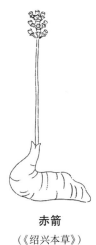

赤箭
（《绍兴本草》）

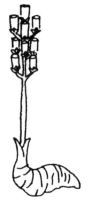

赤箭
（《政和本草》）

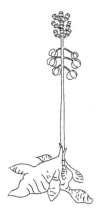

兖州（山东滋阳）赤箭
（《绍兴本草》）

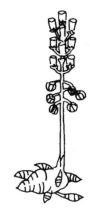

兖州（山东滋阳）赤箭
（《政和本草》）

　　赤箭，生陈仓川谷、雍州及泰山少室，今江湖间亦有之，然不中药用。其苗独茎如箭杆，叶生其端，四月开花，秆、叶俱赤，实似苦楝子，核作五、六楞，中有肉如面，日暴则枯萎。其根大类天门冬，惟无心脉耳。去根五、六寸，有十余子为卫，似芋。三月、四月、八月采根，曝干。今三月、四月采苗；七月、八月、九月采根。谨按此草，有风不动，无风则自摇。《抱朴子》云：按仙方中有合离草，一名独摇芝[1]，一名离母。所以谓之合离、离母者，此草为物，下根如芋魁，有游子十二枚周环之，去大魁数尺，皆有细根如白发[2]，虽相须，而实不连，但以气相属耳。

----

　① 芝：《大观》《政和》原脱，据《抱朴子》补。
　② 皆有细根如白发：《大观》《政和》原脱，据《抱朴子》补。

如菟丝之草，下有伏菟之根，无此菟，则丝不得上，亦不相属也。然则赤箭之异，陶隐居已云，此亦非俗所见。菟丝之下有伏菟，亦不复闻有见者，殆其种类中时有神异者，乃如此耳。又陶、苏皆云：赤箭是芝类，而上有六芝条，五芝皆以五色生于五岳，诸方所献者，紫芝生高夏山谷。苏云：芝多黄白，稀有黑青者，紫芝最多，非五芝类，但芝自难得，纵获一、二，岂得终久服邪？今山中虽时复有之，而人莫能识其真，医家绝无用者，故州郡亦无图上，盖祥异之物，非世常有，但附其说于此耳。凡采药时月，皆先据《本经》，而后著。今土俗所宜。且赤箭《本经》但云三月、四月、八月采根，不言用苗，而今方家乃并用根苗，各有收采时月，与《本经》参差不同，难以兼著，故但从今法。其他药有相类者，亦同此比。又按序例云：凡采药，其根物多以二月、八月采者，谓春初津润始萌，未冲枝叶，势力淳浓故也。至秋枝叶津润归流于下。今即事验之，春宁宜早，秋宁宜晚。据此文意，采根者，须晚秋以后，初春以前，欲其苗梗枯落，至未萌芽时，气味正完，乃可采耳。然其他药类，生长及枯死有早晚，采之自随其时，不必拘以春、秋也。下又云：华、实、茎、叶，乃各随其所熟，岁月亦有早晏，不必都依本文，是其义也，他亦同此比。

（《大观》卷六页 81，《政和》页 166，《纲目》页 739）

110. 六 芝

六芝，文具赤箭条下。

111. 天门冬

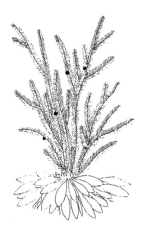

汉州（四川广汉）天门冬
（《绍兴本草》）

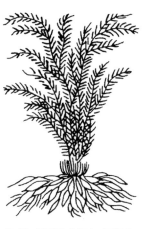

汉州（四川广汉）天门冬
（《政和本草》）

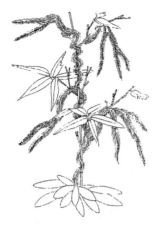

建州（福建建瓯）天门冬

（《绍兴本草》）

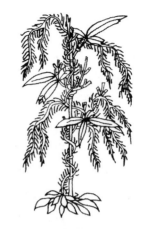

建州（福建建瓯）天门冬

（《政和本草》）

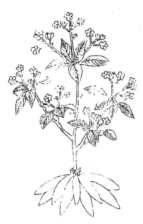

西京（河南洛阳）天门冬

（《绍兴本草》）

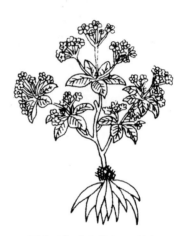

西京（河南洛阳）天门冬

（《政和本草》）

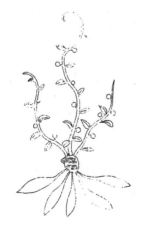

兖州（山东滋阳）天门冬

（《绍兴本草》）

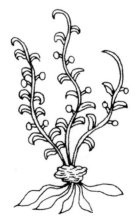

兖州（山东滋阳）天门冬

（《政和本草》）

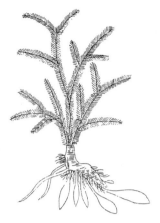

梓州（四川三台）天门冬

（《绍兴本草》）

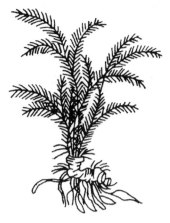

梓州（四川三台）天门冬

（《政和本草》）

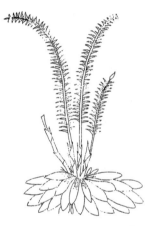

温州（浙江温州）天门冬

（《绍兴本草》）

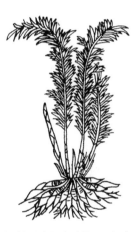

温州（浙江温州）天门冬

（《政和本草》）

　　天门冬，生奉高山谷，今处处有之。春生藤蔓，大如钗股，高至丈余；叶如茴香，极尖细而疏滑，有逆刺，亦有涩而无刺者，其叶如丝杉而细散，皆名天门冬。夏生白花，亦有黄色者；秋结黑子，在其根枝傍。入伏后无花，暗结子。其根白，或黄紫色，大如手指，长二、三寸，大者为胜，颇与百部根相类，然圆实而长，一、二十枚同撮。二月、三月、七月、八月采根。四破之，去心，先蒸半炊间，曝干。停留久仍湿润，入药时，重炕焙令燥。洛中出者，叶大秆粗，殊不相类。岭南者无花，余无它异。谨按天门冬别名，《尔雅》谓之蘠（亡彼切），一名虋（与门同）冬。《山海经》云：条谷之山，其草多芍药、虋冬是也。《抱朴子》及《神仙服食方》云：天门冬，一名颠棘。在东岳名淫羊藿[①]，在中岳名天门冬，在西岳名管[②]

①　藿：《抱朴子》内篇卷十一仙药篇，《千金方》卷二十六第六并作"食"。
②　管：《纲目》引《抱朴子》作"菅"。

松，在北岳名无不愈，在南岳名百部，在京陆山阜名颠棘，虽处处皆有，其名各异，其实一也。在北岳地阴者尤佳，欲服之，细切，阴干，捣下筛，酒调三钱匕，日五、六进之，二百日知，可以强筋髓，驻颜色，与炼成松脂同蜜丸益善。服者不可食鲤鱼，此方以颠棘为别名。而张茂先以为异类。《博物志》云：天门冬茎间有刺，而叶滑者曰䓾休，一名颠棘，根以浣缣素令白。越人名为浣草，似天门冬而非也。凡服此，先试浣衣如法者，便非天门冬。若如所说，则有刺而叶滑，便不中服。然今所有，往往是此类，用者须详之。（《大观》卷六页 20，《政和》页 147，《纲目》页 1025）

112. 麦门冬

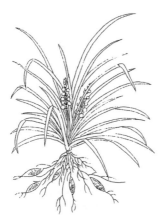

随州（湖北随县）麦门冬

（《绍兴本草》）

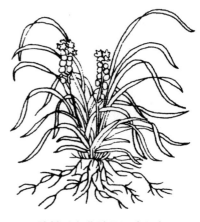

随州（湖北随县）麦门冬

（《政和本草》）

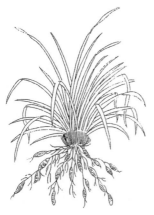

睦州（浙江淳安）麦门冬

（《绍兴本草》）

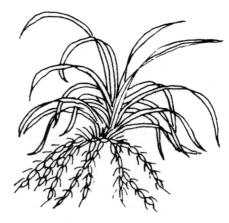

睦州（浙江淳安）麦门冬

（《政和本草》）

麦门冬，生函谷川谷及堤坂肥土石间久废处，今所在有之。叶青似莎草，长及尺余，四季不凋；根黄白色有须，根作连珠形，似矿麦颗，故名麦门冬。四月，开淡红花，如红蓼花；实碧而圆如珠。江南出者：叶大者，苗如粗葱，小者如韭。大小有三、四种，功用相似，或云吴地者尤胜。二月、三月、八月、十月采，阴干。亦堪单作煎饵之。取新根去心，捣熟，绞取汁，和白蜜，银器中重汤煮，搅不停手，候如饴乃成，酒化温服之。治中益心，悦颜色，安神，益气，令人肥健，其力甚驶。又主金石药发。麦门冬去心六两，人参四两，甘草二两炙，三物下筛，蜜丸如梧子，日再饮下。又崔元亮《海上方》，治消渴丸云：偶于野人处得，神验不可言，用上元板桥麦门冬鲜肥者二大两，宣州黄连九节者二大两，去两头尖三、五节，小刀子条理，去皮毛了净，吹去尘，更以生布摩拭，秤之，捣末，以肥大苦瓠汁浸麦门冬，经宿，然后去心，即于臼中捣烂，即内黄连末臼中，和捣，候丸得，即并手丸大如梧子，食后饮下五十丸，日再，但服两日，其渴必定。若重者，即初服药，每一服一百五十丸，第二日服一百二十丸，第三日一百丸，第四日八十丸，第五日依本服丸。若欲合药，先看天气晴明，其夜方浸药，切须净处，禁妇人、鸡犬见知，如似可，每日只服二十五丸。服讫觉虚，即取白羊头一枚，净去毛，洗了，以水三大斗，煮令烂，去头，取汁可一斗已来，细细服之，亦不著盐，不过三剂平复。（《大观》卷六页 48，《政和》页 156，《纲目》页 899）

113. 术

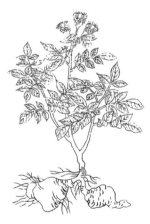

舒州（安徽舒城）术
（《绍兴本草》）

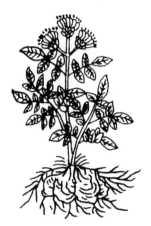

舒州（安徽舒城）术
（《政和本草》）

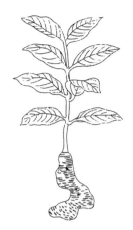

歙州（安徽歙县）术

（《绍兴本草》）

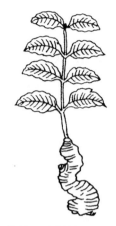

歙州（安徽歙县）术

（《政和本草》）

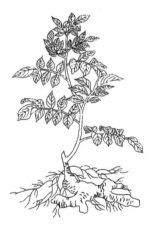

越州（浙江绍兴）术

（《绍兴本草》）

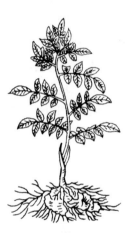

越州（浙江绍兴）术

（《政和本草》）

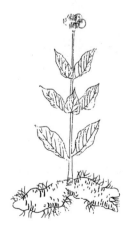

荆门军（湖北江陵）术

（《绍兴本草》）

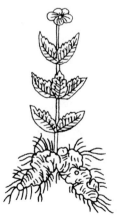

荆门军（湖北江陵）术

（《政和本草》）

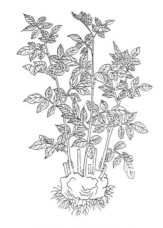

齐州（山东济南）术

（《绍兴本草》）

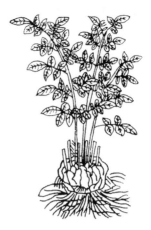

齐州（山东济南）术

（《政和本草》）

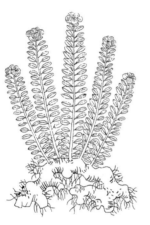

石州（山西离石）术

（《绍兴本草》）

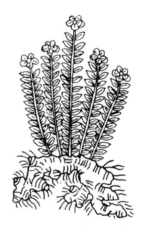

石州（山西离石）术

（《政和本草》）

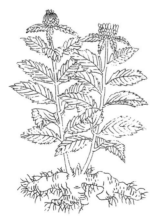

商州（陕西商县）术

（《绍兴本草》）

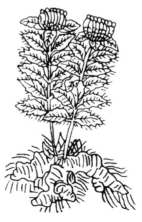

商州（陕西商县）术

（《政和本草》）

术，生郑山山谷，汉中，南郑。今处处有之。以嵩①山、茅山者为佳。春生苗，青色无桠。一名山蓟，以其叶似蓟也。茎作蒿秆状，青赤色，长三、二尺以来；夏开花，紫碧色，亦似刺蓟花，或有黄白花者；入伏后结子，至秋而苗枯；根似姜，而傍有细根，皮黑，心黄白色，中有膏液②紫色。二月、三月、八月、九月采，曝干。干湿并通用，今八月采之，服食家多单饵之。或合白茯苓，或合石菖蒲，并捣末，旦日水调服，晚再进，久久弥佳。又斸取生术，去土，水浸，再三煎如饴糖，酒调饮之更善。今茅山所制术，煎是此法也。陶隐居云：昔者刘涓子挼取其精而丸之，名守中金丸。今传其法，乃是膏煎，恐非真耳。谨按术有二种：《尔雅》云：术，山蓟，杨抱（音孚）释曰：蓟。此辨蓟生山中及平地者名也。生平地者名蓟，生山中名术。陶注本草云：白术叶大而有毛，甜而少膏；赤术细苦而多膏是也。其生平地而肥，大于众者，名杨抱蓟，今呼之马蓟。然则杨抱即白术也。今白术生杭、越、舒、宣州高山岗上，叶叶相对，上有毛，方茎，茎端生花，淡紫碧红数色，根作桠生，二月、三月、八月、九月采根，曝干。以大块紫花者为胜，又名乞力伽。凡古方云术者，乃白术也，非谓今之术矣。（《大观》卷六页 31，《政和》页 151，《纲目》页 741）

114. 萎蕤

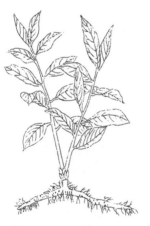

舒州（安徽舒城）萎蕤

（《绍兴本草》）

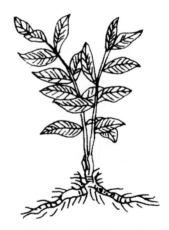

舒州（安徽舒城）萎蕤

（《政和本草》）

---

① 嵩：《政和》作"蒿"，《大观》作"嵩"。
② 液：《大观》作"润"，《政和》作"液"。

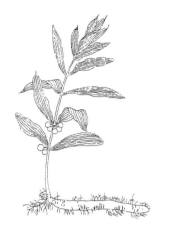

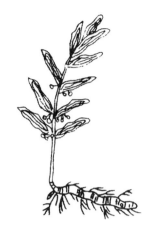

滁州（安徽滁州）萎蕤　　　　　　　滁州（安徽滁州）萎蕤
（《绍兴本草》）　　　　　　　　　　（《政和本草》）

萎蕤，生泰山山谷丘陵，今滁州、舒州及汉中皆有之。叶狭而长，表白里青，亦类黄精。茎秆强直，似竹箭杆，有节；根黄多须，大如指，长一、二尺，或云可啖；三月开青花，结圆实。立春后采根，阴干用之。《本经》与女萎同条，云是一物二名，又云自是二物，苗蔓与功用全别。《尔雅》：谓荧，委萎。（上于为芪，下人垂切）。郭璞注云：药草也。亦无女萎之别名，疑别是一物。且《本经》中品，又别有女萎条。苏恭云：即此女萎。今《本经》朱书是女萎能效，黑字是萎蕤之功。观古方书所用，则似差别。胡洽治时气、洞下、蛊下，有女萎丸。治伤寒冷下结肠丸中，用女萎。治虚劳小黄芪酒云。下痢者加女萎，详此数方所用，乃似中品女萎，缘其性温，主霍乱泄痢故也。又主贼风手足枯痹、四肢拘挛茵芋酒中用女萎，及《古今录验》治身体疬疡斑剥女萎膏，乃似朱字女萎，缘其主中风不能动摇及去皯好色故也。又治伤寒七、八日不解续命鳖甲汤，治脚弱鳖甲汤，并用萎蕤。及延年方，主风热项急痛、四肢骨肉烦热萎蕤饮，又主虚风热发，即头热萎蕤丸，乃似此黑字萎蕤，缘其主虚热湿毒、腰痛故也。三者主治既别，则非一物明矣。然陈藏器以为更非二物，是不然矣。此女萎性平，味甘。中品女萎味辛，性温。性味既殊，安得为一物。又云萎蕤一名地节，极似偏精，疑即青黏。华佗所服漆叶青黏散是此也。然世无复能辨者，非敢以为信然耳。（《大观》卷六页41，《政和》页154，《纲目》页734）

115. 女　萎

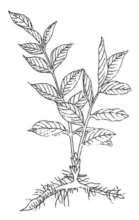

女萎

（《绍兴本草》）

女萎

（《政和本草》）

女萎，文具萎蕤条下。

116. 黄　精

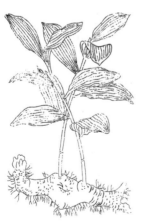

永康军（四川灌县）黄精

（《绍兴本草》）

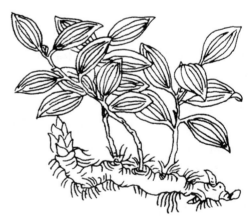

永康军（四川灌县）黄精

（《政和本草》）

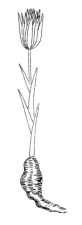

荆门军（湖北江陵）黄精

（《绍兴本草》）

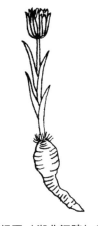

荆门军（湖北江陵）黄精

（《政和本草》）

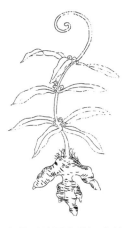

商州（陕西商县）黄精

（《绍兴本草》）

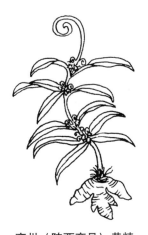

商州（陕西商县）黄精

（《政和本草》）

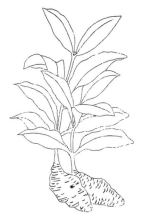

解州（山西解县）黄精

（《绍兴本草》）

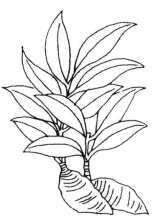

解州（山西解县）黄精

（《政和本草》）

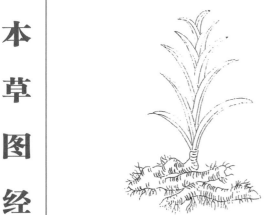

兖州（山东兖州）黄精

（《绍兴本草》）

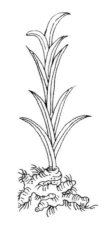

兖州（山东兖州）黄精

（《政和本草》）

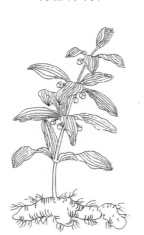

滁州（安徽滁县）黄精

（《绍兴本草》）

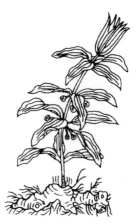

滁州（安徽滁县）黄精

（《政和本草》）

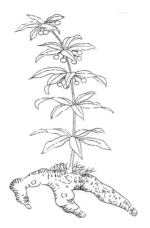

解州（山西解县）黄精

（《绍兴本草》）

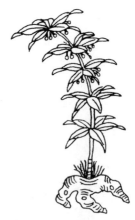

解州（山西解县）黄精

（《政和本草》）

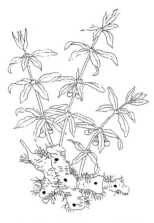

相州（河南安阳）黄精

（《绍兴本草》）

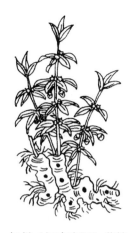

相州（河南安阳）黄精

（《政和本草》）

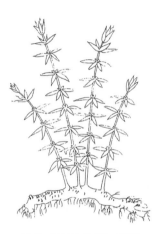

丹州（陕西益川）黄精

（《绍兴本草》）

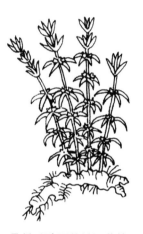

丹州（陕西益川）黄精

（《政和本草》）

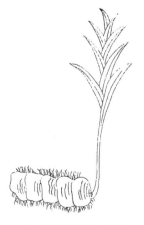

洪州（江西南昌）黄精

（《绍兴本草》）

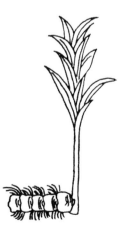

洪州（江西南昌）黄精

（《政和本草》）

黄精，旧不载所出州郡，但云生山谷，今南北皆有之。以嵩山、茅山者为佳。三月生苗，高一、二尺以来；叶如竹叶而短，两两相对；茎梗柔脆，颇似桃枝，本黄末赤；四月开细青白花，如小豆花状；子白如黍，亦有无子者。根如嫩生姜，黄色；二月采根，蒸过曝干用。今通八月采，山中人九蒸九暴，作果卖，甚甘美，而黄黑色。江南人说黄精苗叶，稍类钩吻，但钩吻叶头极尖，而根细。苏恭注云：钩吻蔓生，殊非此类，恐南北所产之异耳。初生苗时，人多采为菜茹，谓之笔菜，味极美，采取尤宜辨之。隋羊公服黄精法云：黄精是芝草之精也。一名萎蕤，一名仙人余粮，一名苟格，一名菟竹，一名垂珠，一名马箭，一名白及。二月、三月采根，入地八、九寸为上。细切一石，以水二石五斗，煮去苦味，漉出，囊中压取汁，澄清，再煎如膏乃止。以炒黑豆黄末相和，令得所，捏作饼子如钱许大。初服二枚，日益之，百日知。亦焙干筛末，水服，功与上等。《抱朴子》云：服黄精花胜其实。花，生十斛，干之可得五、六斗，服之十年，乃可得益。又《博物志》云：天老谓黄帝曰：太阳之草，名黄精，饵之可以长生。世传华佗漆叶青黏散云：青黏是黄精之正叶者，书传不载，未审的否。（《大观》卷六页5，《政和》页142，《纲目》页732）

117. 地　黄

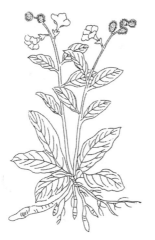

沂州（山东临沂）地黄
（《绍兴本草》）

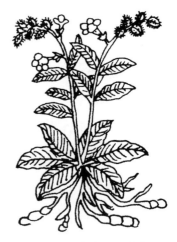

沂州（山东临沂）地黄
（《政和本草》）

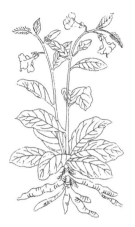

冀州（河北翼县）地黄

（《绍兴本草》）

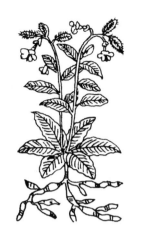

冀州（河北翼县）地黄

（《政和本草》）

地黄，生咸阳川泽，黄土地者佳，今处处有之，以同州为上。二月生叶，布地便出，似车前，叶上有皱纹而不光；高者及尺余，低者三、四寸；其花似油麻花而红紫色，亦有黄花者；其实作房如连翘，子甚细而沙褐色；根如人手指，通黄色，粗细长短不常。二月、八月采根，蒸三、二日令烂，曝干，谓之熟地黄。阴干者，是生地黄。种之甚易，根入土即生。一说：古称种地黄宜黄土。今不然，大宜肥壤虚地，则根大而多汁。其法以苇席圆编如车轮，径丈余，以壤土实苇席中为坛，坛上又以苇席实土为一级，比下坛径减一尺。如此数级，如浮屠也。乃以地黄根节多者寸断之，蒔坛上，层层令满，逐日以水灌之，令茂盛。至春秋分时，自上层取之，根皆长大而不断折，不被厮伤故也。得根曝干之。熟干地黄最上。出同州，光润而甘美。南方不复识。但以生地黄草烟熏使干黑，洗之煤尽，仍白也。今干之法：取肥地黄三、二十斤，净洗，更以拣去细根及根节瘦短者，亦得二、三十斤，捣绞取汁，投银铜器中，下肥地黄浸漉令浃，饭上蒸三、四过，时时浸漉转蒸讫，又暴使汁尽，其地黄当光黑如漆，味甘如饴糖，须瓷器内收之，以其脂柔喜暴润也。又医家欲辨精粗，初采得以水浸。有浮者名天黄，不堪用；半沉者名人黄，为次；其沉者名地黄，最佳也。神仙方服食地黄，采取根，净洗，捣绞取汁，煎令小稠，内白蜜更煎，令可丸。晨朝酒送三十丸如梧子，日三。亦入青州枣肉同丸。又煎膏入干根末丸服。又四月采其实，阴干，筛末，水服钱匕，其效皆等。其花名地髓花。延年方有单服二法。又治伤折金疮为最要之药。《肘后方》：疗跶折四肢骨破碎及筋伤蹉跌，烂捣生地黄熬之，裹所伤处，以竹简编夹之，遍急缚勿令转动，一日一夕，可以十易，则差。崔元亮《海上方》：治一切心痛，无问新久，以生地黄一味，随人所食多少，捣绞取汁，搜面作馎饦，或冷淘食，良久当利出虫长一尺许，头似壁宫，后不复患矣。昔有人患此病，三年不差，深以为恨，临终戒其家人，吾死后，当剖去病本，果得虫，置于竹节中，每所食，皆饲之，因食地黄馎饦，亦与之，随即坏烂，由此得方。刘禹锡《传信方》：亦记其事云：贞①元十年，通事舍人崔抗女，患心痛垂气绝，遂作地黄冷淘食之，便吐一物，可方一寸已来，如虾蟆状，无目、足等，微似有口，盖为此物所食，自此遂愈。食冷淘不用著盐。(《大观》卷六页 26，《政和》页 149，《纲目》页 892)

118. 菖蒲

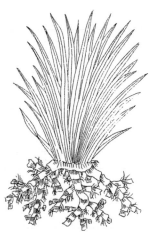

戎州（四川宜滨）菖蒲

（《绍兴本草》）

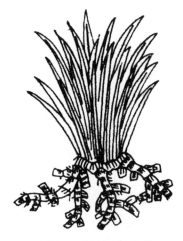

戎州（四川宜滨）菖蒲

（《政和本草》）

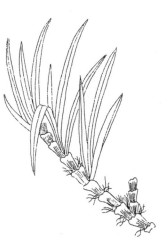

卫州（河南汲县）菖蒲

（《绍兴本草》）

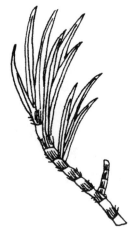

卫州（河南汲县）菖蒲

（《政和本草》）

① 贞：《政和》作"正"，《大观》作"贞"。

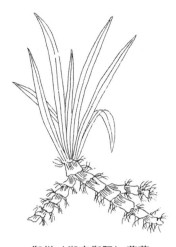

衡州（湖南衡阳）菖蒲

（《绍兴本草》）

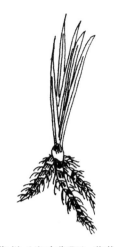

衡州（湖南衡阳）菖蒲

（《政和本草》）

菖蒲，生上洛池泽及蜀郡严道，今处处有之，而池州、戎州者佳。春生青叶，长一、二尺许，其叶中心有脊，状如剑；无花实；五月、十二月采根，阴干。今以五月五日收之。其根盘屈有节，状如马鞭大。一根傍引三、四根，傍根节尤密，一寸九节者佳，亦有一寸十二节者。采之初虚软，曝干方坚实。折之中心色微赤，嚼之辛香少滓。人多植于干燥沙石土中，腊月移之尤易活。古方亦有单服者。采得紧小，似鱼鳞者。治择一斤许，以水及米泔浸各一宿，又刮去皮，切，曝干，捣筛，以糯米粥和匀，更入熟蜜，搜丸梧子大，绤葛袋盛，置当风处，令干。每旦酒饮任下三十丸，临卧更服二十丸，久久得效，如《本经》所说。又蜀人用治心腹冷气挝痛者，取一、二寸椎碎，同吴茱萸煎汤饮之良。黔、蜀蛮人，亦常将随行，卒患心痛，嚼一、二寸，热汤或酒送亦效。其生蛮谷中者尤佳。人家移种者亦堪用，但干后辛香坚实，不及蛮人持来者。此即医方所用石菖蒲也。又有水菖蒲，生溪涧水泽中甚多，叶亦相似，但中心无脊。采之干后轻虚多滓，殊不及石菖蒲，不堪入药用，但可捣末，油调涂疥瘙。今药肆所货，多以两种相杂，尤难辨也。（《大观》卷六页8，《政和》页143，《纲目》页1063）

119. 远 志

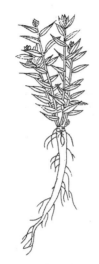

齐州（山东济南）远志
（《绍兴本草》）

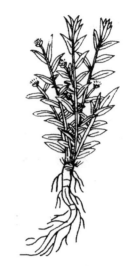

齐州（山东济南）远志
（《政和本草》）

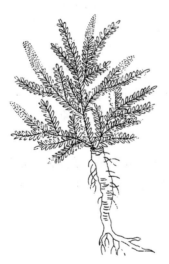

解州（山西解县）远志
（《绍兴本草》）

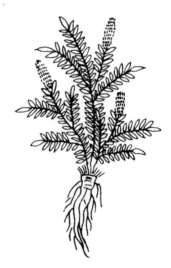

解州（山西解县）远志
（《政和本草》）

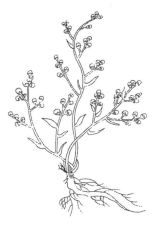

商州（陕西商县）远志

（《绍兴本草》）

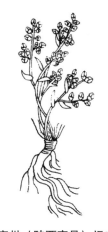

商州（陕西商县）远志

（《政和本草》）

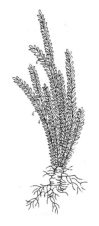

威胜军（四川彭县）远志

（《绍兴本草》）

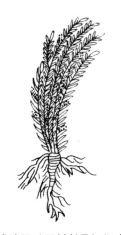

威胜军（四川彭县）远志

（《政和本草》）

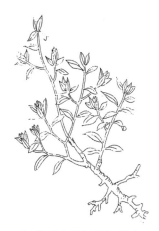

泗州（安徽泗县）远志

（《绍兴本草》）

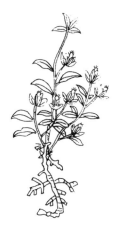

泗州（安徽泗县）远志

（《政和本草》）

远志，生泰山及冤句川谷，今河、陕、京[1]西州郡亦有之。根黄色，形如蒿根；苗名小草，似麻黄而青，又如荜豆。叶亦有似大青而小者；三月，开花白色；根长及一尺。四月采根、叶，阴干。今云晒干用。泗州出者花红，根、叶俱大于它处；商州者根又黑色。俗传夷门远志最佳。古方[2]通用远志、小草，今医但用远志，稀用小草。《古今录验》及范汪方，治胸痹心痛逆气，膈中饮不下。小草丸：小草、桂心[3]、蜀椒去汗、干姜、细辛各三分，附子二分炮，六物合捣下筛，和以蜜丸大如梧子。先食米汁下三丸，日三，不知稍增，以知为度。禁猪肉、冷水、生葱、菜。（《大观》卷六页69，《政和》页163，《纲目》页749）

120. 泽　泻

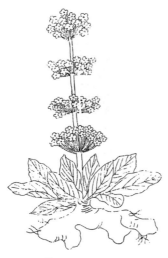

荆州[4]（湖北江陵）泽泻

（《绍兴本草》）

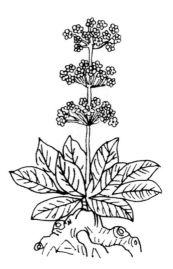

邢州（河北邢台）泽泻

（《政和本草》）

---

① 京：《纲目》作"洛"。
② 方：《政和》作"木"，《大观》作"方"。
③ 桂心：《大观》脱此二字。
④ 荆州：《政和》作"邢州"。

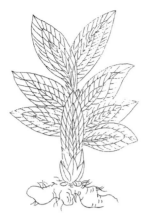

齐州（山东济南）泽泻
（《绍兴本草》）

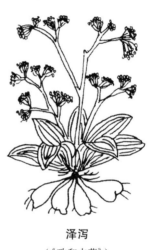

齐州（山东济南）泽泻
（《政和本草》）

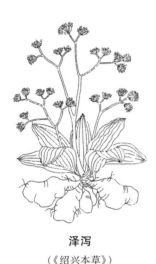

泽泻
（《绍兴本草》）

泽泻
（《政和本草》）

　　泽泻，生汝南池泽，今山东、河陕、江淮亦有之，以汉中者为佳。春生苗，多在浅水中。叶似牛舌草，独茎而长；秋时开白花，作丛，似谷精草。五月、六月、八月采根，阴干。今人秋末采，曝干用。此物极易朽蠹，常①须密藏之。汉中出者，形大而长，尾间有两岐最佳。《尔雅》谓之蕍（羊朱切），一名蔧（与蔦同，私夕切）。《素问》：身热解墯，汗出如浴，恶风少气，名曰酒风。治之以泽泻、术各十分，麋衔五分，合以二指撮，为后饭。后饭者，饭后药先，谓之后饭。张仲景治杂病心下有支饮，苦冒，泽泻汤主之。泽泻五两，术二两，水二升，煎取半升，分温再服。治伤寒有大、小泽泻汤，五苓散辈，皆用泽泻，行利停水为最要。深师治支饮，亦同用泽泻、术，但煮法小别。先以水二升，煮二物，取一升。又以水一升，

① 常：《大观》作"当"，《政和》作"常"。

煮泽泻，取五合，合此二汁，分①为再服。病甚欲眩者，服之必差。仙方亦单服泽泻一物，捣筛，取末，水调，日分服六两，百日体轻，久而健行。（《大观》卷六，页66，《政和》页162，《纲目》页1060）

121. 薯蓣

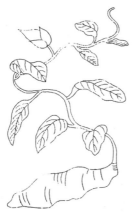

眉州（四川眉山）薯蓣

（《绍兴本草》）

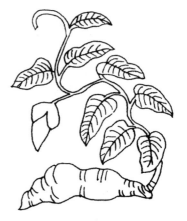

眉州（四川眉山）薯蓣

（《政和本草》）

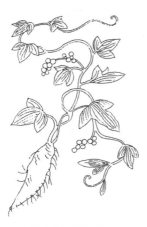

滁州（安徽滁县）薯蓣

（《绍兴本草》）

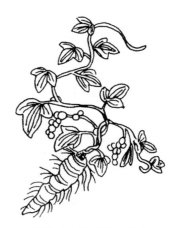

滁州（安徽滁县）薯蓣

（《政和本草》）

① 分：《政和》脱。

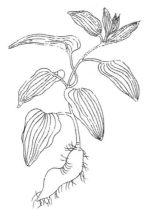

永康军（四川灌县）薯蓣

（《绍兴本草》）

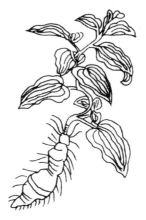

永康军（四川灌县）薯蓣

（《政和本草》）

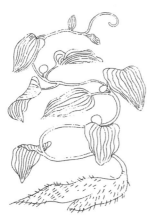

明州（浙江宁波）薯蓣

（《绍兴本草》）

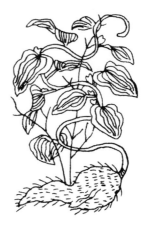

明州（浙江宁波）薯蓣

（《政和本草》）

薯蓣，生嵩高山山谷，今处处有之，以北都、四明者为佳。春生苗，蔓延篱援；茎紫，叶青有三尖角，似牵牛，更厚而光泽；夏开细白花，大类枣花；秋生实于叶间，状如铃。二月、八月采根，今人冬春采，刮之白色者为上，青黑者不堪，曝干用之。法取粗根，刮去黄皮，以水浸，末白矾少许糁水中，经宿取净，洗去涎，焙干。近都①人种之极有息。春取宿根头，以黄沙和牛粪作畦种。苗生，以竹梢作援，援高不得过一、二尺，夏月频溉之。当年可食，极肥美。南中有一种，生山中，根细如指，极紧实，刮磨入汤煮之，作块不散，味更珍美，云食之尤益人，过于家园种者。又江湖、闽中出一种，根如姜、芋之类而皮紫。极有大者，一枚可重斤余②，刮去皮，煎、煮食之俱美。但性冷于北地者耳。彼土人单呼为藷（音若殊），亦曰

① 都：《纲目》作"汴洛"。
② 斤余：《纲目》作"数斤"。

山藷。而《山海经》云：景山，北望少泽，其草多藷薁（音与薯预同）。郭璞注云：根似芋，可食。今江南人单呼藷（音储），语或有轻重耳。据此注，则薯蓣与藷乃一种。南北之产，或有不同。故其形类差别，然字音殊、储不同，盖相传之讹也。一名山芋。（《大观》卷六页 62，《政和》页 160，《纲目》页 1223）

122. 菊　花

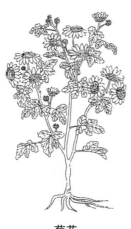

菊花

（《绍兴本草》）

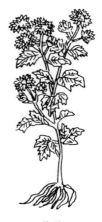

菊花

（《政和本草》）

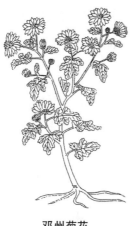

邓州菊花

（《绍兴本草》）

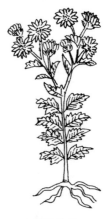

邓州菊花

（《政和本草》）

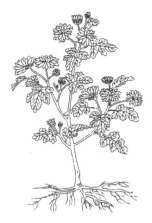

衡州（湖南衡阳）菊花
（《绍兴本草》）

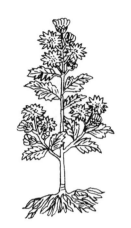

衡州（湖南衡阳）菊花
（《政和本草》）

　　菊花，生雍州川泽及田野，今处处有之，以南阳菊潭者为佳。初春布地生细苗，夏茂，秋花，冬实。然菊之种类颇多。有紫茎而气香，叶厚至柔嫩可食者，其花微小，味甚甘，此为真；有青茎而大，叶细作蒿艾气味苦者，华亦大，名苦薏，非真也。南阳菊亦有两种：白菊，叶大似艾叶，茎青，根细，花白，蕊黄；其黄菊，叶似茼蒿，花、蕊都黄。然今服饵家多用白者。南京又有一种开小花，花瓣下如小珠子，谓之珠子菊。云入药亦佳。正月采根，三月采叶，五月采茎，九月采花，十一月采实，皆阴干用。《唐天宝单方图》：载白菊，云味辛，平，无毒。元生南阳山谷及田野中。颍川人呼为回蜂菊。汝南名茶①苦薏。上党及建安郡、顺政郡并名羊欢草。河内名地薇蒿。诸郡皆有。其功主丈夫妇人久患头风眩闷，头发干落，胸中痰结，每风发即头旋眼昏暗，不觉欲倒者，是其候也。先灸两风池各二七壮，并服此白菊酒及丸②，永差。其法：春末夏初，收软苗，阴干，捣末，空腹取一方寸匕，和无灰酒服之，日再，渐加三方寸匕。若不欲③饮酒者，但和羹粥汁服之，亦得。秋八月，合花收，曝干，切取三大斤，以生绢囊盛，贮三大斗酒中，经七日服之，日三，常令酒气相续为佳。今诸州亦有作菊花酒者，其法得于此乎。（《大观》卷六页11，《政和》页144，《纲目》页845）

---

①　茶：《政和》作"蔡"，《大观》作"茶"。
②　丸：《纲目》作"散"。
③　欲：《大观》无。

123. 甘 草

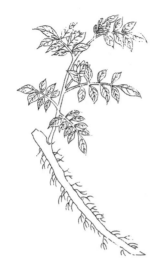

府州（陕西府谷）甘草

（《绍兴本草》）

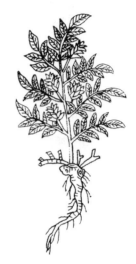

府州（陕西府谷）甘草

（《政和本草》）

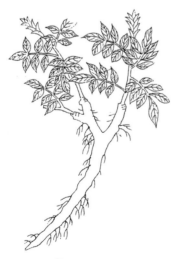

吴州①（宁夏境）甘草

（《绍兴本草》）

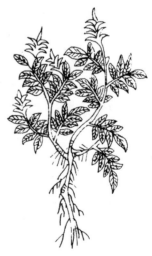

汾州（山西汾阳）甘草

（《政和本草》）

① 吴州：《大观》《政和》作"汾州"。

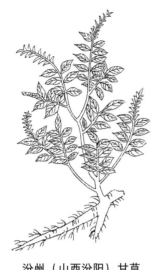

汾州（山西汾阳）甘草
（《绍兴本草》）

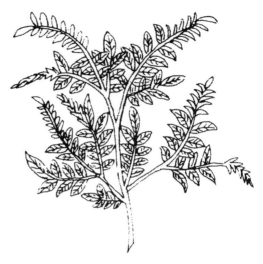

汾州（山西汾阳）甘草
（《政和本草》）

甘草，生河西川谷积沙山及上郡，今陕西及①河东州郡皆有之。春生青苗，高一、二尺；叶如槐叶；七月间开紫花似柰；冬结实作角子如毕豆；根长者三、四尺，粗细不定，皮赤，上有横梁，梁下皆细根也。二月、八月除日采根，曝干；十日成，去芦头及赤皮，今云阴干用。今甘草有数种，以坚实断理者为佳。其轻虚纵理及细韧者不堪，惟货汤家用之。谨按《尔雅》云：蘦，大苦。释曰：蘦，一名大苦。郭璞云：甘草也，蔓延生，叶似荷青黄，茎赤有节，节有枝相当。或云蘦似地黄。《诗·唐风》云：采苓采苓，首阳之巅，是也。蘦与苓通用。首阳之②山在河东蒲坂县，乃今甘草所生处相近，而先儒所说苗叶，与今全别，岂种类有不同者乎？张仲景《伤寒论》有一物甘草汤、甘草附子、甘草干姜、甘草泻心等汤。诸方用之最多，又能解百毒，为众药之要。孙思邈论云：有人中乌头、巴豆毒，甘草入腹即定。方称大豆解百药毒，尝试之不效，乃加甘草为甘豆汤，其验更速。又《备急方》云：席辩刺史尝言岭南俚人，解毒药，并是尝用物。畏人得其法：乃言三百头牛药，或言三百两银药。辩久住彼，与之亲狎，乃得其实。凡欲食，先取甘草一寸，炙熟，嚼咽汁。若中毒，随即吐出，乃用都㴯藤、黄藤二物，酒煎令温，常服毒，随大小溲③出。都㴯藤者，出岭南，高三尺余，甚细长，所谓三百两银药也。又常带甘草十数寸，随身以备缓急。若经含甘草，而食物不吐者，非毒也。崔元亮《海上方》，治发背秘法：李北海云：此方神授，极奇秘。以甘草三大两，生捣，别筛末，大麦面九两，于一大盘中相和搅令匀，取上好酥少许，别捻入药，令匀，百沸水溲如饼剂，方圆大于疮一分，热敷肿上，以油片及故纸隔令通风，冷则换之。已成脓水自

————————————

① 及：《政和》无。
② 之：《大观》无。
③ 溲：《大观》作“便”。

出，未成肿便内消。当患肿著药时，常须吃黄芪粥甚妙。又一法：甘草一大两微炙，捣碎，水一大升浸之，器上横一小刀子，置露中经宿，平明以物搅令沫出，吹沫服之。但是疮肿发背，皆可服，甚效。(《大观》卷六页23，《政和》页148，《纲目》页717)

124. 人　参

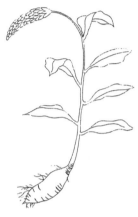

威胜军（四川彭县）人参

（《绍兴本草》）

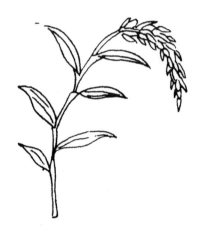

威胜军（四川彭县）人参

（《政和本草》）

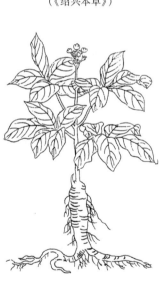

潞州（山西长治）人参

（《绍兴本草》）

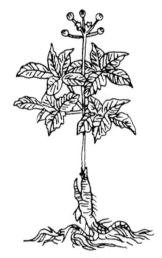

潞州（山西长治）人参

（《政和本草》）

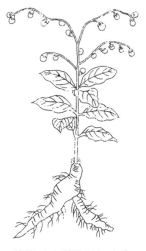

滁州（安徽滁县）人参

（《绍兴本草》）

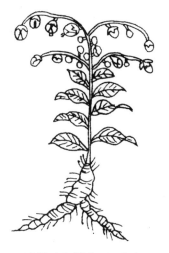

滁州（安徽滁县）人参

（《政和本草》）

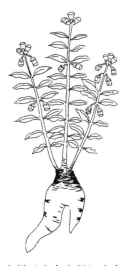

兖州（山东兖州）人参

（《绍兴本草》）

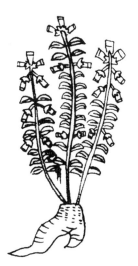

兖州（山东兖州）人参

（《政和本草》）

　　人参，生上党山谷及辽东，今河东诸州及泰山皆有之。又有河北榷场及闽中来者，名新罗人参，然俱不及上党者佳。其根形状如防风而润实。春生苗，多于深山中背阴，近椵（音贾）漆下湿润处。初生小者，三、四寸许，一桠五叶；四五年后生两桠五叶，末有花茎；至十年后，生三桠；年深者生四桠，各五叶。中心生一茎，俗名百尺杆。三月、四月有花，细小如粟，蕊如丝，紫白色；秋后结子，或七、八枚，如大豆，生青熟红，自落。根如人形者神。二月、四月、八月上旬采根，竹刀刮去土，曝干，无令见风。泰山出者，叶秆青，根白，殊别。江淮出一种土人参，叶如匙而小，与桔梗相似，苗长一、二尺，叶相对生，生五、七节；根亦如桔梗而柔，味极甘美；秋生紫花，又带青色；春秋采根，不入药，本处人或用之。相传欲试上党人参者，当使二人同走，一与人参含之，一不与，度走三、五里许，其不含人参者，必大喘，含者气息自如者，其人参乃真也。

李绛《兵部手集方》：疗反胃呕吐无常，粥饮入口即吐，困弱无力，垂死者。以上党人参二大两，拍破，水一大升，煮取四合，热顿服，日再。兼以人参汁煮粥与啖。李直方司勋徐郎中于汉南，患反胃两月余，诸方不差，遂与此方，当时便定。差后十余日发，入京，绛每与名医持论此药，难可为俦也。又杂他药，而其效最著者，张仲景治胸痹，心中痞坚，留气结胸，胸满胁下逆气抢心，治中汤主之。人参、术、干姜、甘草各三两，四味以水八升，煮取三升，每服一升，日三。如脐上筑者，为肾气动，去术，加桂四两；吐多者，去术，加生姜三两；下多者，复其术；悸者，加茯苓二两；渴者，加术至四两半；腹痛者，加人参至四两半；寒者，加干姜至四两半；满者，去术，加附子一枚。服药后，如食顷，饮热粥一升许，微自温，勿发揭衣被。此方晋宋以后至唐，名医治心腹病者，无不用之，或作汤，或蜜丸，或加减，皆奇效。胡洽治霍乱，谓之温中汤。陶隐居百一方云：霍乱余药乃可难求，而治中丸、四顺、厚朴诸汤，不可暂阙，常须预合，每至秋月，常赍。自隋唐石泉公王方庆云：治中丸以下四方，不惟霍乱可医，至于诸病皆疗，并须预排比也。其三方者：治中汤、四顺汤、厚朴汤也。四顺汤用人参、附子炮、干姜、甘草各二两，切，以水六升，煎取二升半，分四服。若下不止，加龙骨二两；若痛，加当归二两。厚朴汤见厚朴条。（《大观》卷六页 15，《政和》页 145，《纲目》页 722）

125. 石 斛

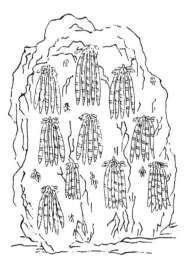

春州（广东阳春）石斛
（《绍兴本草》）

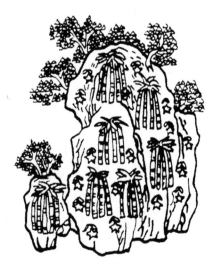

春州（广东阳春）石斛
（《政和本草》）

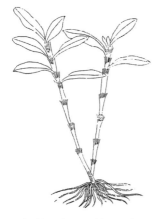

温州（浙江温州）石斛

（《绍兴本草》）

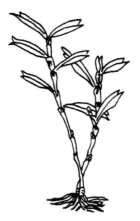

温州（浙江温州）石斛

（《政和本草》）

石斛，生六安山谷水傍石上，今荆、湖、川、广州郡[1]及温、台州亦有之，以广南者为佳。多在山谷中。五月生苗，茎似竹节，节节间出碎叶；七月开花，十月结实；其根细长，黄色，七月、八月采茎。以桑灰汤沃之，色如金，阴干用。或云以酒洗，捋蒸，炙成，不用灰汤。其江南生者有二种：一种似大麦，累累相连，头生一叶，名麦斛；一种大如雀髀，名雀髀斛，惟生石上者胜。亦有生栎木上者，名木斛，不堪用。（《大观》卷六页76，《政和》页164，《纲目》页1076）

126. 牛　膝

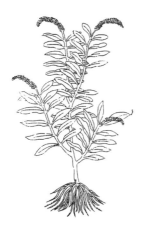

单州（山东单县）牛膝

（《绍兴本草》）

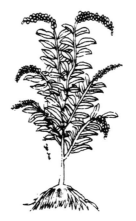

单州（山东单县）牛膝

（《政和本草》）

---

① 荆、湖、川、广州郡：《纲目》作"荆州光州寿州庐州江州"。

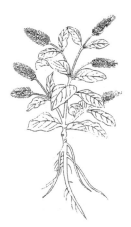

怀州（河南礼阳）牛膝

（《绍兴本草》）

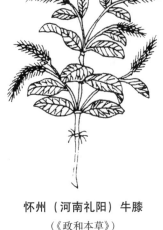

怀州（河南礼阳）牛膝

（《政和本草》）

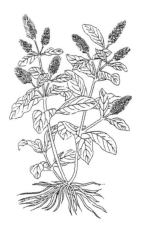

滁州（安徽滁县）牛膝

（《绍兴本草》）

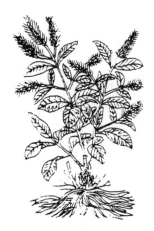

滁州（安徽滁县）牛膝

（《政和本草》）

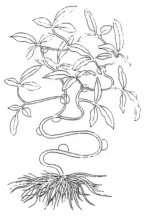

归州（湖北秭归）牛膝

（《绍兴本草》）

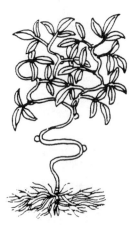

归州（湖北秭归）牛膝

（《政和本草》）

牛膝，生河内川谷及临朐，今江淮、闽、粤、关中亦有之，然不及怀州①者为真。春生苗，茎高二、三尺，青紫色，有节如鹤膝，又如牛膝状，以此名之。叶尖圆如匙，两两相对；于节上生花作穗，秋结实甚细。此有二种：茎紫，节大者为雄；青细者为雌。二月、八月、十月采根，阴干。根极长大而柔润者佳。茎叶亦可单用。葛洪治老疟久不断者，取茎叶一把，切，以酒三升渍服，令微有酒气。不即断，更作，不过三剂止。唐崔元亮《海上方》：治疟，用水煮牛膝根，未发前服。今福州人单用土牛膝根，净洗，切，焙干，捣，下筛，酒煎，温服，云治妇人血块极效。（《大观》卷六页 37，《政和》页 152，《纲目》页 896）

127. 卷　柏

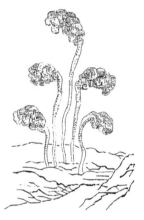

兖州（山东兖州）卷柏

（《绍兴本草》）

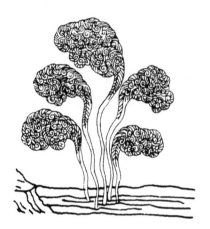

兖州（山东兖州）卷柏

（《政和本草》）

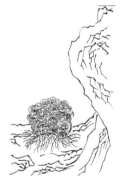

海州（江苏东海）卷柏

（《绍兴本草》）

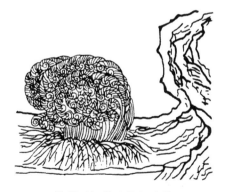

海州（江苏东海）卷柏

（《政和本草》）

① 怀州：《纲目》作"怀庆"，按"怀州"是宋时地名，"怀庆"是明代地名。《纲目》以明代当时地名用之。

卷柏，生常山山谷间，今关、陕、沂、兖诸州亦有之。宿根紫色多须。春生苗，似柏叶而细碎，拳挛如鸡足，青黄色，高三、五寸。无花、子。多生石上。五月、七月采，阴干。去下近石有沙土处用之。（《大观》卷六页 88，《政和》页 168，《纲目》页 1090）

128. 细　辛

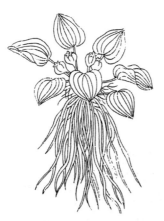

信州①（江西上饶）细辛

（《绍兴本草》）

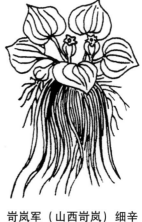

岢岚军（山西岢岚）细辛

（《政和本草》）

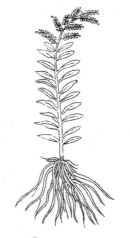

岢岚军②（山西岢岚）细辛

（《绍兴本草》）

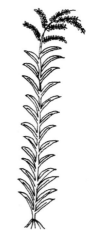

信州（江西上饶）细辛

（《政和本草》）

① 信州：《大观》药图药名同，《政和》作"岢岚军"。
② 岢岚军：《大观》药图药名同，《政和》作"信州"。

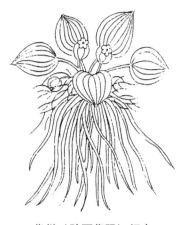

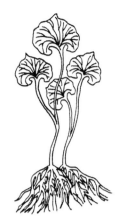

华州（陕西华阴）细辛

（《绍兴本草》）

华州（陕西华阴）细辛

（《政和本草》）

细辛，生华山山谷，今处处有之，然它处所出者，不及华州者真。其根细，而其味极辛，故名之曰细辛。二月、八月采根，阴干用。今人多以杜蘅当之。杜蘅吐人，用时须细辨耳。杜蘅春初于宿根上生苗，叶似马蹄形状，高三、二寸；茎如麦藁粗细，每窠上有五、七叶，或八、九叶，别无枝蔓；又于叶茎间罅内，芦头上贴地生紫花，其花似见不见；暗结实如豆大，窠内有碎子，似天仙子。苗叶俱青，经霜即枯。其根成窠，有似饭帚密闹，细长四、五寸，微黄白色，味辛。江淮俗呼为马蹄香，以人多误用，故此详述之。（《大观》卷六页 74，《政和》页 164，《纲目》页 786）

129. 独 活

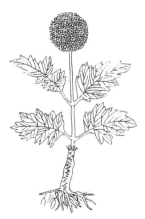

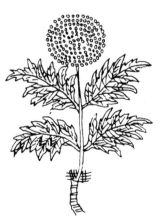

凤翔府（陕西凤翔）独活

（《绍兴本草》）

凤翔府（陕西凤翔）独活

（《政和本草》）

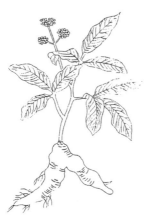

文州（甘肃文具）独活

（《绍兴本草》）

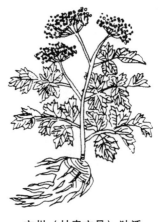

文州（甘肃文具）独活

（《政和本草》）

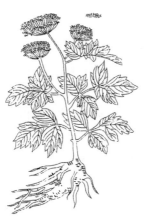

茂州（四川茂县）独活

（《绍兴本草》）

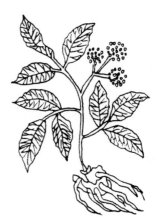

茂州（四川茂县）独活

（《政和本草》）

　　独活、羌活，出雍州川谷或陇西南安，今①蜀汉出者佳。春生苗，叶如青麻；六月开花，作丛，或黄或紫；结实时叶黄者，是夹石上生；叶青者，是土脉中生。此草得风不摇，无风自动，故一名独摇草。二月、八月采根，曝干用。《本经》云二物同一类。今人以紫色而节密者为羌活，黄色而作块者为独活。一说：按陶隐居云：独活生西川益州北部，色微白，形虚大，用与羌活相似。今蜀中乃有大独活，类桔梗而大，气味了不与羌活相类，用之微寒而少效。今又有独活，亦自蜀中来，形类羌活，微黄而极大，收时寸解干之，气味亦芳烈，小类羌活，又有槐叶气者，今京下多用之，极效验，意此为真者。而市人或择羌活之大者为独活，殊未为当。大抵此物有两种：西川者，黄色，香如蜜；陇西者，紫色，秦陇人呼为山前独活。古方但用独活，今方既用独活，而又用羌活，兹为谬矣。《箧中方》疗中风，才觉，不

---

① 今：此下，《大观》有"用"字。

问轻重，便须吐涎，然后次第治之。吐法用羌活五大两，以水一大斗①，煎取五升，去滓，更入好酒半升和之，以牛蒡子半升炒，下筛，令极细，以前汤酒斟酌调服，取吐。如已昏眩，即灌之，更不可用下药及缪针灸。但用补治汤饵，自差。(《大观》卷六页52，《政和》页157，《纲目》页773)

130. 羌 活

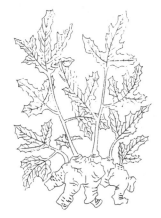

文州（甘肃文县）羌活

（《绍兴本草》）

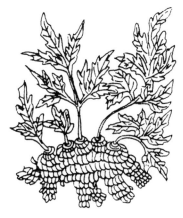

文州（甘肃文县）羌活

（《政和本草》）

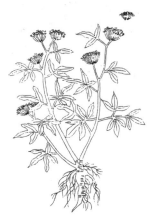

宁化军（福建宁化）羌活

（《绍兴本草》）

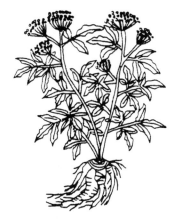

宁化军（福建宁化）羌活

（《政和本草》）

羌活，文具独活条下。

---

① 斗：《大观》作"斛"，《政和》作"斗"。

131. 升 麻

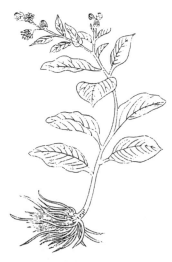

滁州（安徽滁县）升麻

（《绍兴本草》）

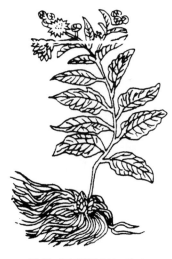

滁州（安徽滁县）升麻

（《政和本草》）

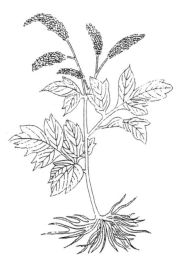

茂州（四川茂县）升麻

（《绍兴本草》）

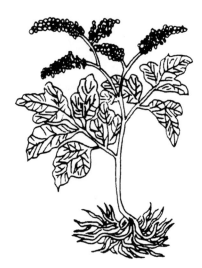

茂州（四川茂县）升麻

（《政和本草》）

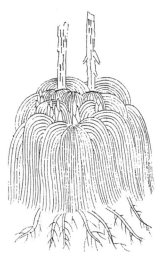

汉州（四川广汉）升麻
（《绍兴本草》）

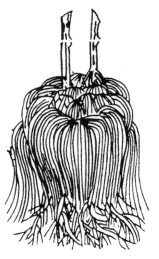

汉州（四川广汉）升麻
（《政和本草》）

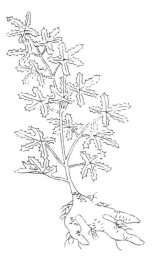

秦州（甘肃天水）升麻
（《绍兴本草》）

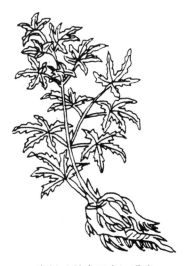

秦州（甘肃天水）升麻
（《政和本草》）

升麻，生益州川谷，今蜀汉、陕西、淮南州郡皆有之，以蜀川者为胜。春生苗，高三尺以来；叶似麻叶，并青色；四月、五月著花，似粟穗，白色；六月以后结实，黑色；根紫如蒿根，多须。二月、八月采①，曝干。今医家以治咽喉肿痛，口舌生疮，解伤寒头痛，凡肿毒之属殊效。细剉一两，水一升，煎炼取浓汁，服之，入口即吐出毒气，蜀人多用之。杨炎《南行方》，疗瘭疽汤，用升麻，又有升麻膏、升麻揢汤，并疗诸丹毒等。石泉公王方庆《岭南方》：服乳石补癃法云：南方养生治

① 采：此下，《政和》有"日"字。

病，无过丹砂。其方用升麻末三两，研炼了，光明砂一两，二物相合，蜜丸如梧子，每日食后服三丸。又有七物升麻丸，升麻、犀角、黄芩、朴硝、栀子、大黄各二两，豉二升，微熬，同捣散，蜜丸。觉四肢大热，大便难，即服三十丸，取微利为知①。若四肢小热，于食上服二十丸，非但辟瘴，兼甚明目。（《大观》卷六页 55，《政和》页 158，《纲目》页 775）

132. 柴　胡

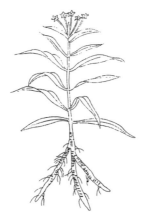

银州②（陕西米脂县）柴胡

（《绍兴本草》）

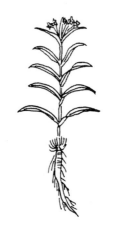

寿州（安徽寿县）柴胡

（《政和本草》）

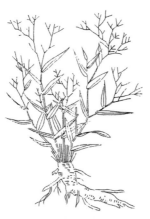

襄州（湖北襄阳）柴胡

（《绍兴本草》）

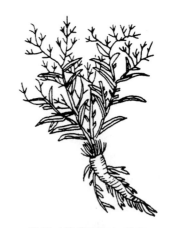

襄州（湖北襄阳）柴胡

（《政和本草》）

① 知：《大观》作"好"，《政和》作"知"。
② 银州：《大观》《政和》作"寿州"。

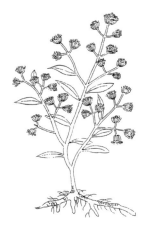

丹州（陕西益川）柴胡

（《绍兴本草》）

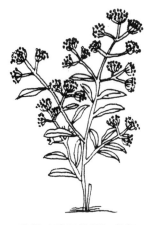

丹州（陕西益川）柴胡

（《政和本草》）

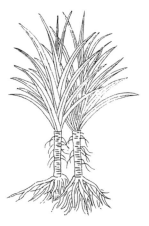

江宁府（江苏南京）柴胡

（《绍兴本草》）

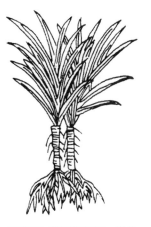

江宁府（江苏南京）柴胡

（《政和本草》）

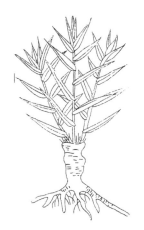

淄州（山东淄川）柴胡

（《绍兴本草》）

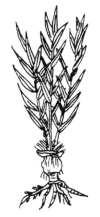

淄州（山东淄川）柴胡

（《政和本草》）

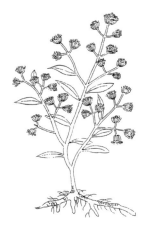

柴胡，生洪农山谷及冤句，今关陕、江湖间近道皆有之，以银州者为胜，二月生苗，甚香。茎青紫，叶似竹叶，稍紧；亦有似斜蒿；亦有似麦门冬而短者。七月开黄花，生丹州结青子，与他处者不类；根赤色，似前胡而强，芦头有赤毛如鼠尾，独窠长者好。二月、八月采根，曝干。张仲景治伤寒：有大、小柴胡及柴胡加龙骨，柴胡加芒硝等汤。故后人治寒热，此为最要之药。（《大观》卷六页 46，《政和》页 155，《纲目》页 769）

133. 防　葵

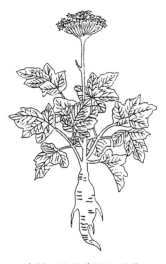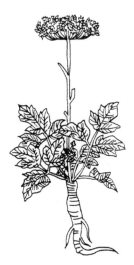

襄州（湖北襄阳）防葵　　　　　　　　襄州（湖北襄阳）防葵
（《绍兴本草》）　　　　　　　　　　　（《政和本草》）

防葵，生临淄川谷及嵩高、少室、泰山。苏恭云：襄阳、望楚、山东及兴州西方有之。其兴州采得，乃胜南者，为邻蜀土也。今惟出襄阳，诸郡不闻有之。其叶似葵，每茎三叶，一本十数茎，中发一秆，其端开花，如葱花、景天辈而色白；根似防风，香味亦如之。依时采者，乃沉水。陶隐居云：与狼毒同根，但置水不沉耳。今乃用枯朽狼毒当之，极为谬矣。三月三日采。六月开花即结实。采根为药。（《大观》卷六页 43，《政和》页 155，《纲目》页 947）

134. 蓍 实

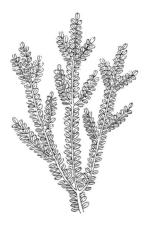

蔡州（河南汝南）蓍实
（《绍兴本草》）

蔡州（河南汝南）蓍实
（《政和本草》）

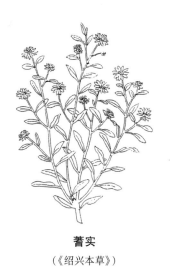

蓍实
（《绍兴本草》）

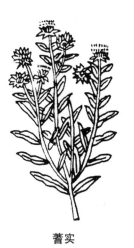

蓍实
（《政和本草》）

　　蓍实，生少室山谷，今蔡州上蔡县白龟祠傍。其生如蒿，作丛；高五、六尺，一本一、二十茎，至多者三[①]、五十茎，生便条直，所以异于众蒿也。秋后有花，出于枝端，红紫色，形如菊；八月、九月采其实，日干入药。今医家亦稀用。其茎为筮，以问鬼神，知吉凶，故圣人赞之，谓之神物。《史记龟策传》曰：龟千岁乃游于莲叶之上。蓍百茎共一根。又其所生，兽无虎野狼，虫无毒螫。徐广注曰：刘向云龟千岁而灵，蓍百年而一本生百茎。又褚先生云：蓍生满百茎者，其下必有神龟

---

　　① 三：《纲目》删去"三"字。

守之，其上常有青云覆之。传曰：天下和平，王道得，而蓍茎长丈，其丛生满百茎。方今世取蓍者，不能中古法度，不能得满百茎。长丈者。取八十茎已上，蓍长八尺，即难得也。人民好用卦者，取满六十茎以上，长满六尺者，即可用矣。今蔡州所上①者，皆不言如此。然则此类其神物乎？故不常有也。（《大观》卷六页 85，《政和》页 167，《纲目》页 848）

135. 菴䕡子

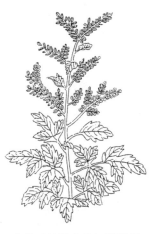

宁州（甘肃宁县）菴䕡子
（《绍兴本草》）

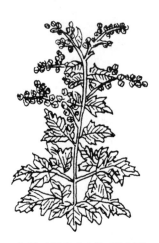

宁州（甘肃宁县）菴䕡子
（《政和本草》）

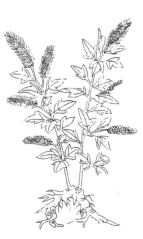

秦州（甘肃天水）菴䕡子
（《绍兴本草》）

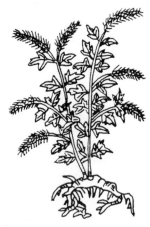

秦州（甘肃天水）菴䕡子
（《政和本草》）

① 上：《大观》作"生"，《政和》作"上"。

菴䕡子，生雍州川谷及上党道边，今江淮亦有之。春生苗，叶如艾蒿，高三、二尺；七月开花，八月结实。十月采，阴干。今人通以九月采。江南人家多种此辟蛇。谨按《本经》：久服轻身延年不老。而古方书少有服食者，惟入诸杂治药中，如胡洽①疗惊邪狸骨丸之类，皆大方中用之。孙思邈《千金翼》、韦宙《独行方》：主跜折瘀血，并②单用菴䕡一物，煮汁服之，亦末服。今人治打扑损，亦多用此法，饮、散皆通，其效最速。服食方不见用者。（《大观》卷六页 83，《政和》页 167，《纲目》页 847）

136. 薏苡人

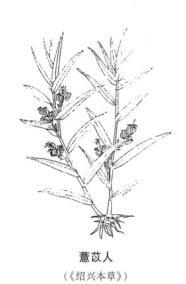

薏苡人

（《绍兴本草》）

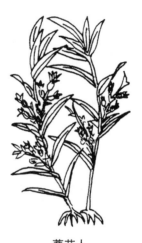

薏苡人

（《政和本草》）

薏苡人③，生真定平泽及田野，今所在有之。春生苗，茎高三、四尺；叶如黍；开红白花作穗子；五月、六月结实，青白色，形如珠子而稍长，故呼意珠子。小儿多以线穿如贯珠为戏。八月采实，采根无时。今人通以九月、十月采，用其实中人。古方大抵心肺药多用之。韦丹治肺痈，心胸甲错者，淳苦酒煮薏苡人令浓，微温顿服之。肺有血当吐愈。《广济方》治冷气，薏苡人饭粥法：细春④其人，炊为饭，气味欲匀如麦饭乃佳，或煮粥亦好，自任无忌。根之入药者，葛洪治卒心腹烦满。又胸胁痛者，到根浓煮汁，服三升乃定。今人多取叶为饮，香益中空膈，甚胜其杂他

---

① 洽：《政和》作"治"，《大观》作"洽"。

② 并：《大观》无。

③ 人：《大观》作"仁"。《说文解字注》人部，段注云："果人之字，自宋元以前本草方书诗歌纪载，无不作人字，自明成化重刊本草乃尽改为仁字，于理不通。"

④ 春：《政和》作"舂"，《大观》作"舂"。

药用者。张仲景治风湿身烦疼，日晡剧者，与麻黄杏人薏苡人汤。麻黄三两，杏人三十枚，甘草、薏苡人各一两，四物以水四升，煮取二升，分温再服。又治胸①痹偏缓急者，薏苡人附子散方，薏苡人十五两，大附子十枚，炮，二物杵末，每服方寸匕，日三。（《大观》卷六页63，《政和》页161，《纲目》页1129）

137. 车前子

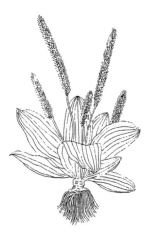

滁州（安徽滁县）车前子

（《绍兴本草》）

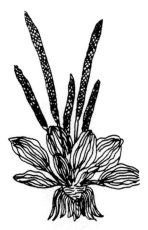

滁州（安徽滁县）车前子

（《政和本草》）

　　车前子，生真定平泽丘陵道路中，今江湖、淮甸、近京、北地处处有之。春初生苗，叶布地如匙面，累年者长及尺余，如鼠尾；花甚细，青色微赤；结实如葶苈，赤黑色。五月五日采，阴干。今人五月采苗，七月、八月采实。人家园圃中或种之，蜀中尤尚。北人取根日干，作紫菀卖之，甚误所用。谨按《周南诗》云：采采芣苢。《尔雅》云：芣苢，马舄。马舄，车前。郭璞云：今车前草，大叶当道，长穗，好生道边，江东人呼为虾蟆衣。陆机云：马舄，一名车前，一名当道，喜在牛迹中生，故曰车前、当道也。幽州人谓之牛舌草，可鬻（与煮同）作茹，大滑。其子治妇人难产是也。然今人不复有啖者，其子入药最多。驻景丸用车前、菟丝二物，蜜丸，食下服。古今为奇方。其叶今医家生研，水解饮之。治衄血甚善。（《大观》卷六页56，《政和》页159，《纲目》页918）

---

① 胸：《纲目》作"周"。

138. 菥蓂子

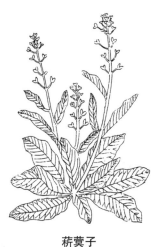

菥蓂子
（《绍兴本草》）

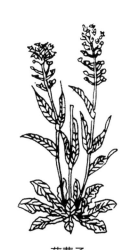

菥蓂子
（《政和本草》）

　　菥蓂子，生咸阳川泽及道傍，今处处有之。《尔雅》云：菥蓂，大荠。郭璞云：似荠，细叶，俗呼之曰老荠。苏恭亦云：是大荠。又云：然菥蓂味辛，大荠味甘。陈藏器以大荠即[①]是葶苈，非菥蓂，菥蓂大而扁，葶苈细而圆，二物殊也。而《尔雅》自有葶苈，谓之革（音典）。注云：实、叶皆似芥[②]，一名狗荠。大抵二物皆荠类，故人多不能细分，乃尔致疑也。四月、五月采，曝干。古今眼目方中多用之。崔元亮《海上方》：疗眼热痛泪不止，以菥蓂子一物，捣筛为末。欲卧，以铜筋[③]点眼中，当有热泪及恶物出，并去瞖肉。可三、四十夜点之，甚佳。（《大观》卷六页84，《政和》页167，《纲目》页1209）

---

① 即：《政和》作"当"，《大观》作"即"。
② 芥：《纲目》作"荠"。
③ 筋：《纲目》作"簪"。

139. 茺蔚子

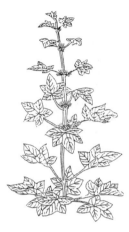

茺蔚子

（《绍兴本草》）

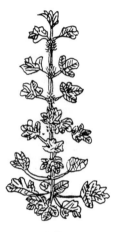

茺蔚子

（《政和本草》）

茺蔚子，生海滨池泽，今处处有之。谨按《毛诗》云：中谷有蓷（他回切）。《尔雅》云：萑（音佳），蓷。郭璞云：今茺蔚也。叶似荏，方茎白华，华生节间。陆机云：《韩诗》及《三苍》皆云：蓷，益母也。故曾子见之感恩。刘歆亦谓：蓷，臭秽。臭秽即茺蔚也。今园圃及田野见者极多，形色皆如郭说。而苗叶上节节生花，实似鸡冠，子黑色，茎作四方棱，五月采。又云九月采实，医方中稀见用实者。唐天后炼益母草泽面法，五月五日采根苗具者，勿令著土，曝干捣罗，以水和之。令极熟，团之如鸡子大，再暴，仍作一炉，四傍开窍，上下置火。安药中央，大火烧一炊，久即去大火，留小火养之，勿令绝。经一伏①时出之，瓷器中研治下②筛，再研，三日收之，使如澡豆法。《广济方》疗小儿疳痢困垂死者，取益母草煮食之，取足，差止，甚佳。韦丹治女子因热病，胎死腹中，捣此草并苗，令熟，以少许暖水和，绞取汁，顿服，良。又主难产，捣取汁七大合，煎半，顿服，立下。无新者，以干者一大握，水七合，煎服。又名郁臭草，又名苦低草。亦主马啮，细切此草，和醋炒，敷之良。（《大观》卷六页38，《政和》页153，《纲目》页856）

---

① 伏：《政和》作"复"，《大观》作"伏"。
② 下：《政和》无。

140. 木　香

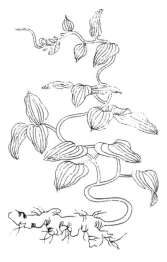

滁州（安徽滁县）青木香

（《绍兴本草》）

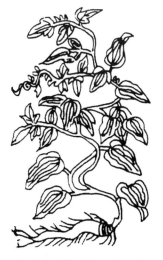

滁州（安徽滁县）青木香

（《政和本草》）

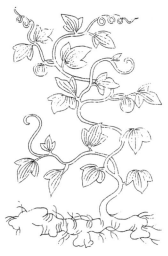

海州（江苏车海县）青木香

（《绍兴本草》）

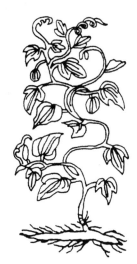

海州（江苏车海县）青木香

（《政和本草》）

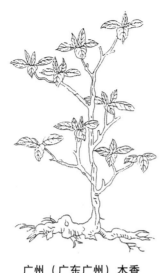

广州（广东广州）木香

（《绍兴本草》）

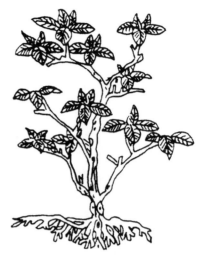

广州（广东广州）木香

（《政和本草》）

　　木香，生永昌山谷，今惟广州舶上有来者，他无所出。陶隐居云：即青木香也。根窠大类茄子，叶似羊蹄而长大，花如菊，实黄黑。亦有叶如山芋，而开紫花者。不拘时月，采根芽为药。以其形如枯骨者良。江淮间亦有此种，名土青木香，不堪入药用。伪蜀王昶苑中亦尝种之，云苗高三、四尺，叶长八、九寸，皱软而有毛，开黄花，恐亦是土木香种也。《续传信方》：著张仲景青木香丸，主阳衰诸不足，用昆仑青木香，六路诃子皮各二十两，筛末，沙糖和之。驸马都尉郑某忘其名，去沙糖，加羚羊角十二两，白蜜丸如梧子，空腹，酒下三十丸，日再，其效甚速。然用药不类古方，而云仲景者，不知何从而得之邪。按①《修养书》云：正月一日，取五木煮汤以浴，令人至老须发黑。徐锴注云：道家谓青木香为五香，亦云五木。道家多以此浴，当是其义也。又古方主痈疽五香汤中，亦使青木香。青木香名为五香，信然矣。（《大观》卷六页 59，《政和》页 160，《纲目》页 805）

---

① 按：《政和》作"杂"，《大观》作"按"。

141. 龙 胆

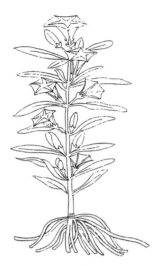

信阳军（河南信阳）草龙胆

（《绍兴本草》）

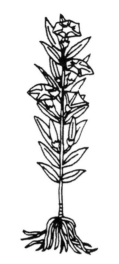

信阳军（河南信阳）草龙胆

（《政和本草》）

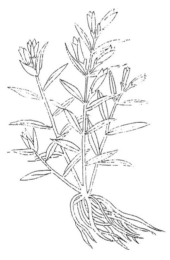

襄阳（湖北襄阳）草龙胆

（《绍兴本草》）

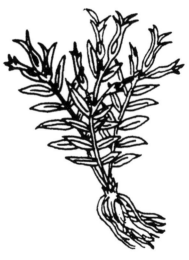

襄阳（湖北襄阳）草龙胆

（《政和本草》）

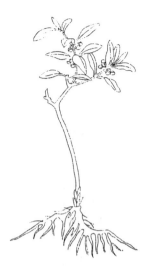

睦州（浙江淳安）草龙胆

（《绍兴本草》）

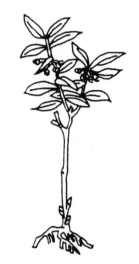

睦州（浙江淳安）草龙胆

（《政和本草》）

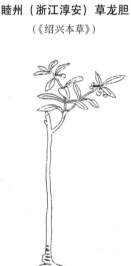

沂州（山东沂山）草龙胆

（《绍兴本草》）

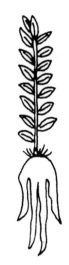

沂州（山东沂山）草龙胆

（《政和本草》）

　　龙胆，生齐朐山谷及冤句，今近道亦有之。宿根黄白色，下抽根十余本，类牛膝[1]；直上生苗，高尺余；四月生叶似柳叶而细[2]，茎如小竹枝；七月开花如牵牛花，作铃铎形，青碧色；冬后结子，苗便枯。二月、八月、十一月、十二月采根，阴干，俗呼为草龙胆。浙中又有山龙胆草，味苦涩，取根细剉，用生姜自然汁浸一宿，去其性，焙干，捣，水煎一钱匕，温服之。治四肢疼痛。采无时候，叶经霜雪不凋，此同类而别种也。古方治疸多用之。《集验方》谷疸丸，苦参三两，龙胆一

————————————

①　类牛膝：《大观》作"大类牛膝"，《纲目》作"类牛膝而短"。

②　叶似柳叶而细：《纲目》作"叶如嫩蒜"。

两，二物下筛，牛胆和丸，先食以麦饮服之，如梧子五丸，日三，不知稍增。《删繁方》：治劳疸，同用此龙胆，加至二两，更增栀子人三七枚，三物同筛，捣、丸以猪胆，服如前法，以饮下之。其说云：劳疸者，因劳为名；谷疸者，因食而劳也。（《大观》卷六页72，《政和》页163，《纲目》页785）

142. 菟丝子

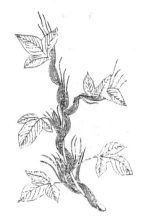

单州（山东单县）菟丝子

（《绍兴本草》）

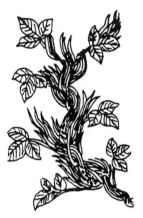

单州（山东单县）菟丝子

（《政和本草》）

菟丝子，生朝鲜川泽田野，今近京亦有之，以冤句者为胜。夏生苗，如丝综蔓延草木之上，或云无根，假气而生；六、七月结实，极细如蚕子，土黄色。九月收采，曝干。得酒良。其实有二种：色黄而细者，名赤网；色浅而大者，名菟累。其功用并同。谨按①《尔雅》云：唐、蒙，女萝。女萝，菟丝。释曰②：唐也，蒙也，女萝也，菟丝也，一物四名。而《本经》③并以唐蒙为一名。又《诗》云：茑与女萝。《毛传》④云：女萝，菟丝也。陆机云：今合药菟丝也。而《本经》菟丝，无女萝之名。别有松萝条，一名女萝，自是木类寄生松上者，亦如菟丝寄生草上，岂二物同名，《本经》脱漏乎？又书传多云：菟丝无根，其根不属地。今观其苗，初生才若丝，遍地不能自起，得他草梗，则缠绕随而上生。其根渐绝于地而寄空中，信书传之说不谬矣。然云：上有菟丝，下有茯苓。茯苓抽，则菟丝死。又云：菟丝初生之根，其形似菟，掘取剖其血，以和丹服之。今人未见其如此者，岂自一类乎？仙方多单服者，取实酒浸，曝干，再浸又暴，令酒尽，筛末，酒服。久而弥佳，兼

---

① 谨按：《纲目》作"抱朴子所说今未见，岂别一类乎"。
② 释曰：《纲目》作"孙炎释《尔雅》云"。
③ 本经：《纲目》作"本草"。
④ 毛传：《纲目》作"毛苌"。

明目。其苗生研汁，涂面斑，神效。(《大观》卷六页 33，《政和》页 151，《纲目》页 1002)

143. 巴戟天

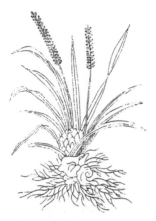

滁州（安徽滁县）巴戟天

（《绍兴本草》）

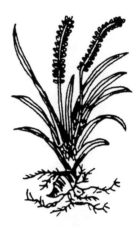

滁州巴戟天

（《政和本草》）

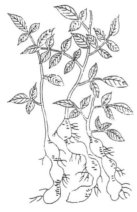

归州（湖北秭归）巴戟天

（《绍兴本草》）

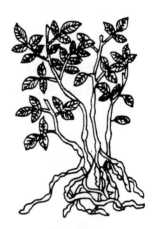

归州巴戟天

（《政和本草》）

　　巴戟天，生巴郡及下邳山谷，今江淮、河东州郡亦有之，皆不及蜀川[①]者佳。叶似茗，经冬不枯，俗名三蔓草，又名不凋草。多生竹[②]林内。内地生者，叶似麦门冬而厚大，至秋结实。二月、八月采根，阴干。今多焙之。有宿根者青色，嫩根者

---

① 川：《纲目》作"州"。
② 竹：《纲目》作"山"。

白色，用之皆同，以连珠肉厚者胜。今方家多以紫色者为良。蜀人云：都无紫色者。彼方人采得，或用黑豆同煮，欲其色紫，此殊失气味，尤宜辨之。一说蜀中又有一种山律根，正似巴戟，但色白。土人采得，以醋水煮之乃紫[1]，以杂巴戟，莫能辨也。真巴戟，嫩者亦白，干时亦煮治使紫，力劣弱，不可用。今两种市中皆是，但击破视之，其中紫而鲜洁也，伪也；真者击破，其中虽紫，又有微白糁[2]如粉，色理小暗也。（《大观》卷六页 77，《政和》页 165，《纲目》页 748）

144. 白 蒿

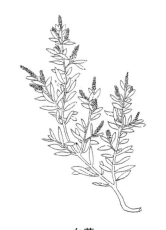

白蒿

（《绍兴本草》）

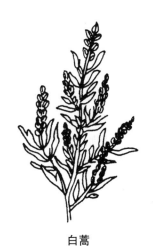

白蒿

（《政和本草》）

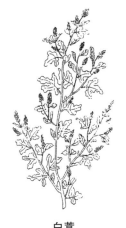

白蒿

（《绍兴本草》）

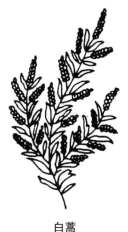

白蒿

（《政和本草》）

---

① 紫：《纲目》删去"紫"字。
② 糁：《政和》作"惨"，《大观》作"糁"。

白蒿，蓬蒿也。生中山川泽，今所在有之。春初最先诸草而生，似青蒿而叶粗，上有白毛错涩，从初生至枯，白于众蒿，颇似细艾。二月采。此《尔雅》所谓蘩（音烦）皤（音婆）蒿是也。疏云：蓬蒿，可以为菹。故《诗笺》云：以豆荐蘩菹。陆机云：凡艾白色为皤蒿。今白蒿春始生，及秋香美，可生食，又可蒸。一名游胡，北海人谓之旁勃，故《大戴礼夏小正》云：蘩，游胡。游胡，旁勃也。此草古人以为菹。唐孟诜亦云：生挼醋食。今人但食蒌蒿，不复食此。或疑此蒿即蒌蒿。而孟诜又别著蒌蒿条，所说不同，明是二物，乃知古今食品之异也。又今阶州以白蒿为茵陈蒿，苗叶亦相似，然以入药，恐不可用也。按蒿类亦多。《尔雅》云：蘩之丑，秋蒿。言春时各有种名，至秋老成，皆通呼为蒿也。中品有马先蒿，云生南阳川泽，叶如益母草，花红白。八、九月有实，俗谓之虎麻，亦名马新蒿。《诗·小雅》所谓匪[①]莪伊蔚是也。陆机云：蔚，牡蒿。牡蒿，牡菣（愆刃切）也。三月始生，七月华，似胡麻花而紫赤，八月为角，角似小豆角，锐而长，一名马新蒿。郭璞《注尔雅》：蔚，牡菣。谓无子者。而陆云有子，二说小异。今当用有子者为正。下品又有角蒿，云叶似白蒿，花如瞿麦，红赤可爱，子似王不留行，黑色作角。七、八月采。又有茵陈蒿、草蒿，下自有条。白蒿、马新蒿，古方治癞疾多用之。《深师方》云：取白艾蒿十束如升大，煮取汁，以曲及米一如酿酒法，候熟稍稍饮之。但是恶疾遍体，面目有疮者，皆可饮之。又取马新蒿捣末，服方寸匕，日三。如更赤起，服之一年，都差平复。角蒿医方鲜有用者。（《大观》卷六页79，《政和》页166，《纲目》页854）

145. 马先蒿

马先蒿，文具第六卷中白蒿条下。

146. 角　蒿

角蒿，文具白蒿条下。

---

① 匪：《大观》作"非"。

本草图经草部上品之下卷第五

朝奉郎太常博士　充集贤校理　新差知颍州军州　兼管内劝
农及管句开治沟洫河道事　骑都尉借紫　臣　苏颂　奉敕撰

尚志钧　辑校

147. 肉苁蓉

148. 列当

149. 地肤子

150. 蒺藜

151. 防风

152. 络石

153. 黄芪

154. 千岁虆

155. 黄连

156. 沙参

157. 丹参

158. 王不留行

159. 蓝实

160. 青黛

161. 景天

162. 天名精

163. 蒲黄

164. 香蒲

165. 茵陈蒿

166. 决明子

167. 芎䓖

168. 蘼芜

169. 续断

170. 云实

171. 徐长卿

172. 杜若

173. 蛇床子

174. 漏芦

175. 飞廉

176. 茜根

177. 五味子

178. 旋花

179. 地不容

147. 肉苁蓉

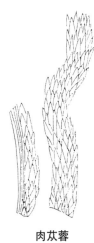

肉苁蓉

（《绍兴本草》）

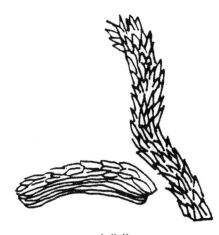

肉苁蓉

（《政和本草》）

　　肉苁蓉，生河西山谷及代郡雁门，今陕西州郡多有之，然不及西羌界中来者，肉厚而力紧。旧说是野马遗沥落地所生。今西人云①大木间及土堑垣中多生，此非游牝之所而乃有，则知自有种类耳。或疑其初生于马沥，后乃滋殖，如茜根生于人血之类是也。皮如松子有鳞甲，苗下有一细扁根，长尺余。三月采根，采时掘取中央好者，以绳穿，阴干。至八月乃堪用。《本经》云：五月五日采。五月恐已老不堪，故多三月采之。西人多用作②食品啖之。刮去鳞甲，以酒净③洗去黑汁，薄切，合山芋、羊肉作羹，极美好，益人，食之胜服补药。又有一种草苁蓉，极相类，但根短，茎圆，紫色。比来人多取，刮去花，压令扁，以代肉者，功力殊劣耳。又下品有列当条，云生山南岩石上，如藕根，初生掘取，阴干，亦名草苁蓉。性温，补男子，疑即是此物。今人鲜用，故少有辨之者，因附见于此。（《大观》卷七页 16，《政和》页 179，《纲目》页 737）

148. 列　当

　　列当，文具肉苁蓉条下。

---

　　①　云：《纲目》作"去"。
　　②　作：《大观》作"为"。
　　③　净：《纲目》作"浸"。

149. 地肤子

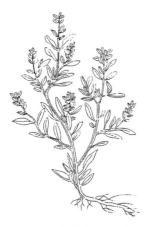

密州（山东诸城）地肤子

（《绍兴本草》）

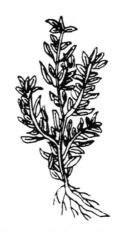

密州（山东诸城）地肤子

（《政和本草》）

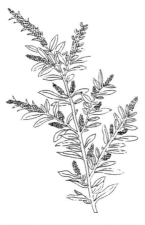

蜀州（四川重庆）地肤子

（《绍兴本草》）

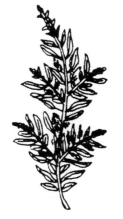

蜀州（四川重庆）地肤子

（《政和本草》）

地肤子，生荆州平泽及田野，今蜀川、关中近地皆有之。初生薄地，五、六寸；根形如蒿，茎赤，叶青，大似荆芥；三月开黄白花①。八月、九月采实，阴干用。神仙七精散云：地肤子，星之精也。或曰其苗即独扫②也，一名鸭舌草。陶隐居谓：茎苗可为扫帚者。苏恭云：苗极弱，不能胜举。二说不同。而今医家便以为独扫是也。

———

① 花：此下，《纲目》有"结子青白色"。

② 扫：《纲目》作"帚"。

密州所①上者，其说益明。云根作丛生，每窠有二、三十茎，茎有赤有黄，七月开黄花，其实地肤也。至八月而秸秆成，可采，正与此地独扫相类②。若然，恐西北所出者短弱，故苏注云尔。其叶味苦，寒，无毒。主大肠泄泻，止赤白痢，和气，涩肠胃，解恶疮毒。三月③、四月、五月果。（《大观》卷七页 41，《政和》页 187，《纲目》页 913）

150. 蒺 藜

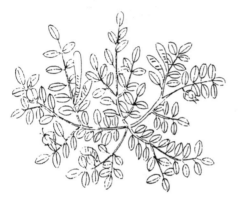

同州（陕西大荔）白蒺藜

（《绍兴本草》）

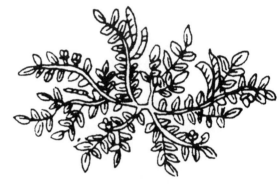

同州白蒺藜

（《政和本草》）

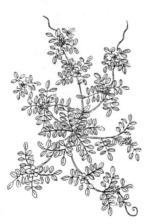

秦州（甘肃天水）蒺藜子

（《绍兴本草》）

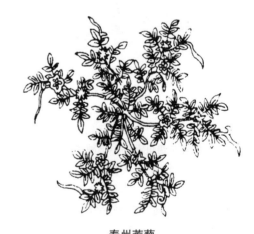

秦州蒺藜

（《政和本草》）

---

① 所：《纲目》作"图"。
② 类：《纲目》作"合"。
③ 月：《政和》无。

蒺藜子，生冯翊平泽，或道旁。七月、八月采实，曝干。又冬采。黄白色，类军家铁蒺藜。此《诗》所谓墙有茨者。郭璞注《尔雅》云：布地蔓生，细叶，子有三角，刺人是也。又一种白蒺藜，今生同州沙苑，牧马草地最多，而近道亦有之。绿叶细蔓，绵布沙上；七月开花，黄紫色，如豌豆花而小；九月结实，作荚子，便可采。其实味甘而微腥，褐绿色，与蚕种子相类而差大。又与马薸子酷相类，但马薸子微大，不堪入药，须细辨之。今人多用。然古方云蒺藜子，皆用有刺者，治风明目最良。神仙方亦有单饵蒺藜，云不问黑白，但取坚实者，春去刺用。兼主痔漏、阴汗及妇人发乳、带下。葛洪治卒中五尸，捣蒺藜子，蜜丸，服如胡豆二枚，日三，愈。（《大观》卷七页13，《政和》页177，《纲目》页935）

151. 防　风

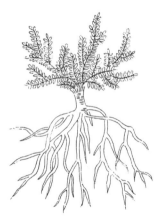

解州（山西解县）防风

（《绍兴本草》）

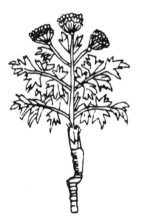

解州（山西解县）防风

（《政和本草》）

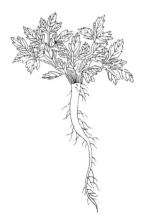

齐州（山东济南）防风

（《绍兴本草》）

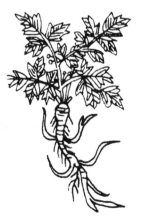

齐州（山东济南）防风

（《政和本草》）

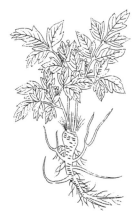

同州（陕西大荔）防风

（《绍兴本草》）

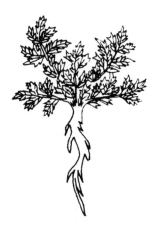

同州（陕西大荔）防风

（《政和本草》）

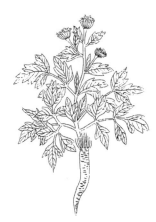

河中府（山西永济）石①防风

（《绍兴本草》）

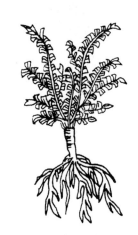

河中府（山西永济）防风

（《政和本草》）

　　防风，生沙苑川泽及邯郸上蔡，今京②东、淮、浙州郡皆有之。根土黄色，与蜀葵根相类。茎叶俱青绿色，茎深而叶淡，似青蒿而短小，初时嫩紫，作菜茹，极爽口。五月开细白花，中心攒聚，作大房，似莳萝花。实似胡荽而大。二月、十月采根，曝干。关中生者，三月、六月采，然轻虚不及齐州者良。又有石防风，出河中府，根如蒿根而黄，叶青，花白。五月开花，六月采根，曝干。亦疗头风眩痛。又宋亳间及江东出一种防风，其苗初春便生，嫩时红紫色，彼人以作菜茹，味甚佳。然云动风气。《本经》云：叶主中风热汗出，与此相反，恐别是一种耳。（《大观》卷七页19，《政和》页179，《纲目》页771）

　　① 石：《大观》《政和》无此字。

　　② 京：《纲目》作"汴"。

152. 络 石

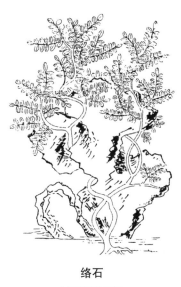

络石
(《绍兴本草》)

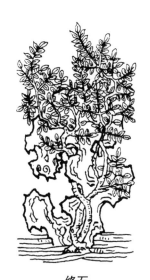

络石
(《政和本草》)

络石，生泰山川谷，或石山之阴，或高山岩上，或生木①间，今在处有之。宫寺及人家亭圃山石间，种以为饰。叶圆如细橘正青，冬夏不凋。其茎蔓延，茎节著处，即生根须，包络石上，以此得名。花白子黑，正月采，或云六月、七月采茎叶，日干。以石上生者良。其在木上者，随木性而移。薜荔、木莲、地锦、石血皆其类也。薜荔与此极相似②，但茎叶粗大③如藤状，近人用其叶，治背痛，干末服之，下利即愈。木莲更大，如络石，其实若莲房，能壮阳道，尤胜。地锦，叶如鸭掌，蔓著地上，随节有根，亦缘木、石上。石血极与络石相类，但叶头尖而赤耳。(《大观》卷七页11，《政和》页176，《纲目》页1049)

---

① 木：《政和》作"人"，《大观》作"木"。
② 似：《政和》作"类"，《大观》作"似"。
③ 大：《大观》作"尖"，《政和》作"大"。

153. 黄 芪

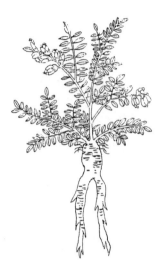

宪州（山西静乐）黄芪

（《绍兴本草》）

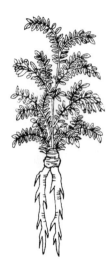

宪州黄芪

（《政和本草》）

　　黄芪，生蜀郡山谷，白水汉中，今河东、陕西州郡多有之。根长二、三尺已来。独茎，作丛生，枝秆去地二、三寸；其叶扶疏作羊齿状，又如蒺藜苗；七月中开黄紫花；其实作荚子，长寸许。八月中采根用。其皮折之如绵，谓之绵黄芪。然有数种，有白水芪，有赤水芪，有木芪，功用并同，而力不及白水芪。木芪，短而理横。今人多以苜蓿根假作黄芪，折皮亦似绵，颇能乱真。但苜蓿根坚而脆，黄芪至柔韧，皮微黄褐色，肉中白色，此为异耳。唐许裔宗，初仕陈为新蔡王外兵参军，时柳太后感风不能言，脉沉而口噤，裔宗曰：既不能下药，宜汤气熏之，药入腠理，周时可差。乃造黄芪防风汤数斛，置于床下，气如烟雾，其夕便得语。药力熏蒸，其效如此，因附著之。使善医者，知所取法焉。(《大观》卷七页15，《政和》页178，《纲目》页720)

154. 千岁虆

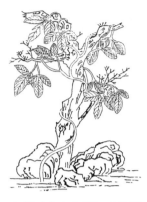

兖州（山东兖州）千岁虆
（《绍兴本草》）

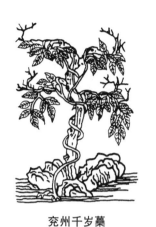

兖州千岁虆
（《政和本草》）

千岁虆，生泰山川谷[1]。作藤生，蔓延木上，叶如葡萄而小。四月摘其茎，汁白而甘。五月开花，七月结实，八月采子，青黑微赤。冬惟凋叶[2]。此即《诗》云葛虆者也。苏恭谓是婴薁藤，深为谬妄。陶隐居、陈藏器说最得之。（《大观》卷七页42，《政和》页187，《纲目》页1051）

155. 黄　连

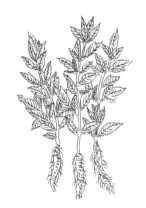

澧州（湖南澧州）黄连
（《绍兴本草》）

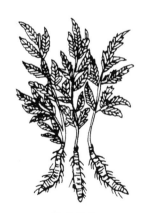

澧州黄连
（《政和本草》）

---

① 生泰山川谷：《纲目》作"处处有之"。
② 叶：此下，《纲目》有"春夏同取汁用"。

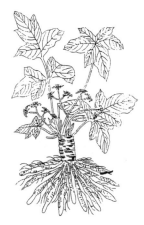

宣州（安徽宣州）黄连

（《绍兴本草》）

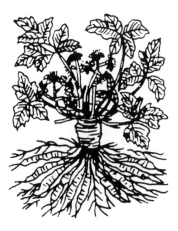

宣州黄连

（《政和本草》）

　　黄连，生巫阳川谷及蜀郡泰山，今江、湖、荆、夔州郡亦有，而以宣城①者为胜，施、黔者次之②。苗高一尺已来，叶似甘菊，四月开花黄色，六月结实似芹子，色亦黄。二月、八月采根用。生江左者根若连珠，其苗经冬不凋，叶如小雉尾草，正月开花，作细穗，淡白微黄色，六、七月根紧始堪采。古方以黄连为治痢之最。胡洽方载九盏汤，主下痢，不问冷热赤白，谷滞休息久下，悉主之。以黄连长三寸三十枚，秤重一两半，龙骨如棋子四枚，重四分，附子大者一枚，干姜一两半，胶一两半，并切。先以水五合，著铜器中，去火三寸，煎沸便下，著生土上，沸止，又上水五合，如此九上九下。内诸药著火上，沸辄下，著土上，沸止又复，九上九下，度可得一升，顿服，即止。又香连丸，亦主下痢，近世盛行其法，以宣连、青木香分两停，同捣筛，白蜜丸如梧子，空腹饮下二、三十丸，日再，如神。其久冷人，即用煨熟大蒜作丸。此方本出李绛《兵部手集方》，婴孺用之亦效。又治目方，用黄连多矣。而羊肝丸尤奇异，取黄连末一大两，白羊子肝一具，去膜，同于砂盆内研令极细，众手捻为丸如梧子，每食以暖浆水吞二七枚，连作五剂，差。但是诸眼目疾及障翳青盲，皆主之。禁食猪肉及冷水。刘禹锡云：有崔承元者，因官治一死罪囚出活之，因后数年以病自致死。一旦崔为内障所苦，丧明，逾年后，半夜叹息，独坐时，闻阶除间悉窣之声，崔问为谁？曰：是昔所蒙活者囚，今故报恩至此，遂以此方告讫而没。崔依此合服，不数月，眼复明，因传此方于世。又今医家洗眼汤，以当归、芍药、黄连等分停，细切，以雪水或甜水煎浓汁，乘热洗，冷即再温洗，甚益眼目。但是风毒、赤目、花翳等，皆可用之。其说云：凡眼目之病，皆以

　　① 城：此下，《纲目》有"九节坚重相击有声"八字。按此八字原出于《开宝本草》注文。非《本草图经》文。

　　② 之：此下，《纲目》有"东阳、歙州、处州者又次之"十字。按此十字原出于肖炳的注文。非《本草图经》文。

血脉凝滞使然，故以行血药合黄连治之。血得热即行，故乘热洗之，用者无不神效。
（《大观》卷七页8，《政和》页175，《纲目》页761）

156. 沙 参

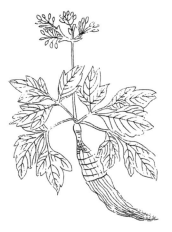

归州（湖北秭归）沙参

（《绍兴本草》）

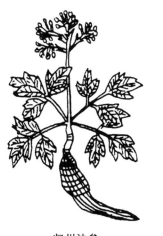

归州沙参

（《政和本草》）

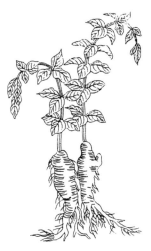

淄州（山东淄川）沙参

（《绍兴本草》）

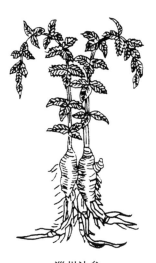

淄州沙参

（《政和本草》）

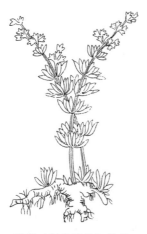

随州（湖北隋县）沙参

（《绍兴本草》）

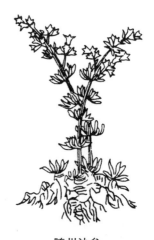

随州沙参

（《政和本草》）

沙参，生河内川谷及冤句般阳续山，今出淄、齐、潞、随州，而江、淮、荆、湖州郡或有之。苗长一、二尺已来，丛生崖壁间；叶似枸杞而有义牙，七月间紫花；根如葵根，筋许大，赤黄色，中正白实者佳。二月、八月采根，曝干。南土生者，叶有细有大，花白，瓣上仍有白黏胶，此为小异。古方亦单用。葛洪卒得诸疝小腹及阴中相引痛如绞，自汗出欲死者。捣筛末，酒服方寸匕，立差。（《大观》卷七页48，《政和》页189，《纲目》页728）

157. 丹 参

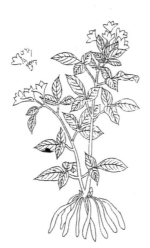

随州（湖北随县）丹参

（《绍兴本草》）

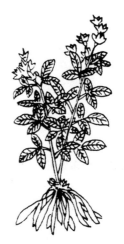

随州丹参

（《政和本草》）

丹参，生桐柏山川谷及泰山，今陕西、河东州郡及随州亦[1]有之。二月生苗，高一尺许，茎秆方棱，青色；叶生相对，如薄荷而有毛；三月开花[2]红紫色，似苏花；根赤，大如指，长亦[3]尺余，一苗数根。五月采，曝干。又云：冬月采者，良；夏月采者，虚恶。(《大观》卷七页32，《政和》页183，《纲目》页754)

158. 王不留行

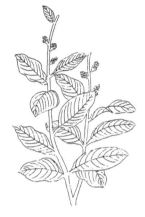

成德军（河北正定）王不留行

（《绍兴本草》）

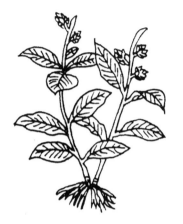

成德军王不留行

（《政和本草》）

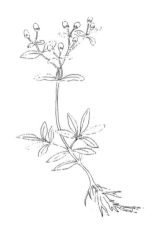

河中府（山西永济）王不留行

（《绍兴本草》）

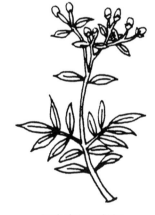

河中府王不留行

（《政和本草》）

① 亦：《纲目》作"皆"。
② 三月开花：《纲目》作"三月至九月开花成穗"。
③ 亦：《大观》无。

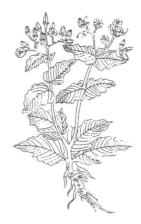

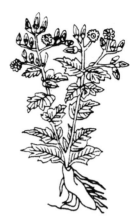

江宁府（江苏南京）王不留行

（《绍兴本草》）

江宁府王不留行

（《政和本草》）

　　王不留行，生泰山山谷，今江浙及并河近处皆有之。苗茎俱青，高七、八寸已来；根黄色如荠根；叶尖如小匙头，亦有似槐叶者；四月开花，黄紫色，随茎而生，如松子状，又似猪蓝花。五月内采苗茎[①]，晒干用。俗间亦谓之剪金草。河北生者，叶圆花红，与此小别。张仲景治金疮，八物王不留行散，小疮粉其中。大疮但服之。产妇亦服。《正元广利方》疗诸风痉，有王不留行汤，最效。（《大观》卷七页54，《政和》页191，《纲目》页915）

159. 蓝　实

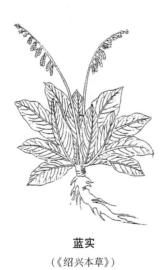

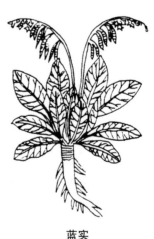

蓝实

（《绍兴本草》）

蓝实

（《政和本草》）

---

　　① 茎：《大观》作"叶"，《政和》作"茎"。

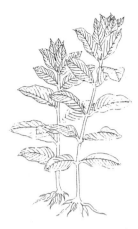

蜀州（四川重庆）蓝叶

（《绍兴本草》）

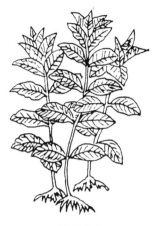

蜀州蓝叶

（《政和本草》）

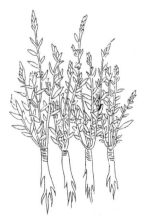

江陵府（湖北江陵）吴蓝

（《绍兴本草》）

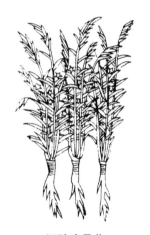

江陵府吴蓝

（《政和本草》）

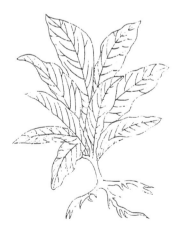

福州（福建福州）马蓝

（《绍兴本草》）

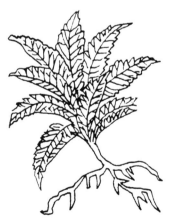

福州马蓝

（《政和本草》）

蓝实，生河内平泽，今处处有之。人家蔬圃中作畦种莳，三月、四月生苗，高三、二尺许；叶似水蓼，花红白色；实亦若蓼子而大，黑色；五月、六月采实。按蓝有数种，有木蓝，出岭南，不入药；有菘蓝，可以为淀者，亦名马蓝，《尔雅》所谓："箴，马蓝"是也；有蓼蓝，但可染碧，而不堪作淀，即医方所用者也。又福①州有一种马蓝，四时俱有，叶类苦益②菜，土人连根采之，焙，捣下筛，酒服钱匕，治妇人败血，甚佳。又江宁有一种吴蓝，二、三月内生，如蒿状，叶青，花白。性寒，去热解毒，止吐血。此二种虽不类，而俱有蓝名。又古方多用吴蓝者，或恐是此，故并附之。后汉赵歧作《蓝赋》，其序云：余就医偃师，道经陈留，此境人皆以种蓝染绀为业。蓝田弥望，黍稷不殖。至今近京种蓝特盛。云蓝汁治虫豸伤咬。刘禹锡《传信方》著其法云：取大蓝汁一碗，入雄黄、麝香二物，随意看③多少，细研，投蓝汁中，以点咬处，若是毒者，即并细服其汁，神异之极也。昔张荐员外，在剑南为张延赏判官，忽被斑蜘蛛咬项上，一宿，咬处有二道赤色，细如箸，绕项上，从胸前下至心，经两宿，头面肿疼，如数升碗大，肚渐肿，几至不救。张相素重荐，因出家财五百千，并荐家财又数百千，募能疗者。忽一人应召，云可治。张相初甚不信，欲验其方，遂令目前合药。其人云：不惜方，当疗人性命耳。遂取大蓝汁一瓷碗，取蜘蛛投之蓝汁，良久，方出得汁中，甚困不能动。又别捣蓝汁，加麝香末，更取蜘蛛投之，至汁而死。又更取蓝汁、麝香，复加雄黄和之，更取一蜘蛛投汁中，随化为水。张相及诸人甚异之，遂令点于咬处。两日内，悉平愈。但咬处作小疮痂落如旧。又中品著青黛条云从胡国来，及太原、庐陵、南康等染淀，亦堪敷热毒等。染瓮上池④沫，紫碧色者，同青黛功。（《大观》卷七页3，《政和》页173，《纲目》页926）

160. 青 黛

青黛，文具蓝实条下。

---

① 福：《纲目》作"扬"。
② 益：《纲目》作"贾"。
③ 看：《大观》作"着"，《政和》作"看"。
④ 池：《大观》作"地"，《政和》作"池"。

161. 景　天

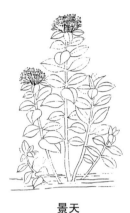

景天
（《绍兴本草》）

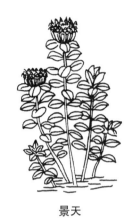

景天
（《政和本草》）

　　景天，生泰山山谷，今南北皆有之。人家多种于中庭，或以盆盎植于屋上，云以辟火，谓之慎火草。春生苗，叶似马齿而大，作层而上，茎极脆弱；夏中开红紫碎花，秋后枯死；亦有宿根者。四月四日、七月七日采其花并苗叶，阴干。攻治疮毒及婴孺风疹在皮肤不出者，生取苗叶五大两，和盐三大两，同研，绞取汁，以热手摩涂之，日再。但是热毒丹疮，皆可如此^①用之。（《大观》卷七页 43，《政和》页187，《纲目》页 1079）

162. 天名精

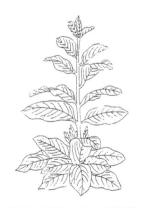

明州（浙江宁波）天明精
（《绍兴本草》）

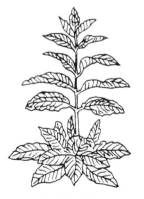

明州天名精
（《政和本草》）

---

　　①　如此：《大观》作"依"，《政和》作"如此"。

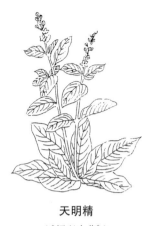

天明精

（《绍兴本草》）

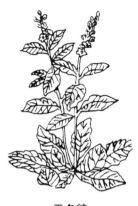

天名精

（《政和本草》）

天名精，生平原川泽，今江湖间皆有之。夏秋抽条，颇如薄荷，花紫白色，叶如菘菜而小，故南人谓之地菘。香气似兰，故名蟾蜍兰。状如蓝，故名虾蟆蓝。其味甘、辛，故名麦句姜，一名豕首。《尔雅》所谓茢（音列）薽（音真），豕首是也。江东人用此以薽（音炒）蚕蛹。五月采此草，既名地菘，下品又有地菘条。陶隐居云：钓樟条说地菘，事见《异苑》。宋元嘉（424～452）中，刘愐为青州，射一獐，既剖五脏，以此草塞之，蹶然而起，愐怪而拔草，便倒，如此者三。愐密录以种之，主折伤多愈，因名刘愐草。陈藏器以谓此草既有鹿活之名，雅与獐事相会，当便是一物不疑矣，故并于此见之[1]。（《大观》卷七页 29，《政和》页 182，《纲目》页 878）

163. 蒲 黄

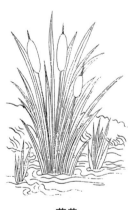

蒲黄

（《绍兴本草》）

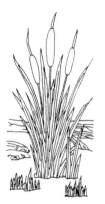

蒲黄

（《政和本草》）

---

[1] 陶隐居云……并于此见之：以上 99 字，《政和》脱，《大观》有此文。

蒲黄，生河东池泽。香蒲，蒲黄苗也。生南海池泽，今处处有之，而泰[1]州者为良。春初生嫩叶，未[2]出水时，红白色，茸茸然。《周礼》以为菹，谓其始生。取其中心入地[3]，大如匕柄，白色，生啖之，甘脆。以苦酒[4]浸，如食笋，大美。亦可以为鲊，今人罕复有食者。至夏抽梗于丛叶中，花抱梗端，如武士棒杵，故俚俗谓蒲槌，亦谓之蒲厘[5]。花黄，即花中蕊屑也。细若金粉，当其欲开时，有便取之。市廛间亦采，以蜜搜作果实货卖，甚益小儿。医家又取其粉下筛后，有赤滓，谓之蒲萼。入药以涩肠已[6]泄，殊胜。（《大观》卷七页21，《政和》页180，《纲目》页1066）

164. 香　蒲

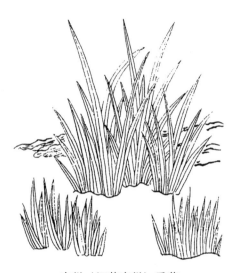

泰州（江苏泰州）香蒲

（《绍兴本草》）

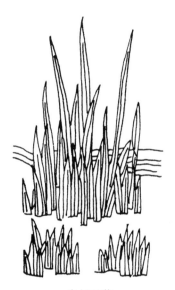

泰州香蒲

（《政和本草》）

香蒲，文具蒲黄条下。

---

① 泰：《纲目》作"秦"。
② 未：《纲目》脱"未"字。
③ 地：此下，《纲目》衍"白蒻"二字。
④ 苦酒：《纲目》作"醋"。
⑤ 厘：《纲目》作"萼"。
⑥ 已：《大观》作"止"，《政和》作"止"。

165. 茵陈蒿

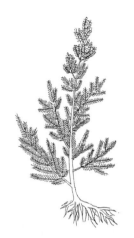

绛州（山西新绛）茵陈蒿

（《绍兴本草》）

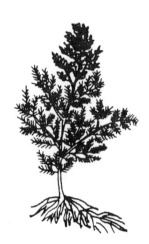

绛州茵陈蒿

（《政和本草》）

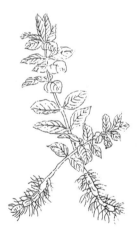

江宁府（江苏南京）茵陈

（《绍兴本草》）

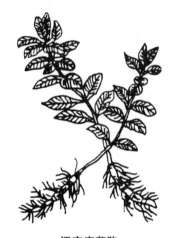

江宁府茵陈

（《政和本草》）

茵陈蒿，生泰山及丘陵坡①岸上，今近道皆有之，而不及泰山者佳。春初生苗，高三、五寸，似蓬蒿，而叶紧细，无花实，秋后叶枯，茎秆经冬不死，至春更因旧苗而生新叶，故名茵陈蒿。五月、七月采茎叶，阴干，今谓之山茵陈。江宁府又有一种茵陈，叶大根粗，黄白色，至夏有花实。阶州有一种名白蒿，亦似青蒿，而背

① 坡：《大观》作"坂"，《政和》作"坡"。

白，本土皆通入药用之。今南方医人用山茵陈，乃有数种。或著其说云：山茵陈，京下[①]及北地用者，如艾蒿，叶细而背白，其气亦如艾，味苦，干则色黑。江南所用，茎叶都似家茵陈而大，高三、四尺，气极芬香，味甘、辛，俗又名龙脑薄荷。吴中所用，乃石香葇也。叶至细，色黄，味辛，甚香烈，性温。误作解脾药服之，大令人烦。以本草论之，但有茵陈蒿，而无山茵陈。本草注云：茵陈蒿叶似蓬蒿而紧细。今京下北地用为山茵陈者是也。大体世方用山茵陈，疗脑痛，解伤寒发汗，行肢节滞气，化痰利膈，治劳倦最要。详《本草正经》惟疗黄疸，利小便，与世方都不应。今试取京下所用山茵陈，为解肌发汗药，灼然少效。江南山茵陈，疗伤寒脑痛绝胜。此见诸医议论，谓家茵陈亦能解肌，下膈，去胸中烦。方家少用，但可研作饮服之。本草所无，自出俗方。茵陈蒿复当别是一物，主疗自异，不得为山茵陈。此说亦未可据。但以功较之，则江南者为胜；以经言之，则非本草所出。医方所用，且可计较功效，本草之义，更当考论尔。(《大观》卷七页 45，《政和》页 188，《纲目》页 851)

166. 决明子

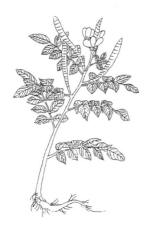

滁州（安徽滁县）决明子

（《绍兴本草》）

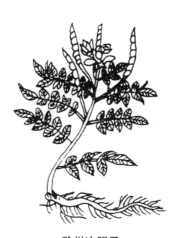

滁州决明子

（《政和本草》）

---

① 京下：《纲目》作"汴京"。

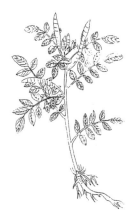

决明子

（《绍兴本草》）

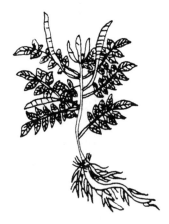

决明子

（《政和本草》）

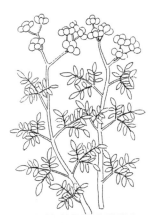

眉州（四川眉山）决明子

（《绍兴本草》）

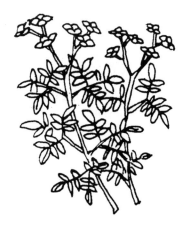

眉州决明子

（《政和本草》）

　　决明子，生龙门川泽，今处处有之。人家园圃所莳。夏初生苗，高三、四尺许，根带紫色；叶似苜蓿而大；七月有花，黄白色[1]；其子作穗，如青绿豆而锐。十月十日采，阴干百日。按《尔雅》：薢茩，芵茪。释曰：药草，决明也。郭璞注云：叶黄锐，赤华，实如山茱萸[2]。关西谓之薢茩，与此种颇不类。又有一种马蹄决明，叶如茳芒[3]，于形似马蹄，故得此名。又萋蒿子亦谓之草决明，未知孰为入药者。然今医家但用子，如绿豆者。其石决明，是蚌蛤类，当在虫兽部中。（《大观》卷七页31，《政和》页183，《纲目》页912）

――――――――――

　①　白色：《纲目》作"结角"。

　②　萸：此下，《纲目》有"或曰陵也"。

　③　茳芒：《政和》作"江豆"。按《大观》《政和》决明子条引陶隐居云："叶如茳芒。"又引陈藏器云："茳芒是江蓠子，芒字音吐。"

167. 芎 藭

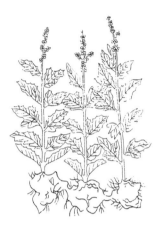

凤翔府（陕西凤翔）芎藭

（《绍兴本草》）

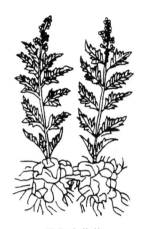

凤翔府芎藭

（《政和本草》）

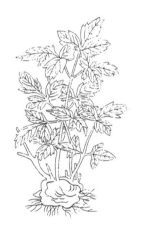

永康军（四川灌县）芎藭

（《绍兴本草》）

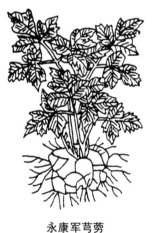

永康军芎藭

（《政和本草》）

　　芎藭，生武功山谷斜谷西岭。蘼芜，芎藭苗也。生雍州川泽及冤句，今关陕、蜀川、江东山中亦有之，而以蜀川者为胜。其苗四、五月间生；叶似芹①、胡荽，蛇床辈，作丛而茎细。《淮南子》所谓夫乱人者，若芎藭之与藁本，蛇床之与蘼芜是也。其叶倍香，或莳于园庭，则芬馨满径。江东、蜀川人采其叶作饮香，云可以已②泄泻。七、八月开白花；根坚瘦，黄黑色。三月、四月采，曝干。一云：九月、

―――――――――

① 芹：《纲目》作"水芹"。
② 已：《大观》作"止"，《政和》作"已"。

十月采为佳。三月、四月非时也。关中所①出者，俗呼为京芎，并通用惟贵。形块重实，作雀脑状者，谓之雀脑芎，此最有力也。蘪芜一名薪（古芹字，巨斤切），古方单用芎䓖含咀，以主口齿疾。近世，或蜜和作指大丸，欲寝服之，治风痰殊佳。（《大观》卷七页6，《政和》页174，《纲目》页796）

168. 蘪 芜

蘪芜，文具芎䓖条下。

169. 续 断

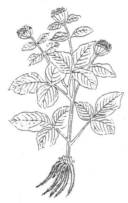

绛州（山西新绛）续断
（《绍兴本草》）

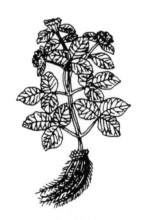

绛州续断
（《政和本草》）

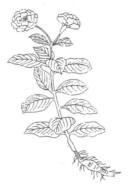

晋州（山西临汾）续断
（《绍兴本草》）

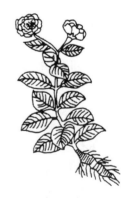

晋州续断
（《政和本草》）

---

① 所：《政和》无"所"字。

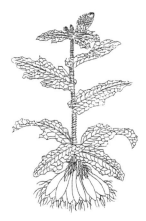

越州（浙江绍兴）续断

（《绍兴本草》）

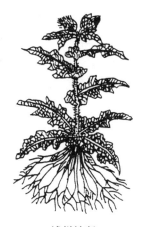

越州续断

（《政和本草》）

续断，生常山山谷，今陕西、河中、兴元府、舒、越、晋①州亦有之。三月已后生苗，秆四棱，似苎麻；叶亦类之，两两相对而生；四月开花，红白色，似益母花；根如大蓟，赤黄色。七月、八月采。谨按《范汪方》云：续断即是马蓟，与小蓟菜②相似，但大于小蓟耳。叶似旁翁菜而小厚，两边有刺，刺人。其花紫色，与今越州者相类。而市之货者，亦有数种，少能辨其粗良。医人用之，但以节节断、皮黄皱者为真。（《大观》卷七页24，《政和》页181，《纲目》页867）

170. 云　实

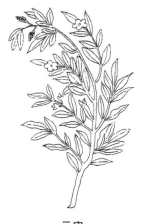

云实

（《绍兴本草》）

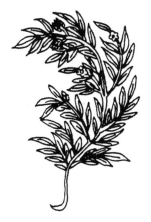

瀛州（河北河间）云实

（《政和本草》）

① 晋：此下，《纲目》有"绛诸"二字。
② 菜：《大观》作"叶"，《政和》作"菜"。

云实，生河间川谷。高五、六尺，叶如槐而狭长，枝上有刺。苗名臭草，又名羊石子草。花黄白色，实若麻子大，黄黑色，俗名马豆。十月采，曝干用。今三月、四月采苗，五月、六月采实，实过时即枯落。治疟药中多用之。(《大观》卷七页 52，《政和》页 190，《纲目》页 955)

171. 徐长卿

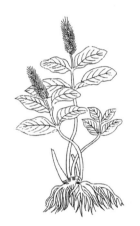

泗州（安徽泗县）徐长卿

（《绍兴本草》）

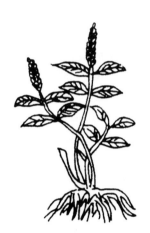

泗州徐长卿

（《政和本草》）

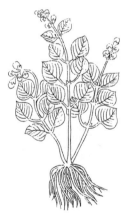

淄州（山东淄川）徐长卿

（《绍兴本草》）

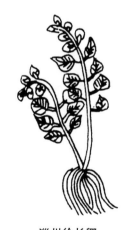

淄州徐长卿

（《政和本草》）

徐长卿，生泰山山岩谷及陇西，今淄、齐、淮、泗间亦有之。三月生青苗；叶似小桑，两两相当，而有光润；七、八月著子，似萝摩而小；九月苗黄，十月而枯，根黄色，似细辛微粗长，有腺气。三月、四月采，一名别仙踪。(《大观》卷七页 50，《政和》页 190，《纲目》页 789)

172. 杜 若

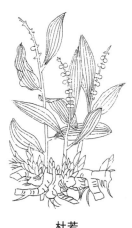

杜若

（《绍兴本草》）

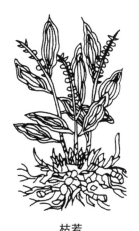

枯若

（《政和本草》）

杜若，生武陵川泽及冤句，今江湖多有之。叶似姜，花赤色，根似高良姜而小辛味。子如豆蔻。二月、八月采根，曝干用。谨按此草，一名杜衡。而中品自有杜衡条。杜衡，《尔雅》所谓土卤者也。杜若，《广雅》所谓楚衡者也。其类自别，然古人多相杂引用。《九歌》云：采芳洲兮杜若。又《离骚》云：杂杜衡与芳芷。王逸辈皆不分别，但云香草也。古方或用，而今人罕使，故亦少有识之者。（《大观》卷七页46，《政和》页189，《纲目》页808）

173. 蛇床子

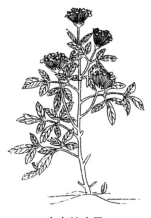

南京蛇床子

（《绍兴本草》）

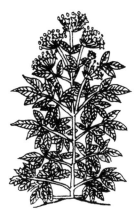

南京蛇床子

（《政和本草》）

蛇床子，生临淄川谷及田野，今处处有之，而扬州、襄州者胜。三月生苗，高三、二尺；叶青碎，作丛似蒿枝；每枝上有花头百余，结同一窠，似马芹类；四、五月开白花①，又似散水②；子黄褐色，如黍米，至轻虚。五月采实，阴干。《尔雅》谓之盱，一名虷床。(《大观》卷七页 40，《政和》页 186，《纲目》页 798)

174. 漏　芦

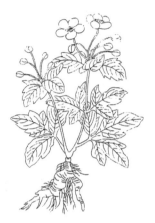

秦州（甘肃天水）漏芦

（《绍兴本草》）

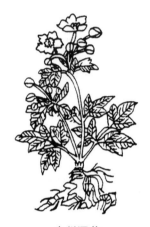

秦州漏芦

（《政和本草》）

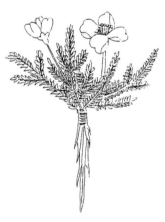

单州（山东单县）漏芦

（《绍兴本草》）

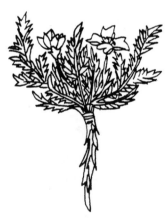

单州漏芦

（《政和本草》）

① 花：《纲目》作"色"。
② 散水：《纲目》作"伞状"。

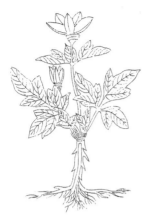

沂州（山东临沂）漏芦

（《绍兴本草》）

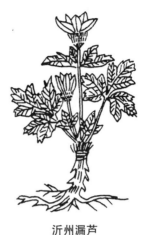

沂州漏芦

（《政和本草》）

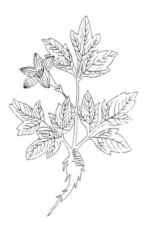

海州（江苏东海县）漏芦

（《绍兴本草》）

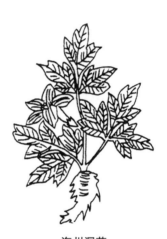

海州漏芦

（《政和本草》）

　　漏芦，生乔山山谷，今京东州郡及秦海州皆有之。旧说茎叶似白蒿，有荚，花黄生荚端，茎若箸大；其子作房，类油麻房而小，七、八月后皆黑，异于众草。今诸郡所图上，惟单州者差相类。沂州者花叶颇似牡丹。秦州者花似单叶寒菊，紫色，五、七枝同一秆上。海州者花紫碧，如单叶莲花，花萼下及根傍有白茸裹之。根黑色，如蔓菁而细，又类葱本，淮甸人呼为老翁花。三州所生花虽别，而叶颇相类，但秦、海州者，叶更作锯齿状耳。一物而殊类若此，医家何所适从，当依旧说，以单州出者为胜。六月、七月采茎苗，日干。八月采根，阴干。南方用苗，北土多用根。又此下有飞廉条云：生河内川泽，一名漏芦。与苦芙（乌老切）相类，惟叶下附茎，有皮起似箭羽，又多刻缺，花紫色，生平泽。又有一种生山岗上，叶颇相似，而无疏缺，且多毛，茎亦无羽，根直下，更傍枝生，则肉白皮黑，中有黑脉，日干则黑如玄参。《经》云：七月、八月采花，阴干用。苏恭云：用茎叶及疗疮蚀杀虫有验。据此所说，与秦州、海州所谓漏芦者，花叶及根颇相近，然彼人但谓之漏芦。

今医家罕有用飞廉者，既未的识，故不复分别，但附其说于下。（《大观》卷七页 27，《政和》页 181，《纲目》页 868）

175. 飞　廉

飞廉，文具漏芦条下。

176. 茜　根

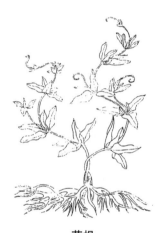

茜根

（《绍兴本草》）

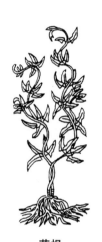

茜根

（《政和本草》）

茜根，一作蒨，生乔山川①谷，今近处皆有之，染绯草也。许慎《说文解字》以为人血所生，叶似枣叶而头尖下阔，三、五对生节间，其苗蔓延草木上，根紫色。陆机《草木疏》云：茹藘，茅蒐，蒨草也。齐人谓之茜，徐州人谓之牛蔓。二月、三月采根，曝干。今圃人或作畦种莳。故《货殖传》云：卮茜千石，亦比千乘之家。言地利之厚也②。医家用治蛊毒尤胜。《周礼》庶氏掌除蛊毒，以嘉草攻之。干③宝以嘉草为蘘荷。陈藏器以为蘘荷与茜，主蛊之最也。（《大观》卷七页 33，《政和》页 184，《纲目》页 1040）

---

①　川：《政和》作“山”。

②　故《货殖传》云：卮茜千石，亦比千乘之家，言地利之厚也；《纲目》作“故史记云：千亩卮、茜，其人与千户侯等，言其利厚也”。

③　干：《政和》作“于”，《大观》作“干”。

177. 五味子

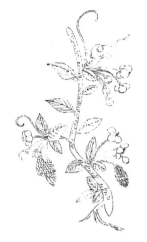

虢州（河南卢氏县）五味子

（《绍兴本草》）

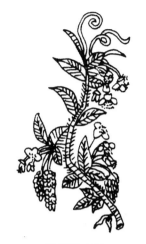

虢州五味子

（《政和本草》）

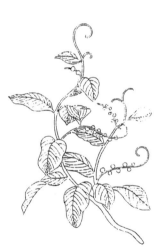

越州（浙江绍兴）五味子

（《绍兴本草》）

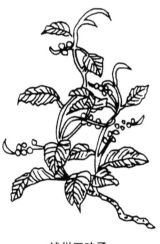

越州五味子

（《政和本草》）

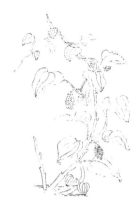

秦州（甘肃天水）五味子

（《绍兴本草》）

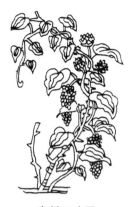

秦州五味子

（《政和本草》）

五味子，生齐山山谷及代郡，今河东、陕西州郡尤多，而杭越间亦有。春初生苗，引赤蔓于高木，其长六、七尺；叶尖圆似杏叶；三、四月开黄白花，类小莲花。七月成实，如豌豆许大，生青熟红紫[1]。《尔雅》云：菋，荎藸。注云：五味也。蔓生，子丛茎端。疏云：一名菋，一名荎藸。今有数种，大抵相近，而以味甘者为佳。八月采，阴干用。一说[2]小颗皮皱泡者，有白色盐霜一重，其味酸、咸、苦、辛、甘，味全者真也。《千金·月令》：五月宜服五味汤，取五味子一大合，以木杵臼细捣之。置小瓷瓶中，以百沸汤投之，入少蜜，即密封头，置火边良久，汤成，堪饮。（《大观》卷七页 36，《政和》页 185，《纲目》页 1003）

178. 旋　花

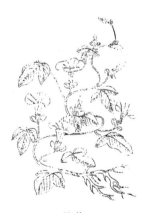

旋花

（《绍兴本草》）

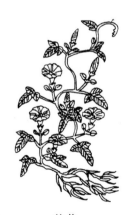

旋花

（《政和本草》）

[1]　紫：此下，《纲目》有"入药蒸曝去子"。
[2]　一说：《纲目》作"雷敩言"。

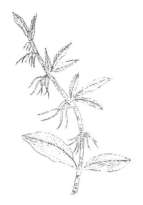

施州（湖北恩施）旋花

（《绍兴本草》）

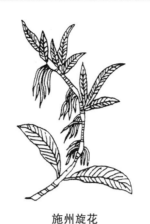

施州旋花

（《政和本草》）

旋（徐顾切）花，生豫州平泽，今处处皆有之。苏恭云：此即平泽所生旋菖（音福）是也。其根似筋，故一名筋根。《别录》云：根主续筋；故南人皆呼为续筋根。苗作丛蔓，叶似山芋而狭长；花白，夏秋生①遍田野：根无毛节，蒸煮堪啖，甚甘美。五月采花，阴干。二月、八月采根，日干。花今不见用者，下品有旋（徐元切）覆花，与此殊别。人疑其相近，殊无谓也。《救急方》续断筋法：取旋菖草根，净洗去土，捣，量疮大小敷之，日一、二易之，乃差止。一名肫肠草，俗谓鼓子花也。黔南②出一种旋花，粗茎，大叶，无花，不作蔓，恐别是一物也。（《大观》卷七页38，《政和》页185，《纲目》页1015）

179. 地不容

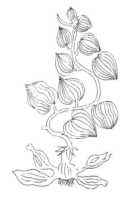

戎州（四川宜宾）地不容

（《绍兴本草》）

戎州地不容

（《政和本草》）

---

① 生：《大观》作"间"，《政和》作"生"。
② 南：此下，《纲目》有"施州"二字。

地不容①，生戎州。味苦，大寒，无毒。蔓生，叶青，如杏叶而大，厚硬，凌冬不凋；无花实；根黄白色，外皮微粗褐，累累相连，如药实而圆大。采无时。能解蛊毒，辟瘴气，治咽喉闭塞。乡人亦呼为解毒子。（《大观》卷七页 55，《政和》页 191，《纲目》页 1037）

———————

① 地不容：《纲目》以解毒子为正名，以地不容为别名，并注出处为《唐本草》。按此条原出于《唐本余》，非出于《唐本草》。查《医心方》《千金翼》《本草和名》所载《唐本草目录》皆无"地不容"药名。

本草图经草部中品之上卷第六

朝奉郎太常博士　充集贤校理　新差知颍州军州　兼管内劝农及管句开治沟洫河道事　骑都尉借紫　臣　苏颂　奉敕撰

尚志钧　辑校

180. 当归

181. 秦艽

182. 黄芩

183. 芍药

184. 生姜

185. 干姜

186. 藁本

187. 麻黄

188. 葛根

189. 葛粉

190. 前胡

191. 知母

192. 贝母

193. 栝楼

194. 大青

195. 玄参

196. 苦参

197. 石龙芮

198. 石韦

199. 瓦韦

200. 狗脊

201. 萆薢

202. 菝葜

203. 通草

204. 通脱木

205. 瞿麦

206. 败酱

207. 白芷

208. 杜蘅

209. 紫草

210. 紫菀

211. 白菀

212. 白鲜

213. 白薇

214. 菜耳

215. 茅根

216. 百合

217. 酸浆

218. 紫参

219. 淫羊藿

220. 蠡实

180. 当 归

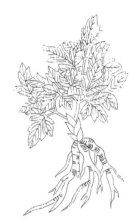

文州（甘肃文县）当归

（《绍兴本草》）

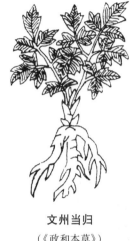

文州当归

（《政和本草》）

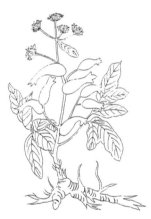

滁州（安徽滁县）当归

（《绍兴本草》）

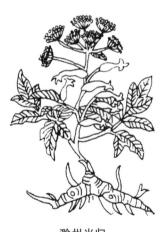

滁州当归

（《政和本草》）

当归，生陇西川谷，今川蜀、陕西诸郡及江宁府、滁州皆有之，以蜀中者为胜。春生苗，绿叶有三瓣；七、八月开花，似莳萝，浅紫色；根黑黄色。二月、八月采根，阴干。然苗有二种，都类芎䓖，而叶有大小为异，茎梗比芎䓖甚卑下，根亦二种，大叶名马尾当归，细叶名蚕头当归，大抵以肉厚而不枯者为胜。谨按《尔雅》云：薜（布革切），山蕲（古芹字巨斤切）。郭璞注引《广雅》云：山蕲，当归也。似蕲而粗大。释曰：《说文》云：蕲草也。生山中者名薜，一名山蕲。然则当归芹类也。在平地者名芹，生山中而粗大者，名当归也。（《大观》卷八页15，《政和》页199，《纲目》页794）

181. 秦艽

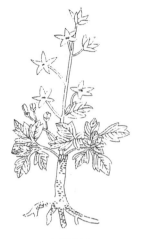

齐州秦艽

（《绍兴本草》）

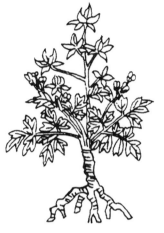

齐州秦艽

（《政和本草》）

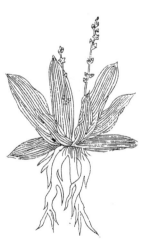

秦州秦艽

（《绍兴本草》）

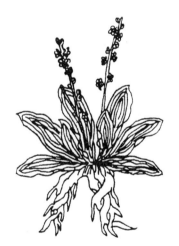

秦州秦艽

（《政和本草》）

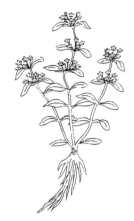

宁化军（福建宁化）秦艽

（《绍兴本草》）

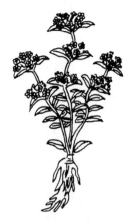

宁化军秦艽

（《政和本草》）

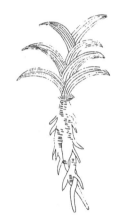

石州（山西离石）秦艽

（《绍兴本草》）

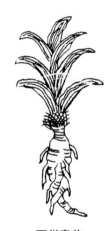

石州秦艽

（《政和本草》）

秦艽，生飞乌山谷，今河陕州军多有之。根土黄色，而相交纠，长一尺已来，粗细不等；枝秆高五、六寸；叶婆娑，连茎梗俱青色，如莴苣叶；六月中开花紫色，似葛花，当月结子。每于春秋采根，阴干。《正元广利方》：疗黄，心烦热，口干，皮肉皆黄。以秦艽十二分[①]，牛乳一大升，同煮，取七合，去滓，分温，再服，差。此方出于许仁则。又崔元亮《集验方》：凡发背疑似者，须便服秦艽牛乳煎，当得快利三五行，即差。法并同此。又治黄方，用秦艽一大两，细判，作两贴子，以上好酒一升，每贴半升，酒绞，取汁，去滓，空腹分两服，或利便止就中，好酒人易治。凡黄有数种：伤酒曰酒黄；夜食，误食鼠粪亦作黄；因劳发黄多痰涕，目有赤脉，日益憔悴，或面赤、恶心者是。元亮用之，及治人皆得力，极效。秦艽须用新好罗纹者。（《大观》卷八页30，《政和》页203，《纲目》页768）

① 十二分：《纲目》作"三两"。古方一分为二钱半，四分为一两，十二分为三两。

182. 黄芩

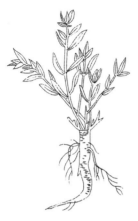

潞州（山西长治）黄芩

（《绍兴本草》）

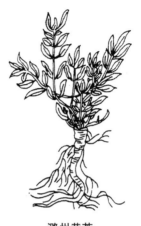

潞州黄芩

（《政和本草》）

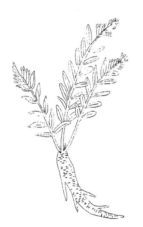

耀州（陕西耀县）黄芩

（《绍兴本草》）

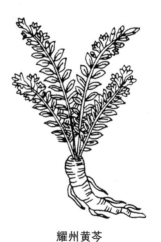

耀州黄芩

（《政和本草》）

　　黄芩，生秭归山谷及冤句，今川蜀、河东、陕西近郡皆有之。苗长尺余、茎秆粗如箸；叶从地四面作丛生，类紫草，高一尺许，亦有独茎者，叶细长青色，两两相对；六月开紫花；根黄，如知母粗细，长四、五寸。二月、八月采根，曝干用之。《吴普本草》云：黄芩又名印头，一名内虚。二月生，赤黄；叶两两四四相值；其茎空中，或方圆，高三、四尺；花紫红赤；五月实黑；根黄，二月、九月采，与今所有小异。张仲景治伤寒心下痞满，泻心汤，四方皆用黄芩，以其主诸热，利小肠故也。又太阳病下之，利不止，有葛根黄芩黄连汤，及主妊娠安胎散，亦多用黄芩。今医家尝用有效者因著之。又《千金方》巴郡太守奏加减三黄丸，疗男子五劳七伤，消渴，不生肌肉，妇人带下手足寒热者。春三月，黄芩四两，大黄三两，黄连四两；夏三月，黄芩六两，大黄一两，黄连七两；秋三月，黄芩六两，大黄二两，黄连三两；冬三月，黄芩三两，大黄五两，黄连二两。三物随时合捣，下筛，蜜丸，大如乌豆，米饮服五丸，日三，不知稍增七丸，服一月，病愈。久服，走及奔马近频有验。食禁猪肉。又陶隐居云：黄芩圆者，名子芩。仲景治杂病方多用之。（《大观》卷八页 41，《政和》页 207，《纲目》页 766）

183. 芍 药

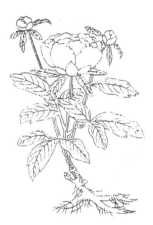

泽州（山西晋城）芍药

（《绍兴本草》）

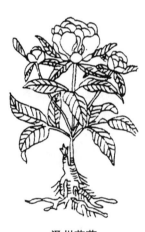

泽州芍药

（《政和本草》）

　　芍药，生中岳川谷及丘陵，今处处有之，淮南者胜。春生红芽作丛；茎上三枝五叶，似牡丹而狭长，高一、二尺；夏开花，有红、白、紫数种；子似牡丹子而小；秋时采根，根亦有赤、白二色。崔豹《古今注》云：芍药有二种：有草①芍药、木芍药。木者花大而色深，俗呼为牡丹，非也。又云：牛亨问曰：将离相别，赠以芍药何也？答曰：芍药一名何离，故相赠犹相招召，则②赠以文无，文无一名当归，欲忘人之忧，则赠以丹棘，丹棘一名忘忧，使忘忧也。欲蠲人之忿，则赠以③青裳，青裳一名合欢，赠之使忘忿也。张仲景治伤寒汤，多用芍药，以其主寒热，利小便故也。古人亦有单服食者。安其生服炼法云：芍药二种：一者金芍药，二者木芍药。救病用金芍药，色白，多脂肉。木芍药色紫瘦，多脉，若取审看，勿令差错。若欲服饵，采得净，刮去皮，以东流水煮百沸出，阴干，停三日。又于木甑内蒸之，上

① 草：《大观》作"赤"，《政和》作"草"。
② 则：《政和》无。
③ 以：《大观》无。

覆以净黄土，一日夜熟出，阴干。捣末，以麦饮，或酒服三钱匕，日三。满三百日，可以登岭，绝谷不饥。《正元广利方》：治妇女赤白下，年月深久不差者，取白芍药三大两，并干姜半大两，细判，熬令黄，捣下筛，空肚和饮汁，服二钱匕，日再，佳。又金创血不止而痛者，亦单捣白芍药，末敷上，即止，良验。（《大观》卷八页22，《政和》页201，《纲目》页802）

184. 生　姜

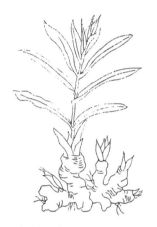

温州（浙江温州）生姜

（《绍兴本草》）

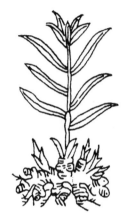

温州生姜

（《政和本草》）

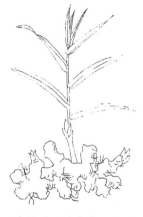

涪州（四川涪陵）生姜

（《绍兴本草》）

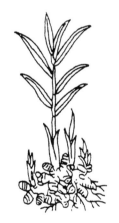

涪州生姜

（《政和本草》）

生姜，生犍为山谷及荆州、扬州，今处处有之，以汉、温、池州者为良。苗高二、三尺；叶似箭竹叶而长，两两相对；苗青；根黄；无花实。秋采根，于长流水洗过，日晒为干姜。汉州干姜法：以水淹姜三日，去皮，又置流水中六日，更刮去皮，然后暴之，令干，酿于瓮中，三日乃成也。近世方有主脾胃虚冷，不下食，积久羸弱成瘵者，以温州白干姜一物，浆水煮，令透心润湿，取出焙干，捣筛，陈廪米煮粥饮，丸如梧子，一服三、五十枚，汤使任用，其效如神。又《千金方》主痰澼，以姜附汤治之。取生姜八两，附子生用四两，四破之，二物以水五升，煮取二升，分再服。亦主卒风。禁猪肉、冷水。崔元亮《集验方》载敕赐姜茶治痢方，以生姜切如麻粒大，和好茶一、两碗，呷，任意，便差。若是热痢，即留姜皮，冷即去皮大妙。刘禹锡《传信方》，李亚治一切嗽，及上气者，用干姜，须是合州至好者。皂荚炮去皮子，取肥大无孔者，桂心紫色辛辣者，削去皮，三物并，别捣，下筛了。各秤等分多少，任意和合后，更捣筛一遍，炼白蜜和搜，又捣一、二千杵。每饮服三丸，丸稍加大如梧子，不限食之先后。嗽发即服，日三五服。禁食葱、油、咸、腥热面，其效如神。刘在淮南与李同幕府，李每与人药，而不出方，或讥其吝。李乃情话曰：凡人患嗽多进冷药，若见此方用药热燥，即不肯服，故但出药，多效。试之信然。李卿换白发方云：刮老生姜皮一大升，于铛中以文武火煎之，不得令过沸，其铛惟得多油腻者尤佳，更不须洗刷，便以姜皮置铛中，密固济，勿令通气。令一精细人守之，地色未分便，须煎之缓缓，不得令火急。如其人稍疲，即换人看火，一复时即成，置于瓷钵中，极研之。李云：虽曰一复时，若火候匀即至日西药成矣。使时先以小物点取如麻子大，先于白须下点药讫，然后拔之。再拔，以手指熟捻之，令入肉。第四日当有黑者生，神效。（《大观》卷八页3，《政和》页194，《纲目》页1194）

185. 干 姜

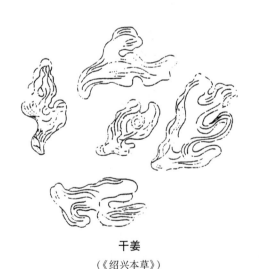

干姜

（《绍兴本草》）

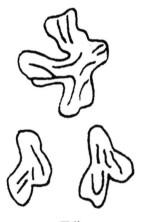

干姜

（《政和本草》）

干姜，文具生姜条下。

186. 藁 本

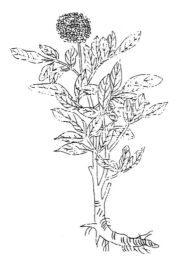

并州（山西太原）藁本

（《绍兴本草》）

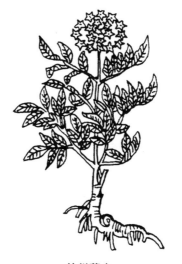

并州藁本

（《政和本草》）

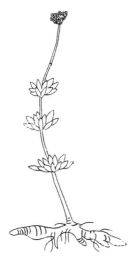

威胜军（四川彭县）藁本

（《绍兴本草》）

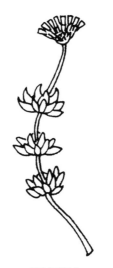

威胜军藁本

（《政和本草》）

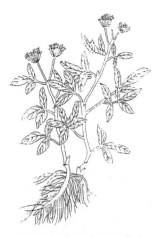

宁化军（福建宁化）藁本

（《绍兴本草》）

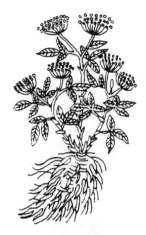

宁化军藁本

（《政和本草》）

　　藁本，生崇山山谷，今西川、河东州郡及兖州、杭州有之。叶似白芷，香又似芎䓖，但芎䓖似水芹而大，藁本叶细耳。根上苗下似禾藁，故以名之。五月有白花，七、八月结子，根紫色，正月、二月采根，曝干，三十日成。（《大观》卷八页60，《政和》页212，《纲目》页799）

187. 麻　黄

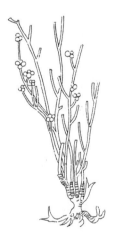

同州（陕西大荔）麻黄

（《绍兴本草》）

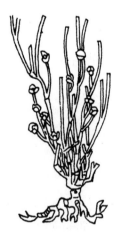

同州麻黄

（《政和本草》）

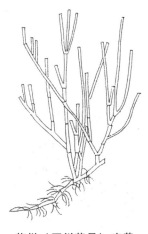

茂州（四川茂县）麻黄
（《绍兴本草》）

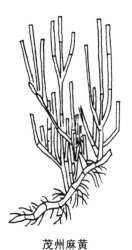

茂州麻黄
（《政和本草》）

　　麻黄，生晋地及河东，今近京多有之，以荥阳、中牟者为胜。苗春生，至夏五月则长及一尺已来，梢上有黄花；结实如百合瓣而小，又似皂荚子，味甜，微有麻黄气，外红皮，里人子黑；根紫赤色。俗说有雌雄二种：雌者于三月、四月内开花，六月内结子。雄者无花，不结子。至立秋后，收采其茎，阴干，令青。张仲景治伤寒有麻黄汤，及大、小青龙汤，皆用麻黄。治肺痿上气，有射干麻黄汤、厚朴麻黄汤①，皆大方也。古方汤用麻黄，皆先煮去沫，然后内诸药。今用丸散者，皆不然也。《必效方》治天行一、二日者，麻黄一大两，去节，以水四升，煮去沫，取二升，去滓，著米一匙，及豉为稀粥，取强一升，先作熟汤浴淋头百余碗，然后服粥，厚覆取汗，于夜最佳。《千金方》：疗伤寒，雪煎以麻黄十斤去节，杏人四升去两人尖、皮熬，大黄一斤十三两金色者，先以雪水五硕四斗，渍麻黄于东向灶釜中，三宿后，内大黄搅令调，以桑薪煮之，得二硕汁，去滓，复内釜中，又捣杏人，内汁中，复煮之，可余六、七斗，绞去滓，置铜器中，更以雪水三斗，合煎令得二斗四升，药成，丸如弹子。有病者，以沸白汤五合，研一丸，入汤中，适寒温服之，立②汗出。若不愈者，复服一丸。封药，勿令泄也。（《大观》卷八页 18，《政和》页 199，《纲目》页 886）

① 厚朴麻黄汤：《大观》无此文。
② 立：《大观》无。

188. 葛 根

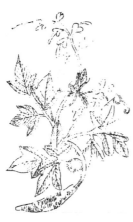

海州（江苏东海县）葛根

（《绍兴本草》）

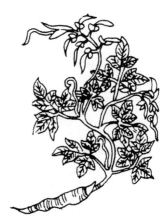

海州葛根

（《政和本草》）

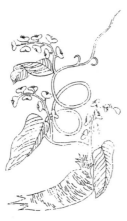

成州（甘肃成县）葛根

（《绍兴本草》）

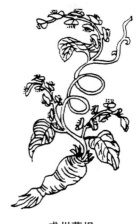

成州葛根

（《政和本草》）

葛根，生汶山川谷，今处处有之，江浙尤多。春生苗，引藤蔓，长一、二丈，紫色；叶颇似楸叶而[1]青；七月著花[2]，似豌豆花，不结实；根形如手臂，紫黑色。五月五日午时采根，曝干。以入土深者为佳。今人多以作粉食之，甚益人。下品有葛粉条，即谓[3]此也。古方多用根。张仲景治伤寒，有葛根及加半夏葛根黄芩黄连

---

① 而：此下，《纲目》有"小色"。
② 花：此下，《纲目》有"粉紫色"。
③ 谓：《大观》无。

汤，以其主大热解肌，开腠理故也。葛洪治臂（古对切）腰痛，取生根嚼之，咽其汁，多益佳。叶主金刃疮，山行伤刺血出，卒不可得药，但挼叶敷之，甚效。《正元广利方》金创、中风、痉，欲死者，取生根四大两，切，以水三升，煮取一升，去滓，分温四服。口噤者，灌下，即差。（《大观》卷八页 8，《政和》页 196，《纲目》页 1022）

189. 葛　粉

·　葛粉，文具葛根条下。

190. 前　胡

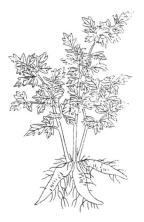

淄州（山东淄川）前胡

（《绍兴本草》）

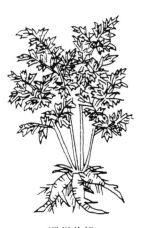

淄州前胡

（《政和本草》）

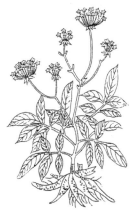

建州（福建建瓯）前胡

（《绍兴本草》）

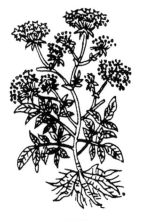

建州前胡

（《政和本草》）

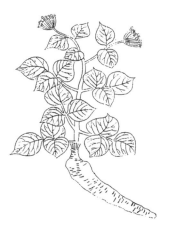

成州（甘肃成县）前胡

（《绍兴本草》）

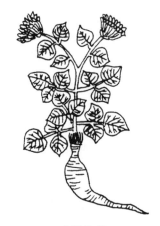

成州前胡

（《政和本草》）

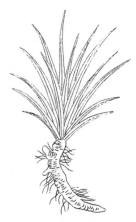

江宁府（江苏南京）前胡

（《绍兴本草》）

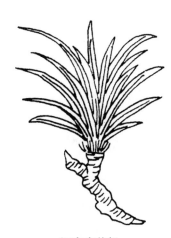

江宁府前胡

（《政和本草》）

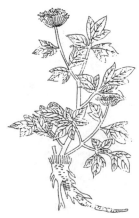

绛州（山西新绛）前胡

（《绍兴本草》）

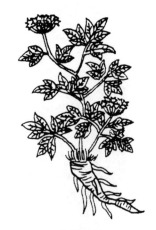

绛州前胡

（《政和本草》）

前胡，旧不著所出州土，今陕西、梁、汉、江、淮、荆、襄州郡及相州、孟州皆有之。春生苗，青白色，似斜蒿；初出时有白芽，长三、四寸，味甚香美，又似芸蒿。七月内开白花，与葱花相类；八月结实；根细青紫色。二月、八月采，曝干。今郿延将来者，大与柴胡相似，但柴胡赤色而脆，前胡黄而柔软不同耳。一说：今诸方所用前胡，皆不同。京师北地者，色黄白，枯脆，绝无气味。江东乃有三、四种：一种类当归，皮斑黑，肌黄而脂润，气味浓烈。一种色理黄白，似人参而细短，香味都微。又有如草乌头，肤黑①而坚，有两、三歧为一本者，食之亦戟人咽喉。中破以姜汁渍，捣服之，甚下膈，解痰实。然皆非前胡也。今最上者，出吴中。又寿春生者，皆类柴胡，而大，气芳烈，味亦浓苦，疗痰下气最要，都胜诸道者。（《大观》卷八页 53，《政和》页 210，《纲目》页 771）

191. 知　母

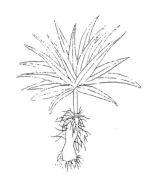

威胜军（四川彭县）知母

（《绍兴本草》）

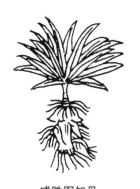

威胜军知母

（《政和本草》）

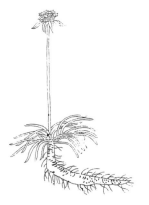

解州（山西解县）知母

（《绍兴本草》）

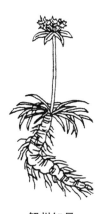

解州知母

（《政和本草》）

---

① 黑：《纲目》作“赤”。

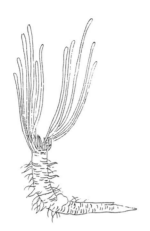

卫州（河南汲县）知母

（《绍兴本草》）

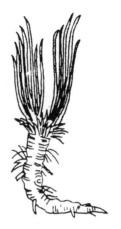

卫州知母

（《政和本草》）

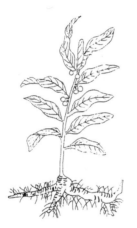

滁州（安徽滁县）知母

（《绍兴本草》）

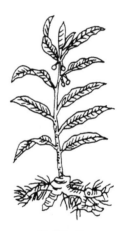

滁州知母

（《政和本草》）

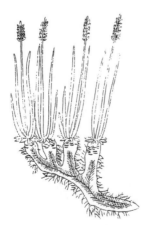

隰州（山西隰县）知母

（《绍兴本草》）

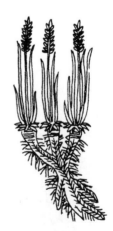

隰州知母

（《政和本草》）

知母，生河内川谷，今灁河①诸郡及解州、滁州亦有之。根黄色，似菖蒲而柔润；叶至难死，掘出随生，须燥乃止；四月开青花如韭花；八月结实。二月、八月采根，曝干用。《尔雅》谓之蒤（徒南切），又谓之莐（直林切）藩是也。《肘后方》用此一物，治溪毒大胜。其法连根叶捣作散服之，亦可投水捣绞汁，饮一、二升。夏月出行，多取此屑自随。欲入水，先取少许投水上流，便无畏。兼辟射工。亦可和水作汤浴之，甚佳。（《大观》卷八页34，《政和》页205，《纲目》页736）

192. 贝　母

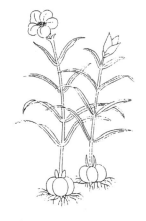

峡州（湖北宜昌）贝母

（《绍兴本草》）

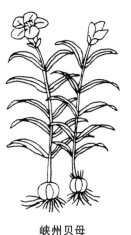

峡州贝母

（《政和本草》）

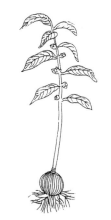

越州（浙江绍兴）贝母

（《绍兴本草》）

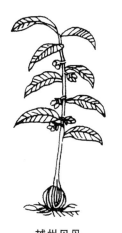

越州贝母

（《政和本草》）

---

① 河：此下，《纲目》有"怀卫彰德"四字。

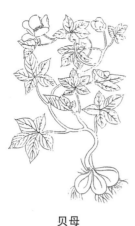

贝母
（《绍兴本草》）

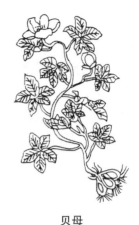

贝母
（《政和本草》）

　　贝母，生晋地，今河中、江陵府、郢、寿、随、郑、蔡、润、滁州皆有之。根有瓣子，黄白色，如聚贝子，故名贝母。二月生苗，茎细，青色；叶亦青，似荞麦叶，随苗出；七月开花，碧绿色，形如皷子花。八月采根，晒干。又云：四月蒜熟时采之，良。此有数种。《廊诗》：言采其蝱（音虻）。陆机疏云：贝母也。其叶如栝楼而细小。其子在根下，如芋子，正白，四方连累相著，有分解。今近道出者正类此。郭璞注《尔雅》云：白花叶似韭，此种罕复见之。此药亦治恶疮。《唐人记其事》云：江左尝有商人，左膊上有疮，如人面，亦无它苦。商人戏滴酒口中，其面亦赤色。以物食之，亦能食，食多则觉膊内肉胀起。或不食之，则一臂痹。有善医者，教其历试诸药，金石草木之类，悉试之无苦。至贝母，其疮乃聚眉闭口。商人喜曰：此药可治也。因以小苇筒毁其口，灌之，数日成痂遂愈，然不知何疾也。谨按《本经》主金疮，此岂金疮之类欤？（《大观》卷八页36，《政和》页205，《纲目》页780）

193. 栝 楼

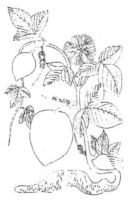

均州（湖北均县）栝楼
（《绍兴本草》）

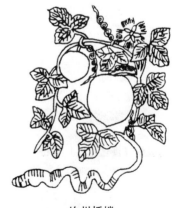

均州栝楼
（《政和本草》）

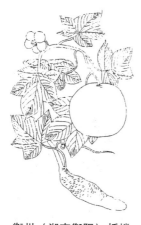

衡州（湖南衡阳）栝楼

（《绍兴本草》）

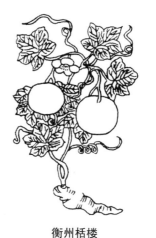

衡州栝楼

（《政和本草》）

栝楼，生洪农山谷及山阴也，今所在有之。实名黄瓜，《诗》所谓果臝①之实是也。根亦名白药，皮黄肉白；三、四月内生苗，引藤蔓；叶如甜瓜叶②作义，有细毛；七月开花，似葫芦花，浅黄色；实在花下，大如拳，生青，至九月熟，赤黄色。二月、八月采根，刮去皮，曝干，三十日成。其实有正圆者，有锐而长者，功用皆同。其根惟岁久入土深者佳。卤地生者有毒。谨按栝楼，主消渴。古方亦单用之。孙思邈作粉法：深掘大根，厚削皮至白处，寸切之，水浸，一日一易，水经五日，取出烂捣，研，以绢袋盛之，澄滤，令极细如粉，去水，服方寸匕，日三、四服，亦可作粉粥乳酪中食之。并宜卒患胸痹痛，取大实一枚，切，薤白半升，以白酒七升，煮取二升，分再服。一方加半夏四两，汤洗去滑，同煮服更善。又唐崔元亮疗箭镞不出，捣根敷疮，日三易，自出。又疗时疾发黄，心狂烦热闷，不认人者。取大实一枚，黄者，以新汲水九合，浸淘，取汁，下蜜半大合，朴硝八分，合搅令消③尽，分再服，便差。（《大观》卷八页 10，《政和》页 197，《纲目》页 1018）

① 臝：《政和》作"蓏"。

② 叶：此下，《纲目》有"而窄"二字。

③ 合搅令消：《纲目》无此四字。

194. 大 青

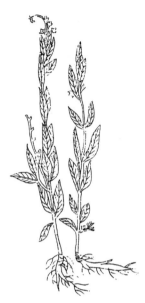

信州（江西上饶）大青

（《绍兴本草》）

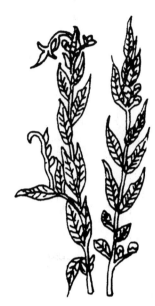

信州大青

（《政和本草》）

大青，旧不载所出州土，今江东州郡及荆南、眉、蜀、濠、淄①诸州皆有之。春生青紫茎，似石竹苗叶；花红紫色，似马蓼，亦似芫花；根黄。三②月、四月采茎叶，阴干用。古方治伤寒黄汗、黄疸等，有大青汤。又治伤寒头身强，腰脊痛。葛根汤，亦用大青。大抵时疾药③多用之。（《大观》卷八页69，《政和》页214，《纲目》页871）

① 淄：《纲目》无"淄"字。
② 三：《大观》作"二"。
③ 药：《纲目》无"药"字。

195. 玄 参

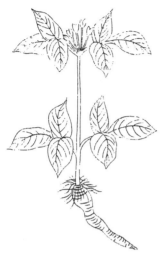

江州（江西浔阳）玄参

（《绍兴本草》）

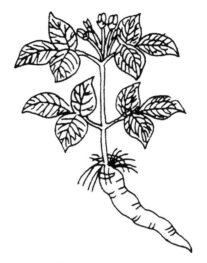

江州（江西浔阳）玄参

（《政和本草》）

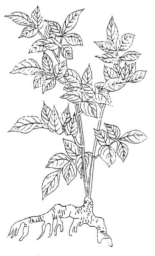

荆州①（湖北江陵）玄参

（《绍兴本草》）

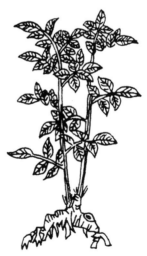

邢州（河北邢台）玄参

（《政和本草》）

---

① 荆州：《政和》作"邢州"。

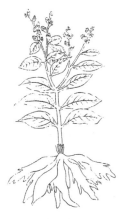

衡州（湖南衡阳）玄参

（《绍兴本草》）

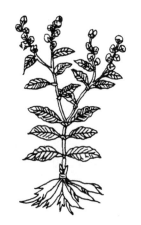

衡州（湖南衡阳）玄参

（《政和本草》）

　　玄参，生河间及冤句，今处处有之。二月生苗，叶似脂麻，又如槐柳，细茎青紫色；七月开花青碧色；八月结子黑色。亦有白花，茎方大紫赤色而有细毛；有节若竹者，高五、六尺；叶如掌大而尖长如锯齿；其根尖长，生青白，干即紫黑，新者润腻，一根可生五、七枚。三月、八月、九月采，曝干。或云蒸过日干。陶隐居云：道家时用合香。今人有传其法：以玄参、甘松香各杵末，均秤分两，盛以大酒瓶中，投白蜜渍，令瓶七、八分，紧封系头，安釜中煮，不住火，一伏时止火，候冷，破瓶取出，再捣熟。如干，更用熟蜜和，瓷器盛，荫埋地中，旋取，使入龙脑搜。亦可以熏衣。（《大观》卷八页 27，《政和》页 203，《纲目》页 752）

196. 苦　参

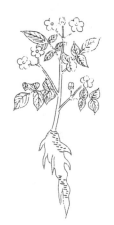

西京（河南洛阳）苦参

（《绍兴本草》）

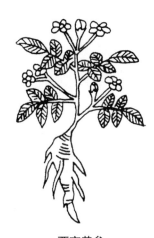

西京苦参

（《政和本草》）

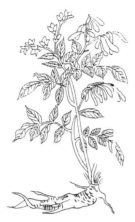

秦州（甘肃天水）苦参

（《绍兴本草》）

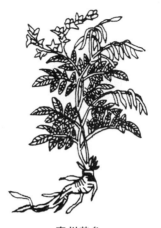

秦州苦参

（《政和本草》）

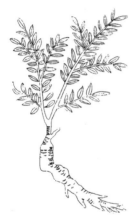

成德军（河北正定）苦参

（《绍兴本草》）

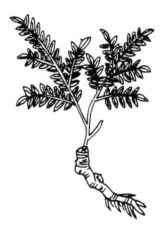

成德军苦参

（《政和本草》）

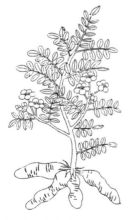

邵州（湖南宝庆）苦参

（《绍兴本草》）

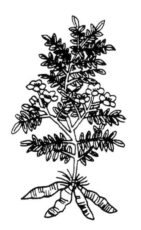

邵州苦参

（《政和本草》）

苦参，生汝南山谷及田野，今近道处处皆有之。其根黄色，长五、七寸许，两指粗细；三、五茎并生，苗高三、二①尺已来；叶碎青色，极似槐叶，故有水槐名，春生冬凋；其花黄白，七月结实如小豆子。河北生者无花子。五月、六月、八月②、十月采根，曝干用。古今方用治疮疹最多，亦可治癫疾。其法：用苦参五斤，切，以好酒三斗，渍三十日，每饮一合，日三。常服不绝，若觉痹，即差。取根皮末服之，亦良。（《大观》卷八页14，《政和》页198，《纲目》页776）

197. 石龙芮

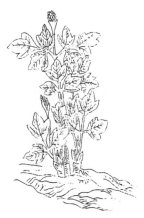

兖州（山东兖州）石龙芮

（《绍兴本草》）

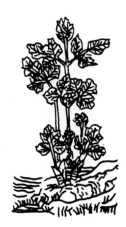

兖州石龙芮

（《政和本草》）

石龙芮，生泰山川泽石边。陶隐居云：近道处处有之，今惟出兖州。一丛数茎，茎青紫色；每茎三叶，其叶芮芮③，短小多刻缺；子如葶苈而色黄。五月采子；二月、八月采皮，阴干用。能逐诸风，除心热燥。苏恭云：俗名水堇，苗如附子，实如桑椹，生下湿地，此乃水堇，非石龙芮也。今兖州所生者，正与本经④、陶说相合，为得其真矣。（《大观》卷八页45，《政和》页208，《纲目》页995）

---

① 二：《纲目》作"四"。
② 八月：《纲目》无此二字。
③ 芮芮：《纲目》无此二字。
④ 经：《纲目》作"草"。

198. 石　韦

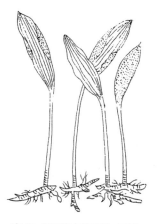

海州（江苏东海县）石韦

（《绍兴本草》）

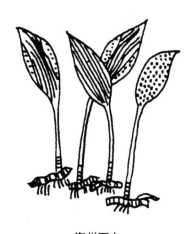

海州石韦

（《政和本草》）

石韦，生华阴山谷石上，今晋、绛、滁、海、福州、江宁府①皆有之。丛生石上，叶如柳，背有毛，而斑点如皮，故以名之②，以不闻水声者良。二月、七月采叶，阴干用。南中医人炒末，冷酒调服，疗发背甚效。石韦一名石皮。而福州自③有一种石皮，三月有花，其月采叶煎④浴汤，主风。又有生古瓦屋上者，名瓦韦，用治淋亦佳。（《大观》卷八页61，《政和》页212，《纲目》页1077）

199. 瓦　韦

瓦韦，文具石韦条下。

---

① 府：《纲目》无。
② 故以名之：《纲目》无此文。《政和》无"之"字。
③ 自：《纲目》作"别"。
④ 其月采叶煎：《纲目》作"采叶作"。

200. 狗　脊

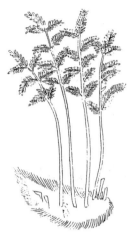

眉州（四川眉山）狗脊

（《绍兴本草》）

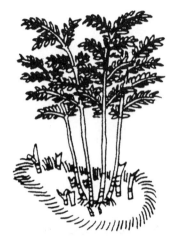

眉州狗脊

（《政和本草》）

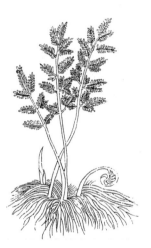

温州（浙江温州）狗脊

（《绍兴本草》）

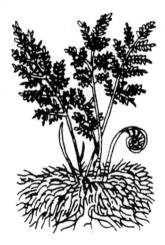

温州狗脊

（《政和本草》）

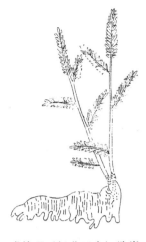

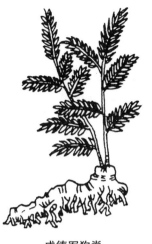

成德军（河北正定）狗脊

（《绍兴本草》）

成德军狗脊

（《政和本草》）

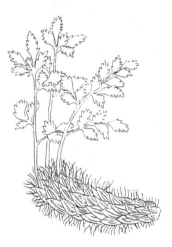

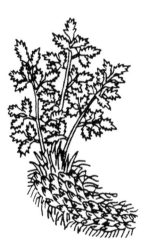

淄州（山东淄川）狗脊

（《绍兴本草》）

淄州狗脊

（《政和本草》）

狗脊，生常山川谷，今太行山、淄、温、眉州亦有。根黑色，长三、四寸，两指许大；苗尖细碎青色，高一尺已来，无花；其茎叶似贯众而细；其根长而多歧，似狗脊骨，故以名之。其肉青绿。春秋采根，曝干用。今方亦用金毛者。（《大观》卷八页44，《政和》页207，《纲目》页746）

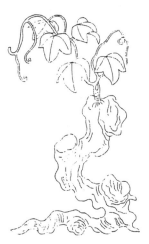

201. 萆 薢

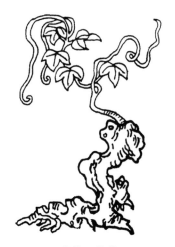

成德军（河北正定）萆薢

（《绍兴本草》）

成德军萆薢

（《政和本草》）

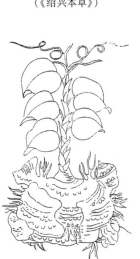

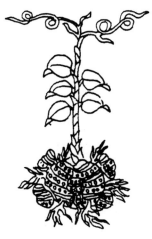

功州①（在四川境）萆薢

（《绍兴本草》）

邛州（四川邛崃）萆薢

（《政和本草》）

① 功州：《政和》作"邛州"。

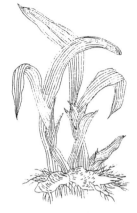

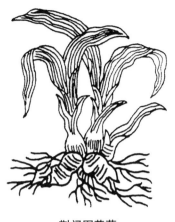

荆门军（湖北荆门）萆薢

（《绍兴本草》）

荆门军萆薢

（《政和本草》）

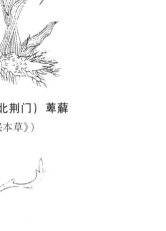

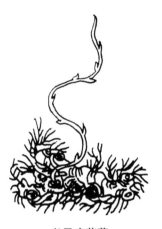

兴元府（陕西南郑）萆薢

（《绍兴本草》）

兴元府萆薢

（《政和本草》）

　　萆薢，生真定山谷，今河、陕京①东、荆、蜀诸郡有之。根黄白色，多节，三指许大；苗叶俱青，作蔓生，叶作三义，似山芋，又似绿豆叶；花有黄、红、白数种，亦有无花结白子者。春秋采根，曝干。旧说此药有二种：茎有刺者，根白实；无刺者，根虚软，以软者为胜。今成德军所产者，根亦如山芋体硬，其苗引蔓，叶似荞麦，子三棱，不拘时月采其根，用利刀切作片子，曝干用之。《正元②广利方》疗丈夫腰脚痹缓急，行履不稳者。以萆薢二十四分，合杜仲八分，捣筛，每旦温酒和服三钱匕，增至五匕。禁食牛肉。又有萆薢丸大方，功用亦同。（《大观》卷八页64，《政和》页213，《纲目》页1031）

_____

① 陕京：《纲目》作"峡汴"。
② 正元：《纲目》作"唐德宗贞元"。

202. 菝葜

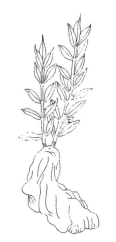

成德军（河北正定）菝葜

（《绍兴本草》）

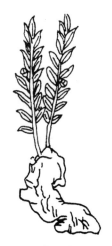

成德军菝葜

（《政和本草》）

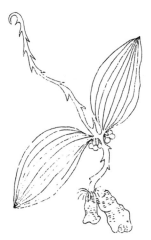

江州（江西浔阳）菝葜

（《绍兴本草》）

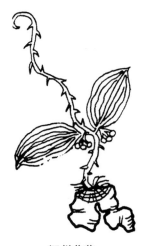

江州菝葜

（《政和本草》）

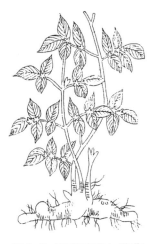

江宁府（江苏南京）菝葜

（《绍兴本草》）

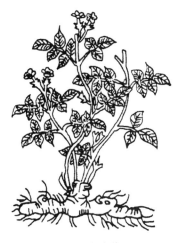

江宁府菝葜

（《政和本草》）

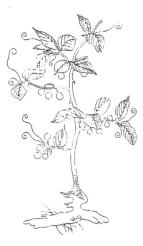

海州（江苏东海县）菝葜

（《绍兴本草》）

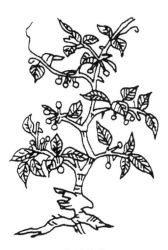

海州菝葜

（《政和本草》）

　　菝葜，旧不载所出州土，但云生山野，今近京及江、浙州郡多有之。苗茎成蔓，长二、三尺，有刺；其叶如冬青、乌药叶，又似菱叶差大；秋生黄花，结黑子，樱桃许大；其根作块，赤黄色。二月、八月采根，曝干用。江浙间人呼为金刚根。浸赤汁以煮粉，食云：啖之可以辟瘴。其叶以盐捣，敷风肿恶疮等，俗用有效。田舍贫家，亦取以酿酒，治风毒脚弱，痹满上气，殊佳。（《大观》卷八页68，《政和》页214，《纲目》页1032）

203. 通 草

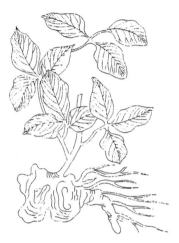

兴元府（陕西南郑）通草

（《绍兴本草》）

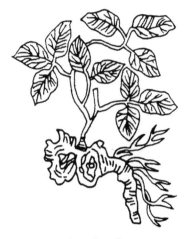

兴元府通草

（《政和本草》）

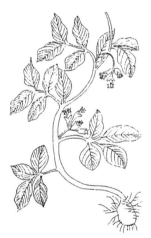

海州（江苏东海县）通草

（《绍兴本草》）

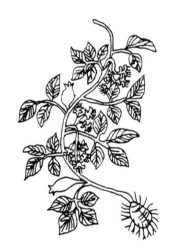

海州通草

（《政和本草》）

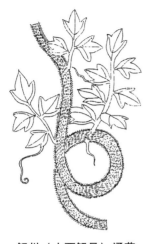

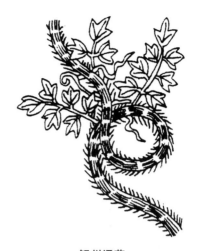

解州（山西解县）通草

（《绍兴本草》）

解州通草

（《政和本草》）

通草，生石城山谷及山阴，今泽、潞、汉中、江淮、湖南州郡亦有之。生作藤蔓，大如指；其茎秆大者径三寸，每节有二、三枝；枝头出五叶，颇类石韦，又似芍药，三叶相对，夏秋开紫花，亦有白花者；结实如小木瓜，核黑，瓤白，食之甘美①，南人谓之燕覆，亦云乌覆。正月、二月采枝，阴干用。或以为葡萄苗，非也。今人谓之木通。而俗间所谓通草，乃通脱木也。此木生山侧，叶如萆麻，心空，中有瓤，轻白可爱，女工取以饰物。《尔雅》云：离南，活莌（音脱）。释云：离南，草也，一名活莌。《山海经》又名寇脱，生江南，高丈许，大叶似荷而肥，茎中有瓤，正白者是也。又名倚商，主蛊毒。其花上粉，主诸虫瘘恶疮痔疾，取粉内疮中。《正元广利方》疗瘰疬，及李绛兵部疗胸伏气攻胃咽不散方中，并用之。今京师园圃间亦有种莳者。又按张氏《燕吴行役记》：扬州大仪甘泉东院两廊前，有通草，其形如椿，少叶，子垂梢际，如苦楝。与今所说殊别，不知是木通邪？通脱邪？或别是一种也。古方所用通草，皆今之木通。通脱稀有使者，近世医家多用利小便。南人或以蜜煎作果，食之甚美，兼解诸药毒。（《大观》卷八页 21，《政和》页 200，《纲目》页 1043）

---

① 美：此下，《纲目》有"即陈士良本草所谓桴栿子也"。

204. 通脱木

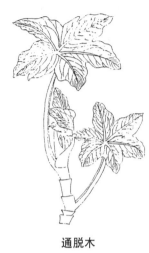

通脱木

（《绍兴本草》）

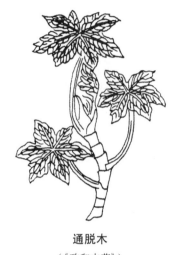

通脱木

（《政和本草》）

通脱木，文具通草条下。

205. 瞿　麦

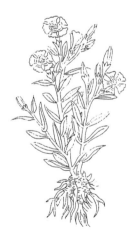

绛州（山西新绛）瞿麦

（《绍兴本草》）

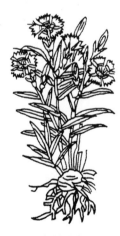

绛州瞿麦

（《政和本草》）

瞿麦，生泰山川谷，今处处有之。苗高一尺已来，叶尖小青色；根紫黑色，形如细蔓菁；花红紫赤色，亦似映山红，二月至五月开；七月结实作穗，子颇似麦，故以名之。立秋后合子、叶收采，阴干用。河阳河中府出者，苗可用。淮甸出者根细，村民取作刷帚。《尔雅》谓之大菊。《广雅》谓之茈萎是也。古今方通心经，利小肠为最要。张仲景治小便不利，有水气，栝楼瞿麦丸主之。栝楼根二两，大附子一个，茯苓、山芋各三两，瞿麦一分[①]，五物杵末，蜜丸如梧子大。一服三丸，日三。未知，益至七、八丸。以小便利，腹中温为知也。（《大观》卷八页25，《政和》页202，《纲目》页914）

206. 败 酱

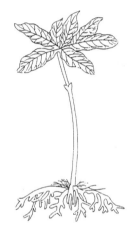

江宁府（江苏南京）败酱

（《绍兴本草》）

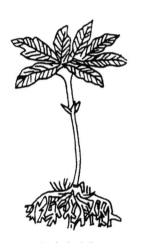

江宁府败酱

（《政和本草》）

败酱，生江夏川谷，今江东亦有之，多生岗岭间。叶似水莨及薇衔，丛生；花黄，根紫色，似柴胡，作陈败豆酱气，故以为名。八月采根，曝干用。张仲景治腹痈，腹有脓者，薏苡人附子败酱汤。薏苡人十分，附子二分，败酱五分，三物捣为末，取方寸匕，以水二升，煎取一升，顿服之，小便当下，愈。（《大观》卷八页54，《政和》页210，《纲目》页910）

---

① 一分：《纲目》作"二钱半"。按古方一分为二钱半。

207. 白 芷

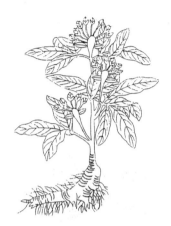

泽州（山西晋城）白芷

（《绍兴本草》）

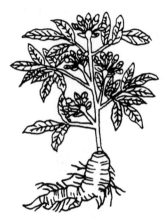

泽州白芷

（《政和本草》）

白芷，生河东川谷下泽，今所在有之，吴地尤多。根长尺余，白色，粗细不等；枝秆去地五寸以上；春生，叶相对婆娑，紫色，阔三指许；花白，微黄；入伏后结子，立秋后苗枯。二月、八月采根，曝干。以黄泽者为佳。楚人谓之药。《九歌》云：辛夷楣兮药房。王逸注云：药，白芷是也。（《大观》卷八页38，《政和》页206，《纲目》页800）

208. 杜 蘅

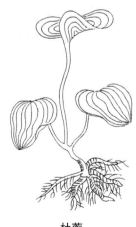

杜蘅

（《绍兴本草》）

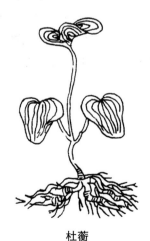

杜蘅

（《政和本草》）

杜蘅，旧不著所出州土，今江淮间皆有之。苗叶都似细辛①，惟香气小异，而根亦粗，黄白色，叶似马蹄，故名马蹄香。三月三日采根，熟洗，曝干。谨按《山海经》云：天帝之山，有草状如葵，其臭如蘼芜，名曰杜蘅，可以走马，食之已瘿。郭璞注云：带之，可以走马。或曰马得之而健走。《尔雅》谓之杜，又名土卤，然杜若亦名杜蘅，或疑是杜若。据郭璞注云：似葵而香，故知是此杜蘅也。今人用作浴汤及衣香，甚佳。（《大观》卷八页65，《政和》页213，《纲目》页786）

209. 紫　草

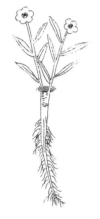

东京（河南开封）紫草

（《绍兴本草》）

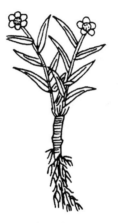

东京紫草

（《政和本草》）

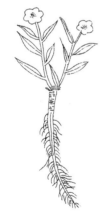

单州（山东单县）紫草

（《绍兴本草》）

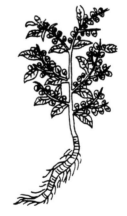

单州紫草

（《政和本草》）

---

①　苗叶都似细辛：按《本草图经》对杜蘅植物形态的描述，是附在细辛条中。所以此处仅云："苗叶都似细辛"。

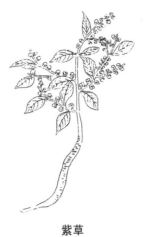

紫草

（《绍兴本草》）

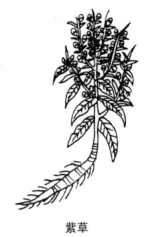

紫草

（《政和本草》）

　　紫草，生砀[1]山山谷及楚地，今处处有之。人家园圃中，或种莳。其根所以染紫也。《尔雅》谓之藐。《广雅》谓之茈莨。苗似兰香，茎赤，节青；二月有花，紫白色；秋实白。三月采根，阴干。古方稀见使。今医家多用治伤寒时疾，发疮疹不出者，以此作药，使其发出。韦宙《独行方》，治豌豆疮，煮紫草汤，饮。后人相承用之，其效尤速。（《大观》卷八页50，《政和》页209，《纲目》页756）

210. 紫 菀

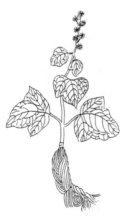

解州（山西解县）紫菀

（《绍兴本草》）

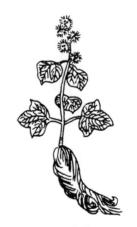

解州紫菀

（《政和本草》）

---

　　① 砀：《政和》作"阳"。按《名医别录》云："紫草，生砀山山谷及楚地。"当以"砀"字为正。

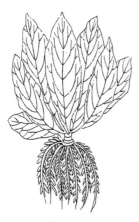

成州（甘肃成县）紫菀

（《绍兴本草》）

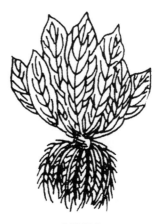

成州紫菀

（《政和本草》）

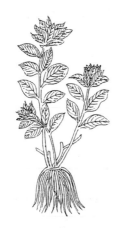

泗州（安徽泗县）紫菀

（《绍兴本草》）

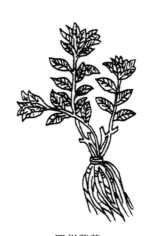

泗州紫菀

（《政和本草》）

　　紫菀，生房陵山谷，及真定邯郸，今耀、成、泗、寿、台、孟州、兴国军皆有之。三月内布地生苗叶，其叶三、四相连；五月、六月内开黄紫白花；结黑子。本有白毛，根甚柔细。二月、三月内取根，阴干用。又有一种白者，名白菀。苏恭云：白菀即女菀也，疗体并同。无紫菀时，亦可通用女菀。下自有条。今人亦稀用。古今《传信方》用之最要，近医疗久嗽不差，此方甚佳。紫菀去芦头，款冬花各一两，百部半两，三物捣罗为散，每服三钱匕。生姜三片，乌梅一个，同煎汤调下，食后欲卧，各一服。（《大观》卷八页 48，《政和》页 209，《纲目》页 898）。

211. 白　菀

　　白菀，文具紫菀条下。

212. 白 鲜

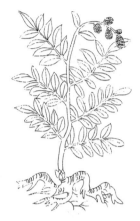

江宁府（江苏南京）白鲜

（《绍兴本草》）

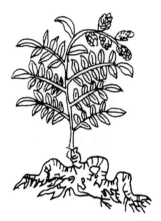

江宁府白鲜

（《政和本草》）

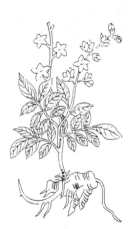

滁州（安徽滁县）白鲜

（《绍兴本草》）

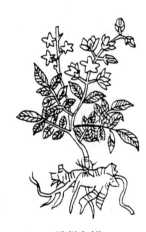

滁州白鲜

（《政和本草》）

　　白鲜，生上谷、川谷及冤句，今河中、江宁府、滁州、润州亦有之。苗高尺余，茎青，叶稍白，如槐，亦似茱萸；四月开花淡紫色，似小蜀葵①；根似②蔓菁，皮黄白而心实。四月、五月采根，阴干用。又云：宜二月采，差晚则虚恶也。其气息都似羊膻，故俗呼为白羊鲜，又名地羊膻，又名金爵儿椒。其苗，山人以为菜茹。葛洪治鼠瘘已有口，脓血出者，白鲜皮煮汁服一升，当吐鼠子乃愈。李《兵部手集

---

① 葵：此下，《纲目》有"花"字。
② 似：此下，《纲目》有"小"字。

方》疗肺嗽，有白鲜皮汤方，甚妙。(《大观》卷八页 55，《政和》页 210，《纲目》页 778)

213. 白　薇

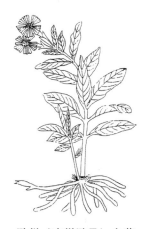

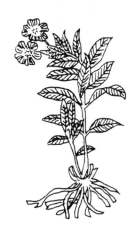

滁州（安徽滁县）白薇　　　　　　　　　　滁州白薇

（《绍兴本草》）　　　　　　　　　　　　　（《政和本草》）

　　白薇，生平原川谷，今陕西诸郡及滁、舒、润、辽州亦有之。茎叶俱青，颇类柳叶；六、七月开红花；八月结实；根黄白色，类牛膝而短小。三月三日采根，阴干用。今云八月采。(《大观》卷八页 66，《政和》页 213，《纲目》页 789)

214. 葈　耳

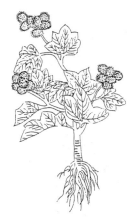

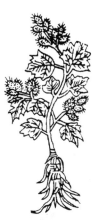

滁州（安徽滁县）葈耳　　　　　　　　　　滁州葈耳

（《绍兴本草》）　　　　　　　　　　　　　（《政和本草》）

菓耳，生安陆川谷及六安田野，今处处有之。谨按诗人谓之卷耳。《尔雅》谓之苓耳。《广雅》谓之菓耳，皆以实得名也。陆机疏云：叶青白，似胡荽，白华，细茎，蔓生，可煮为茹，滑而少味。四月中生子，正如妇人耳珰，今或谓之耳珰草。郑康成谓是白胡荽，幽州人呼为爵耳。郭璞云：形似鼠耳，丛生如盘。今之所有，皆类此，但不作蔓生耳。或曰此物本生蜀中，其实多刺，因羊过之，毛中粘缀，遂至中国，故名羊负来。俗呼为道人头。实熟时采之。古今方书多单用，治丁肿困甚者：生捣根叶，和小儿溺，绞取汁，令服一升，日三。又烧作灰，和腊月猪脂，封上，须臾拔出根，愈。（《大观》卷八页5，《政和》页195，《纲目》页876）

215. 茅 根

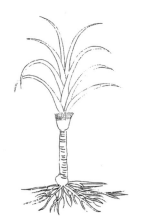

鼎州（湖南常德）茅根

（《绍兴本草》）

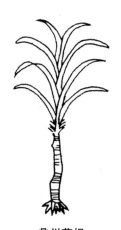

鼎州茅根

（《政和本草》）

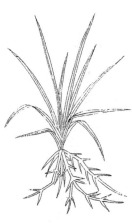

澶州（河北清丰县）茅根

（《绍兴本草》）

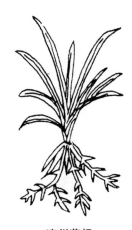

澶州茅根

（《政和本草》）

茅根，生楚地山谷田野，今处处有之。春生苗，布地如针，俗间谓之茅针，亦可啖，甚益小儿；夏生白花，茸茸然，至秋而枯；其根至洁白，亦甚甘美。六月采根用。今人取茅针，捼以敷金疮，塞鼻洪，止暴下血及溺血者，殊效。刘禹锡《传信方》疗痈肿有头，使必穴方，取茅锥一茎正尔，全煎十数沸，服之，立溃。若两茎即生两孔，或折断一枝为二，亦生两穴。白茅花，亦主金疮止血。又有菅，亦茅类也。陆机《草木疏》云：菅似茅而滑无毛，根下五寸中有白粉者，柔韧宜为索，沤之尤善。其未沤者，名野菅，《诗》所谓白茅菅兮是此也。入药与茅等。其屋苫茅经久者，主卒吐血，细剉三升，酒浸，煮服一升，良已。（《大观》卷八页46，《政和》页208，《纲目》页783）

216. 百 合

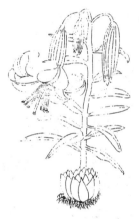

成州（甘肃成县）百合

（《绍兴本草》）

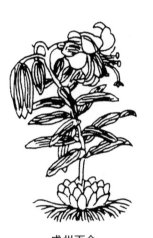

成州百合

（《政和本草》）

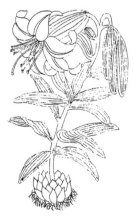

滁州（安徽滁县）百合

（《绍兴本草》）

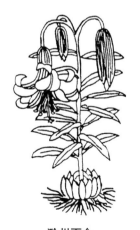

滁州百合

（《政和本草》）

百合，生荆州川谷，今近道处处有之。春生苗，高数尺，秆粗如箭；四面有叶如鸡距，又似柳叶，青色，叶近茎微紫，茎端碧白；四、五月开红白花，如石榴觜而大；根如葫蒜重叠，生二、三十瓣。二月、八月采根，曝干。人亦蒸食之，甚益气。又有一种，花黄有黑斑细叶，叶间有黑子，不堪入药。徐锴《岁时广记》：二①月种百合法：宜鸡粪。或云百合是蚯蚓所化，而反好鸡粪，理不可知也。又百合作面，最益人，取根曝干，捣细，筛，食之如法。张仲景治百合②病，有百合知母汤、百合滑石代赭汤、百合鸡子汤、百合地黄汤、凡四方，病名百合，而用百合治之，不识其义。（《大观》卷八页 32，《政和》页 204，《纲目》页 1225）

217. 酸 浆

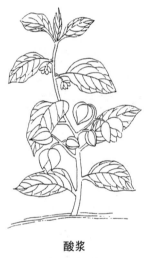 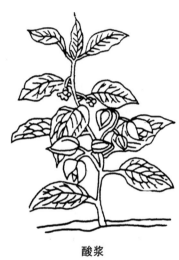

酸浆
（《绍兴本草》）

酸浆
（《政和本草》）

酸浆，生荆楚川泽及人家田园中，今处处有之。苗似水茄而小，叶亦可食；实作房如囊，囊中有子如梅李大，皆赤黄色，小儿食之尤有益，可除热；根似菹芹，色白，绝苦，捣其汁饮之，治黄病多效。五月采，阴干。《尔雅》所谓葴（音针），寒浆。郭璞注云：今酸浆草，江东人呼为苦葴是也。今医方稀用。（《大观》卷八页56，《政和》页 211，《纲目》页 908）

① 二：《大观》作"三"。
② 百合：《大观》无此二字。

218. 紫　参

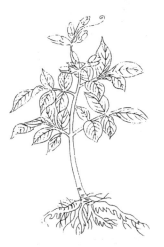

滁州（安徽滁县）紫参

（《绍兴本草》）

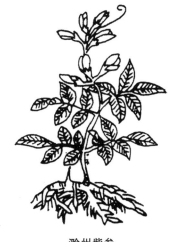

滁州紫参

（《政和本草》）

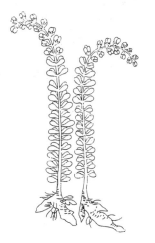

眉州（四川眉山）紫参

（《绍兴本草》）

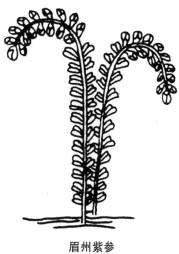

眉州紫参

（《政和本草》）

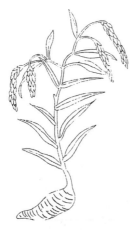

晋州（山西临汾）紫参

（《绍兴本草》）

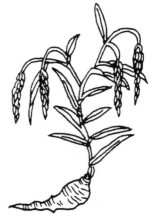

晋州紫参

（《政和本草》）

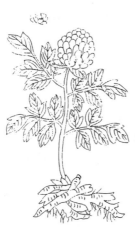

濠州（安徽凤阳）紫参

（《绍兴本草》）

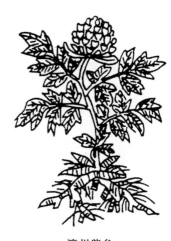

濠州紫参

（《政和本草》）

　　紫参，生河西及冤句山谷，今河中解、晋、齐及淮、蜀州郡皆有之①。苗长一、二尺；根淡紫色如地黄状；茎青而细，叶亦青，似槐叶，亦有似羊蹄者；五月开花，白色似葱花，亦有红紫而似水荭者；根皮紫黑，肉红白色，肉浅而皮深。三月采根，火炙令紫色。又云：六月采，晒干用。张仲景治痢紫参汤主之②。紫参半斤，甘草二两，以水五升，煎紫参，取二升，内甘草，煎取半升，分温三服。（《大观》卷八页59，《政和》页211，《纲目》页755）

_____

① 之：《大观》无。
② 主之：《大观》无此二字。

219. 淫羊藿

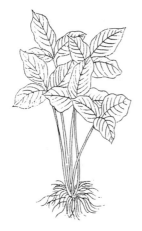

永康军（四川灌县）淫羊藿

（《绍兴本草》）

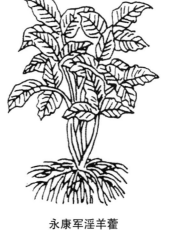

永康军淫羊藿

（《政和本草》）

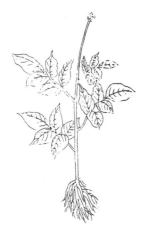

沂州（山东沂山）淫羊藿

（《绍兴本草》）

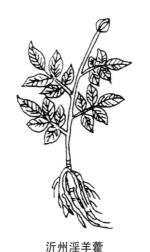

沂州淫羊藿

（《政和本草》）

　　淫羊藿，俗名仙灵脾。生上郡阳山山谷，今江东、陕西、泰山、汉中、湖湘间皆有之。叶青似杏，叶上有刺；茎如粟秆；根紫色有须；四月开花白色，亦有紫色，碎小独头子。五月采叶，晒干。湖湘出者，叶如小豆，枝茎紧细，经冬不凋，根似黄连。关中俗呼三枝九叶草，苗高一、二尺许，根叶俱堪使。（《大观》卷八页 39，《政和》页 206，《纲目》页 750）

220. 蠡 实

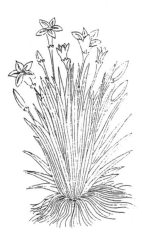

冀州（河北冀县）蠡实

（《绍兴本草》）

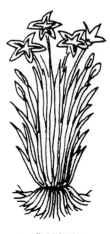

冀州蠡实

（《政和本草》）

蠡实，马蔺子也，北人音讹呼为马楝子。生河东川谷，今陕西诸郡及鼎①、汉州亦有之，近京尤多。叶似薤而长厚；三月开紫碧花；五月结实作角子，如麻木而赤色有棱；根细长，通黄色，人取以为刷。三月采花；五月采实，并阴干用。谨按《颜氏家训》云：月令曰：荔挺出。郑康成云：荔挺，马薤也。《易统验玄图》云：荔挺不出，则国多火灾。《说文》云：荔，似蒲而小，根可为刷。《广雅》云：马薤，荔也。蔡邕、高诱皆云：荔，以挺出。然则郑以荔挺为名，误矣。此物河北平泽率生之，江东颇多，种于阶庭，但呼为旱蒲，故不识马薤。讲礼者，乃以为马苋，且马苋②亦名豚耳，俗曰马齿者是也。其花实皆入药。《列仙传》寇先生者，宋人也，好种荔，食其葩实焉。今山人亦单服其实，云大温，益下，甚有奇效。崔元亮治喉痹肿痛，取荔花皮根，共十二分，以水一升，煮取六合，去滓含之。细细咽汁，差止。（《大观》卷八页24，《政和》页202，《纲目》页873）

---

① 鼎：此下，《大观》有"州"字。
② 且马苋：《大观》无此三字。

本草图经草部中品之下卷第七

朝奉郎太常博士　充集贤校理　新差知颍州军州　兼管内劝
农及管句开治沟洫河道事　骑都尉借紫　臣　苏颂　奉敕撰

尚志钧　辑校

221. 款冬花	240. 海藻	259. 草三棱
222. 牡丹	241. 海带	260. 阿魏
223. 防己	242. 昆布	261. 卢会
224. 泽兰	243. 垣衣	262. 缩沙蜜
225. 马兰	244. 陟厘	263. 肉豆蔻
226. 地榆	245. 井中苔	264. 白豆蔻
227. 白前	246. 昨叶荷草	265. 茅香
228. 百部	247. 凫葵	266. 胡黄连
229. 王瓜	248. 鳢肠	267. 零陵香
230. 茅苞	249. 蒟酱	268. 甘松香
231. 高良姜	250. 白药	269. 天麻
232. 积雪草	251. 翦草	270. 荜拨
233. 莎草	252. 荩香子	271. 荜澄茄
234. 恶实	253. 莳萝	272. 补骨脂
235. 小蓟根	254. 郁金	273. 使君子
236. 大蓟根	255. 郁金香	274. 红蓝花
237. 艾叶	256. 姜黄	275. 蜜蒙花
238. 水萍	257. 蓬莪茂	276. 伏牛花
239. 荭草	258. 京三棱	

221. 款冬花

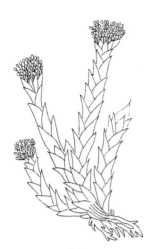

雄州①款冬花

（《绍兴本草》）

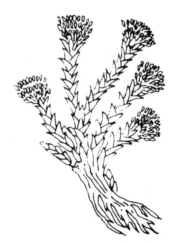

雍州（陕西长安北）款冬花

（《政和本草》）

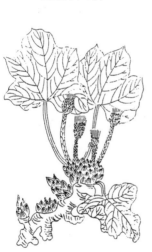

秦州（甘肃天水）款冬花

（《绍兴本草》）

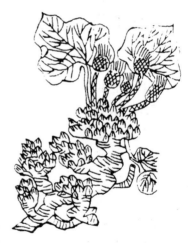

秦州款冬花

（《政和本草》）

---

① 雄州：《大观》《政和》作"雍州"。

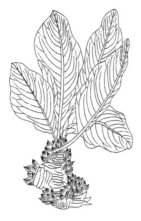

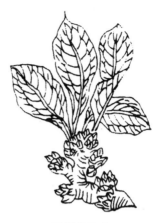

晋州（山西临汾）款冬花
（《绍兴本草》）

晋州款冬花
（《政和本草》）

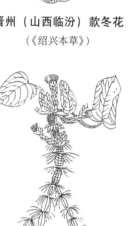

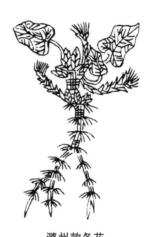

潞州（山西长治）款冬花
（《绍兴本草》）

潞州款冬花
（《政和本草》）

款冬花，出常山山谷及上党水傍，今关中亦有之。根紫色，茎青紫，叶似草薢；十二月开黄花，青紫萼，去土一、二寸，初出如菊花萼，通直而肥；实无子。则陶隐居所谓出高丽百济者，近此类也。又有红花者，叶如荷而斗直，大者容一升，小者容数合，俗呼为蜂斗叶，又名水斗叶。则唐注所谓大如葵而丛生者是也。十一月采花阴干，或云花生于冰下，正月旦采之。郭璞注《尔雅》颗冻云：紫赤花，生水中。冰，水字近，疑一有误。而傅咸《款冬赋序》曰："余曾逐禽，登于北山，于时仲冬之月也，冰凌盈谷，积雪被崖，顾见款冬炜然，始敷华艳，当是生于冰下为正焉。《本经》主咳逆，古今方用之，为治嗽之①最。崔知悌疗久嗽熏法：每旦取款冬花如鸡子许，少蜜拌花使润，内一升铁铛中。又用一瓦碗钻一孔，孔内安一小竹筒笔管，亦得其筒稍长，作碗铛相合及插筒处，皆面泥之，勿令漏气。铛下著炭火，

---

① 为治嗽之：《大观》无此四字。

少时款冬烟自从筒出，则口含筒，吸取烟咽之，如胸中少闷，须举头，即将指头捻筒头，勿使漏烟气，吸烟使尽止。凡如是五日一为之。待至六日，则饱食羊肉馎饦一顿，永差。(《大观》卷九页24，《政和》页226，《纲目》页910)

222. 牡 丹

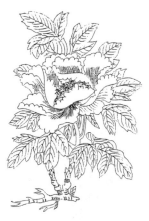

滁州（安徽滁县）牡丹

（《绍兴本草》）

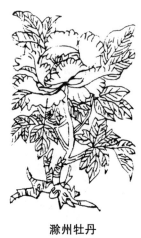

滁州牡丹

（《政和本草》）

牡丹，生巴郡山谷及汉中，今丹、延、青、越、滁、和州山中皆有之。花有黄、紫、红、白数色，此当是山牡丹。其茎梗①枯燥黑白色，二月于梗上生苗叶，三月开花；其花叶与人家所种者相似，但花止五、六叶耳；五月结子黑色，如鸡头子大；根黄白色，可五、七寸长，如笔管大。二月、八月采，铜刀劈去骨，阴干用。此花一名木芍药，近世人多贵重，圃人欲其花之诡异，皆秋冬移接，培以壤土，至春盛开，其状百变。故其根性殊失本真，药中不可用此品，绝无力也。牡丹主血，乃去瘀滞。《正元广利方》疗因伤损血瘀不散者，取牡丹皮八分，合虻虫二十一枚，熬过同捣筛，每旦②温酒和散，方寸匕服，血当化为水下。(《大观》卷九页26，《政和》页227，《纲目》页804)

① 梗：《政和》作"便"，《大观》作"梗"。
② 旦：《大观》作"日"，《政和》作"旦"。

223. 防　己

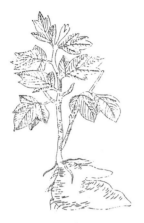

兴化军（福建蒲田）防己
（《绍兴本草》）

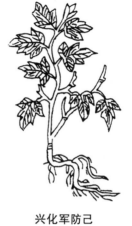

兴化军防己
（《政和本草》）

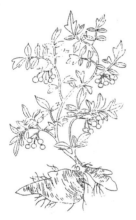

黔州（四川彭水）防己
（《绍兴本草》）

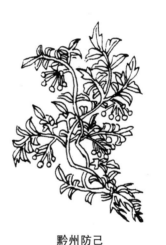

黔州防己
（《政和本草》）

　　防己，生汉中川谷，今黔中亦有之。但汉中出者，破之纹作车辐解，黄实而香，茎梗甚嫩，苗叶小类牵牛。折其茎，一头吹之，气从中贯，如木通类①。它处者青白虚软，又有腥气，皮皱，上有丁足子，名木防己。二月、八月采，阴干用。木防己虽今不入药，而古方亦通用之。张仲景治伤寒有增减木防己汤，及防己地黄、五物防己、黄芪六物等汤。深师疗膈间支满，其人喘满心下痞坚，面鳌黑，其脉沉紧，得之数十日吐下之乃愈。木防己汤主之。木防己二两，石膏二枚（鸡子大，碎，绵

① 类：《纲目》作"然"。

裹），桂心二两，人参四两，四物以水六升，煮取二升，分再服，虚者便愈。实者三日复发汗，至三日复不愈者，宜去石膏，加芒硝三合。以水六升煮三味，取二升，去滓，内芒硝，分再服，微下利则愈。禁生葱。孙思邈疗遗溺，小溲①涩，亦用三物木防己汤。（《大观》卷九页 14，《政和》页 223，《纲目》页 1042）

224. 泽 兰

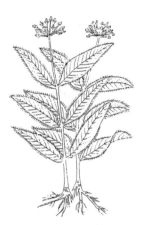

梧州（广西苍梧）泽兰

（《绍兴本草》）

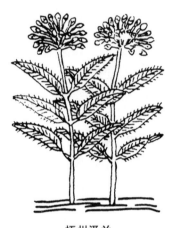

梧州泽兰

（《政和本草》）

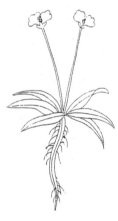

徐州（江苏徐州）泽兰

（《绍兴本草》）

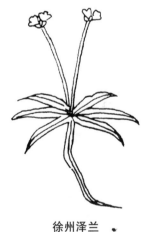

徐州泽兰

（《政和本草》）

泽兰，生汝南诸大泽傍，今荆、徐、随、寿、蜀、梧州、河中府皆有之。根紫黑色，如粟根；二月生苗。高二、三尺；茎秆青紫色，作四棱；叶生相对，如薄荷，

① 溲：《大观》作"便"，《政和》作"溲"。

微香；七月开花，带紫白色，萼通①紫色，亦似薄荷花。三月采苗，阴干。荆湖、岭南人家多种之。寿州出者无②花子。此③与兰草大抵相类，但兰草生水傍，叶光润，阴④小紫，五、六月盛。而泽兰生水泽中，及下湿地，叶尖，微有毛，不光润，方茎紫节，七月、八月初采，微辛，此为异耳。今妇人方中最急用也。又有一种马兰，生水泽傍，颇似泽兰，而气臭味辛，亦主破血，补金创，断下血。陈藏器以为《楚辞》所喻恶草即是也，北人呼为紫菊，以其花似菊也。又有一种山兰，生山侧，似刘寄奴，叶无桠，不对生，花心微黄赤，亦能破血，皆可用。（《大观》卷九页12，《政和》页222，《纲目》页832）

225. 马　兰

马兰，文具泽兰条下。

226. 地　榆

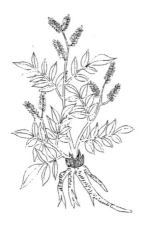

衡州（湖南衡阳）地榆

（《绍兴本草》）

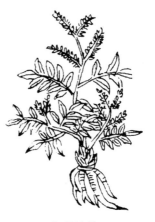

衡州地榆

（《政和本草》）

---

① 通：《大观》作"亦"，《政和》作"通"。
② 无：《大观》作"开"，《政和》作"无"。
③ 此：《大观》作"皆"，《政和》作"此"。
④ 阴：《大观》作"根"，《政和》作"阴"。

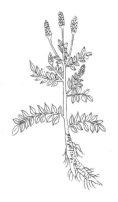

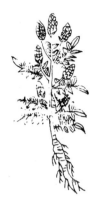

江宁府（江苏南京）地榆

（《绍兴本草》）

江宁府地榆

（《政和本草》）

地榆，生桐柏及冤句山谷，今处处①有之。宿根三月内生，苗初生布地，茎直②，高三、四尺；对分出叶，叶似榆，少狭，细长，作锯齿状，青③色；七月开花如椹子，紫黑色；根外黑里红，似柳根。二月、八月采，曝干。叶不用，山人乏茗时，采此叶作饮亦好。古断下方多用之。葛氏载徐平疗下血二十年者，取地榆、鼠尾草各三两，水二升，煮半，顿服。不断，水渍屋尘，饮一小杯投之，不过重作乃愈。小儿疳痢，亦单煮汁如饴糖，与服便已。又毒蛇螫人，捣新根，取汁饮，兼以渍疮良。崔元亮《海上方》，赤白下骨立者，地榆一斤，水三升，煮取一升半，去滓，再煎如稠饧，绞滤，空腹服三合，日再。（《大观》卷九页7，《政和》页220，《纲目》页753）

227. 白　前

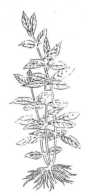

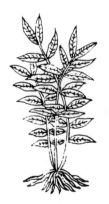

舒州（安徽舒城）白前

（《绍兴本草》）

舒州白前

（《政和本草》）

① 处：此下，《纲目》有"平原川泽皆"。
② 茎直：《纲目》作"独茎直下"。
③ 青：《政和》作"责"，《大观》作"青"。

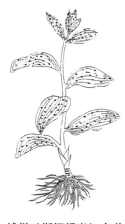

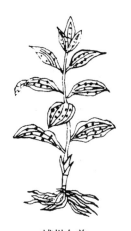

越州（浙江绍兴）白前　　　　　　　越州白前
（《绍兴本草》）　　　　　　　　　　（《政和本草》）

　　白前，旧不载所出州土，陶隐居云出近道，今蜀中及淮浙州郡皆有之。苗似细辛而大，色白，易折；亦有叶似柳，或似芫花苗者，并高尺许。生洲诸沙碛之上，根白，长于细辛，亦似牛膝、白薇辈。今用蔓生者，味苦，非真也。二月、八月采根，曝干。深师疗久咳逆上气，体肿，短气，胀满，昼夜倚壁不得卧，常作水鸡声者，白前汤主之。白前二两，紫菀、半夏，洗，各三两，大戟七合，切，四物以水一斗，渍一宿，明旦煮取三升，分三服。禁食羊肉、饧，大佳。（《大观》卷九页 43，《政和》页 233，《纲目》页 790）

228. 百　部

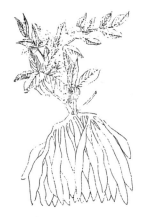

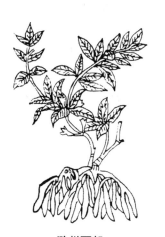

徐州①（江苏徐州）百部　　　　　　滁州百部
（《绍兴本草》）　　　　　　　　　　（《政和本草》）

---

　① 徐州：《政和》作"滁州"。

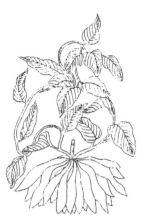

衡州（湖南衡阳）百部

（《绍兴本草》）

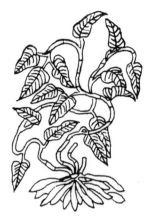

衡州百部

（《政和本草》）

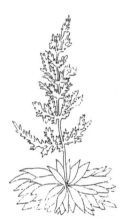

峡州（湖北宜昌）百部

（《绍兴本草》）

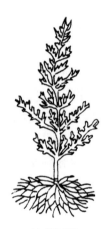

峡州百部

（《政和本草》）

　　百部根，旧不著所出州土，今江、湖、淮、陕、齐、鲁州郡皆有之。春生苗，作藤蔓；叶大而尖长，颇似竹叶，面青色而光；根下作撮如芋子①，一撮乃十五、六枚，黄白色。二月、三月、八月采，曝干用。古今方书治嗽多用。葛洪主卒嗽，以百部根、生姜二物，各绞汁，合煎，服二合。张文仲单用百部根，酒渍再宿，大温，服一升，日再。《千金方》疗三十年嗽，以百部根二十斤②，捣绞取汁，煎之如饴，服方寸匕，日三，验。（《大观》卷九页 20，《政和》页 225，《纲目》页 1027）

――――――――

① 作撮如芋子：《纲目》无此文。
② 二十斤：《大观》作"二十根"，《外台》作"二三斤"。

229. 王 瓜

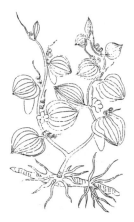

均州（湖北均县）王瓜

（《绍兴本草》）

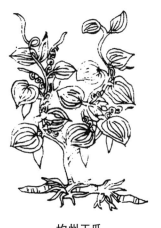

均州王瓜

（《政和本草》）

王瓜，生鲁地平泽田野及人家垣墙间，今处处有之。《月令》：四月王瓜生，即此也。叶似栝楼，圆无叉缺，有刺如毛。五月开黄花；花下结子如弹丸，生青熟赤；根似葛，细而多糁，谓之土瓜根。北间者，其实累累相连，大如枣，皮黄肉白，苗叶都相似，但根状不同耳。三月采根，阴干。均房间人，呼为老鸦瓜，亦曰菟瓜。谨按《尔雅》曰：黄（羊善切），菟瓜。郭璞注云：似土瓜。而土瓜自谓之藈（与睽同）菇（与姑同），又名钩菇，盖菟瓜别是一种也。又云：芴（音物）菲，亦谓之土瓜，自别是一物。《诗》所谓采葑采菲者，非此土瓜也。大凡物有异类同名甚多，不可不辨也。葛氏疗面上痱瘰①子用之，仍得光润皮急，以土瓜根捣筛，浆水匀和，入夜先浆水洗面，敷药，旦复洗之，百日光华射人。小儿四岁发黄，生捣绞汁三合，与饮，不过三饮，已。（《大观》卷九页6，《政和》页219，《纲目》页1021）

---

① 瘰：《大观》作"瘤"，《政和》作"瘰"，《纲目》作"痞"。按瘰、痞、瘤等字音同义近，可互通假。

230. 荠苨

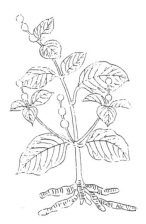

蜀州（四川崇庆）荠苨

（《绍兴本草》）

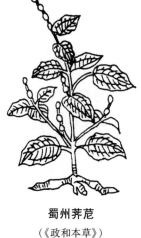

蜀州荠苨

（《政和本草》）

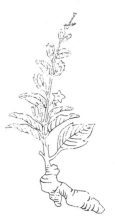

润州（江苏镇江）荠苨

（《绍兴本草》）

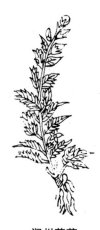

润州荠苨

（《政和本草》）

荠苨，旧不载所出州土，今川蜀、江浙皆有之。春生，苗茎都似人参，而叶小异，根似桔梗根，但无心为异。润州①尤多，人家收以为果菜，或作脯啖。味甚甘美②。二月、八月采根，曝干。古方解五石毒，多生服荠苨汁，良。又小品方，疗③蛊，取荠苨根捣末，以饮服方寸匕，立差。（《大观》卷九页44，《政和》页233，

① 州：此下，《纲目》有"陕州"二字。
② 甘美：《大观》作"佳"，《政和》作"甘美"，《纲目》作"甘美，兼可寄远"。
③ 疗：《大观》作"治"，《政和》作"疗"。

231. 高良姜

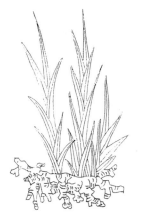

雷州（广东海康）高良姜

（《绍兴本草》）

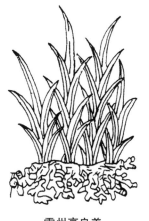

雷州高良姜

（《政和本草》）

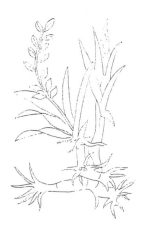

詹州（广东詹县）高良姜

（《绍兴本草》）

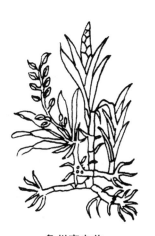

詹州高良姜

（《政和本草》）

　　高良姜，旧不载所出州土，陶隐居云：出高良郡，今岭南诸州及黔、蜀皆有之。内郡虽有，而不堪入药。春生，茎叶如姜苗而大，高一、二尺许；花红紫色如山姜。二月、三月采根，曝干。古方亦单用，治忽心中恶，口吐清水者，取根如骰子块，含之，咽津后巡即差。若臭亦含咽，更加草豆蔻同为末，煎汤常饮之，佳。（《大观》卷九页 18，《政和》页 224，《纲目》页 809）

232. 积雪草

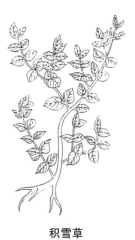

积雪草

（《绍兴本草》）

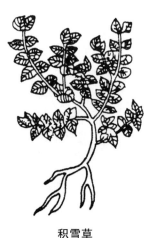

积雪草

（《政和本草》）

积雪草，生荆州川谷，今处处有之。叶圆如钱大，茎细而劲蔓延，生溪涧之侧，荆楚人以叶如钱，谓为地钱草。徐仪《药图》名连钱草。八月、九月采苗叶，阴干用。段成式《酉阳杂俎》云：地钱，叶圆茎细，有蔓，一曰积雪草，一曰连钱草。谨按《天宝单行方》云：连钱草，味甘、平，无毒。元生咸阳下湿地，亦生临淄郡、济阳郡池泽中，甚香。俗间或云圆叶似薄荷，江东、吴越①丹阳郡极多，彼人常充生菜食之。河北柳城郡尽呼为海苏，好近水生，经冬不死，咸、洛二京亦有。或名胡薄荷，所在有之。单服疗女子②小腹痛。又云：女子忽得小腹中痛，月经初来，便觉腰中切痛连脊间，如刀锥所刺，忍不可堪者。众医不别，谓是鬼疰，妄服诸药，终无所益，其疾转③增。审察前状相当，即用此药。其药夏五月正放花时，即采取，曝干，捣筛为散。女子有患前件病者，取二方寸匕，和好醋二小合，搅令匀，平旦空腹④顿服之。每日一服，以知为度。如女子先冷者，即取前件药五两，加桃人二百枚，去尖皮，熬捣为散，以蜜为丸如梧子大。每日空腹以饮及酒下三十丸，日再服，以疾愈为度。忌麻子、荞麦。（《大观》卷九页 41，《政和》页 233，《纲目》页 839）

---

① 越：《大观》作"郡"，《政和》作"越"。
② 子：《大观》作"人"，《政和》作"子"。
③ 转：《大观》作"愈"，《政和》作"转"。
④ 腹：《大观》作"心"，《政和》作"腹"。

233. 莎 草

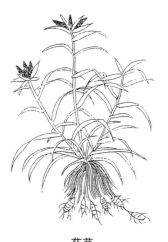

莎草
（《绍兴本草》）

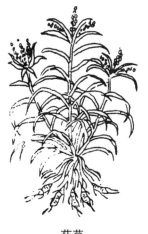

莎草
（《政和本草》）

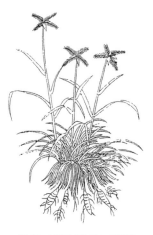

澧州（湖南澧县）莎草
（《绍兴本草》）

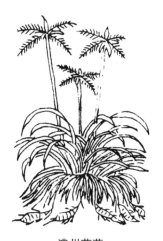

澧州莎草
（《政和本草》）

　　莎草根，又名香附子，旧不著所出州土，但云生田野，今处处有之，或云交州者胜，大如枣。近道者如杏人许。苗、茎、叶都似三棱，根若附子，周币多毛。今近道生者，苗叶如薤而瘦，根如箸头大。二月、八月采。谨按《天宝单方图》，载水香棱，功状与此颇相类，但味差不同。其方云：水香棱，味辛，微寒，无毒，性涩。元生博平郡池泽中，苗名香棱，根名莎结，亦名草附子，河南及淮南下湿地即有，名水莎。陇西谓之地藾根，蜀郡名续根草，亦名水巴戟，今涪都最饶，名三棱草。用茎作鞋履，所在皆有。单服疗肺风，又云其药疗丈夫心肺中虚风及客热，膀胱间连胁下时有气妨，皮肤瘙痒瘾疹，饮食不多，日渐瘦损，常有忧愁，心忪[1]少气等。并春收苗及花，阴干，入冬采根，切，贮于风凉处。有患前病者，取苗二十余斤，剉，以水二石五斗，煮取一石五斗，于浴斛中浸身，令汗出五六度。浸兼浴，其肺中风，皮肤痒即止。每载四时常用，则瘾疹风永差。其心中客热，膀胱间连胁下气妨，常日忧愁不乐，兼心忪者，取根二大斤，切，熬令香，以生绢袋盛，贮于三大斗无灰清酒中，浸之。春三月浸一日即堪服，冬十月后即七日，近暖处乃佳。每空腹服一盏，日夜三、四服之，常令酒气相续，以知为度。若不饮酒，即取根十两，加桂心五两，芜荑三两，和捣为散，以蜜和为丸，捣一千杵，丸如梧子大，每空腹，以酒及姜、蜜汤饮汁等，下二十丸，日再服，渐加至三十丸，以差为度。（《大观》卷九页48，《政和》页235，《纲目》页822）

234. 恶 实

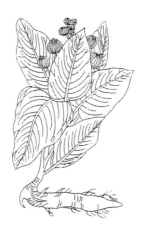 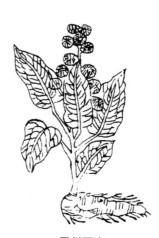

蜀州（四川崇庆）恶实　　　　　　　　　　　蜀州恶实
（《绍兴本草》）　　　　　　　　　　　　　（《政和本草》）

恶实，即牛蒡子也，生鲁山平泽，今处处有之。叶如芋而长；实似葡萄核而褐色，外壳如栗[2]球，小而[3]多刺，鼠过之，则缀惹不可脱，故谓之鼠粘子，亦如羊负来之比。根有极大者，作菜茹尤益人。秋后采子，入药用。根、叶亦可生捣，入少盐花，以拓肿毒。又冬月采根，蒸暴之入药。刘禹锡《传信方》，疗暴中风，用紧细牛蒡根，取时须避风，以竹刀或荆刀刮去土，用生布拭了，捣绞取汁一大升，和灼然好蜜四大合，温，分为两服。每服相去五、六里。初服得汗，汗出便差。此方

---

① 忪："音钟"。《玉篇》云："惊也，惶遽也"。
② 栗：《大观》作"栎"，《政和》作"粟"。
③ 小而：《纲目》作"而小如指头"。

得之岳鄂郑中丞，郑顷年至颍阳，因食一顿热肉，便中暴风，外生卢氏，为颍阳尉，有此方，当时便服，得汗随差，神效。又《箧中方》：风头及脑掣痛不可禁者，摩膏主之。取牛蒡茎叶，捣取浓汁二升，合无灰酒一升，盐花一匙头，慢火煎，令稠成膏，以摩痛处，风毒散自止，亦主时行头痛。摩时须极力，令作热，乃速效。冬月无苗，用根代之亦可。(《大观》卷九页 3，《政和》页 218，《纲目》页 874)

235. 小蓟根

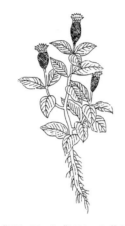 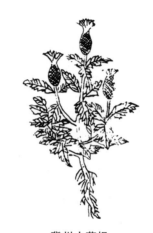

冀州（河北冀县）小蓟根

（《绍兴本草》）

冀州小蓟根

（《政和本草》）

小蓟根，《本经》不著所出州土，今处处有之。俗名青刺蓟，苗高尺余，叶多刺，心中出花，头如红蓝花而青紫色，北人呼为千针草。当二月苗初生二、三寸时，并根作茹，食之甚美。四月采苗，九月采根，并阴干入药，亦生捣根绞汁饮，以止吐血、衄血、下血皆验。大蓟根苗与此相似，但肥大耳。而功力有殊，破血之外，亦疗痈肿。小蓟专主血疾。(《大观》卷九页 9，《政和》页 221，《纲目》页 866)

236. 大蓟根

大蓟根，文具小蓟根条下。

237. 艾 叶

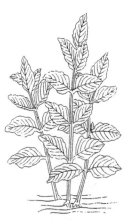

明州（浙江宁波）艾叶

（《绍兴本草》）

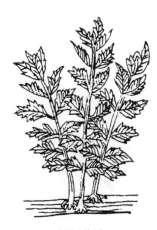

明州艾叶

（《政和本草》）

　　艾叶，旧不著所出州土，但云生田野，今处处有之，以复道①者为佳。云此种灸百病尤胜。初春布地生苗，茎类蒿，而叶背白，以苗短者为佳②。三月三日、五月五日采叶，曝干，经陈久方可用。俗间亦生捣叶取汁饮，止心腹恶气。古方亦用熟艾拓金疮。又中风掣痛，不仁不随。并以干艾斛许，揉团之，内瓦甑中，并下塞诸孔，独留一目，以痛处著甑目下，烧艾一时，久知矣。又治癫，取于艾随多少，以浸曲酿酒如常法，饮之，觉痹即差。近世亦有单服③艾者，或用蒸木瓜丸之，或作汤空腹饮之，甚补虚羸。然亦有毒，其毒发，则热气冲上，狂躁不能禁，至攻眼有疮出血者，诚不可妄服也。（《大观》卷九页1，《政和》页217，《纲目》页848）

---

① 道：此下，《纲目》有"及四明"。
② 佳：《纲目》作"良"。
③ 服：《大观》作"用"，《政和》作"服"。

238. 水 萍

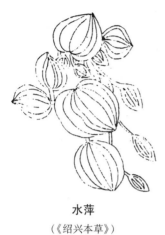

水萍

（《绍兴本草》）

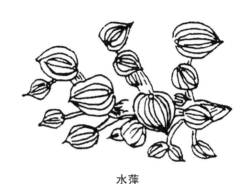

水萍

（《政和本草》）

水萍，生雷泽池泽，今处处溪涧水中皆有之。此是水中大萍，叶圆，阔寸许，叶下有一点如水沫，一名苹菜，《尔雅》谓之萍。其大者曰蘋是也。周南诗云：于以采蘋。陆机云：水中浮萍粗大者，谓之蘋。季春始生，可糁蒸，以为茹。又可用苦酒淹，以按酒，三月采，曝干。苏恭云：此有三种：大者曰蘋；中者荇菜，即下凫葵是也；小者水上浮萍，即沟渠间生者是也。大蘋，今医方鲜用。浮萍，俗医用治时行热病，亦堪发汗，甚有功。其方用浮萍草一两，四月十五日者，麻黄去节根，桂心，附子炮裂①去脐皮，各半两，四物捣细，筛，每服二②钱，以水一中盏，入生姜半分，煎至六分，不计时候，和滓热服，汗出乃差。又治恶疾③遍身疮者，取水中浮萍浓煮汁，渍浴半日，多效，此方甚奇古也。（《大观》卷九页 4，《政和》页 219，《纲目》页 1068）

---

① 裂：《大观》作"制"，《政和》作"裂"。
② 二：《纲目》作"一"。
③ 疾：此下，《纲目》有"病疮"二字。

239. 荭 草

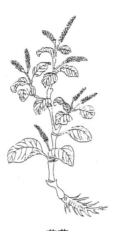

荭草

（《绍兴本草》）

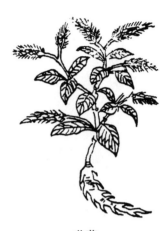

荭草

（《政和本草》）

　　荭草，即水红也，旧不著所出州郡，云生水傍，今所在下湿地皆有之。似蓼而叶大，赤白色，高丈余。《尔雅》云：红，茏古。其大者，茏（丘追切）。郑诗云：隰有游龙是也。陆机云：一名马蓼。《本经》云：似马蓼而大。若然，马蓼自是一种也。五月采实，今亦稀用。但取根茎作汤，捋脚气耳。（《大观》卷九页47，《政和》页234，《纲目》页931）

240. 海 藻

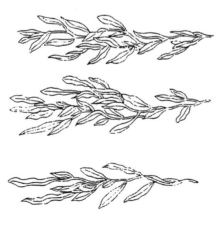

海藻

（《绍兴本草》）

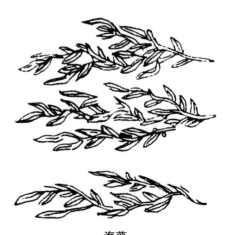

海藻

（《政和本草》）

海藻，生东海池泽，今出登、莱诸州海中。凡水中皆有藻。《周南诗》云：于以采藻，于沼于沚是也。陆机云：藻，水草，生水底。有二种：一种叶如鸡苏，茎如箸，长四、五尺；一种茎如钗股，叶如蓬蒿，谓之聚藻，扶风人谓之藻聚，为发声也。二藻皆可食，熟挼其腥气，米面糁蒸为茹，甚佳美，荆杨人饥荒以当谷食。今谓海藻者，乃是海中所生，根著水底石上，黑色如乱发而粗大少许，叶类水藻而大，谓之大叶藻。《本经》云：主瘿瘤是也。海人以绳系腰，没水下刈得之，旋系绳上。

又有一种马尾藻，生浅水中，状如短马尾，细黑色，此主水癞，下水用之。陶隐居云：《尔雅》所谓纶似纶，组似组，东海有之。今青苔紫菜，皆似纶。昆布亦似组，恐即是此也。而陈藏器乃谓纶组，正谓此二藻也。谨按《本经》：海藻一名薅。而《尔雅》谓藫为石衣，又谓莙（徒南切）名海藻（与藻同），是海藻自有此二名，而注释皆以为药草，谓纶组乃别草。若然隐居所云：似近之藏器之说，亦未可的据。又注释以石衣为水苔，一名石发，石发即陟厘也，色类似苔而粗涩为异。又云藫叶似蕸（音薤）而大，生海底。且陟厘下自有条，味性功用与海藻全别。又生江南池泽，乃是水中青苔，古人用以为纸，亦青黄色，今注以为石发是也。然则薅与莙皆是海藻之名，石发别是一类无疑也。昆布，今亦出登、莱诸州，功用乃与海藻相近也。陶又云：凡海中菜，皆疗瘿瘤结气，青苔紫菜辈亦然。又有石帆如柏，主石淋。水松如松，主溪毒。《吴都赋》所谓草则石帆、水松。刘渊林注云：石帆生海屿石上，草类也，无叶，高尺许。其华离楼相贯连，死则浮水中，人于海边得之，稀有见其生者。水松药草，生水中，出南海交趾是也。紫菜，附石生海上，正青，取干之，则紫色，南海有之。东海又有一种海带，似海藻而粗且长，登州人取干之，柔韧可以系束物。医家用下水，速于海藻、昆布之类。石发，今人亦干之作菜，以蔺臡啖之尤美。青苔，可以作脯食之，皆利人。苔之类，又有井中苔，生废井中，并井蓝，皆主热毒。又上有垣衣条云：生古垣墙阴。苏恭云：即古墙北阴青苔衣也。生石上者，名昔邪。屋上生者，名屋游。大抵主疗略同。陆龟蒙《苔赋》云：高有瓦松，卑有泽葵，散岩窦者曰石发，补空田者曰垣衣，在屋曰昔邪，在药曰陟厘是也。瓦松，生古瓦屋上，若松子，作层。泽葵，凫葵也。虽曰异类，而皆感瓦石而生，故①陆推类而云耳。今人罕复用之，故但附见于此。瓦松，即下条昨叶荷草也。《广志》谓之兰香。段成式云：或言构木上多松，栽土木气泄，则生瓦松，然亦不必尔。今医家或用作女子行经络药。

陟厘，古方治虚冷下痢最要。范汪治腹中留饮，有海藻丸。又有瘿酒方，用海藻一斤，绢袋盛，以清酒二升浸，春夏二日，秋冬三日，一服两合，日三。酒尽，更合饮之如前，滓曝干，末，服方寸匕，日三。不过两剂皆差。《广济》疗气膀胱急妨宜下气昆布臛法：高丽昆布一斤，白米泔浸一宿，洗去咸味，以水一斗，煮令

---

① 故：《大观》作"或"，《政和》作"故"。

向熟①，擘长三寸，阔四、五分，仍取葱白一握，二②寸切断，擘之，更煮，令昆布极烂，仍下盐、酢、豉、糁调和，一依臛法，不得令咸酸，以生姜、橘皮、椒末等调和，宜食粱米、粳米饭③。海藻亦依此法，极下气，大效。无所忌。（《大观》卷九页 10，《政和》页 221，《纲目》页 1072）

241. 海 带

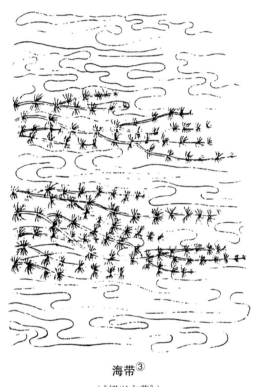

海带④

（《绍兴本草》）

海带，文具海藻条下。

242. 昆 布

昆布，文具海藻条下。

---

① 熟：《政和》作"热"，《大观》作"熟"。

② 二：《大观》作"三"，《政和》作"二"。

③ 粱米、粳米饭：《大观》作"粳米饭粳米粥"。

④ 海带：《政和》无此图。

243. 垣　衣

垣衣，文具海藻条下。

244. 陟　厘

陟厘，文具海藻条下。

245. 井中苔

井中苔，文具海藻条下。

246. 昨叶荷草

昨叶荷草，文具海藻条下。（海藻条有图经曰：瓦松，即下条昨叶荷草也）

247. 凫　葵

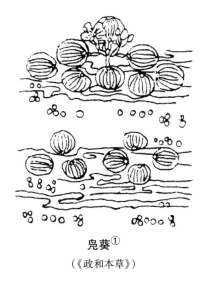

凫葵①
（《政和本草》）

---

①　凫葵：《绍兴本草》无此图。

凫葵，即荇菜也。旧不著所出州土，云生水中，今处处池泽皆有之。叶似莼，茎涩，根甚长，花黄色，水中极繁盛。谨按《尔雅》：莕谓之接余，其叶谓之苻。郭璞以为丛生水中，叶圆在茎端，长短随水深浅。江东人食之。《诗·周南》所谓参差荇菜是也。陆机云：白茎，叶紫赤色，正圆，径寸余，浮在水上。根在水底，大如钗股，上青下白，鬻①其白茎，以苦酒浸脆②美，可以按酒，今人不食，医方亦鲜用。（《大观》卷九页 53，《政和》页 237，《纲目》页 1071）

248. 鳢 肠

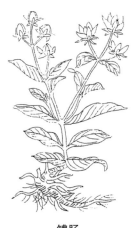

鳢肠
（《绍兴本草》）

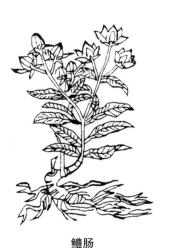

鳢肠
（《政和本草》）

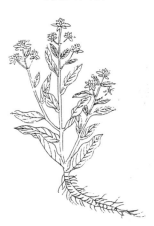

滁州（安徽滁县）鳢肠
（《绍兴本草》）

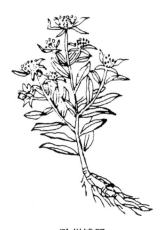

滁州鳢肠
（《政和本草》）

① 鬻：《大观》注云："与煮同"。
② 脆：《纲目》作"肥"。

鳢肠，即莲子草也，旧不载所出州郡，但云生下湿地，今处处有之，南方尤多。此有二种：一种叶似柳而光泽，茎似马齿苋，高一、二尺许，花细而白，其实若小莲房，苏恭云：苗似旋覆者是也；一种苗梗枯瘦，颇似莲花而黄色，实亦作房而圆，南人谓之莲翘者。二种摘其苗[①]，皆有汁出，须臾而黑，故多作乌髭发药用之，俗谓之旱莲子。三月、八月采，阴干，亦谓之金陵草。见孙思邈《千金·月令》云：益髭发，变白为黑。金陵草煎方：金陵草一秤，六月以后收采，拣择无泥土者，不用洗，须青嫩，不杂黄叶，乃堪烂捣研，新布绞取汁，又以纱绢滤，令滓尽，内通油器钵盛之，日中煎。五日，又取生姜一斤绞汁，白蜜一斤，合和入[②]煎，中以柳木篦搅，勿停手，令匀调。又置日中煎之，令如稀饧，为药成矣。每旦日及午后，各服一匙，以温酒一盏化下。如欲作丸，日中再煎，令可丸，大如梧子，依前法酒服三十丸，及时多合制为佳，其效甚速。（《大观》卷九页55，《政和》页238，《纲目》页923）

249. 蒟 酱

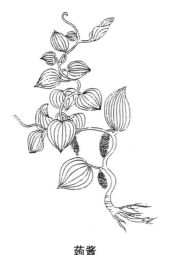

蒟酱

（《绍兴本草》）

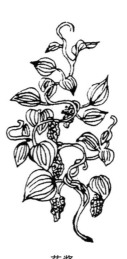

蒟酱

（《政和本草》）

蒟（音矩）酱，生巴蜀，今夔川[③]岭南皆有之。昔汉武使唐蒙晓谕南越。南越[④]食蒙以蒟酱，蒙问所从来，答曰：西北牂牁江广数里，出番禺城下。武帝感之，于是开牂牁、越巂也。刘渊林注《蜀都赋》云：蒟酱缘木而生。其子如桑椹，熟时

---

① 苗：此下，《大观》有"实"字。
② 入：《政和》作"日"，《大观》作"入"。
③ 川：《纲目》作"州"。
④ 南越：《纲目》作"越王"。

正青，长二、三寸。以蜜藏而食之，辛香、温，调五脏。今云蔓生，叶似王瓜而厚大，实皮黑肉白，其苗为浮留藤，取叶合槟榔食之，辛而香也。两说大同小异。然则渊林所云：乃蜀种，如此今说是海南所传耳。今惟贵荜拨而不尚蒟酱，故鲜有用者。(《大观》卷九页 32，《政和》页 229，《纲目》页 815)

250. 白 药[①]

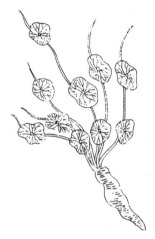

临江军白药

(《政和本草》)

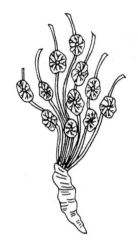

临江军（江西临江）白药

(《绍兴本草》)

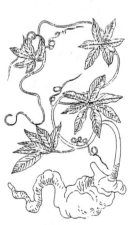

兴元府（陕西南郑）白药

(《绍兴本草》)

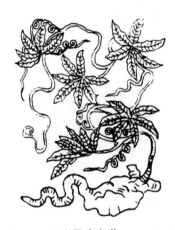

兴元府白药

(《政和本草》)

① 白药：《大观》《政和》药图中混入了"施州小赤药"图，今移至黄药根条下。

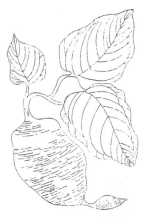

施州（湖北恩施）白药

（《绍兴本草》）

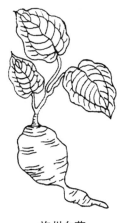

施州白药

（《政和本草》）

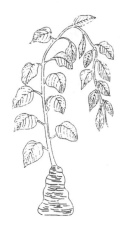

洪州（江西南昌）白药

（《绍兴本草》）

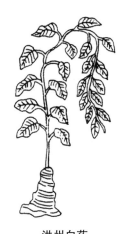

洪州白药

（《政和本草》）

　　白药，出原州，今夔、施①、江西、岭南亦有之。三月生，苗似苦苣叶，四月而赤，茎长似葫芦蔓；六月开白花；八月结子，亦名瓜蒌。九月采根，以水洗，筛切碎，曝干，名白药子。江西出者，叶似乌臼，子如绿豆，至八月②，其子变成赤色③。施州人取根并野猪尾二味，洗净，去粗皮，焙干，等分，停捣，筛，酒调服钱匕，疗心气痛，解热毒甚效。又诸疮痈肿不散者，取生根烂捣敷贴，干则易之。无生者，用末水调涂之，亦可。崔元亮《海上方》，治一切天行，取白药研如面，浆水一大盏，空腹顿服之。便仰卧一食顷，候心头闷乱或恶心，腹内如车鸣疗刺痛，良久，当有吐利数行，勿怪。欲服药时，先令煮浆水粥于井中悬著，待冷。若吐利

────────────

① 施：此下，《纲目》有"合州"二字。

② 八月：《纲目》作"六月"。

③ 色：此下，《纲目》有"治马热方用之"。

过度，即吃冷粥一碗止之，不吃即困人。（《大观》卷九页 47，《政和》页 234，《纲目》页 1037）

251. 翦 草

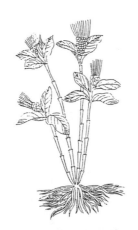

润州（江苏镇江）翦草

（《绍兴本草》）

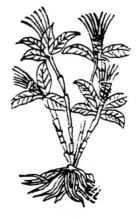

润州翦草

（《政和本草》）

翦草，生润州。味苦，平，有毒。主诸疮、疥痂、瘘蚀，及牛马诸疮。二月、三月采，曝干用。（《大观》卷九页 61，《政和》页 240，《纲目》页 1040）

252. 莳香子

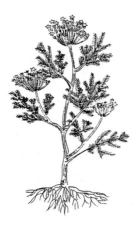

莳香子

（《绍兴本草》）

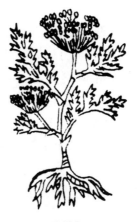

莳香子

（《政和本草》）

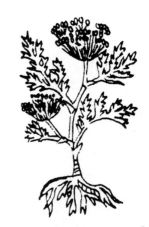

简州（四川简阳）莳香子①

（《政和本草》）

① 简州莳香子：《绍兴本草》无此图。

莳香子，亦名茴香，《本经》不载所出，今交广诸蕃及近郡皆有之。入药多用蕃舶者，或云不及近①处者有力。三月生叶似老胡荽，极疏细，作丛，至五月高三、四尺；七月生花，头如伞盖，黄色；结实如麦而小青色，北人呼为土茴香。茴、莳声近②，故云耳。八、九月采实，阴干。今近地人家园圃种之甚多③。古方疗恶毒痈肿，或连阴髀间疼痛，急挛牵入少腹不可忍，一宿则杀人者，用茴香苗叶，捣取汁一升服之，日三、四用，其滓以贴肿上。冬中根亦可用，此外国方。永嘉以来用之，起死神效。（《大观》卷九页 22，《政和》页 225，《纲目》页 1202）

253. 莳 萝

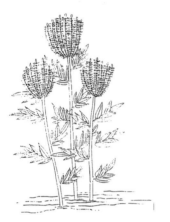

广州（广东广州）莳萝

（《绍兴本草》）

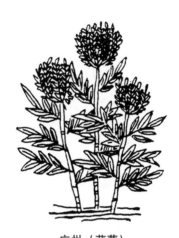

广州（莳萝）

（《政和本草》）

莳萝，出佛誓国，今岭南及近道皆有之。三月、四月生，苗、花、实大类蛇床而④香辛。六月、七月采实。今人多以和五味，不闻入药用。（《大观》卷九页 51，《政和》页 236，《纲目》页 1204）

---

① 近：《大观》作"限"，《政和》作"近"。
② 近：《大观》作"同"，《政和》作"近"。
③ 多：此下，《纲目》有"川人多煮食其茎叶"。
④ 而：此下，《纲目》有"丛生"二字。

254. 郁　金

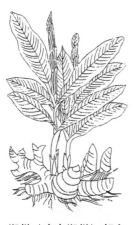

潮州（广东潮州）郁金

（《绍兴本草》）

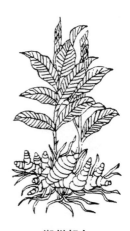

潮州郁金

（《政和本草》）

郁金，《本经》不载所出州土。苏恭云：生蜀地及西戎，胡人谓之马蒁①。今广南、江西州郡亦有之，然不及蜀中者佳。四月初生，苗似姜黄；花白质红，末秋出茎，心无实；根黄赤，去四畔子根，去皮，火干之。古方稀用，今小儿方及马医多用之。谨按许慎②《说文解字》云：郁，芳草也。十叶为贯，百二十贯，筑以煮之为郁。郁，今郁林郡也。木部中品有郁金香，云生大秦国，二月、三月有花，状如红蓝。其花即香也。陈氏云：为百草之英。既云百草之英，乃是草类，又与此同名，而在木部非也。今人不复用，亦无辨之者，故但附于此耳。（《大观》卷九页34，《政和》页230，《纲目》页819）

255. 郁金香

郁金香，文具郁金条下。

---

①　蒁：《大观》作"茶"，《政和》作"蒁"。

②　慎：《大观》作"氏"，《政和》作"慎"。因《大观》刊于南宋，避宋孝宗赵昚（音慎）讳，改慎为氏。（赵昚，1163～1189）

256. 姜 黄

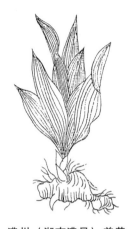

澧州（湖南澧县）姜黄

（《绍兴本草》）

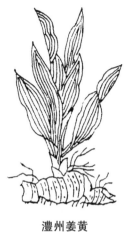

澧州姜黄

（《政和本草》）

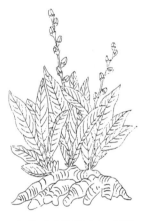

宜州（广西宜山）姜黄

（《绍兴本草》）

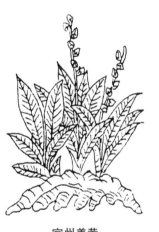

宜州姜黄

（《政和本草》）

姜黄，旧不载所出州郡，今江、广、蜀川多有之。叶青绿，长一、二尺许，阔三、四寸，有斜纹如红蕉叶而小；花红白色，至中秋渐凋，春末方生；其花先生，次方生叶，不结实。根盘屈，黄色，类生姜而圆，有节。或云真者，是经种三年以上老姜，能生花，花在根际，一如蘘荷根，节坚硬，气味辛辣，种姜处有之。八月采根，片切，曝干。蜀人以治气胀，及产后败血攻心，甚验。蛮人生啖，云可以祛邪辟恶。谨按郁金、姜黄、蒁药三物相近，苏恭不细辨①，所说乃如一物。陈藏器解

---

① 细辨：《纲目》作"分别"。

纷云：莸，味苦，色青；姜黄，味辛，温，色黄；郁金，味苦，寒，色赤，主马热病。三物不同，所用全别。又刘渊林注《吴都赋》：姜汇非一，云姜汇大如螺，气猛近于臭，南土人捣之，以为菹菱，一名廉姜。生沙石中，姜类也。其味大辛而香，削皮，以黑梅并盐汁渍之，乃成也。始安有之。据此廉姜亦是其类，而自是一物耳。都下近年多种姜，往往有姜黄生卖，乃是老姜，市人买生啖之，云治气为最。医家治气药大方中，亦时用之。（《大观》卷九页 30，《政和》页 228，《纲目》页 818）

257. 蓬莪茂

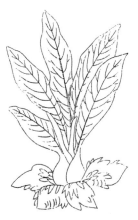

温州（浙江温州）蓬莪茂

（《绍兴本草》）

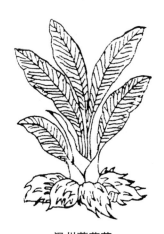

温州蓬莪茂

（《政和本草》）

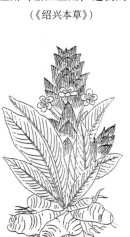

端州（广东高要）蓬莪茂

（《绍兴本草》）

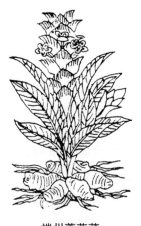

端州蓬莪茂

（《政和本草》）

蓬莪茂，生西戎及广南诸州，今江浙或有之。三月生苗，在田野中；其茎如钱大，高二、三尺；叶青白色，长一、二尺，大五寸已来，颇类蘘荷；五月有花作穗，黄色，头微紫；根如生姜，而茂在根下，似鸡、鸭卵，大小不常。九月采，削去粗皮，蒸熟，曝干用。此物极坚硬难捣治，用时，热灰火中煨令透熟，乘热入臼中捣之，即碎如粉。古方不见用者。今医家治积聚诸气为最要之药，与京三棱同用之，良。妇人药中亦多使。（《大观》卷九页41，《政和》页232，《纲目》页820）

258. 京三棱

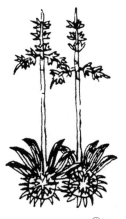

江陵府京三棱①
（《政和本草》）

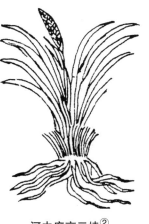

河中府京三棱②
（《政和本草》）

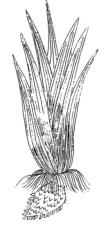

淄州（山东淄川）京三棱
（《绍兴本草》）

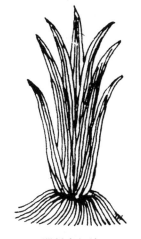

淄州京三棱
（《政和本草》）

① 江陵府京三棱：《绍兴本草》无此图。
② 河中府京三棱：《绍兴本草》无此图。

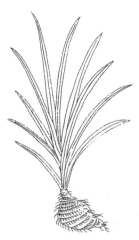

邢州（河北邢台）京三棱

（《绍兴本草》）

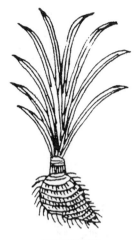

邢州京三棱

（《政和本草》）

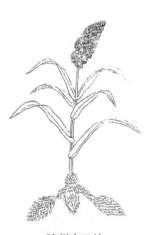

随州京三棱

（《绍兴本草》）

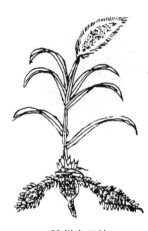

随州京三棱

（《政和本草》）

　　京三棱，旧不著所出地土。今河陕、江淮、荆襄间皆有之。春生苗，高三、四尺，似茭蒲；叶皆三棱；五、六月开花，似莎草，黄紫色。霜降后采根，削去皮须，黄色，微苦，以如小鲫鱼状，体重者佳。多生浅水傍或陂泽中。其根初生成块如附子大，或有扁者，傍生一根，又成块，亦出苗。其不出苗，只生细根者，谓之鸡爪三棱。又不生细根者，谓之黑三棱，大小不常，其色黑，去皮即白。河中府又有石三棱，根黄白色，形如钗股；叶绿色，如蒲苗高及尺，叶上亦有三棱；四月开花、白色，如红蓼花；五月采根，亦消积气。下品别有草三棱条，云生蜀地，即鸡爪三棱也。其实一类，故附见于此。一说三棱生荆楚，字当作荆，以著其地。《本经》作京，非也。今世都不复有三棱，所用皆淮南红蒲根也。泰州尤多，举世皆用之。虽太医不以为谬，盖流习既久，用根者不识其苗，采药者莫究其用，因缘差失，不复更辨。今三棱荆、湘、江淮水泽之间皆有。叶如莎草，极长，茎三棱如削，大如人指，高五、六尺，茎端开花，大体皆如莎草而大，生水际及浅水中。苗下即魁，其傍有根横贯，一根则连数魁，魁上发苗；采时断其苗及横根，形扁长如鲫鱼者，三棱也。根末将尽，一魁末发苗，小圆如乌梅者，黑三棱也。又根之端钩屈如爪者，为鸡爪三棱，皆皮黑肌白而至轻。三者本一物，但力有刚柔，各适其用。因其形为名，如乌头、乌喙，云母、云华之类，本非两物也。今人乃妄以凫茨、香附子为之。又本草谓京三棱，形如鲫鱼；黑三棱如乌梅而轻。今红蒲根至坚，重刻削而成，莫知形体。又叶扁茎圆，不复有三棱处，不知何缘名三棱也。今三棱皆独傍引二根，无直下根。其形大体多，亦如鲫鱼。（《大观》卷九页 28，《政和》页 227，《纲目》页 821）

259. 草三棱

草三棱，文具京三棱条下。

260. 阿　魏

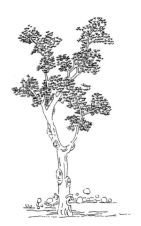

广州（广东广州）阿魏

（《绍兴本草》）

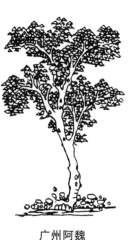

广州阿魏

（《政和本草》）

阿魏，出西蕃及昆仑，今惟广州有之。旧说苗、叶、根极似白芷。捣根汁，日煎作饼者为上，截根穿曝干者为次。今广州出者，云是木膏液滴酿结成。二说不同。谨按段成式《酉阳杂俎》云：阿魏木，生波斯国[①]，呼为阿虞木，长八、九尺，皮

---

① 国：此下，《纲目》有“及伽阇那国（即北天竺也）”。

色青黄；三月生叶①，似鼠耳，无花实；断其枝，汁出如饴，久乃坚凝，名阿魏。或云②取其汁和米、豆屑，合酿而成，乃与今广州所上相近耳。（《大观》卷九页 17，《政和》页 224，《纲目》页 1379）

261. 卢 会

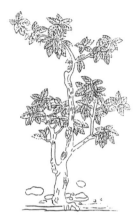

广州（广东广州）卢会

（《绍兴本草》）

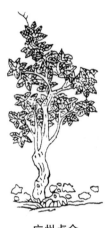

广州卢会

（《政和本草》）

卢会，出波斯国，今惟广州有来者。其木生山野中，滴脂泪而成。采之不拘时月。俗呼为象胆，以其味苦而云耳。卢会治湿痒，搔之有黄汁者。刘禹锡著其方云：余少年曾患癣，初在颈项间，后延上左耳，遂成湿疮，用斑猫、狗胆、桃根等诸药，徒令蜇蟚，其疮转盛。偶于楚州，卖药人教用卢会一两，研，炙甘草半两，末，相和令匀，先以温浆水洗癣，乃用旧干帛子拭干，便以二味合和敷之，立干，便差，神奇。又治蜃齿。崔元亮《海上方》云：取卢会四分，杵末，先以盐揩齿令先净，然后敷少末于上，妙也。（《大观》卷九页 34，《政和》页 230，《纲目》页 1380）

---

① 叶：《大观》作"叶叶形"，《政和》作"叶"。
② 或云：《纲目》作"摩伽陀僧言"。

262. 缩沙蜜

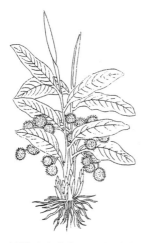

新州（广东新兴）缩沙蜜
（《绍兴本草》）

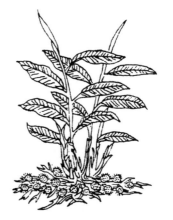

新州缩沙蜜
（《政和本草》）

　　缩沙蜜，出①南地，今惟岭南山泽间有之。苗茎作高良姜，高三、四尺；叶青，长八、九寸，阔半寸已来；三月、四月开花在根下；五、六月成实，五、七十枚作一穗，状似益智②，皮紧厚而皱如栗纹，外有刺，黄赤色。皮间细子一团，八漏③可四十余粒，如黍米大，微黑色④，七月、八月采⑤。（《大观》卷九页39，《政和》页232，《纲目》页812）

---

①　出：《政和》作"生"，《大观》作"出"。
②　智：此下，《纲目》有"而圆"二字。
③　漏：《纲目》作"膈"。
④　微黑色：《纲目》作"外微黑色，内白而香，似白豆蔻仁"。
⑤　采：《纲目》作"采之，辛香可调食味，及蜜煎糖缠用"。

263. 肉豆蔻

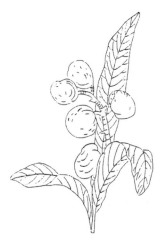

广州（广东广州）肉豆蔻

（《绍兴本草》）

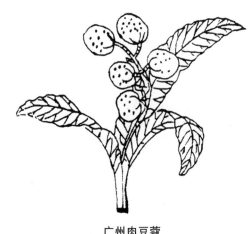

广州肉豆蔻

（《政和本草》）

　　肉豆蔻，出胡国，今惟岭南人家种之。春生苗，花①实似豆蔻而圆小，皮紫紧薄，中肉辛辣，六月、七月采。《续传信方》：治脾泄气痢等，以豆蔻二颗，米醋调面裹之，置灰火②中煨令黄焦，和面碾末，更以炒了桅子末一两，相和。又焦炒陈廪米为末，每用二钱匕③煎作饮，调前二物三钱匕，旦暮各一，便差。（《大观》卷九页 36，《政和》页 231，《纲目》页 816）

---

①　花：《纲目》作"夏抽茎开花"。

②　火：《政和》无。

③　匕：《纲目》无。

264. 白豆蔻

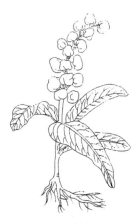

广州（广东广州）白豆蔻

（《绍兴本草》）

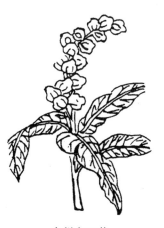

广州白豆蔻

（《政和本草》）

白豆蔻，出伽古罗国，今广州、宜州亦有之，不及蕃舶者佳。苗类芭蕉，叶似杜若，长八、九尺而光滑，冬夏不凋；花浅黄色；子作朵如葡萄，生青熟白，七月采。张文仲治胃气冷，吃食即欲得吐，以白豆蔻子三枚，捣筛，更研细，好酒一盏，微温调之，并饮三、两盏佳。又有治呕吐，白术等六物汤，亦用白豆蔻，大抵主胃冷，即宜服也。（《大观》卷九页 60，《政和》页 239，《纲目》页 812）

265. 茅 香

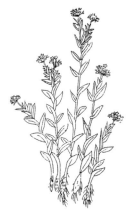

丹州（陕西宜川）茅香

（《绍兴本草》）

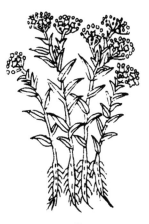

丹州茅香

（《政和本草》）

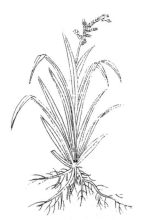

岢岚军（山西岢岚）茅香

（《绍兴本草》）

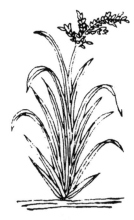

岢岚军茅香

（《政和本草》）

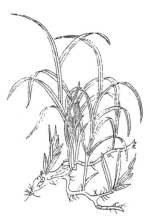

淄州（山东淄川）茅香

（《绍兴本草》）

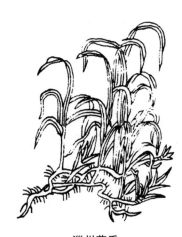

淄州茅香

（《政和本草》）

茅香花，生剑南道诸州，今陕西、河东、京①东州郡亦有之②。三月生苗，似大麦；五月开白花，亦有黄花者；或有结实者，亦有无实者。并正月、二月采根；五月采花，八月采苗。其茎叶黑褐色，而花白者，名白茅香也。（《大观》卷九页57，《政和》页238，《纲目》页827）

————————————

① 京：《纲目》作"汴"。

② 之：此下，《纲目》有"辽泽州充贡"。

266. 胡黄连

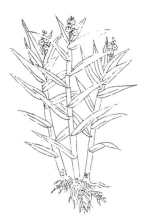

广州（广东广州）胡黄连
（《绍兴本草》）

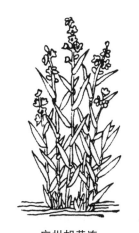

广州胡黄连
（《政和本草》）

　　胡黄连，生胡国，今南海及秦陇间亦有之。初生似芦，干似杨柳枯枝，心黑外黄，不拘时月收采。今小儿药中多用之。又治伤寒劳复身热，大小便赤如血色者。胡黄连一两，山栀子二两去皮①，入蜜半两，拌和，炒令彻②焦，二味捣罗为末，用猪肠③汁和，丸如梧桐子大。每服，用生姜二片，乌梅一个，童子小便三合，浸半日，去滓，食后暖小便令温，下十丸，临卧再服，甚效。（《大观》卷九页50，《政和》页235，《纲目》页765）

---

① 皮：《纲目》作"壳"。
② 彻：《纲目》作"微"。
③ 肠：《纲目》作"胆"。

267. 零陵香

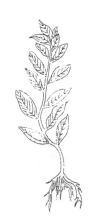

蒙州（广西蒙山）零陵香

（《绍兴本草》）

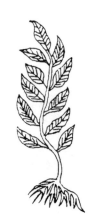

蒙州零陵香

（《政和本草》）

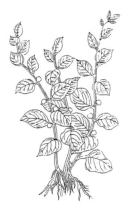

濠州（安徽凤阳）零陵香

（《绍兴本草》）

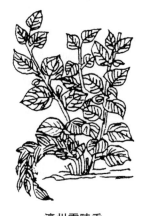

濠州零陵香

（《政和本草》）

零陵香，生零陵山谷，今湖岭诸州皆有之。多生下湿地，叶如麻，两两相对；茎方，气如蘪芜，常以七月中旬开花，至香；古所谓薰草是也。或云蕙草，亦此也。又云其茎叶谓之蕙，其根谓之薰，三月采，脱节者良。今岭南收之，皆作窑灶，以火炭焙干，令黄色乃佳。江淮间亦有土生者，作香亦可用，但不及湖岭者芬薰耳[1]。古方但用薰草，而不用零陵香。今合香家及面膏[2]澡豆诸法皆用之，都下市肆货之甚多[3]。（《大观》卷九页 38，《政和》页 232，《纲目》页 829）

---

① 芬薰耳：《纲目》作"至枯槁香尤芬薰耳"。

② 膏：《纲目》作"脂"。

③ 多：《纲目》作"便"。

268. 甘松香

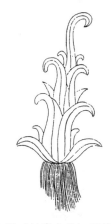

文州（甘肃文县）甘松香

（《绍兴本草》）

文州甘松香

（《政和本草》）

　　甘松香，出姑臧，今黔、蜀州郡及辽州亦有之。丛生山野，叶细如茅草，根极繁密。八月采。作汤浴，令人体①香。（《大观》卷九页 52，《政和》页 236，《纲目》页 807）

269. 天　麻

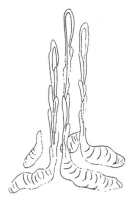

邵州（湖南宝庆）天麻

（《绍兴本草》）

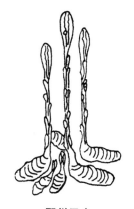

邵州天麻

（《政和本草》）

　　天麻，生郓州、利州、泰山、崂山、诸山，今京东、京西、湖南、淮南州郡亦

---

① 体：《纲目》作"身"。

有之。春生苗，初出若芍药，独抽一茎直上，高三、二①尺，如箭杆状，青赤色，故名赤箭脂②；茎中空，依半以上，贴茎微有尖小叶；梢头生成穗，开花结子，如豆粒大；其子至夏不落，却透虚入茎中，潜生土内；其根形如黄瓜，连生一、二十枚，大者有重半斤，或五、六两，其皮黄白色，名白③龙皮。肉名天麻。二月、三月、五月、八月内采。初取得，乘润利去皮，沸汤略煮过，曝干收之。嵩④山、衡山人，或取生者蜜煎作果食之，甚珍。(《大观》卷九页 15，《政和》页 223，《纲目》页 739)

270. 荜 拨

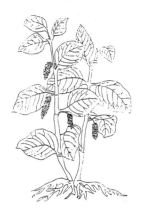

端州（广东高要）荜拨

（《绍兴本草》）

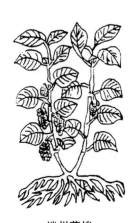

端州荜拨

（《政和本草》）

荜拨，出波斯国，今岭南有之。多生竹林内。正月发苗，作丛，高三、四尺，其茎如箸：叶青圆⑤，阔二、三寸如桑，面光而厚。三月开花，白色在表；七月结子如小指大，长二寸以来，青黑色，类椹子⑥。九月收采，灰杀，曝干⑦。南人爱其辛香，或取叶生茹之。黄牛乳煎其子，治气痢，神良。谨按《唐太宗实录》云：贞⑧观中，上以气痢久未痊，服它名医药不应，因诏访求其方，有卫士进乳⑨煎荜拨法，御用有效。刘禹锡亦记其事云，后累试年长而虚冷者，必效。(《大观》卷九页31，《政和》页 228，《纲目》页 814)

---

① 二：《纲目》作"四"。
② 脂：《纲目》作"芝"。
③ 白：《纲目》作"曰"
④ 嵩：《政和》作"蒿"，《大观》作"嵩"。
⑤ 圆：此下，《纲目》有"如蕺菜"三字。
⑥ 子：此下，《纲目》有"而长"二字。
⑦ 收采，灰杀，曝干：《纲目》作"取采晒干用"。
⑧ 贞：《大观》"正"，《政和》作"贞"。
⑨ 乳：《纲目》作"黄牛乳"。

271. 荜澄茄

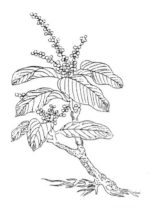

广州（广东广州）荜澄茄
（《绍兴本草》）

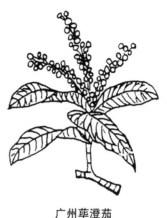

广州荜澄茄
（《政和本草》）

　　荜澄茄，生佛誓国，今广州亦有之。春夏生叶，青滑可爱；结实似梧桐子及蔓荆子[1]，微大。八月、九月采之。今医方脾胃药中多用。又治伤寒咳癔[2]，日夜不定者。其方以荜澄茄三分，高良姜三分，二物捣罗为散，每服二钱，水六分，煎十余沸，入少许醋，搅匀，和滓，如茶热呷。（《大观》卷九页50，《政和》页235，《纲目》页1321）

272. 补骨脂

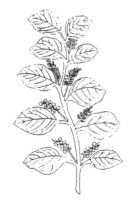

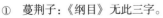
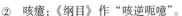

梧州（广西苍梧）补骨脂
（《绍兴本草》）

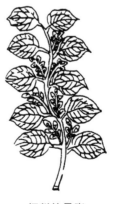

梧州补骨脂
（《政和本草》）

---

① 蔓荆子：《纲目》无此三字。
② 咳癔：《纲目》作"咳逆呃噫"。

补骨脂，生广南诸州及波斯国，今岭外山坂间多有之，不及蕃舶者佳。茎高三、四尺，叶似薄荷，花微紫色，实如麻子圆扁而黑。九月采，或云胡韭①子也。胡人呼若婆固脂，故别名破故纸。今人多以胡桃合服。此法出于唐郑相国自叙云：予为南海节度，年七十有五，越地卑湿，伤于内外，众疾俱作，阳气衰绝，服乳石补益之药，百端不应。元和七年，有诃陵国舶主，李摩诃，知予病状，遂传此方并药。予初疑而未服，摩诃稽颡②固请，遂服之，经七、八日而觉应验，自尔常服，其功神验。十年二月，罢郡归京，录方传之。破故纸十两，净择去皮洗过，捣筛令细，用胡桃瓤二十两，汤浸去皮，细研如泥，即入前末，更以好蜜和搅令匀如饴糖，盛于瓷器中，旦日以暖酒二合，调药一匙服之，便以饭压。如不饮人，以暖熟水调亦可服。弥久则延年益气，悦心明目，补添筋骨。但禁食芸台、羊血，余无忌。此物本自外蕃随海舶而来，非中华所有，蕃人呼为补骨鸥，语讹为破故纸也。《续传信方》载其事，其义颇详，故并录之。（《大观》卷九页 37，《政和》页 231，《纲目》页 817）

273. 使君子

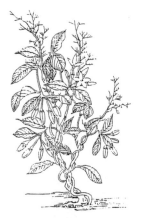

眉州（四川眉山）使君子
（《绍兴本草》）

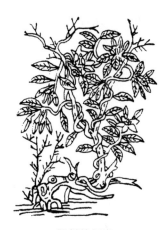

眉州使君子
（《政和本草》）

使君子，生交、广等州，今岭南州郡皆有之，生山野中及水岸。其叶青，如两指头，长二寸；其茎作藤如手指；三月生，花淡红色，久乃深红，有五瓣；七、八月结子如拇指，长一寸许，大类栀子，而有五棱，其壳青黑色，内有人白色。七月采实。（《大观》卷九页 59，《政和》页 239，《纲目》页 1008）

---

① 韭：《大观》作"桃"，《政和》作"韭"。
② 颡：《大观》作"头"，《政和》作"颡"。

274. 红蓝花

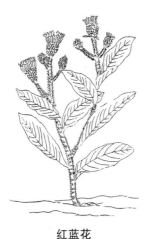

红蓝花
（《绍兴本草》）

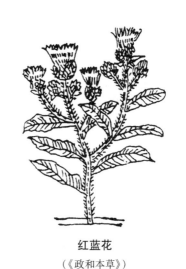

红蓝花
（《政和本草》）

红蓝花，即红花也，生梁汉及西域，今处处有之。人家场圃所种，冬而布子于熟地，至春生苗，夏乃有花。下作球汇多刺，花蕊出球上，圃人承露采之，采已复出，至尽而罢。球中结实，白颗如小豆大。其花曝干，以染真红及[1]作燕脂，主产后病为胜。其实亦同叶，颇似蓝，故有蓝名，又名黄蓝。《博物志》云：张骞所得也。张仲景治六十二种风，兼腹内血气刺痛，用红花一大两，分为四分，以酒一大升煎强半，顿服之，不止再服。又一方用红蓝子一升，捣碎，以无灰酒一大升八合，拌了，暴令干，重捣筛，蜜丸如桐子大，空腹酒下四十丸。《正元广利方》治女子中风，血热烦渴者，以红蓝子五大合，微熬，捣碎，旦日取半大匙，以水一升，煎取七合，去滓，细细咽之。又崔元亮《海上方》治喉痹壅塞不通者，取红蓝花捣绞取汁一小升，服之，以差为度。如冬月无湿花，可浸干者浓绞取汁如前，服之，极验。但咽喉塞服之，皆[2]差。亦疗妇人产运绝者。（《大观》卷九页25，《政和》页226，《纲目》页864）

---

① 及：《大观》作"又"，《政和》作"及"。
② 皆：《大观》作"以"，《政和》作"皆"。

275. 蜜蒙花

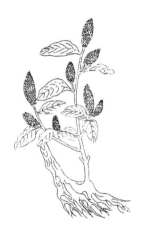

简州（四川简阳）蜜蒙花

（《绍兴本草》）

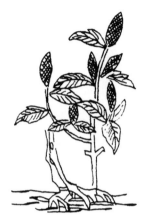

简州蜜蒙花

（《政和本草》）

　　蜜蒙花，生益州川谷，今蜀中州郡皆有之。木高丈余：叶似冬青叶而厚，背白色，有细毛，又似橘叶；花微紫色。二月、三月采花，曝干用。此木类而在草部，不知何至于此。（《大观》卷十三页48，《政和》页334，《纲目》页1463）

276. 伏牛花

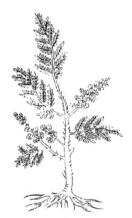

益州（四川成都）伏牛花

（《绍兴本草》）

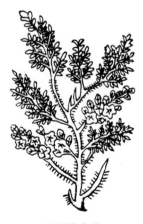

益州伏牛花

（《政和本草》）

伏牛花，生蜀地，所在皆有，今惟益、蜀近郡①有之，多生川泽中。叶青细，似黄檗叶而不光；茎赤有刺；花淡黄色作穗，似杏花而小。三月采，阴干。（《大观》卷十三页47，《政和》页333，《纲目》页1462）

---

① 益蜀近郡：《纲目》作"益州蜀地"。

本草图经草部下品之上卷第八

朝奉郎太常博士　充集贤校理　新差知颖州军州　兼管内劝
农及管句开治沟洫河道事　骑都尉借紫　臣　苏颂　奉敕撰

尚志钧　辑校

277. 大黄

278. 土大黄

279. 桔梗

280. 甘遂

281. 葶苈

282. 芫花

283. 泽漆

284. 大戟

285. 旋覆花

286. 藜芦

287. 侧子

288. 乌头

289. 天雄

290. 附子

291. 羊踯躅

292. 茵芋

293. 射干

294. 鸢尾

295. 贯众

296. 半夏

297. 由跋

298. 虎掌

299. 莨菪子

300. 蜀漆

301. 常山

302. 青葙子

303. 牙子

304. 白蔹

305. 白及

306. 蛇含

307. 女青

308. 草蒿

277. 大 黄

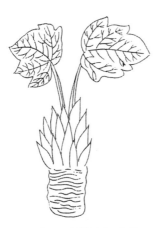

蜀州（四川崇庆）大黄
《绍兴本草》

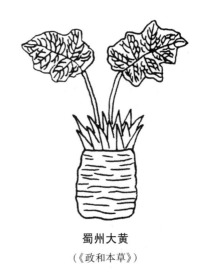

蜀州大黄
《政和本草》

　　大黄，生河西山谷及陇西，今蜀川、河东、陕西州郡皆有之，以蜀川锦纹者佳。其次秦陇来者，谓之土蕃大黄。正月内生青叶，似蓖麻，大者如扇；根如芋，大者如碗，长一、二尺，旁生细根如牛蒡，小者亦如芋；四月开黄花，亦有青红似荞麦花者；茎青紫色，形如竹。二、八月采根，去黑皮，火干[①]。江淮出者曰土大黄，二月开黄[②]花，结细实。又鼎州出一种羊蹄大黄，疗疥瘙甚效。初生苗叶如羊蹄，累年长大，即叶似商陆而狭尖；四月内于抽[③]条上出穗，五、七茎相合，花叶同色；结实如荞麦而轻小，五月熟即黄色，亦呼为金荞麦。三月采苗，五月收实，并阴干；九月采根，破之亦有锦纹。日干之，亦呼为土大黄。凡收大黄之法；苏恭云：作时烧石使热，横寸截著石上熻之，一日微燥，乃绳穿眼之至干。今土蕃大黄，往往作横片，曾经火熻。蜀大黄乃作紧片，如牛舌形，谓之牛舌大黄。二者用之皆等。《本经》称大黄推陈致新，其效最神，故古方下积滞多用之，张仲景治伤寒用处尤多。又有三物备急丸，司空裴秀为散用，疗心腹诸疾卒暴百病，其方用大黄、干姜、巴豆各一两，须精新好者，捣筛，蜜和，更捣一千杵，丸如小豆，服三丸。老小斟量之。为散不及丸也。若中恶客忤，心腹胀满，卒痛如锥刀刺痛，气急口噤，停尸卒死者，以暖水若酒服之。若不下，捧头起，灌令下喉，须臾差。未知更与三丸，腹当鸣转，即吐下便愈。若口已噤，亦须折齿灌之，药入喉即差。崔知悌疗小儿无辜

---

① 火干：《纲目》作"切作横片，火干。"
② 黄：《政和》无。
③ 抽：《政和》作"押"，《大观》作"抽"。

闪癖，瘰疬，或头干黄耸，或乍痢乍差，诸状多者，皆大黄煎主之。大黄九两，锦纹新实者，若微朽即不中用，削去苍皮，乃秤，捣筛为散，以上好米醋三升和之，置铜碗中，于大铛中浮汤上，炭火煮之，火不用猛，又以竹木篦搅药，候任丸，乃停。于小瓷器中贮。儿年三岁，一服七丸如梧子，日再服，常以下青赤脓为度。若不下脓，或下脓少者，稍稍加丸。下脓若多，丸又须减。病重者，或至七、八剂方尽根本。大人、小儿以意量之。此药惟下脓宿结，不令儿利，须禁食毒物。食乳者，乳母亦同忌法。崔元亮《海上方》：治腰脚冷风气，以大黄二大两，切如棋子，和少酥炒，令酥尽入药中，切不得令黄焦，则无力，捣筛为末，每日空腹，以水三大合，入生姜两片如钱，煎十余沸，去姜，取大黄末两钱，别置碗子中，以姜汤调之，空腹顿服。如有余姜汤，徐徐呷之，令尽，当下冷脓及恶物等，病即差止。古人用毒药攻病，必随人之虚实而处置，非一切而用也。姚僧垣初仕梁，武帝因发热欲服大黄。僧垣曰：大黄乃是快药。至尊年高，不可轻用。帝弗从，几至委顿。元帝常有心腹疾。诸医咸谓宜用平药，可渐宣通。僧垣曰：脉洪而实，此有宿妨，非用大黄无差理，帝从而遂愈。以此言之，今医用一毒药而攻众病，其偶中病，便谓此方之神奇；其有[①]差误，乃不言用药之失，如此者众矣，可不戒哉？（《大观》卷十页15，《政和》页246，《纲目》页941）

278. 土大黄

土大黄，文具大黄条下。

279. 桔　梗

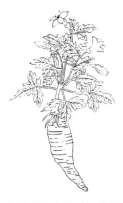

成州（甘肃成县）桔梗
（《绍兴本草》）

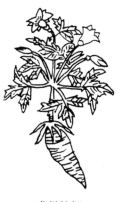

成州桔梗
（《政和本草》）

---

① 　有：《政和》脱。

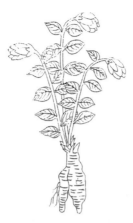

解州（山西解县）桔梗

（《绍兴本草》）

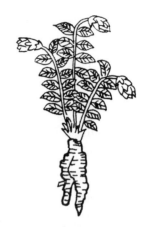

解州桔梗

（《政和本草》）

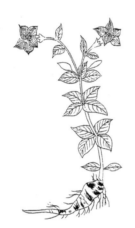

和州（安徽和县）桔梗

（《绍兴本草》）

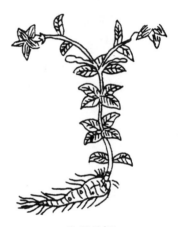

和州桔梗

（《政和本草》）

桔梗，生嵩高山谷及冤句，今在处有之。根如小指大，黄白色；春生苗，茎高尺余；叶似杏叶而长椭，四叶相对而生，嫩时亦可煮食之；夏开花紫碧色，颇似牵牛子花，秋后结子。八月采根，细判曝干用。叶名隐忍。其根有心，无心者乃荠苨也。而荠苨亦能解毒，二物颇相乱。但荠苨叶下光泽无毛为异。关中桔梗，根黄，颇似蜀葵根；茎细，青色；叶小，青色，似菊花叶。古方亦单用之。《古今录验》[1] 疗卒中蛊下血如鸡肝者，昼夜出血石余，四脏皆损，惟心未毁，或鼻破待死者。取桔梗捣屑，以酒服方寸匕，日三。不能下药，以物拗口开灌之。心中当烦，须臾自定，服七日止。当食猪肝臛以补之，神良。《集验方》：疗胸中满而振寒，脉

---

① 古今录验：《纲目》作"初虞古今录验"。按初虞即初虞世。于宋绍圣四年（1097）著有《古今录验养生必用方》。比苏颂《本草图经》著作时间嘉祐三年（1058）晚三十九年。苏颂所云古今录验方亦见于《外台秘要》卷二八。是苏颂所引《古今录验方》，当出自《外台秘要》，并非出自初虞世。《纲目》加"初虞"二字，难以取信。

数，咽燥不渴，时时出浊唾腥臭，久久吐脓如粳米粥，是肺痈。治之以桔梗、甘草各二两炙，以水三升，煮取一升，分再服，朝暮吐脓血则差。（《大观》卷十页 20，《政和》页 249，《纲目》页 730）

280. 甘　遂

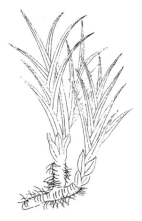

江宁府（江苏南京）甘遂
（《绍兴本草》）

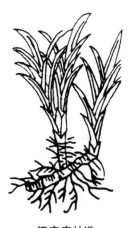

江宁府甘遂
（《政和本草》）

甘遂，生中山川谷，今陕西、江东亦有之，或云京西出者最佳，汴[①]沧吴者为次。苗似泽漆，茎短小，而叶有汁；根皮赤，肉白，作连珠[②]，又似和皮甘草。二月采根，节切之，阴干，以实重者为胜。又有一种草甘遂，苗一茎，茎端六、七叶，如蓖麻、鬼臼叶，用之殊恶。生食一升，亦不能下。唐注云：草甘遂，即蚤休也。蚤休自有条，古方亦单用下水。《小品》：疗妊娠小腹满，大小便不利，气急，已服猪苓散不差者，以甘遂散下之方[③]。泰山赤皮甘遂二两，捣筛，以白蜜二两，和丸如大豆粒[④]，多觉心下烦，得微下者，日一服之，下后还将猪苓散。不得下，日再服，渐加可至半钱匕[⑤]，以微下为度，中间将散也。猪苓散见猪苓条中。（《大观》卷十页 33，《政和》页 254，《纲目》页 951）

---

① 汴：《大观》作"生"，《政和》作"汴"。
② 珠：此下，《纲目》有"大如指头"。
③ 方：《大观》无。
④ 丸如大豆粒：《纲目》作"丸梧子大，每服五十丸"。按甘遂为峻下药，妊娠是否能服此大量，可疑。又《外台秘要》卷三十三小品甘遂散仅云："服如大豆粒"。
⑤ 渐加可至半钱匕：《纲目》无此文。

281. 葶 苈

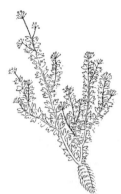

丹州（陕西宜川）葶苈

（《绍兴本草》）

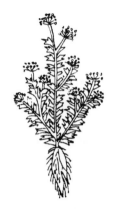

丹州葶苈

（《政和本草》）

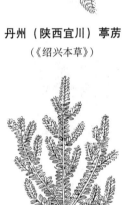

曹州（山东荷泽）葶苈

（《绍兴本草》）

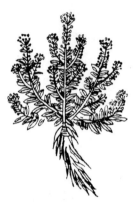

曹州葶苈

（《政和本草》）

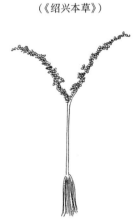

成德军（河北正定）葶苈

（《绍兴本草》）

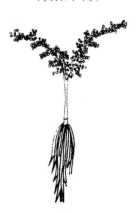

成德军葶苈

（《政和本草》）

葶苈，生藁城平泽及田野，今京东、陕西、河北州郡皆有之，曹州者尤胜。初春生苗叶，高六、七寸，有似荠；根白，枝茎俱青；三月开花，微黄；结角，子扁小如黍粒微长，黄色。立夏后采实，曝干。《月令》：孟夏之月，靡草死。许慎、郑康成注皆云：靡草，荠、葶苈之属是也。此草①至夏则枯死，故此时采之。张仲景治肺痈喘不得卧，葶苈大枣泻肺汤主之。葶苈炒黄色捣末为丸，大如弹丸。每服用大枣二十枚，水三升，煎之取二升，然后内一弹丸，更煎取②一升，顿服之。支饮不得息亦主之。崔知悌方，疗上气咳嗽，长引气不得卧，或遍体气肿，或单面肿，或足肿，并主之。葶苈子三升，微火熬，捣筛为散，以清酒五升渍之，冬七日，夏三日。初服如桃许大，日三夜一，冬③日二夜二。量其气力，取微利一、二为度。如患急困者，不得待日满，亦可以绵细绞即服。其葶苈单茎向上，叶端出角，角粗且短，又有一种苟芥草，叶近根下作奇④，生角细长。取时必须分别前件二种也。又《箧中方》，治嗽含膏丸，曹州葶苈子一两，纸衬熬⑤令黑，知母一两，贝母一两，三物同捣筛，以枣肉半两，别销沙糖一两半，同入药中，和为丸，大如弹丸，每服以新绵裹一丸，含之，徐徐咽津，甚者不过三丸。今医亦多用。（《大观》卷十页18，《政和》页248，《纲目》页917）

282. 芫　花

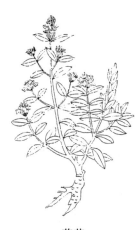

芫花
（《绍兴本草》）

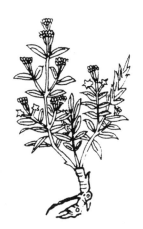

绛州（山西新绛）芫花
（《政和本草》）

---

① 此草：《政和》无此二字。
② 取：《大观》作"服"，《政和》作"取"。
③ 冬：此下，《纲目》有"月"字。
④ 奇：《外台》作"歧"。
⑤ 熬：《纲目》作"炒"。

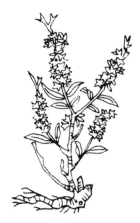

芫花
（《绍兴本草》）

滁州（安徽滁县）芫花
（《政和本草》）

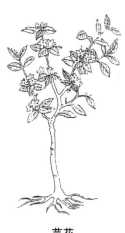

芫花
（《绍兴本草》）

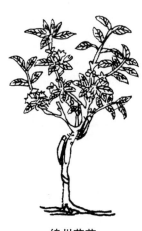

绵州芫花
（《政和本草》）

　　芫花，生淮源川谷，今在处有之。宿根旧枝茎紫，长一、二尺。根入土深三、五寸，白色，似榆根；春生苗叶，小而尖，似杨柳枝叶；二月开紫花，颇似紫荆而作穗，又似藤花而细。三月三日采，阴干。其花须未成蕊，蒂细小，未生叶时收之。叶生花落，即不堪用。《吴普本草》云：芫花，一名败华，一名儿草，一名黄大戟。二月生叶，加厚则黑。华有紫、赤、白者。三月实落尽，叶乃生是也。而今绛州出者，花黄谓之黄芫花。汉太仓公淳于意，治临淄女子薄吾蛲（音饶）瘕。蛲瘕为病，腹大，上肤黄粗，循之戚戚然。意饮以芫花一撮，即出蛲可数升，病遂愈。张仲景治太阳中风，吐下呕逆者，可攻十枣汤主之。芫花熬、甘遂、大戟三物等份，停各筛末，取大枣十枚，水一升半，煮取八合，去滓，内诸药，强人一钱匕，羸人半钱匕，温服之。不下，明旦更加半匕，下后糜粥自养。病悬饮者，亦主之。胡洽治水肿及支饮、澼饮，加大黄、甘草，并前五物各一两，枣十枚，同煮如法。一方又加芒硝一两，汤成下之。又《千金方》凝雪汤，疗天行毒病七、八日，热积聚胸中，烦乱欲死。起人死擒方①，取芫花一斤②，以水三升，煮取一升半，渍故布薄胸上，不过再三薄，热则除，当温四肢，护厥逆也。吴普又云：芫花根，一名赤芫根。神农：辛，雷公：苦，有毒。生邯郸，八月、九月采，阴干。久服令人泄。古方亦入药用。《古今录验》：疗暴中冷，伤寒鼻塞，喘嗽喉中哑塞，失音声者。取芫花根③一虎口，切，曝干。令病人以荐自萦就裹。舂芫花根令飞扬，入其七孔内④，当眼泪出，口鼻皆罗莉毕毕耳，勿住，令芫根尽则止。病必于此差。（《大观》卷十四页 51，《政和》页 360，《纲目》页 991）

283. 泽 漆

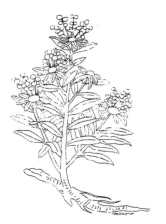

冀州（河北冀县）泽漆
（《绍兴本草》）

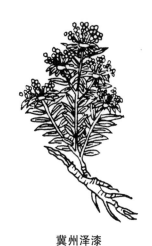

冀州泽漆
（《政和本草》）

泽漆，大戟苗也。生泰山川泽，今冀州、鼎州、明州及近道亦有之。生时摘叶有白汁出，亦能啮人，故以为名。然张仲景治肺咳上气，脉沉者，泽漆汤主之。泽漆三斤，以东流水五斗，煮取一斗五升，然后用半夏半升，紫参、生姜、白前各五两，甘草、黄芩、人参、桂各三两，八物㕮咀之，内泽漆汁中，煎取五升，每服五合，日三，至夜服尽⑤。（《大观》卷十页 40，《政和》页 256，《纲目》页 950）

---

① 起人死擒方：《纲目》无此文。
② 斤：《千金方》卷十作"升"。
③ 根：《政和》脱。
④ 内：《政和》作"中"，《大观》作"内"。
⑤ 至夜服尽：《纲目》无此文。

284. 大　戟

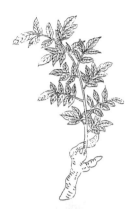

河中府（山西永济）大戟

（《绍兴本草》）

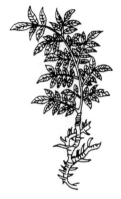

河中府大戟

（《政和本草》）

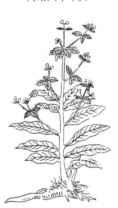

滁州（安徽滁县）大戟

（《绍兴本草》）

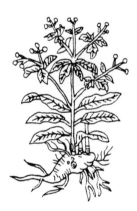

滁州大戟

（《政和本草》）

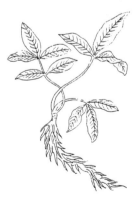

信州（江西上饶）大戟

（《绍兴本草》）

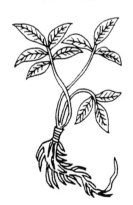

信州大戟

（《政和本草》）

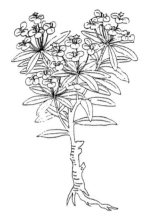

并州（山西太原）大戟①

（《绍兴本草》）

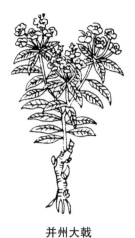

并州大戟

（《政和本草》）

大戟，泽漆根也。生常山，今近道多有之，春生红芽，渐长作丛，高一尺已来：叶似初生杨柳小团；三月、四月开黄紫花，团圆似杏花，又似芫荑；根似细苦参，皮黄黑，肉黄白色；秋冬采根，阴干。淮甸出者茎圆，高三、四尺，花黄，叶至心亦如百合苗。江南生者叶似芍药。医家用治隐疹风及风毒脚肿，并煮水热淋，日再三，便愈。李绛《兵部手集方》：疗水病无问年月深浅，虽复脉恶亦主之。大戟、当归、橘皮各一大两，切，以水二大升，煮取七合，顿服。利水二、三斗，勿怪。至重，不过再服，便差。禁毒食一年。水下后，更服，永不作。此方出张尚客②。（《大观》卷十页39，《政和》页256，《纲目》页949）

———————

① 大戟：原作"泽漆"，据《政和》改。
② 客：《政和》作"客"，《大观》作"容"。

285. 旋覆花

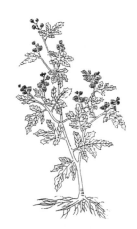

随州（湖北随县）旋覆花

（《绍兴本草》）

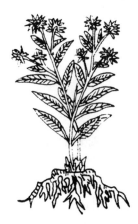

随州旋覆花

（《政和本草》）

　　旋覆花，生平泽川谷，今所在有之，二月已后生苗，多近水旁，大似红蓝而无刺；长一、二尺已来；叶如柳，茎细；六月开花如菊花，小铜钱大，深黄色；上党田野人呼为金钱花，七①月、八月采花，曝干，二十日成。今近都②人家园圃所莳③金钱花，花叶并如上说，极易繁盛，恐即此旋覆也。张仲景治伤寒汗下后，心下痞坚，噫气不除，有七物旋覆代赭汤。杂④治妇人有三物旋覆汤。胡洽有除痰饮在两胁胀满等旋覆花丸，用之尤多。（《大观》卷十页25，《政和》页251，《纲目》页862）

286. 藜 芦

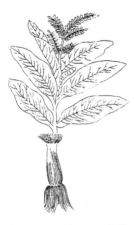

解州（山西解县）藜芦

（《绍兴本草》）

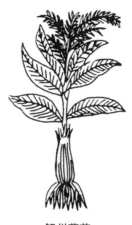

解州藜芦

（《政和本草》）

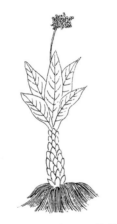

解州（山西解县）藜芦

（《绍兴本草》）

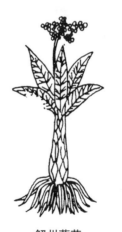

解州藜芦

（《政和本草》）

　　藜芦，生泰山山谷，今陕西、山南东西州郡皆有之①。三月生苗；叶青，似初出棕心，又似车前；茎似葱白，青紫色，高五、六寸，上有黑皮裹茎，似棕皮；其花肉红色；根似马肠根，长四、五寸许，黄白色。二月、三月采根，阴干。此有二种：一种水藜芦，茎叶大同，只是生在近水溪涧石上，根须百余茎，不中入药用。今用者名葱白藜芦，根须甚少，只是三、二十茎，生高山者为佳，均州土俗亦呼为鹿葱。此药大吐上膈风涎，暗风痫病，小儿䐔䐘。用钱匕一字，则恶吐人。又用通顶，令

---

　　① 之：此下，《纲目》有"辽州、均州、解州者尤佳。"

人嚏。而古经本草云：疗呕逆①，其效未详。今萱草亦谓之鹿葱，其类全别，主疗亦不同耳。(《大观》卷十页 26，《政和》页 251，《纲目》页 960)

287. 侧 子

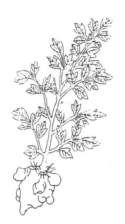

峡州（湖宜昌）侧子

（《绍兴本草》）

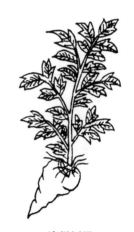

峡州侧子

（《政和本草》）

乌头、乌喙，生朗陵山谷。天雄生少室山谷。附子、侧子生犍为山谷及广汉，今并出蜀土。然四品都是一种所产，其种出于龙州。种之法：冬至前，先将肥腴陆田耕五、七遍，以猪粪粪之，然后布②种，遂月耘籽，至次年八月后方成。其苗高三、四尺已来，茎作四棱，叶如艾，花紫碧色作穗，实小紫黑色如桑椹。本只种附子一物，至成熟后有此四物，收时仍一处造酿方成。酿之法：先于六月内，踏造大、小麦曲，至收采前半月，预先用大麦煮成粥，后将上件曲造醋，候熟淋去糟。其醋不用太酸，酸则以水解之。便将所收附子等去根须，于新洁瓮内淹浸七日，每日搅一遍，日足捞出，以弥疏筛摊之，令生白衣。后向慢风日中晒之百十日，以透干为度。若猛日晒，则皱而皮不附肉。其长三、二寸者，为天雄。割削附子旁尖芽角为侧子，附子之绝小者亦名为侧子。元种者，母为乌头。其余大小者皆为附子。以八角者为上。如方药要用，须炮令裂去皮脐，使之。绵州彰明县多种之，惟赤水一乡者最佳，然收采时月与《本经》所说不同。盖今时所种如此。其内地所出者，与此殊别，今亦稀用。谨按《本经》冬采为附子，春采为乌头。而《广雅》云：奚毒，附子也。一岁为萴（与侧同）子，二岁为乌喙，三岁为附子，四岁为乌头，五岁为天雄。今一年种之，便有此五物，岂今人种莳之法，用力倍至，故尔繁盛也。虽然

---

① 而古经本草云：疗呕逆：《纲目》作"而别本云治哕逆"。
② 布：《大观》作"下"，《政和》作"布"。

药力当缓，于岁久者耳。崔氏治寒疝心腹胁引痛，诸药不可近者，蜜煎乌头主之。以乌头五枚大者，去芒角及皮，四破，以白蜜一斤，煎令透润，取出焙干，捣筛，又以熟蜜丸，冷盐汤吞下[①]二十丸如梧子，永除。又法：用煎乌头蜜汁，以桂枝汤五合解之。饮三合不知，加五合。其知者如醉，以为中病。《续传信方》治阴毒伤寒烦躁，迷闷不知[②]悟人，急者用大附子一个，可半两者，立劈作四片，生姜一大块，立劈作三片，如中指长，糯米一撮，三味以水一升，煎取六合，去滓，如人体温，顿服，厚衣覆之。或汗出，或不出，候心神定，即别服水解散，太白通关散之类，不得与冷水。如渴，更将滓煎与吃。今人多用有效，故详著之。（《大观》卷十页9，《政和》页244，《纲目》页972）

288. 乌 头

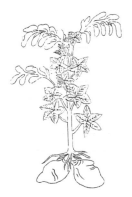

成州（甘肃成县）乌头

（《绍兴本草》）

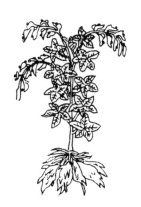

成州乌头

（《政和本草》）

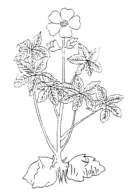

邵州（湖南宝庆）乌头

（《绍兴本草》）

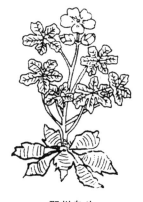

邵州乌头

（《政和本草》）

① 下：《政和》无。
② 知：《政和》作"主"，《大观》作"知"。

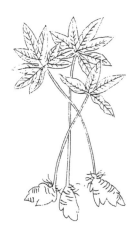

江宁府（江苏南）乌头

（《绍兴本草》）

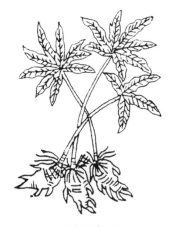

江宁府乌头

（《政和本草》）

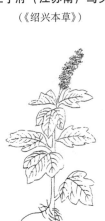

晋州（山西临汾）乌头

（《绍兴本草》）

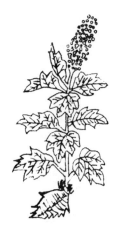

晋州乌头

（《政和本草》）

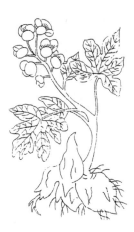

龙州（四川平武）乌头

（《绍兴本草》）

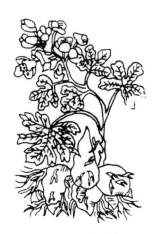

龙州乌头

（《政和本草》）

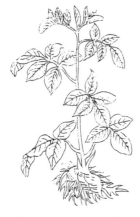

梓州（四川三台）草乌
（《绍兴本草》）

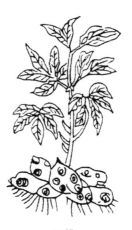

梓州草乌头
（《政和本草》）

乌头，文具侧子条下。

289. 天 雄

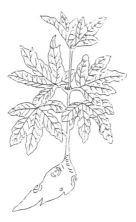

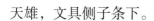
天雄
（《绍兴本草》）

天雄
（《政和本草》）

天雄，文具侧子条下。

290. 附　子

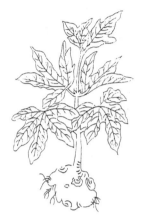

梓州（四川三台）附子

（《绍兴本草》）

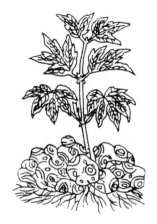

梓州附子

（《政和本草》）

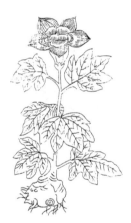

梓州（四川三台）附子花

（《绍兴本草》）

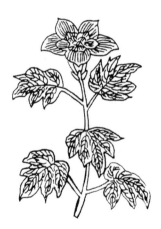

梓州附子花

（《政和本草》）

附子，文具侧子条下。

291. 羊踯躅

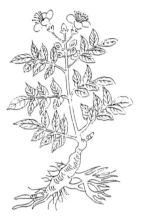

润州（江苏镇江）羊踯躅

（《绍兴本草》）

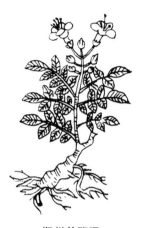

润州羊踯躅

（《政和本草》）

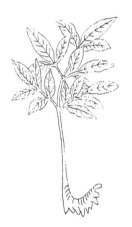

海州（江苏东海县）山踯躅

（《绍兴本草》）

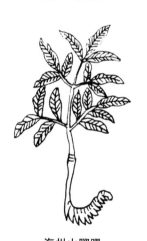

海州山踯躅

（《政和本草》）

羊踯躅，生太行山川谷及淮南山，今所在有之。春生苗，似鹿葱；叶似红花；茎①高三、四尺；夏开花，似凌霄、山石榴、旋覆辈，而正黄色；羊误食其叶，则踯躅而死，故以为名②。三月、四月采花，阴干。今岭南蜀道山谷遍生，皆深红色，如锦绣然。或云此种不入药。古大方多用踯躅，如胡洽治时行赤散，及治五嗽四满丸

① 茎：《政和》作"叶"，《大观》作"茎"。

② 羊误食其叶，则踯躅而死，故以为名：《纲目》作"羊食之则死"。

之类，及治风诸酒方，皆杂用之。又治百病风湿等，鲁王酒中亦用踯躅花。今医方捋①脚汤中多用之。南方治蛊毒下血，有踯躅花散甚胜。(《大观》卷十页45，《政和》页258，《纲目》页990)

292. 茵 芋

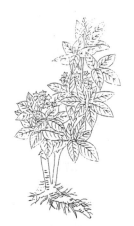

绛州（山西新绛）茵芋

（《绍兴本草》）

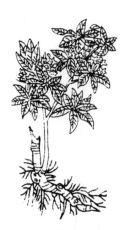

绛州茵芋

（《政和本草》）

茵芋，出泰山川谷，今雍州、绛州、华州、杭州亦有之。春生苗，高三、四尺，茎赤；叶似石榴而短厚，又似石南叶；四月开细白花，五月结实。三月、四月、七月采叶连细茎，阴干用，或云日干②。胡洽治贼风，手足枯痹，四肢拘挛。茵芋酒主之。其方茵芋、附子、天雄、乌头、秦艽、女萎、防风、防己、踯躅、石南、细辛、桂心各一两，凡十二味，切，以绢袋盛，清酒一斗渍之，冬七日，夏三日③，春秋五日，药成。初服一合，日三④，渐增之，以微痹为度。(《大观》卷十页41，《政和》页257，《纲目》页995)

---

① 捋：《政和》作"捼"，《大观》作"捋"。按捋音刮，以脚自摩为捋。又捼音蕤，《集韵》谓捼同挼，两手相切摩也。

② 采叶连细茎，阴干用，或云日干：《纲目》作"采茎叶"。

③ 冬七日，夏三日：《纲目》作"冬七、夏三"。

④ 日三：《大观》作"日日"；《千金方》卷七作"日再"；《纲目》作"日二"；《政和》作"日三"。

293. 射 干

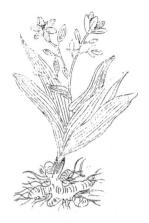

滁州（安徽滁县）射干

（《绍兴本草》）

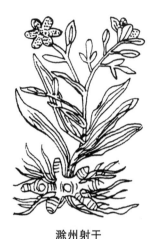

滁州射干

（《政和本草》）

　　射（音夜）干，生南阳山谷田野，今在处有之。人家庭院间亦多种植，春生苗，高二、三尺；叶似蛮姜，而狭长横张，疏如翅羽状，故一名乌翣，谓其叶耳；叶中抽茎，似萱草而强硬；六月开花，黄红色，瓣上有细纹；秋结实作房，中子黑色；根多须，皮黄黑，肉黄赤。三月三日采根，阴干。陶隐居云：疗毒肿方多作夜干。今射亦作夜音。又云别有射干，相似而花白茎长，似射人之执竿者。故阮公诗云：射干临层城是也。此不入药用。苏恭：射干此说是鸢尾，叶都似射干，而花紫碧色，不抽高茎，根似高良姜，而肉白，根即鸢头也。又按荀子云：西方有木焉，名曰射干，茎长四寸，生于高山之上，而临百仞之渊，其茎非能长也，所立者然也。杨倞注云：当是草，而云木误也。今观射干之形，其茎梗疏长，正如长竿状，得名由此耳。而陶以夜音为疑，且古字音呼固多相通，若汉官仆射主，射而亦音夜，非有别义也。又射干多生山崖之间，其茎虽细小，亦类木梗。故荀子名木，而苏谓陶说为鸢尾。鸢尾花亦不白，其白者自是射干之[①]类，非鸢尾也。鸢尾布地而生，叶扁阔于射干。苏云：花紫碧色，根如高良姜者是也。《本经》云：生九嶷山谷，今在处有，大类蛮姜也。三[②]月采。一云：九月、十月采根，日干。（《大观》卷十页28。《政和》页252，《纲目》页986）

---

① 之：此下，《大观》有"一"字。
② 三：《政和》作"五"。

294. 鸢 尾

鸢尾，文具射干条下。

295. 贯 众

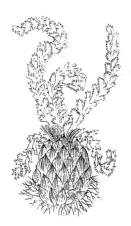

淄州（山东淄川）贯众
（《绍兴本草》）

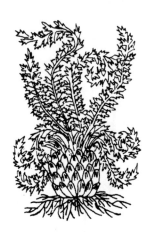

淄州贯众
（《政和本草》）

　　贯众，生玄山山谷及冤句少室山，今陕西、河东州郡及荆、襄间多有之。而少有花者。春生，苗赤；叶大如蕨，茎秆三棱，叶绿色似小[1]鸡翎，又名凤尾草；根紫黑色，形如大瓜[2]，下有黑须毛，又似老鸱。《尔雅》云：濼（舒若切），贯众。郭璞注云：叶圆锐，茎毛黑，布地，冬不死，《广雅》谓之贯节是也。三月采根，晒干。荆南人取根为末，水调服一钱匕，止鼻血有效。（《大观》卷十页42，《政和》页257，《纲目》页747）

---

① 小：《纲目》无"小"字。
② 瓜：《纲目》作"爪"。

296. 半 夏

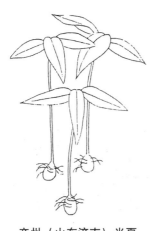

齐州（山东济南）半夏
（《绍兴本草》）

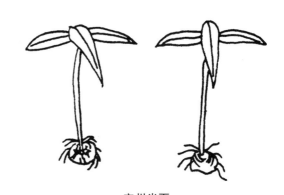

齐州半夏
（《政和本草》）

半夏，生槐里川谷，今在处有之，以齐州者为佳。二月生苗，一茎，茎端出三叶，浅绿色，颇似竹叶而光①，江南者似芍药叶；根下相重生，上大下小，皮黄肉白；五月、八月内采根，以灰裹②二日，汤洗曝干。一云：五月采者虚小，八月采者实大，然以圆白陈久者为佳。其平泽生者甚小，名羊眼半夏。又由跋绝类半夏，而苗高近一、二尺许，根如鸡卵，大多生林下，或云即虎掌之小者，足以相乱。半夏主胃冷呕哕，方药之最要。张仲景治反胃呕吐，大半夏汤。半夏三升，人参三两，白蜜一升，以水一斗二升，和扬之一百四十③遍，煮取三升半，温服一升，日再。亦治膈间支饮。又主呕哕，谷不得下，眩悸，半夏加茯苓汤。半夏一升，生姜半斤，茯苓三两，切，以水七升，煎取一升半，分温服之。又主心下悸，半夏麻黄丸，二物等份，筛末，蜜丸，大如小豆，每服三丸，日三。其余主寒厥，赤风④，四逆，呕吐。附子粳米汤，及伤寒方。用半夏一升，洗去滑，焙干，捣末，小麦面一升，合和，以水搜令熟，丸如弹丸，以水煮令面熟，则药成。初吞四、五枚，日二稍稍增至十五枚，旋煮旋服，觉病减，欲更重合亦佳。禁食饧与羊肉。（《大观》卷十页11，《政和》页245，《纲目》页980）

---

① 光：《纲目》作"生"。

② 裹：《纲目》作"裹"。

③ 一百四十：《政和》《纲目》作"一百二十"；《金匮》《外台》作"二百四十"；《千金》作"二三百"；《大观》作"一百四十"。

④ 风：《政和》作"丸"。

297. 由 跋

由跋，文具半夏条下。

298. 虎 掌

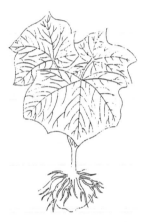

江州（江西浔阳）虎掌

《绍兴本草》

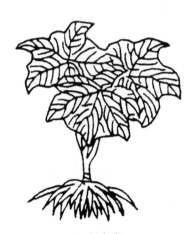

江州虎掌

《政和本草》

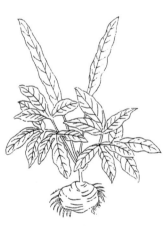

冀州（河北冀县）虎掌

《绍兴本草》

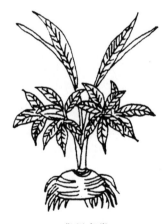

冀州虎掌

《政和本草》

虎掌，生汉中山谷及冤句，今河北州郡亦有之。初生根如豆大，渐长大，似半夏而扁，累年者其根圆及寸，大者如鸡卵。周匝①生圆芽二、三枚或五、六枚；三

---

① 匝：《政和》作"回"，《大观》作"匝"。

月、四月生苗，高尺余；独茎上有叶如爪，五、六出分布，尖而圆；一窠生七、八茎，时出一茎作穗，直上如鼠尾；中生一叶如匙，裹茎作房，傍开一口，上下尖，中有花，微青褐色；结实如麻子大，熟即白色，自落布地。一子生一窠。九月苗残取根，以汤入器中，渍三①、七日，汤冷乃易，日换三、四遍，洗去涎，曝干用之。或再火炮。今冀州人菜园中种之，亦呼为天南星。江州有一种草，叶大如掌，面青背紫，四畔有芽如虎掌，生三、五②叶为一本，冬青。治心痛寒热积气。不结花实，与此名同，故附见之。（《大观》卷十页13，《政和》页246，《纲目》页977）

299. 莨菪子

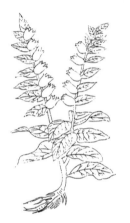

秦州（甘肃天水）莨菪

（《绍兴本草》）

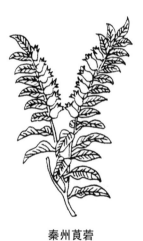

秦州莨菪

（《政和本草》）

莨菪子，生海滨川谷及雍州，今处处有之。苗茎高二、三尺许③，叶似地黄、王不留行、红蓝等而三指阔；四月开花，紫色；苗、荚、茎有白毛。五月结实，有壳作罂子，状如小石榴，房中子至细，青白色，如米粒，一名天仙子。五月采子，阴干。谨按《本经》云：莨菪性寒，后人多云大热，而《史记》淳于意传云：淄川王美人怀子而不乳，意饮以浪荡药一撮，以酒饮之，旋乳。且不乳岂热药所治。又古方主卒癫狂，亦多单用莨菪，不知果性寒邪？《小品》载治癫狂方云：取莨菪三升，作末，酒一升，渍数日出，捣之，以向汁和绞，去滓，汤上煎，令可丸，服如小豆三丸，日三。当觉口面急，头中有虫行，额及手足有赤色处，如此并是差候。未知再服，取尽，神良。又《箧中方》主肠风，莨菪煎。取莨菪实一升治之，曝干，捣

---

① 三：《政和》作"五"，《大观》作"三"。
② 五：《纲目》作"四"。
③ 许：《政和》无。

筛，生姜半斤，取汁，二物相合银锅中，更以无灰酒二升，投之，上火煎令如稠饧，即旋投酒，度用酒可及五升以来，即止煎，令可丸，大^①如梧子。每旦酒饮通下三丸，增至五、七丸止。若丸时粘手，则菟丝粉衬隔煎熬，切戒火紧，则药易焦而失力矣。初服微热，勿怪。疾甚者，服过三日，当下利，疾去，利亦止，绝有效。（《大观》卷十页 22，《政和》页 249，《纲目》页 953）

300. 蜀　漆

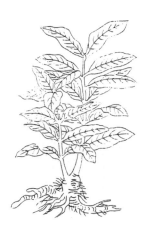

海州（江苏东海县）蜀漆

（《绍兴本草》）

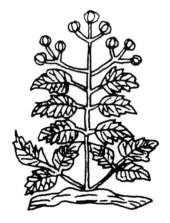

海州蜀漆

（《政和本草》）

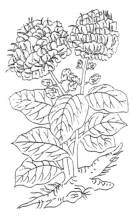

海州（江苏东海县）蜀漆

（《绍兴本草》）

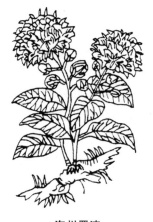

海州蜀漆

（《政和本草》）

① 大：此上，《大观》有"乃元"二字。

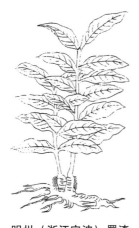

明州（浙江宁波）蜀漆

（《绍兴本草》）

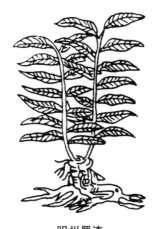

明州蜀漆

（《政和本草》）

蜀漆，生江林山川谷及蜀汉。常山苗也。常山生益州山谷及汉中，蜀漆根也。江林山即益州江阳山名，是同处耳。今京西、淮、浙、湖南州郡亦有之。叶似茗而狭长，两两相当；茎圆有节；三月生红花，青萼；五月结实，青圆，三子为房；苗高者不过三、四尺；根似荆，黄色。而海州出者，叶似楸叶，八尺，有花红白色，子碧色，似山楝子而小。五月采叶，八月采根，阴干。此二味为治疟之最要。张仲景蜀漆散：用蜀漆、云母、龙骨等份，杵末，患者至发前，以浆水和半钱服之。温疟加蜀漆半分，临发时服一钱匕。今天台山出一种草，名土常山，苗、叶极甘，人用为饮香，其味如蜜，又名蜜香草，性亦凉，饮之益人，非此常山也。（《大观》卷十页 32，《政和》页 254，《纲目》页 958）

301. 常　山

常山，文具蜀漆条下。

302. 青葙子

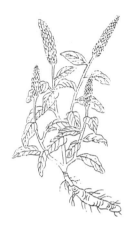

滁州（安徽滁县）青葙子

（《绍兴本草》）

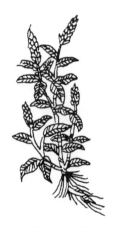

滁州青葙子

（《政和本草》）

青葙子，生平谷道旁，今江淮州郡近道亦有之。二月内生青苗，长三、四尺；叶阔似柳，细软；茎似蒿，青红色；六月、七月内生花，上红下白；子黑光而扁，有似莨菪；根似蒿根而白，直下独茎生根。六月、八月采子。又有一种花黄，名陶珠术，苗亦相似，恐不堪用之。（《大观》卷十页35，《政和》页255，《纲目》页863）

303. 牙 子

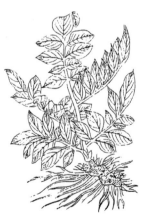

江宁府（江苏南京）牙子

（《绍兴本草》）

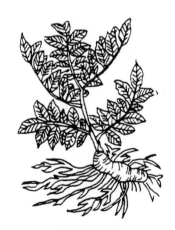

江宁府牙子

（《政和本草》）

牙子，即狼牙子，生淮南川谷及宛句。今江东京①东州郡多有之。苗似蛇莓而厚大，深绿色；根黑色②，若兽之齿牙，故以名之。三月、八月采根，日干③。古方多用治蛇毒。其法取独茎狼牙，捣，腊月猪脂和，以④敷上，立差。又杨炎《南行方》云⑤：六月以前用叶，以后用根，生咬咀，以木叶裹之，煻火炮令热用，熨疮上，冷，即止。张仲景治妇人阴疮，亦单用之。(《大观》卷十页43，《政和》页258，《纲目》页948)

304. 白 蔹

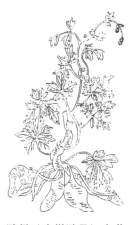

滁州（安徽滁县）白蔹

（《绍兴本草》）

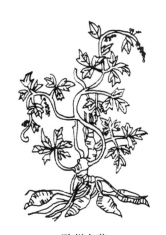

滁州白蔹

（《政和本草》）

白蔹，生衡山山谷，今江淮州郡及荆、襄、怀、孟、商、齐诸州皆有之。二月生苗，多在林中作蔓，赤茎；叶如小桑；五月开花，七月结实；根如鸡、鸭卵⑥，三、五枚同窠，皮赤黑，肉白。二月、八月采根，破片，曝干。今医治风金疮及面药方多用之。濠州有一种赤蔹，功用与白蔹同，花、实亦相类，但表里俱赤耳。(《大观》卷十页34，《政和》页255，《纲目》页1033)

---

① 京：《纲目》作"汴"。
② 色：《政和》无。
③ 苗似蛇莓……日干：《纲目》注出处为"保昇曰"。
④ 以：《大观》无。
⑤ 云：《大观》无。
⑥ 卵：此下，《纲目》有"而长"二字。

305. 白　及

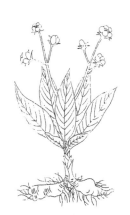

兴州（陕西略阳）白及

（《绍兴本草》）

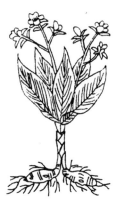

兴州白及

（《政和本草》）

　　白及，生北山川谷，又冤句及越山，今江淮、河、陕、汉、黔诸州皆有之，生石山上。春生苗，长一尺许，似栟榈及藜芦，茎端生一台；叶两指大，青色；夏开花紫；七月结实，至熟黄黑色。至冬①叶凋。根似菱米，有三角白色，角端生芽。二月、七月采根。今医治金疮不差②及痈疽方中多用之。（《大观》卷十页 37，《政和》页 255，《纲目》页 758）

306. 蛇　含

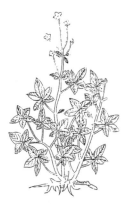

兴州（陕西略阳）蛇含

（《绍兴本草》）

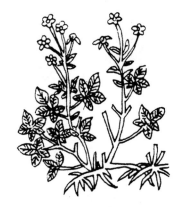

兴州蛇含

（《政和本草》）

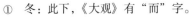
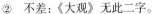

　　①　冬：此下，《大观》有"而"字。

　　②　不差：《大观》无此二字。

蛇含，生益州山谷①，今近处亦有之。生土石上，或下湿地。蜀中人家亦种之②。一茎五叶或七叶，此有两种，当用细叶黄色花者为佳。八月采根，阴干。《古今录验方》治赤疹，用蛇衔草，捣令极烂，敷之，差。赤疹者，由冷湿搏于肌中，甚即为热，乃成赤疹，得天热则剧，冷则减是也。古今诸丹毒疮肿方通用之。又下有女青条云：蛇衔根也，生朱崖。陶隐居、苏恭皆以为：若是蛇衔根，不应独生朱崖。或云是雀瓢，即萝摩之别名。或云二物同名，以相类故也。医家鲜用，亦稀识别，故但附著于此。（《大观》卷十页30，《政和》页253，《纲目》页921）

307. 女 青

女青，文具蛇含条下。

308. 草 蒿

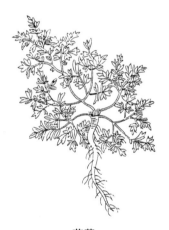

草蒿
（《绍兴本草》）

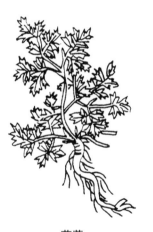

草蒿
（《政和本草》）

---

① 生益州山谷：《纲目》作"出兴州"。
② 之：此下，《纲目》有"辟蛇"二字。

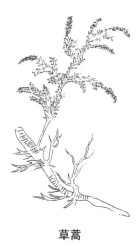

草蒿

（《绍兴本草》）

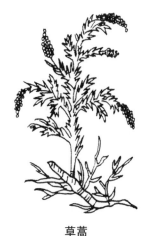

草蒿

（《政和本草》）

　　草蒿，即青蒿也。生华阴川泽，今处处有之。春生苗，叶极细，嫩时人亦取杂诸香菜食之，至夏高三、五尺；秋后开细淡黄花，花下便结子，如粟米大，八①、九月间采子，阴干。根、茎、子、叶并入药用，干者炙作饮香，尤佳。青蒿亦名方溃。凡使子勿使叶，使根勿使茎，四者若同，反以成疾。得童子小便浸之良。治骨蒸热劳为最，古方多单用者。葛氏治金刃初伤，取生青蒿，捣，敷上，以帛裹创，血止即愈。崔元亮《海上方》，疗骨蒸鬼气，取童子小便五大斗，澄过，青蒿五斗，八、九月采②带子者最好，细剉，二物相和，内好大釜中，以猛火煎取三大斗，去滓，净洗釜令干，再泻汁，安釜中，以微火煎可二大斗，即取猪胆十枚相和，煎一大斗半，除火，待冷，以新瓷器盛，每欲服时，取甘草二、三两，熟炙，捣末，以煎和捣一千杵为丸。空腹，粥饮下二十丸，渐增至三十丸止。（《大观》卷十页 23，《政和》页 250，《纲目》页 852）

① 八：此下，《大观》有"月"字。
② 采：《政和》《纲目》作"拣"，《大观》作"采"。

本草图经草部下品之下卷第九

朝奉郎太常博士　充集贤校理　新差知颖州军州　兼管内劝
农及管句开治沟洫河道事　骑都尉借紫　臣　苏颂　奉敕撰

尚志钧　辑校

309. 连翘	326. 牵牛子	343. 仙茅
310. 白头翁	327. 紫葛	344. 谷精草
311. 蔺茹	328. 蓖麻	345. 天南星
312. 羊蹄	329. 葎草	346. 荛头
313. 牛扁	330. 豨莶	347. 山豆根
314. 陆英	331. 狼毒	348. 威灵仙
315. 蒴藋	332. 鬼臼	349. 何首乌
316. 夏枯草	333. 芦根	350. 五倍子
317. 蚤休	334. 甘蔗根	351. 金樱子
318. 虎杖	335. 萹蓄	352. 续随子
319. 鼠尾草	336. 酢浆草	353. 预知子
320. 马鞭草	337. 苘实	354. 萱草
321. 苎根	338. 蒲公草	355. 胡芦巴
322. 菰根	339. 商陆	356. 海金沙
323. 赤地利	340. 鹤虱	357. 金星草
324. 赤车使者	341. 骨碎补	358. 木贼
325. 刘寄奴	342. 马兜铃	359. 地锦草

309. 连 翘

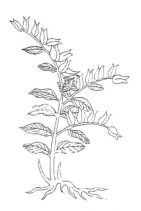

泽州（山西晋城）连翘

（《绍兴本草》）

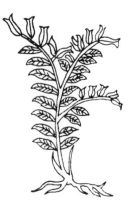

泽州连翘

（《政和本草》）

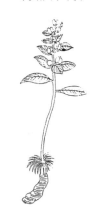

鼎州（湖南常德）连翘

（《绍兴本草》）

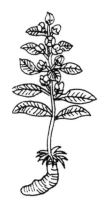

鼎州连翘

（《政和本草》）

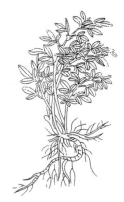

河中府（山西永济）连翘

（《绍兴本草》）

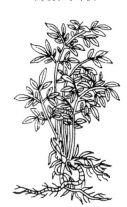

河中府连翘

（《政和本草》）

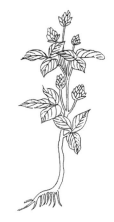

岳州（湖南岳阳）连翘

（《绍兴本草》）

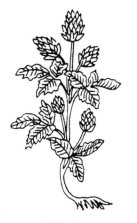

岳州连翘

（《政和本草》）

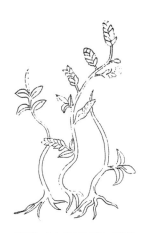

兖州（山东兖州）连翘

（《绍兴本草》）

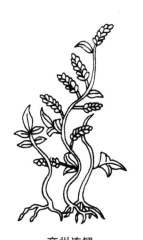

兖州连翘

（《政和本草》）

连翘，生泰山山谷，今近京及河中、江宁府、泽、润、淄、兖、鼎、岳、利州、南康军皆有之。有大翘、小翘二种：生下湿地或山岗上；叶青黄而狭长，如榆叶、水苏辈；茎赤色，高三、四尺许；花黄可爱；秋结实似莲作房，翘出众草，以此得名；根黄如蒿根。八月采房，阴干。其小翘生岗原之上；叶、花、实皆似大翘而细。南方生者，叶狭而小，茎短，才高一、二尺，花亦黄，实房黄黑，内含黑子如粟粒，亦名旱连草①，南人用花、叶。中品鳢肠亦名旱莲，人或以此当旱连，非也。《尔雅》谓之连，一名异翘，一名连苕，又名连草。今南中②医家说云：连翘盖③有两种：一种似椿实之未开者，壳小坚而外完，无跗萼，剖之则中解，气甚芬馥，其实

① 草：《大观》无。
② 中：《纲目》作"方"。
③ 盖：《大观》作"茎"，《政和》作"盖"。

才干，振之皆落，不著茎也；一种乃如菡萏，壳柔，外有跗萼抱之，无解脉，亦无香气，干之虽久，著茎不脱，此甚相异也。今如菡萏者，江南下泽间极多。如椿实者，乃自蜀中来，用之亦胜江南者。据本草言，则①蜀中来者为胜。然未见其茎叶如何也。(《大观》卷十一页35，《政和》页275，《纲目》页924)

310. 白头翁

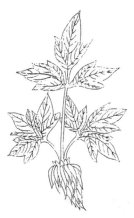

商州（陕西商县）白头翁

（《绍兴本草》）

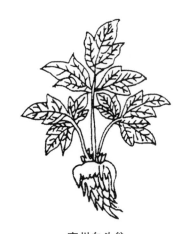

商州白头翁

（《政和本草》）

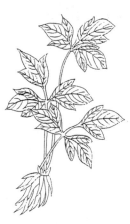

徐州（江苏徐州）白头翁

（《绍兴本草》）

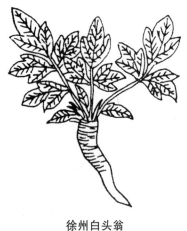

徐州白头翁

（《政和本草》）

白头翁，生嵩山山谷，今近京州郡皆有之。正月生苗，作丛，状如白薇而柔细稍长；叶生茎端，上有细白毛而不滑泽，近根有白茸，正似白头老翁，故名焉；根

① 则：《纲目》作"则亦以"。

紫色，深如蔓菁；二月、三月开紫花，黄蕊；五月、六月结实。其苗有风则静，无风而摇，与赤箭、独活同。七月、八月采根，阴干用。今俗医用合补下药，服之大验，亦冲人。（《大观》卷十一页 21，《政和》页 270，《纲目》页 757）

311. 茴 茹

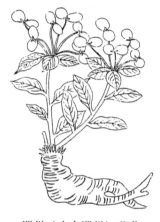

淄州（山东淄州）茴茹
（《绍兴本草》）

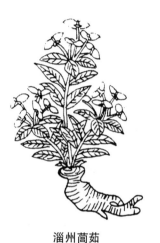

淄州茴茹
（《政和本草》）

　　茴茹，生代郡川谷，今河阳、淄、齐州亦有之。二月生苗，叶似大戟而花黄色；根如萝卜，皮赤黄，肉白，初断时，汁出凝黑如漆；三月开浅红花，亦淡黄色，不著子。陶隐居谓出高丽者，此近之也。四月、五月采根，阴干。漆头者良。又有一种草茴茹，色白。采者烧铁烁头，令黑，以当漆头，非真也。然古方有用两种者。姚僧垣[①]治痈疽生臭恶肉，以白茴茹散敷之，看肉尽便停，但敷诸膏药。若不生肉，又敷黄芪散。恶肉仍不尽者，可以漆头赤皮茴茹为散，用半钱匕，和白茴茹散三钱匕，合[②]敷之，差。是赤、白皆可用也。（《大观》卷十一页 39，《政和》页 276，《纲目》页 948）

---

① 垣：《纲目》作“坦”。
② 合：《纲目》作“和”。

312. 羊　蹄

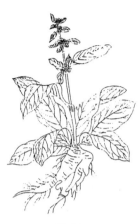

羊蹄根

（《绍兴本草》）

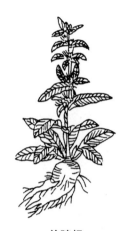

羊蹄根

（《政和本草》）

羊蹄，秃菜也。生陈留川泽，今所在有之。生下湿地。春生苗，高三、四尺；叶狭长，颇似莴苣而色深；茎节间紫赤；花青白成穗，子三棱，有若茺蔚，夏中即枯；根似牛蒡而坚实。今人生采根，醋摩涂癣速效。亦煎作丸服之。其方以新采羊蹄根，不限多少，捣研绞取汁一大升，白蜜半斤，同熬如稠饧煎，更用防风末六两，搜和，令可丸大如梧子。用栝楼、甘草酒下三、二十丸，日二、三次，佳。谨按：《诗·小雅》：言采其蓫。陆机云：蓫，今人谓之羊蹄，似芦菔而茎赤，可汋①为茹，滑而美也，多啖令人下气。幽州人谓之蓫。字或作蓄（并耻六切）。又有一种极相类，而叶黄味酢，名酸模。《尔雅》所谓须，薞（音孙）芜。郭璞云：薞芜似羊蹄，叶细味酢，可食，一名蓨（音修②）是也。（《大观》卷十一页 13，《政和》页 267，《纲目》页 1061）

---

① 汋：《大观》作"以"，《政和》作"汋"。
② 修：《政和》作"条"，《大观》作"修"。

313. 牛 扁

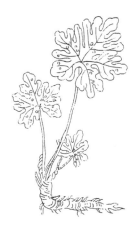

潞州（山西长治）牛扁

（《绍兴本草》）

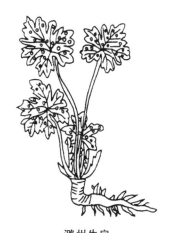

潞州牛扁

（《政和本草》）

　　牛扁，出桂阳川谷，今潞州、宁州亦有之。叶似三堇、石龙芮等。根如秦艽而细，多生平泽下湿地。二月、八月采根，日干。今亦稀用。按《本经》云：杀牛虱小虫。苏恭注云：太常贮名扁特。今潞州止一种名便特。六月有花，八月结实，采其根，捣末，油调，杀蚧虱。根、苗主疗，大都相似。疑此即是牛扁。但扁便不同，岂声近而字讹乎？今以附之。（《大观》卷十一页 53，《政和》页 282，《纲目》页 997）

314. 陆 英

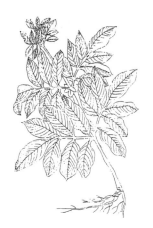

蜀州（四川崇庆）陵英

（《绍兴本草》）

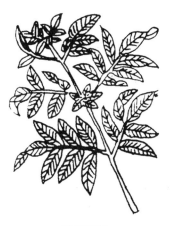

蜀州陵英

（《政和本草》）

陆英，生熊耳川谷及冤句。蒴藋不载所出州土，但云生田野，今所在有之。春抽苗，茎有节，节间生枝；叶大似水芹及接骨。春夏采叶，秋冬采根茎。或云即陆英也。《本经》别立一条。陶隐居亦以为一物。苏恭云：《药对》及古方无蒴藋，惟言陆英，明非别物。今注以性[1]味不同，疑非一种，谓其类耳，然亦不能细别，再详陆英条，不言所用。蒴藋条云用叶、根、茎，盖一物而所用别，故性味不同，何以明之？苏恭云此叶似芹及接骨花，亦一类，故芹名水英，此名陆英，接骨名木英，此三英花、叶并相似。又按《尔雅》云：华苀（音敷）也，华苀荣也。木谓之华，草谓之荣，不荣而实者为之秀，荣而不实者谓之英。然则此物既有英名，当是其花耳。故《本经》云：陆英立秋采。立秋正是其花时也。又葛氏方有用蒴藋者，有用蒴藋根者，有用叶者，三用各别，正与经载三时所采者相会，谓陆英为花无疑也。（《大观》卷十一页48，《政和》页280，《纲目》页925）

315. 蒴　藋

蒴藋，文具陆英条下。

316. 夏枯草

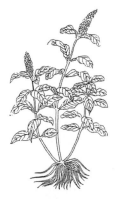

滁州（安徽滁县）夏枯草
（《绍兴本草》）

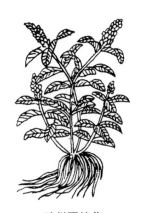

滁州夏枯草
（《政和本草》）

夏枯草，生蜀郡川谷，今河东、淮、浙州郡亦有之。冬至后生，叶似旋复；三月、四月开花，作穗紫白色，似丹参花；结子亦作穗，至五月枯。四月采[2]。（《大观》卷十一页55，《政和》页283，《纲目》页860）

---

① 性：《大观》作"其"，《政和》作"性"。
② 此条：《纲目》注出处为"恭曰"。

317. 蚤 休

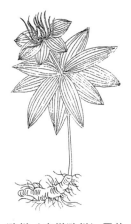

滁州（安徽滁州）蚤休

（《绍兴本草》）

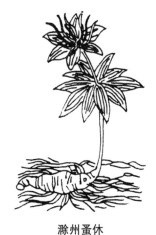

滁州蚤休

（《政和本草》）

　　蚤休，即紫河车也，俗呼重楼金线。生山阳川谷及冤句，今河中、河阳、华、凤、文州及江准间亦有之。苗叶似王孙、鬼臼等，作二、三层；六月开黄紫花，蕊赤黄色，上有金丝垂下；秋结红子；根似肥姜，皮赤肉白。四月、五月采根，日干用。(《大观》卷十一页 46，《政和》页 279，《纲目》页 984)

318. 虎 杖

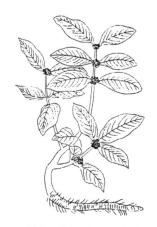

滁州（安徽滁县）虎杖

（《绍兴本草》）

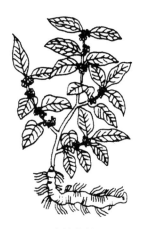

滁州虎杖

（《政和本草》）

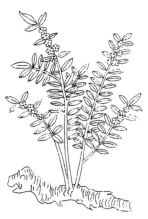

汾州（山西汾阳）虎杖

（《绍兴本草》）

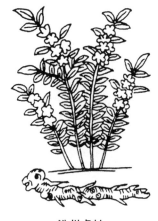

汾州虎杖

（《政和本草》）

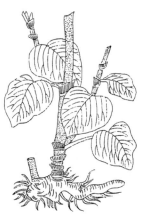

越州（浙江绍兴）虎杖

（《绍兴本草》）

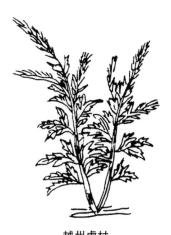

越州虎杖

（《政和本草》）

　　虎杖，一名苦杖。旧不载所出州郡，今处处有之。三月生苗，茎如竹笋状，上有赤斑点，初生便分枝丫；叶似小杏叶；七月开花，九月结实。南中出者，无花。根皮黑色，破开即黄，似柳根。亦有高丈余者。《尔雅》云：蒤，虎杖。郭璞云：似荭草而粗大，有细刺，可以染赤是也。二月、三月采根，曝干。河东人烧根灰，贴诸恶疮。浙中医工，取根，洗去皱皮，剉焙，捣筛，蜜丸如赤豆。陈米饮下，治肠痔下血甚佳。俗间以甘草同煎为饮，色如琥珀可爱，瓶盛置井中，令冷彻如冰，极解暑毒。其汁染米作糜糕，益美。（《大观》卷十三页46，《政和》页333，《纲目》页933）

319. 鼠尾草

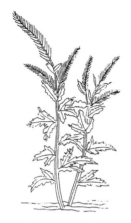

黔州（四川彭水）鼠尾草

《绍兴本草》

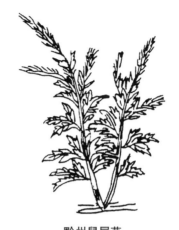

黔州鼠尾草

《政和本草》

鼠尾草，旧不载所出州土，云生平泽中，今所在有之。惟黔中人采为药。苗如蒿，夏生茎端，作四、五穗，穗若车前，花有赤、白二色。《尔雅》谓葝，鼠尾。云可以染皂草也。四月采叶，七月采花，阴干。古治痢多用之。姚氏云：浓煮汁如薄饴，饮五合，日三。赤下用赤花，白下用白花，差。（《大观》卷十一页29，《政和》页273，《纲目》页922）

320. 马鞭草

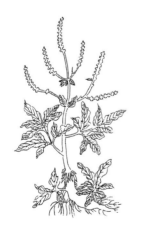

衡州（湖胡衡阳）马鞭草

《绍兴本草》

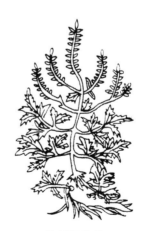

衡州马鞭草

《政和本草》

马鞭草，旧不载所出州土，今衡山、庐山、江淮州郡皆有之。春生苗，似狼牙，亦类益母而茎圆，高三、二尺，抽三、四穗子。七月、八月采苗叶，日干用。味甘、苦，微寒，有小毒。或云子亦通用。古方多用之。葛氏治卒大腹水病，用马鞭草、鼠尾草各十斤，水一石，煮取五斗，去滓，再煎，令稠厚，以粉和丸。一服二、三大豆许，加四、五豆，神良。（《大观》卷十二页18，《政和》页269，《纲目》页920）

321. 苎 根

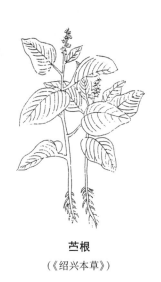

苎根

（《绍兴本草》）

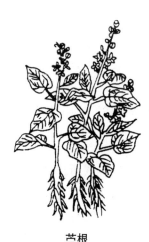

苎根

（《政和本草》）

苎根，旧不载所出州土，今闽、蜀、江、浙多有之。其皮可以绩布。苗高七、八尺；叶如楮叶，面青背白，有短毛；夏秋间著细穗青花；其根黄白而轻虚。二月、八月采。又有一种山苎，亦相似。谨按陆机《草木疏》云：苎一科数十茎，宿根在地中，至春自生，不须栽种。荆、扬间岁三刈，官令诸园种之，岁再刈，便剥取其皮，以竹刮其表，厚处自脱，得里如筋者煮之用缉。今江、浙、闽中尚复如此。孕妇胎损方所须。又主白丹，浓煮水浴之，日三、四，差。韦宙疗痈疽发背，初觉未成脓者，以苎根、叶捣敷上，日夜数易之，肿消则差矣。（《大观》卷十一页19，《政和》页270，《纲目》页870）

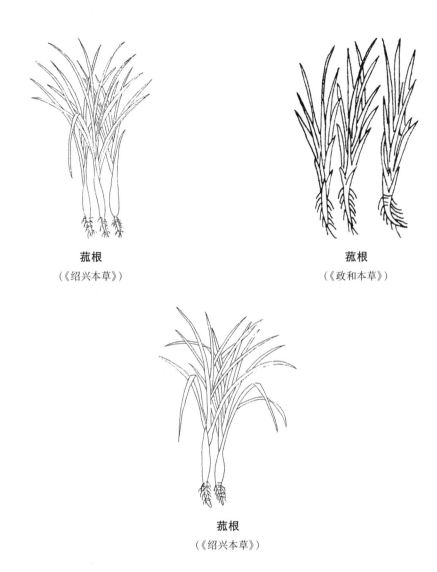

322. 菰 根

菰根
（《绍兴本草》）

菰根
（《政和本草》）

菰根
（《绍兴本草》）

　　菰根，旧不著所出州土，今江湖陂泽中皆有之，即江南人呼为茭草者。生水中，叶如蒲、苇辈，刈以秣马甚肥。春亦生笋甜美，堪啖，即菰菜也，又谓之茭白。其岁久者，中心生白台如小儿臂，谓之菰手。今人作菰首、非也。《尔雅》所谓蘧蔬。注云：似土菌，生菰草中，正谓此也。故南方人至今谓菌为菰，亦缘此义也。其台中有黑[①]者，谓之茭郁。其根亦如芦根，冷利更甚。二浙下泽处，菰草最多。其根相

——————————

　　① 黑：《政和》作"墨"，《大观》作"黑"。

结而生，久则并上①浮于水上，彼人谓之菰葑。刈去其叶，便可耕莳。其苗有茎梗者，谓之菰蒋草。至秋结实，乃彫胡米也。古人以为美馔，今饥岁人犹采以当粮。《西京杂记》云：汉太液池边，皆是彫胡、紫箨、绿②节、蒲丛之类。菰之有米者，长安人谓为彫胡。葭芦之米，解叶者紫箨。菰之有首者，谓之绿节是也。然则彫胡诸米，今皆不贯。大抵菰之种类皆极冷，不可过食，甚不益人。惟服金石人相宜耳。（《大观》卷十一页14，《政和》页267，《纲目》页1067）

323. 赤地利

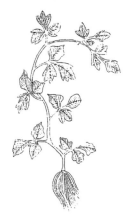 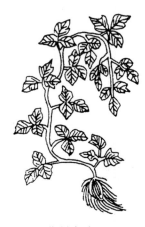

华州（陕西华县）赤地利	华州赤地利
（《绍兴本草》）	（《政和本草》）

赤地利，旧不载所出州土，云所在山谷有之，今惟出华山。春夏生苗，作蔓绕草木上，茎赤；叶青，似荞麦叶；七月开白花，亦如荞麦；根若菝葜，皮黑③，肉黄赤；八月内采根，晒干用。亦名山荞麦。此下又有赤车使者条云：似香薷、兰香，叶、茎赤，根紫赤色，生溪谷之阴，出襄州。八月、九月采根，日干。古方治大风湿痹等，赤车使者酒主之。今人稀用，亦鲜有识之者。因附见于此。（《大观》卷十一页43，《政和》页278，《纲目》页1047）

324. 赤车使者

赤车使者，文具赤地利条下。

---

① 上：《政和》作"土"，《大观》作"上"。
② 绿：《政和》作"缘"，《大观》作"绿"。
③ 黑：《纲目》作"紫赤"。

325. 刘寄奴

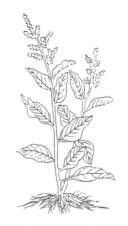

滁州（安徽滁县）刘寄奴

（《绍兴本草》）

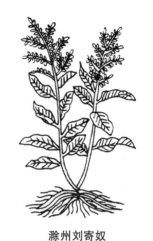

滁州刘寄奴

（《政和本草》）

刘寄奴草，生江南，今河中府、孟州、汉中①亦有之。春生苗，茎似艾蒿，上有四棱，高三、二尺已来；叶青似柳；四月开碎小黄白花，形如瓦松；七月结实似黍而细，一茎上有数穗互生；根淡紫色似莴苣。六月、七月采，苗、花、子通用也。（《大观》卷十一页31，《政和》页274，《纲目》页860）

326. 牵牛子

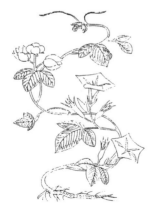

越州（浙江绍兴）牵牛子

（《绍兴本草》）

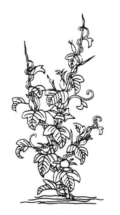

越州牵牛子

（《政和本草》）

---

① 中：此下，《纲目》有"滁州"二字。

牵牛子，旧不著所出州土，今处处有之。二月种子，三月生苗，作藤蔓绕篱墙，高者或三、二丈；其叶青，有三尖角；七月生花，微红带碧色，似鼓子花而大；八月结实，外有白皮里作球。每球内有子四、五枚，如荞麦大，有三棱，有黑白二种。九月后收之。又名金铃。段成式《酉阳杂俎》云：盆甑草，即牵牛子也。秋节后断之，状如盆甑。其中子似龟，蔓如山芋[1]，即此也。（《大观》卷十一页7，《政和》页264，《纲目》页1012）

327. 紫 葛

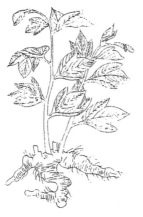

江宁府（江苏南京）紫葛

（《绍兴本草》）

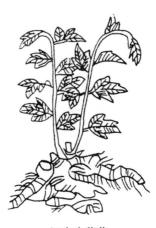

江宁府紫葛

（《政和本草》）

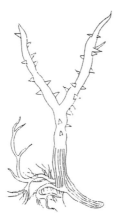

台州（浙江临海）紫葛

（《绍兴本草》）

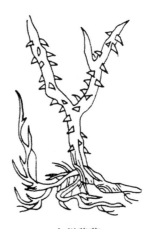

台州紫葛

（《政和本草》）

---

[1] 芋：《大观》作"苎"，《政和》作"芋"。

紫葛，旧不载所出州土，云生山谷，今惟江宁府、台州有①之。春生冬枯，似葡萄而紫色，长丈许，大者径二、三寸；叶似蘡薁，根皮俱紫色。三月、八月采根皮，日干。(《大观》卷十一页45，《政和》页279，《纲目》页1047)

328. 蓖　麻

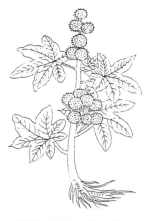

明州（浙江宁波）蓖麻

（《绍兴本草》）

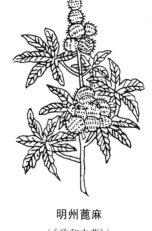

明州蓖麻

（《政和本草》）

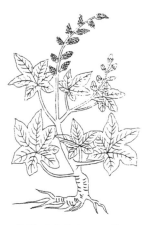

儋州（广东儋县）蓖麻

（《绍兴本草》）

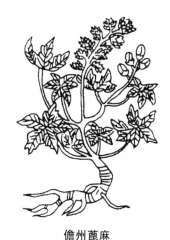

儋州蓖麻

（《政和本草》）

蓖麻子，旧不著所出州郡，今在处有之。夏生苗，叶似葎草而厚大；茎赤有节如甘蔗，高丈许；秋生细花，随便结实，壳上有刺，实类巴豆，青黄斑褐，形如牛

---

① 有：《纲目》作“生”。

蜱，故名。夏采茎叶，秋采实，冬采根，日干①。胡中来者，茎子更大。崔元亮《海上方》，治难产及胞衣不下，取蓖麻子七枚，研如膏，涂脚心底，子及衣才下，便速洗去。不尔肠②出，即用此膏涂项，肠当自入。（《大观》卷十一页9，《政和》页265，《纲目》页956）

329. 葎 草

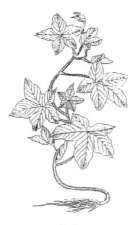

葎草
（《绍兴本草》）

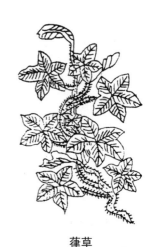

葎草
（《政和本草》）

葎草，旧不著所出州土，云生故墟道旁，今处处有之。叶如蓖麻而小薄，蔓生，有细刺；花黄白；子亦类麻子。四月、五月采茎叶，曝干用。俗名葛葎蔓，又名葛勒蔓。唐韦宙《独行方》，主癞遍体皆疮者，用葎草一担③，以水二石，煮取一石，以渍疮，不过三作乃愈。而《本经》亦阙主疮④功用。又韦丹主膏淋，捣生汁三⑤升，酢二合相和，空腹顿服，当溺如白汁⑥。又主久痢成㿩，取干蔓捣筛，量多少，管吹谷道中，不过三、四差已，若神。（《大观》卷十一页41，《政和》页277，《纲目》页1048）

---

① 今在处有之……日干：《纲目》注出处为"保昇曰"。
② 肠：《纲目》作"子肠"。
③ 担：《政和》作"檐"，《大观》作"担"。
④ 疮：《大观》作"疥"，《政和》作"疮"。
⑤ 三：《大观》作"二"；《纲目》《政和》作"三"。
⑥ 汁：此下，《大观》有"也"字。

330. 豨 莶

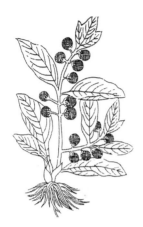

海州（江苏东海县）豨莶
（《绍兴本草》）

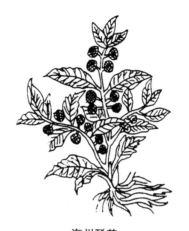

海州豨莶
（《政和本草》）

豨莶，俗呼火杴草，《本经》不著所出州郡，今处处有之。春生苗，叶似芥菜①而狭长，纹粗。茎高二、三②尺；秋初有花如菊；秋末结实，颇似鹤虱。夏采叶，曝干用。近世多有单服者，云甚益元气，蜀人服之法：五月五日、六月六日、九月九日采其叶，去根、茎、花、实，净洗曝干。入甑中，层层洒酒与蜜蒸之，又暴。如此九过，则已，气味极香美。熬捣筛，蜜丸服之。云治肝肾风气，四肢麻痹，骨蒸疼③，腰膝无力者，亦能行大肠气。诸州所说，皆云性寒有小毒，与《本经》④意同。惟文州、高邮军⑤云：性热无毒。服之补虚⑥，安五脏，生毛发，兼主风湿疮，肌肉顽痹，妇人久冷尤宜服用之。去粗茎，留枝、叶、花、实蒸暴。两说不同。岂单用叶乃寒而有毒，并枝、花、实则热而无毒乎？抑系土地所产而然邪？（《大观》卷十一页 17，《政和》页 269，《纲目》页 880）

---

① 菜：《纲目》作"叶"。
② 二、三：《大观》作"三二"，《政和》作"二三"。
③ 疼：《纲目》作"冷"。
④ 本经：《纲目》作"唐本"。
⑤ 军：《纲目》作"州"。按高邮军原是宋置，元改高邮府，明改高邮州。
⑥ 虚：《纲目》作"益"。

331. 狼 毒

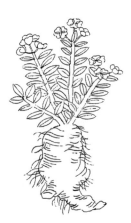

石州（山西离石）狼毒

（《绍兴本草》）

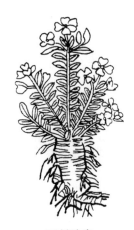

石州狼毒

（《政和本草》）

　　狼毒，生秦亭山谷及奉高，今陕西州郡及辽、石州亦有之。苗叶似商陆及大黄，茎叶上有毛；四月开花，八月结实；根皮黄，肉白。二月、八月采根[1]，阴干。以陈而沉水者良。葛洪治心腹相[2]连常胀痛者。用狼毒二[3]两，附子半两，捣筛，蜜丸如桐子大。一日服一丸，二日二丸，三日三丸。再一丸，至六日，又三丸；自一至三[4]常服，即差。《千金》疗恶疾，以狼毒、秦艽分两等，捣末，酒服方寸匕，日二[5]常服之，差。(《大观》卷十一页 16，《政和》页 268，《纲目》页 946)

---

① 根：《政和》无。
② 相：《大观》无。
③ 二：《大观》作"一"，《政和》作"二"。
④ 三：《大观》作"二"，《政和》作"三"。
⑤ 日二：《大观》作"每日"，《政和》作"日二"。

332. 鬼 臼

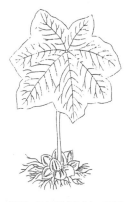

舒州（安徽舒城）鬼臼

（《绍兴本草》）

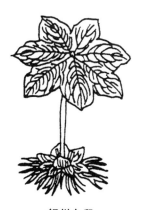

舒州鬼臼

（《政和本草》）

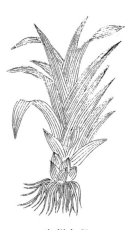

齐州鬼臼

（《绍兴本草》）

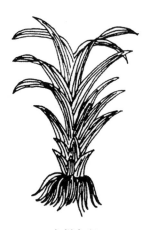

齐州鬼臼

（《政和本草》）

鬼臼，生九真山谷及冤句，今江宁府、滁、舒、商、齐、杭、襄、峡州、荆门军亦有之，多生深山岩石之阴。叶似蓖麻、重楼辈；初生一茎，茎端一叶，亦有两歧者，年长一茎，茎枯为一臼，二十年则二十臼也；花生茎间，赤色，三月开，后结实；根肉皮须，并似射干，俗用皆是射干，当细别之。七①月、八月采根，曝干用。古方治五户、鬼疰、百毒、恶气方用之。一说鬼臼生深山阴地，叶六出或五出，如雁掌。茎端一叶如伞，盖旦时东向，及暮则西倾，盖随日出没也。花红紫如荔枝，正在叶下，常为叶所蔽，未常见日。一年生一叶，既枯则为一臼，及八、九年则八、九曰矣。然一年一臼生而臼腐，盖陈新相易也，故俗又名曰害母草。如芋魁、乌头辈亦然。新苗生则旧苗死，前年之魁①腐矣。而本草注谓全似射干，今射干体状虽相似，然臼形浅薄，大异鬼臼，鬼臼如八、九天南星侧比相叠，而色理正如射干。要者，当使人求苗采之，市中不复有也。（《大观》卷十一页 25，《政和》页 271，《纲目》页 985）

333. 芦 根

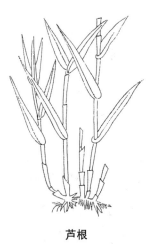

芦根
（《绍兴本草》）

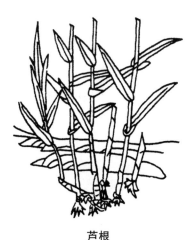

芦根
（《政和本草》）

芦根，旧不载所出州土，今在处有之，生下湿陂泽中。其状都似竹，而叶抱茎生，无枝；花白作穗若茅花；根亦若竹根而节疏；二月、八月采，日干用之。当汲取水底甘辛者。其露出及浮水中者，并不堪用。谨按《尔雅》谓芦根②为葭华。郭璞云：芦苇也。苇即芦之成者。谓蒹为薕（与廉同），薕似萑（音桓③）而细长，高数尺，江东人呼为薕。薍（与荻同）者谓荻（他敢切），为薍（五患切）。薍似苇而小中实，江东人呼为乌。葭（音丘）者或谓之荻，荻至秋坚成，即谓之萑。其华皆名苕（徒雕切），其萌笋皆名蘿（音绻）。若然所谓芦苇，通一物也。所谓薕，今作兼者是也。所谓葭，人以当薪爨者是也。今人罕能别蒹葭与芦苇。又北人以苇与芦为二物，水旁下湿所生者，皆名苇；其细不及指，人家池圃所植者，为芦。其秆差大深碧色者，谓之碧芦，亦难得。然则本草所用芦，今北地谓苇者，皆可通用也。古方多单用。葛洪疗呕哕，切根水煮，顿服一升。《必效方》，以童子小便煮服，不

---

① 魁：《纲目》作"臼"。
② 根：《大观》无。
③ 桓：《大观》作"完"，《政和》作"桓"。

过三升差。其蓬蕈主卒得霍乱气息危急者，取一把煮浓汁，顿服二升，差。兼主鱼蟹中毒，服之尤佳。其笋味小苦，堪食。法如竹笋，但极冷耳。（《大观》卷十一页23，《政和》页271，《纲目》页882）

334. 甘蔗根

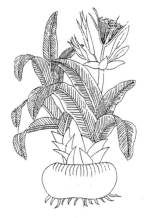

南恩州（广东阳汇）甘蔗根

（《绍兴本草》）

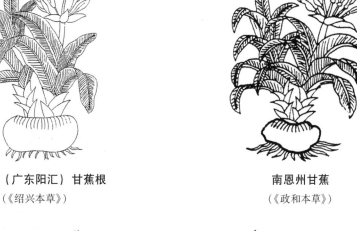

南恩州甘蔗

（《政和本草》）

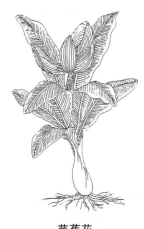

芭蕉花

（《绍兴本草》）

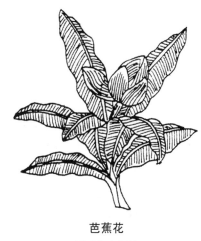

芭蕉花

（《政和本草》）

甘蔗根，旧不著所出州郡。陶隐居云本出广州，江东并有。根、叶无异，惟子不堪食。今出二广、闽中，川蜀者有花，闽广者实极美可啖，他处虽多，而作花者亦少，近岁都下往往①种之甚盛，皆芭蕉也。蕉类亦多。此云甘蔗乃是有子者，叶

---

① 近岁都下往往：《纲目》作"近时中州"。

大抵与芭蕉相类，但其卷心中抽秆作花；初生大萼，如倒垂菡萏，有十数层，层皆作瓣，渐大则花出瓣中，极繁盛。红者如火炬，谓之红蕉；白者如蜡色，谓之水蕉，其花大类象牙，故谓之牙蕉。其实亦有青黄之别，品类亦多，食之大甘美，亦可曝干寄远，北土得之以为珍果。闽人灰理其皮令锡滑，绩以为布，如古之锡襄焉。其根极冷，捣汁以敷肿毒，蓐妇血妨亦可饮之。又芭蕉根性亦相类。俚医以治时疾、狂热，及消渴、金石发动燥热，并可饮其汁。又芭蕉油治暗风痫病涎作，晕闷欲倒者，饮之得吐，便差，极有奇效。取之用竹筒插皮中，如取漆法。（《大观》卷十一页 22，《政和》页 270，《纲目》页 882）

335. 萹 蓄

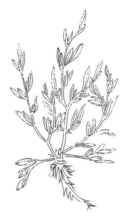 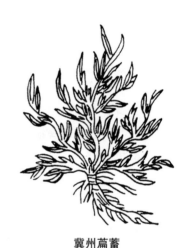

冀州（河北冀县）萹蓄　　　　　　　　冀州萹蓄

（《绍兴本草》）　　　　　　　　　　（《政和本草》）

萹蓄，亦名萹竹。出东莱山谷，今在处有之。春中布地生道旁，苗似瞿麦，叶细绿如竹，赤茎如钗股，节间花出甚细，微青黄色，根如蒿根。四月、五月采苗，阴干。谨按《尔雅》云：竹，萹蓄。郭璞注云：似小藜赤茎节，好生道旁，可食。又杀虫。《卫诗》绿竹猗猗。说者曰：绿，王刍也。竹，萹竹也。即谓此萹蓄。方书亦单用治虫。葛洪小儿蛔方。煮汁令浓饮之，即差。（《大观》卷十一页 15，《政和》页 268，《纲目》页 934）

336. 酢浆草

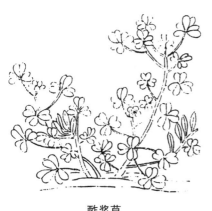

酢浆草
（《绍兴本草》）

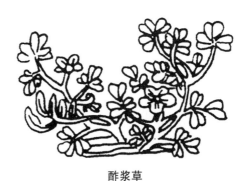

酢浆草
（《政和本草》）

　　酢浆草，俗呼为酸浆。旧不载所出州土，云生道旁，今南中下湿地及人家园圃中多有之，北地亦或有生者。叶如水萍，丛生；茎端有三叶，叶间生细黄花，实黑。夏月采叶用。初生嫩时，小儿多食之。南人用揩鍮石器，令白如银。（《大观》卷十一页 53，《政和》页 282，《纲目》页 1081）

337. 茴 实

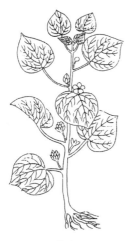

茴实
（《绍兴本草》）

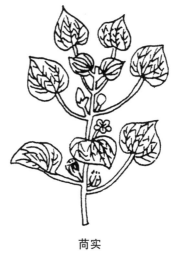

茴实
（《政和本草》）

苘（音顷）实，旧不载所出州土，今处处有之。北人种以绩布，及打绳索。苗高四、五尺，或六、七尺；叶似苎而薄，花黄，实带壳如蜀葵，中子黑色。九月、十月采实，阴干用。古方亦用根。（《大观》卷十一页 56，《政和》页 284，《纲目》页 871）

338. 蒲公草

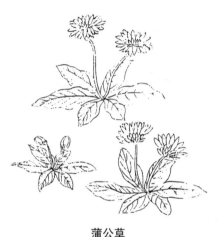

蒲公草

（《绍兴本草》）

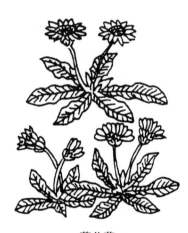

蒲公草

（《政和本草》）

蒲公草，旧不著所出州土，今处处平泽田园中皆有之。春初生苗，叶如苦苣，有细刺；中心抽一茎，茎端出一花，色黄如金钱；断其茎有白汁出[1]，人亦啖之。俗呼为蒲公英，语讹为仆公罂是也。水煮汁以疗妇人乳痈，又捣以敷疮，皆佳。又治恶刺及狐尿刺，摘[2]取根茎白汁涂之，惟多涂立差止。此方出孙思邈《千金方》。其序云：余以贞观五年七月十五日夜，以左手中指背触著庭木，至晓遂患痛不可忍。经十日，痛日深，疮日高大，色如熟小豆色。尝闻长者之论有此方，遂依治之。手下则愈，痛亦除，疮亦即差，未十日而平复。杨炎《南行方》亦著其效云。（《大观》卷十一页 51，《政和》页 281，《纲目》页 1216）

---

① 出：《大观》无。
② 摘：《大观》作"捣"，《政和》作"摘"。

339. 商　陆

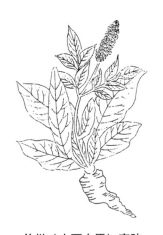

并州（山西太原）商陆

（《绍兴本草》）

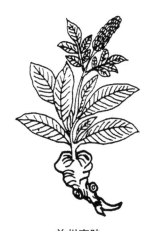

并州商陆

（《政和本草》）

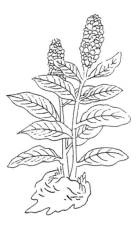

凤翔（陕西凤翔）商陆

（《绍兴本草》）

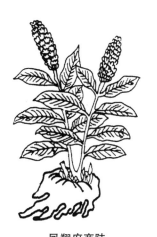

凤翔府商陆

（《政和本草》）

　　商陆，俗名章柳根。生咸阳山谷，今处处有之，多生于人家园圃中。春生苗，高三、四尺；叶青如牛舌而长；茎青赤，至柔脆；夏秋开红紫花，作朵；根如芦菔而长。八月、九月内采根，曝干。其用归表。古方术家多用之，亦可单服。五月五日采根，竹箧盛，挂屋东北角，阴干百日，捣筛，井华水调服，云神仙所秘法。喉中卒被毒气攻痛者，切根炙令热，隔布熨之，冷辄易，立愈。其花，主人心惛塞，多忘喜误①，取花阴干百日，捣末，日暮水服方寸匕，卧思念所欲事，即

---

　　① 误：《纲目》作"卧"。

于眼中自觉①。《尔雅》谓之蓫薚。《广雅》谓之马尾。《易》谓之苋陆。皆谓此商陆也。然有赤白二种：花赤者根赤，花白者根白。赤者不入药，服食用白者。又一种名赤菖②，苗叶绝相类，不可用服之，伤筋消肾，须细辨之。（《大观》卷十一页3，《政和》页263，《纲目》页944）

340. 鹤 虱

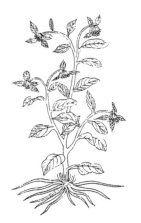

滁州（安徽滁县）鹤虱

（《绍兴本草》）

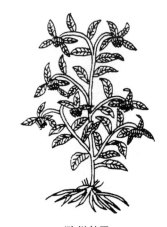

滁州鹤虱

（《政和本草》）

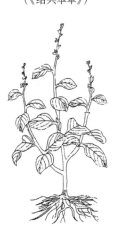

成州（甘肃成县）鹤虱

（《绍兴本草》）

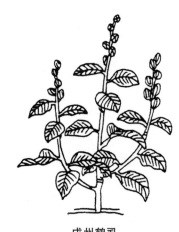

成州鹤虱

（《政和本草》）

鹤虱，生西戎，今江淮、衡湘间皆有之。春生苗，叶皱似紫苏，大而尖长，不光；茎高二尺许；七月生黄白花，似菊；八月结实，子极尖细，干即黄黑色。采无

① 眼中自觉：《纲目》作"眠中醒悟也"。
② 菖：《政和》《纲目》作"菖"；《大观》作"葛"。

时。南人呼其叶为火杴。谨按豨莶（音枚）即火杴也，虽花实相类，而别是一物，不可杂用也。杀虫方中，此为最要。《古今录验》[①]：疗蛔咬心痛，取鹤虱十两，捣筛蜜和，丸如梧子，以蜜汤空腹吞四十丸。日增至五十丸。忌[②]酒肉。韦云患心痛十年不差，于杂方内见，合服便愈。李绛《兵部手集方》，治小儿蛔虫啮心腹痛，亦单用鹤虱细研，以肥猪肉汁下。五岁一服二分，虫出便止，余以意增减。（《大观》卷十一页 42，《政和》页 278，《纲目》页 880）

341. 骨碎补

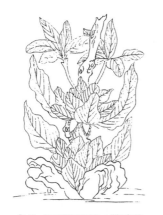

戎州（四川宜宾）骨碎补

（《绍兴本草》）

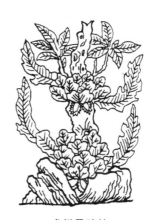

戎州骨碎补

（《政和本草》）

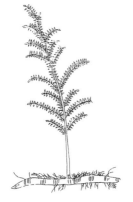

海州（江苏东海县）骨碎补

（《绍兴本草》）

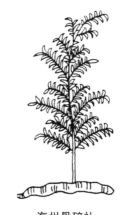

海州骨碎补

（《政和本草》）

① 古今录验：《纲目》作"初虞世古今录验"。按初虞世《古今录验》成于绍圣丁丑（1097）。而《本草图经》成于嘉祐辛丑（1061），比初虞世早三十六年。是《本草图经》所引的古今录验，当非初虞世之书。

② 忌：《政和》作"慎"，《大观》作"忌"。

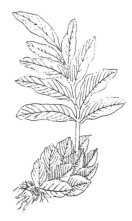

舒州（安徽舒城）骨碎补

（《绍兴本草》）

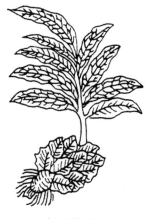

舒州骨碎补

（《政和本草》）

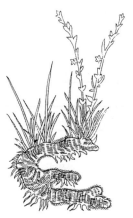

秦州（甘肃天水）骨碎补

（《绍兴本草》）

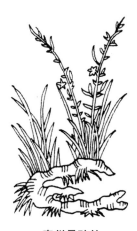

秦州骨碎补

（《政和本草》）

　　骨碎补，生江南，今淮、浙、陕西、夔、路州郡亦有之。根生大木或石上，多
在背阴处，引根成条，上有黄毛及短叶附之。又有大叶成枝；面青绿色，有黄点；
背青白色，有赤紫点；春生叶，至①冬干黄；无花实。惟根入药。采无时。削去毛用
之。本名胡孙姜，唐明皇以其主折伤有奇效，故作此名。蜀人治闪折筋骨伤损，取
根捣筛，煮黄米粥和之，裹伤处良。又用治耳聋，削作细条，火炮，乘热塞耳。亦
入妇人血气药用。又名石毛姜。（《大观》卷十一页 33，《政和》页 274，《纲目》页
1076）

① 至：《大观》作"茎"，《政和》作"至"。

342. 马兜铃

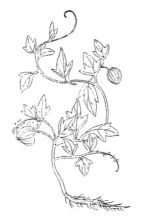

滁州（安徽滁县）马兜铃

（《绍兴本草》）

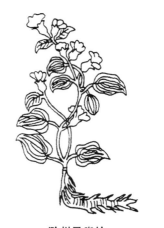

滁州马兜铃

（《政和本草》）

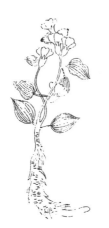

信州（江西上饶）马兜铃

（《绍兴本草》）

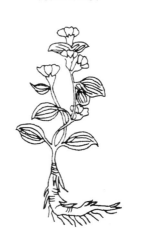

信州马兜苓

（《政和本草》）

马兜铃，生关中，今河东、河北、江淮、夔、浙州郡亦有之。春生，苗如藤蔓①，叶如山芋叶②；六月开黄紫花，颇类枸杞花；七月结实，枣许大，如铃，作四、五瓣。其根名云南根，似木香，小指大，赤黄色，亦名土青木香。七月、八月采实，曝干。主肺病。三月采根，治气下膈，止刺痛。（《大观》卷十一页 26，《政和》页 272，《纲目》页 1010）

---

① 如藤蔓：《纲目》作"作蔓绕树而生"。
② 叶：此下，《纲目》有"而厚大背白"。

343. 仙 茅

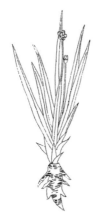

戎州（四川宜宾）仙茅

（《绍兴本草》）

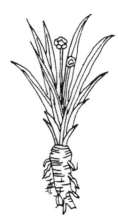

戎州仙茅

（《政和本草》）

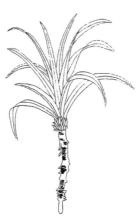

江宁府（江苏南京）仙茅

（《绍兴本草》）

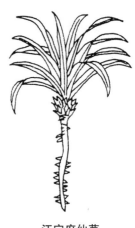

江宁府仙茅

（《政和本草》）

仙茅，生西域，及大庾岭，今蜀川、江湖、两浙诸州亦有之。叶青如茅而软，复稍阔，面有纵理；又似棕榈，至冬尽枯，春初乃生；三月有花如栀子黄，不结实；其根独茎而直，旁有短细根相附，肉①黄白，外皮稍粗褐色。二月、八月采根曝干用。衡山出者花碧，五月结黑子。谨按《续传信方》叙仙茅云：主五劳七伤，明目，益筋力，宣而复补。本西域道人所传。开元元年婆罗门僧进此药，明皇服之有

———————

① 肉：《大观》作"内"，《政和》作"肉"。

效，当时禁方不传。天宝之乱，方书流散，上都①不空三藏始得此方，传与李勉、司徒路嗣恭尚书、齐杭给事、张建封仆射服之，皆得力。路公久服金石无效，及得此药，其益百倍。齐给事守缙云，日少气力，风疹继作，服之遂愈。八、九月时采得，竹刀子刮去黑皮，切如豆粒，米泔浸两宿，阴干捣筛，熟蜜丸如梧子，每旦空肚酒饮任使②下二十丸。禁食牛乳及黑牛肉，大减药力也。《续传信方》伪唐筠州刺史王颜所著，皆因国书编录其方③，当时盛行。故今江南但呼此药为婆罗门参。（《大观》卷十一页 24，《政和》页 273，《纲目》页 751）

344. 谷精草

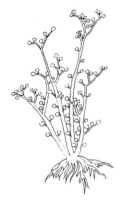

秦州（甘肃天水）谷精草

（《绍兴本草》）

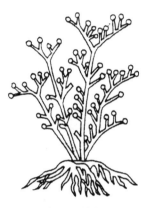

秦州谷精草

（《政和本草》）

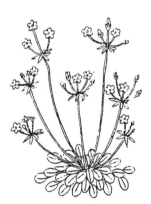

江宁府（江苏南京）谷精草

（《绍兴本草》）

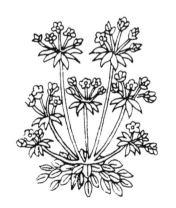

江宁府谷精草

（《政和本草》）

---

① 都：此下，《纲目》有"僧"字。
② 任使：《纲目》作"任便"，《大观》无"任"字。
③ 皆因国书编录其方：《纲目》作"因国书编录西域婆罗门僧服仙茅方"。

谷精草，旧不载所出州土，今处处有之。春生于谷田中，叶秆俱青，根花并白色。二月、三月内采花用，一名戴星草，以其叶细，花白而小圆似星，故以名尔①。又有一种，茎梗差长有节，根微赤，出秦陇间。古方稀用。今口齿药多使之。（《大观》卷十一页 52，《政和》页 282，《纲目》页 936）

345. 天南星

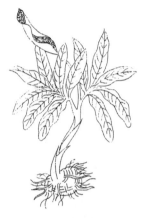

江宁府（江苏南京）天南星

（《绍兴本草》）

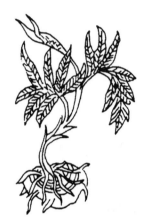

江宁府天南星

（《政和本草》）

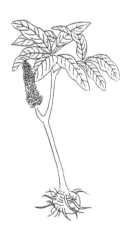

滁州（安徽滁县）天南星

（《绍兴本草》）

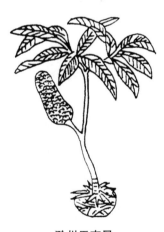

滁州天南星

（《政和本草》）

天南星，《本经》不载所出州土，云生平泽，今处处有之。二月生苗，似荷梗，茎高一尺已来；叶如蒟蒻，两枝相抱；五月开花似蛇头，黄色，七月结子作穗似石

---

① 故以名尔：《纲目》作"可饲马令肥，主虫颡毛焦病"。

榴子，红色；根似芋而圆。二月、八月采根，亦与蒟蒻根相类，人多误采。茎斑花紫，是蒟蒻。一说天南星如本草所说，即虎掌也。小者名由跋，后人采用，乃别立一名尔。今天南星大者四边皆有子，采[1]时尽削去之。又陈藏器云：半夏高一、二尺，由跋高一、二寸，此正误相反言也。今由跋苗高一、二尺，茎似蒟蒻而无斑，根如鸡卵。半夏高一、二寸，亦有盈尺者，根如小指正圆也。江南吴中，又有白蒟蒻，亦曰鬼芋根，都似天南星，生下[2]平泽极多，皆杂采以为天南星，了不可辨，市中所收，往往是也。但天南星小，柔腻肌细，炮之易裂，差可辨尔。古方多用虎掌，不言天南星。天南星近出唐世，中风痰毒方中多用之。《续传信方》治风痛，用天南星、踯躅花，并生时同捣，烙作饼子，甑上蒸四、五过，以稀葛囊盛之。候要，即取焙捣为末，蒸饼，丸如梧桐子，温酒下三[3]丸。腰脚骨痛，空心服；手臂[4]痛，食后服，大良。（《大观》卷十一页 11，《政和》页 266，《纲目》页 977）

346. 蒻 头

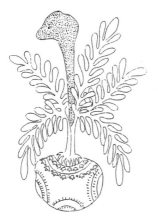

扬州（江苏扬州）蒻头

（《绍兴本草》）

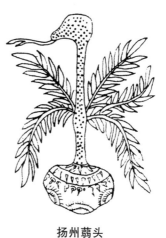

扬州蒻头

（《政和本草》）

蒻头，文具天南星条下。

---

① 采：《大观》作"用"。
② 下：《大观》无"下"字。
③ 三：《大观》作"二"。
④ 手臂：《大观》作"仍前"。

347. 山豆根

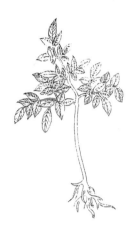

果州（四川南充）山豆根

（《绍兴本草》）

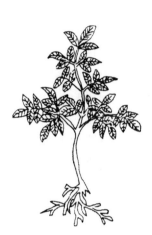

果州山豆根

（《政和本草》）

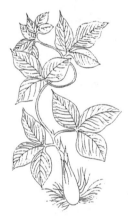

宜州（广西宜山）山豆根

（《绍兴本草》）

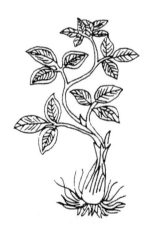

宜州山豆根

（《政和本草》）

山豆根，生剑南①山谷，今广西亦有，以忠、万州者佳。苗蔓如豆根，以此为名。叶青，经冬不凋。八月采根用。今人寸截，含以解咽喉肿痛②，极妙。广南者，如小槐，高尺余，石鼠食其根。故岭南人捕石鼠，破取其肠胃曝干，解毒攻热，甚效。（《大观》卷十一页 38，《政和》页 276，《纲目》页 1036）

① 南：此下，《纲目》有"及宜州果州"。
② 痛：《纲目》作"毒"。

348. 威灵仙

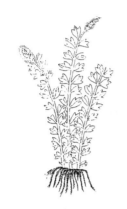

石州（山西离石）威灵仙

（《绍兴本草》）

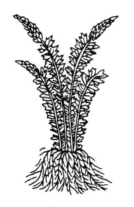

石州威灵仙

（《政和本草》）

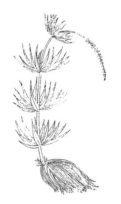

晋州（山西临汾）威灵仙

（《绍兴本草》）

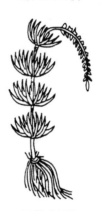

晋州威灵仙

（《政和本草》）

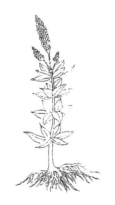

并州（山西太原）威灵仙

（《绍兴本草》）

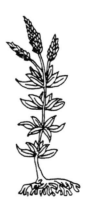

并州威灵仙

（《政和本草》）

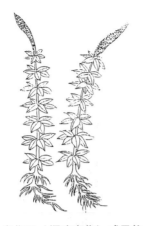

宁化军（福建宁化）威灵仙

（《绍兴本草》）

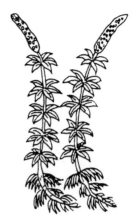

宁化军威灵仙

（《政和本草》）

　　威灵仙，出商州上洛山及华山并平泽，今陕西州军等及①河东、河北、京东、江湖州郡或②有之。初生比众草最先③，茎梗如钗股，四棱；叶似柳叶，作层，每层六、七叶，如车轮，有六层至七层者；七月内生花，浅紫或碧白色，作穗似莆台子，亦有似菊花头者；实青；根稠密多须似谷，每年亦朽败。九月采根，阴干。仍以丙、丁、戊、己日采，以不闻水声者佳。唐正元中，嵩阳子周君巢作威灵仙传云：先时，商州有人重病足不履地者数十年，良医殚技莫能疗。所亲置之道旁，以求救者。遇一新罗僧见之，告曰：此疾一药可活，但不知此土有否？因为之入山求索，果得，乃威灵仙也。使服之，数日能步履。其后山人邓思齐知之，遂传其事。崔元亮《海上方》著其法云：采得，阴干月余，捣筛，温清酒和二钱匕，空腹服之。如人本性杀药，可加及六钱匕，利过两行，则减之，病除乃停服。其性甚善，不触诸药，但恶茶及面汤，以甘草、栀子代饮可也④。（《大观》卷十一页6，《政和》页264，《纲目》页1038）

---

　　① 州军等及：《大观》无此文。

　　② 或：《纲目》作"皆"。

　　③ 比众草最先：《纲目》作"作蔓"。

　　④ 本条：《纲目》揉合《本草图经》和《崔氏海上集》两家文字而成。

349. 何首乌

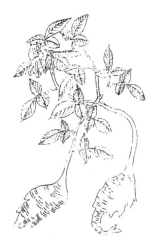

西京（陕西长安县）何首乌
（《绍兴本草》）

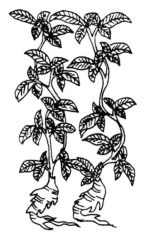

西京何首乌
（《政和本草》）

何首乌，本出顺州南河县，岭外、江南诸州亦有，今处①处有之，以西洛、嵩山及南京柘城②县者为胜。春生苗，叶叶③相对，如山芋而不光泽；其茎蔓延竹木墙壁间，夏秋开黄白花，似葛勒花；结子有棱，似荞麦而细小，才④如粟大。秋冬取根，大者如拳，各有五棱瓣，似小甜瓜。此有二种：赤者雄，白者雌。采时乘湿以布帛拭去土，后用苦竹刀切，米泔浸一宿，曝干。忌铁。以木臼杵捣之。一云：春采根，秋采花。九蒸九暴，乃可服。此药本名交藤，因何首乌服而得名。何首乌者，顺州南河⑤县人，祖能嗣，本名田儿，生而阉弱，年五十八，无妻子，一日醉卧野中，见田中藤两本异生，苗蔓相交，久乃解，解合三、四，田儿心异之，掘根持问乡人，无能名者，遂曝干，捣末，酒服七日，而思人道，百日而旧疾皆愈，十年而生数男，后改名能嗣。又与子延⑥服皆寿百六十岁，首乌服药，亦年百三十岁。唐元和七年，僧文象遇茅山老人，遂传其事。李翱因著方录云。又叙其苗如木藁，光泽，形如桃柳叶，其背偏，皆单生不相对，有雌雄者，雌者苗色黄白，雄者黄赤⑦。其生相远，

---

① 处：《政和》作"在"。
② 南京柘城：《纲目》作"河南柏成"。
③ 叶叶：《大观》只有一个"叶"字。
④ 才：《大观》作"穗"，《政和》作"才"。
⑤ 南河：《政和》倒置，《大观》作"南河"。
⑥ 延：《政和》作"庭"，《大观》作"延"。
⑦ 雌者苗色黄白，雄者黄赤：《纲目》作"雄者苗色黄白，雌者黄赤"。

夜则苗蔓交，或隐化不见。春末、夏中、初秋三时候，晴明日，兼雌雄采之，烈日曝干，散服，酒下良。采时尽其根，乘润以布帛拭去泥土，勿损皮，密器贮之，每月再暴。凡服偶日，二、四、六、八日是。服讫，以衣覆汗出导引。尤忌猪、羊血，其叙颇详，故载之①。（《大观》卷十一页1，《政和》页262，《纲目》页1028）

350. 五倍子

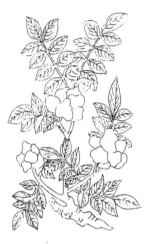

洋州（陕西洋县）五倍子

（《绍兴本草》）

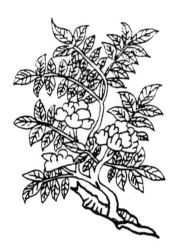

洋州五倍子

（《政和本草》）

五倍子，旧不著所出州土，云在处有之，今以蜀中者为胜。生肤木叶上，七月结实，无花；其木青黄色；其实青，至熟而黄，大者如拳，内多虫。九月采子，曝干。生津液最佳②。(《大观》卷十三页47，《政和》页333，《纲目》页1511)

---

① 本条：《纲目》糅合《本草图经》《何首乌传》两家文字而成。糅：混杂；揉：揉面，搓揉。
② 生津液最佳：《纲目》作"染家用之"。

351. 金樱子

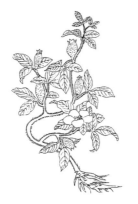

宜州（安徽宜州）金樱子

（《绍兴本草》）

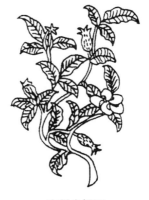

宜州金樱子

（《政和本草》）

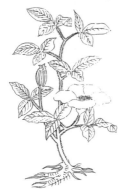

泉州（福建闽侯）金樱子

（《绍兴本草》）

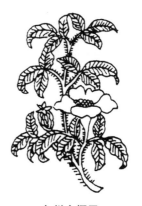

泉州金樱子

（《政和本草》）

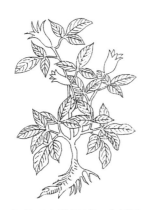

舒州（安徽舒城）金樱子

（《绍兴本草》）

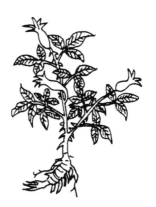

舒州金樱子

（《政和本草》）

金樱子，旧不载所出州土，云在处有之，今南中州郡多有，而以江西、剑南、岭外者为胜。丛生郊野中，大类蔷薇，有刺；四月开白花；夏秋结实，亦有刺，黄赤色，形似小石榴。十一月、十二月采。江南、蜀中人熬作煎，酒服，云补治有殊效。宜州所供，云本草谓之营实。其注称白花者善，即此也。今校诸郡所述[①]，与营实殊别也。洪州、昌州皆能煮其子作煎，寄至都下，服食家用和鸡头实作水陆丹，益气补真，甚佳。（《大观》卷十二页 50，《政和》页 310，《纲目》页 1444）

352. 续随子

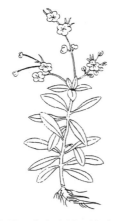

广州（广东广州）续随子

（《绍兴本草》）

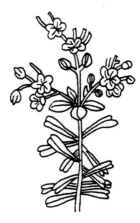

广州续随子

（《政和本草》）

续随子，生蜀郡及处处有之，今南中多有，北土差少。苗如大戟，初生一茎，茎端生叶，叶中复出数茎相续[②]；花亦类大戟，自叶中抽秆而生；实青有壳。人家园亭中多种以为饰。秋种冬长，春秀夏实，故又名拒冬。实入药，采无时。下水最速，然有毒损人，不可过多。崔元亮《海上方》，治蛇咬、肿毒、闷欲死，用重台六分，续随子七颗去皮，二物捣筛为散。酒服方寸匕，兼唾和少许，敷咬处，立差。茎中白汁剥人面去黯𪒰，甚效。（《大观》卷十一页 36，《政和》页 275，《纲目》页 953）

---

① 诸郡所述：《纲目》作"之"。
② 数茎相续：《纲目》作"茎"。

353. 预知子

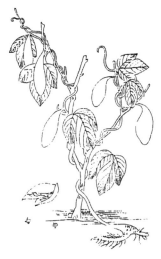

壁州（四川通江）预知子

（《绍兴本草》）

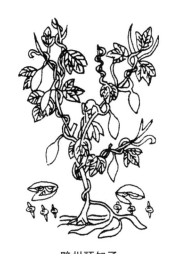

壁州预知子

（《政和本草》）

　　预知子。旧不载所出州土，今淮[①]、蜀、汉、黔、壁诸州有之。作蔓生，依大木上；叶绿，有三角，面深背浅；七月、八月有实作房，初生青，至熟深红色；每房有子五、七枚，如皂荚子，斑褐色，光润如飞蛾。旧说取二枚缀衣领上，遇蛊毒物，则侧侧有声，当便知之，故有此名。今蜀人极贵重，云亦难得。采无时。其根味苦，性极冷，其效愈于子。山民目为圣无忧。冬月采，阴干。石臼内捣[②]，下筛。凡中蛊毒，则水煎三钱匕，温服，立已。（《大观》卷十一页48，《政和》页280，《纲目》页1011）

---

① 淮：《大观》作"惟"，《政和》《纲目》作"淮"。
② 捣：《大观》作"椿"，《政和》作"捣"。

354. 萱 草

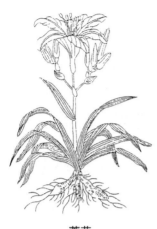

萱草
（《绍兴本草》）

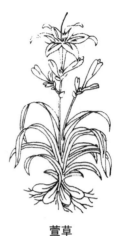

萱草
（《政和本草》）

萱草，俗谓之鹿葱，处处田野有之。味甘无毒。主安五脏，利心志，令人好欢乐无忧，轻身明目。五月采花，八月采根用。今人多采其嫩苗及花，跗作菹，云利胸膈，甚佳。（《大观》卷十一页 61，《政和》页 286，《纲目》页 901）

355. 胡芦巴

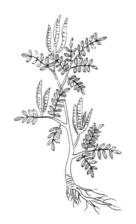

广州（广东广州）胡芦巴
（《绍兴本草》）

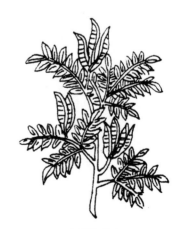

广州胡芦巴
（《政和本草》）

胡芦巴，生广州，或①云种出海南诸蕃，盖其国②芦菔子也。舶客将③种莳于岭外亦生，然不及蕃中来者真好。春生苗，夏结子，作荚，至秋采之。今医方④治元脏虚冷气为⑤最要。然《本经》不著，唐以前方亦不见者，盖是出甚近也。与附子、茴香、硫黄、桃人尤相宜，兼⑥治膀胱冷气。（《大观》卷十一页49，《政和》页281，《纲目》页872）

356. 海金沙

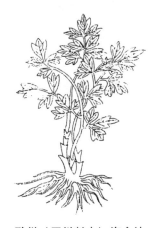

黔州（四川彭水）海金沙
（《绍兴本草》）

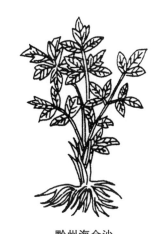

黔州海金沙
（《政和本草》）

海金沙，生黔中山谷，湖南亦有。初生作小株，高一、二尺。七月采得，日中暴，令干；以纸衬，击取其沙，落纸上，旋暴旋击，沙尽乃止。主通利小肠，亦入伤寒狂热药。今医治小便不通，脐下满闷方，海金沙一两，蜡面茶⑦半两，二味捣，碾令细，每服三钱，煎生姜甘草汤调下服，无时未通，再服。（《大观》卷十一页60，《政和》页285，《纲目》页937）

① 或：《大观》作"又"，《政和》作"或"。
② 国：《大观》作"土"，《政和》作"国"。
③ 客将：《大观》作"人皆"，《政和》作"客将"。
④ 医方：《大观》作"方书"，《政和》作"医方"。
⑤ 为：《大观》无。
⑥ 兼：《大观》作"又"，《政和》作"兼"。
⑦ 蜡面茶：即建茶，程大昌《演繁露续集》云："建茶名蜡茶，为其乳泛汤面与熔蜡相似，故名蜡面茶。"

357. 金星草

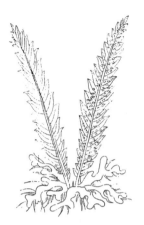

施州（湖北恩施）金星草

（《绍兴本草》）

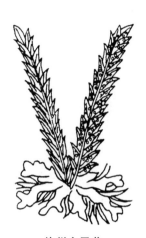

施州金星草

（《政和本草》）

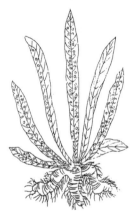

峡州（湖北宜昌）金星草

（《绍兴本草》）

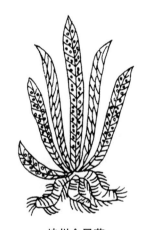

峡州金星草

（《政和本草》）

金星草，生关陕、川蜀及潭、婺诸州皆有之。又名金钏①草。味苦，性寒，无毒。叶青，多生背阴石上净处，或竹箐中少日色处，或生大木下②及背阴，多年瓦屋上。初生深绿色，叶长一、二尺，至深冬背上生黄星点子，两两相对，色如金，因以为名；无花实，陵冬叶不凋；其根盘屈如竹根而细，折之有筋，如猪鬃③。五月

① 钏：《大观》作"铜"，《政和》作"钏"。
② 下：《大观》作"上"，《政和》作"下"。
③ 鬃：《大观》作"发"，《政和》作"鬃"。

和根采之，风干。解硫黄及丹①石毒，治发背痈肿结核，用叶半斤，和根剉，以酒五升，银器中煎取二升，五更初顿服，丹石毒悉下，又捣末，冷水服方寸匕，及涂发背疮上亦效。彼人用之，往往皆验。根又主生毛发，槌碎浸油涂头良。南人多用此②草末，以水一升，煎取半，更入酒半升，再煎数沸，温服，取下毒黑汁。未下，再服。但是疮毒，皆可服之。然性至冷，服后下利，须补治乃平复。老年不可辄服。（《大观》卷十一页40，《政和》页277，《纲目》页1078）

358. 木 贼

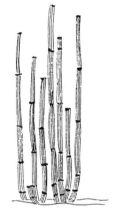

秦州（甘肃天水）木贼
（《绍兴本草》）

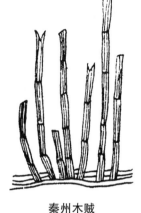

秦州木贼
（《政和本草》）

木贼，生秦陇同华间。味微苦，无毒。主明目，疗风，止痢。所生山谷近水地有之。独茎苗如箭笴，无叶，长一、二尺，青色，经冬不枯，寸寸有节。采无时。今医用之最多，甚治肠痔多年不差，下血不止方，木贼、枳壳各二两，干姜一两，大黄一分，四味并剉，一处于铫子内炒黑色存三分③性，捣罗，温粟米饮调，食前服二钱匕，甚效。（《大观》，卷十一页50，《政和》页281，《纲目》页888）

① 丹：《政和》无。
② 此：《大观》无。
③ 三分：《纲目》无此二字。

359. 地锦草

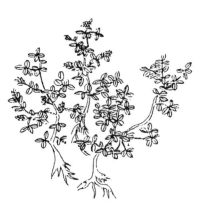

滁州（安徽滁县）地锦草

（《绍兴本草》）

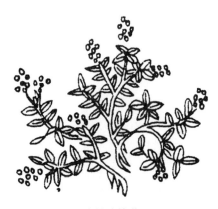

滁州地锦草

（《政和本草》）

　　地锦草，生滁州及近道田野中。味辛，无毒，主通流血脉，亦治气。其苗叶细弱，作蔓遍地，茎赤，叶青赤，中夏茂盛；六月开红花；细实。今医家取苗子用之。《本经》络石条注中有地锦，与此同名而别是一类也。(《大观》卷十一页 57，《政和》页 284，《纲目》页 1082)

本草图经木部上品卷第十

朝奉郎太常博士　充集贤校理　新差知颖州军州　兼管内劝
农及管句开治沟洫河道事　骑都尉借紫　臣　苏颂　奉敕撰

尚志钧　辑校

360. 茯苓

361. 琥珀

362. 松脂

363. 墨

364. 柏实

365. 桂

366. 箘桂

367. 牡桂

368. 天竺桂

369. 杜仲

370. 枫香

371. 干漆

372. 蔓荆实

373. 牡荆

374. 女贞实

375. 桑寄生

376. 松罗

377. 蕤核

378. 五加皮

379. 沉香

380. 薰陆香

381. 鸡舌香

382. 苏合香

383. 檀香

384. 詹糖香

385. 乳香

386. 蜜香

387. 藿香

388. 丁香

389. 檗木

390. 小檗

391. 辛夷

392. 木兰

393. 榆皮

394. 酸枣

395. 槐实

396. 槐花

397. 楮实

398. 枸杞

399. 溲疏

400. 仙人杖

401. 落雁木

360. 茯 苓

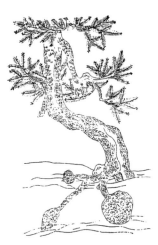

兖州（山东兖州）茯苓

《绍兴本草》

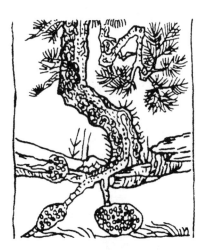

兖州茯苓

《政和本草》

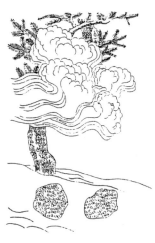

西京（陕西长安县）茯苓

《绍兴本草》

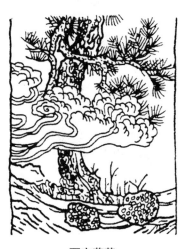

西京茯苓

《政和本草》

茯苓，生泰山山谷，今泰、华、嵩山皆有之。出大松下，附根而生，无苗、叶、花、实，作块如拳在土底，大者至数斤，似人形、龟形者佳。皮黑，肉有赤、白二种。或云是多年松脂流入土中变成，或云假松气于本根上生。今东人采之法：山中古松久为人斩伐者，其枯折搓篇，枝叶不复上生者，谓之茯苓拨。见之，即于四面丈余地内，以铁头锥刺地；如有茯苓，则锥固不可拔，于是掘土取之。其拨大者，茯苓亦大。皆自作块，不附著根上。其抱根而轻虚者为茯神。然则假气而生者，其说胜矣。二月、八月采者，良，皆阴干。《史记·龟策传》云：伏灵在菟丝之下，状如飞鸟之形。新雨已，天清静无风，以夜捎（或作烧）菟丝去之，即篝烛此地（篝音沟，笼也，盖然火而笼罩其上也），火灭即记其处，以新布四丈环置之，明乃掘取，入地四尺至七尺得矣，此类今固不闻有之。神①仙方多单饵之。其法：取白茯苓五斤，去黑皮，捣筛，以熟绢囊盛，于二②斗米下蒸之，米熟即止，曝干又蒸，如此三过。乃取牛乳二斗和合，著铜器中，微火煮如膏，收之。每食以竹刀割取，随性任饱服之，则不饥。如欲食，先煮葵菜汁饮之，任食无碍。又茯苓酥法云：取白茯苓三十斤，山之阳者甘美，山之阴者味苦，去皮薄切，曝干蒸之。以汤淋去苦味，淋之不止，其汁当甜。乃曝干筛末，用酒三石，蜜三升相和，内末其中，并置大瓮，搅之百匝，封之，勿泄气。冬五十日，夏二十五日，酥自浮出酒上。掠取之，其味极甘美。以作饼大如手掌，空室中阴干，色赤如枣。饥时食一枚，酒送之，终日不须食，自饱，此名神仙度世之法。又服食法：以合白菊花，或合桂心，或合术，丸、散自任，皆可常服，补益殊胜。或云茯苓中有赤筋，最能损目。若久服者，当先杵末，水中飞澄熟按，去尽赤滓，方可服。若合他药，则不须尔。凡药有茯苓，皆忌米醋。旧说琥珀，是千年茯苓所化，一名江珠。张茂先云：今益州永昌出琥珀，而无茯苓。又云：烧蜂窠所作。三说张皆不能辨。按《南蛮地志》云：林邑多琥珀，云是松脂所化。又云枫脂为之。彼人亦不复知。地中有琥珀，则傍无草木，入土浅者五尺，深者或八、九尺，大者如斛，削去皮，初如桃胶，久乃坚凝。其方人以为枕，然古今相传是松类，故附于茯苓耳。（《大观》卷十二页 17，《政和》页 296，《纲目》页 1468）

361. 琥 珀

琥珀，文具茯苓条下。

---

① 神：《纲目》作"集"。
② 二：《政和》作"三"，《大观》作"二"。

362. 松　脂

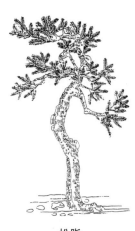

松脂

（《绍兴本草》）

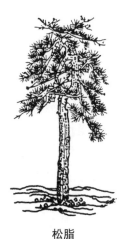

松脂

（《政和本草》）

松脂，生泰山山谷，今处处有之。其用以通明如薰陆香颗者为胜。道人服饵，或合茯苓、松、柏实、菊花作丸，皆先炼治。其法：用大釜加水置甑，用白茅藉①甑底，又加黄砂于茅上，厚寸许可矣，然后布松脂于上，炊以桑薪，汤减即添热水，常令满。候松脂尽入釜中，乃出之，投于冷水，既凝又蒸，如此三过，其白如玉，然后入药，亦可单服。其实及根白皮，古亦有服食法，但今松实，多作果品，余不闻堪入药。其花上黄粉，名松黄，山人及时拂取，作汤点之，甚佳。但不堪停久，故鲜用寄远。烧其枝上，下承取汁液，名松涪（音涪），主牛马疮。皮上绿衣，名艾纳香②，用合诸香，烧之，其烟不散。方书言松为五粒，字当读为：鼠音之误也。言每五鼠为一叶，或有两鼠七鼠者。松岁久则实繁，中原虽有，然不及塞上者佳好也。中品有墨条，不载所出州郡，然亦出于松，故附见于此。（《大观》卷十二页6，《政和》页291，《纲目》页1351）

363. 墨

墨，文具松脂条下。

---

① 藉：《纲目》作"借"。
② 艾纳香：同名异物有二，一是松树皮绿衣，另一是艾纳香草，状似细艾。

364. 柏 实

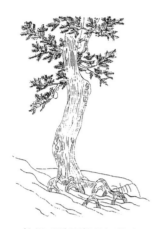

乾州（陕西乾县）柏实

（《绍兴本草》）

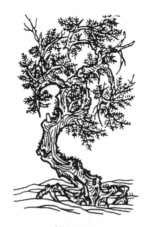

乾州柏实

（《政和本草》）

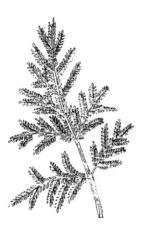

密州（山东诸城）侧柏

（《绍兴本草》）

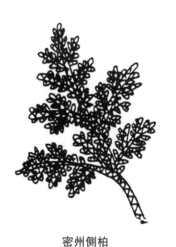

密州侧柏

（《政和本草》）

　　柏实，生泰山山谷，今处处有之，而乾州者最佳。三月开花，九月结子，候成熟收采，蒸曝干，舂揉取熟人子用。其叶名侧柏，密州出者，尤佳。虽与他柏相类，而其叶皆侧向而生，功效殊别。采无时。张仲景方疗吐血不止者，柏叶汤主之。青柏叶一把，干姜三①片，阿胶一挺②炙，三味以水二升，煮一升，去滓，别绞马通汁一升相和，合煎取一升，绵滤，一服尽之。山东医工亦多用侧柏，然云性寒，止痛，

----

① 三：《大观》作"二"，《政和》作"三"。
② 一挺：《大观》作"二铤"，《政和》作"一挺"。

其方采叶入臼中，湿捣，令极烂如泥，冷水调作膏，以治大人及小儿汤火烧，涂敷于伤处，用帛子系定，三两日疮当敛，仍灭瘢。又取叶焙干为末，与川黄连二味，同煎为汁，服之，以疗男子、妇人、小儿大腹下黑血茶脚色，或脓血如淀色，所谓蛊[①]痢者，治之有殊效。又能杀五脏虫。道家多作柏叶汤，常点益人。古柏叶尤奇。今益州诸葛孔明庙中，有大柏木，相传是蜀世所植，故人多采收入作药。其味甘，香于常柏也。(《大观》卷十二页 14，《政和》页 295，《纲目》页 1349)

365. 桂

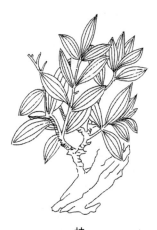

桂

（《绍兴本草》）

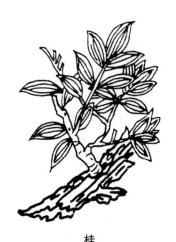

桂

（《政和本草》）

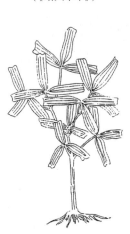

宜州（广西宜山）桂

（《绍兴本草》）

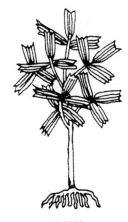

宜州桂

（《政和本草》）

---

① 蛊：《大观》作"虫"，《政和》作"蛊"。

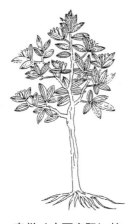

宾州（广西宾阳）桂
（《绍兴本草》）

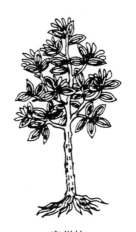

宾州桂
（《政和本草》）

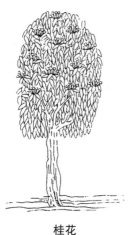

桂花
（《绍兴本草》）

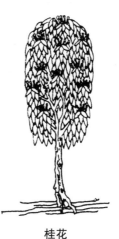

桂花
（《政和本草》）

　　桂，箘桂生交趾山谷。牡桂生南海山谷。桂生桂阳。旧经载此三种之异，性味功用亦别。而《尔雅》但言"梫，木桂"一种。郭璞云：南人呼桂，厚皮者，为木桂。苏恭以谓牡桂，即木桂，及单名桂者是也。今岭表所出，则有筒桂、肉桂、桂心、官桂、板桂之名，而医家用之，罕有分别者。旧说箘桂正圆如竹，有二、三重者，则今所谓筒桂也。筒、箘字近，或传写之误耳。或云即肉桂也。牡桂，皮薄色黄少脂肉，气如木兰，味亦相类，削去皮，名桂心。今所谓官桂，疑是此也。桂是半卷多脂者，今所谓板桂，疑是此也。今观宾、宜、韶、钦诸州所图上者，种类亦各不同，然皆题曰桂，无复别名。参考旧注，谓箘桂，叶似柿叶，中有三道纹，肌理紧，薄如竹，大枝、小枝、皮俱是筒，与今宾州所出者相类。牡桂，叶狭于箘桂而长数倍，其嫩枝皮半卷多紫，与今宜州、韶州者相类。彼土人谓其皮为木兰皮，肉为桂心。此又有黄、紫两色，益可验也。桂，叶如柏叶而泽黑，皮黄心赤；今钦州所出者，叶密而细，亦恐是其类，但不作柏叶形为疑耳。皮厚者名木桂，即板桂是也。苏恭以牡桂与单名桂为一物，亦未可据。其木俱高三、四丈，多生深山蛮洞中，人家园圃亦有种者。移植于岭北，则气味殊少辛辣，固不堪入药也。三月、四月①生花，全类茱萸。九月结实，今人多以装缀花果作筵具。其叶甚香，可用作饮香尤佳。二月、八月采皮，九月采花，并阴干，不可近火。中品又有天竺桂，云生西胡国，功用似桂，不过烈，今亦稀有，故但附于此。张仲景治伤寒用桂枝汤。《甲乙经》治阴受病发痹内熨方，用醇酒二十斗，蜀椒一斗，干姜一斗，桂一斗，凡四物㕮咀，著清酒中，绵絮一斤，细白布四丈，皆并内酒中，置马矢煴中，善封涂，勿使泄气，五日五夜出布、棉絮，曝干，复渍之，以尽其汁。每渍必晬其日，乃出布绵，干之；并用滓与絮复布为巾②，其布长六③、七尺，为六、七巾。即用之，生桑炭炙巾，以熨寒痹所刺之处，令热入至于病所；寒复炙巾以熨之，三十遍而止；汗出炙巾以拭身，亦三十遍而止。起步内，无见风，每刺必熨，如此病已矣，此所谓内熨也。又治臂筋急，亦以白酒和桂涂之。《续传信方》造桂浆法：夏月饮之，解烦渴，益气消痰。桂末二大两，白蜜一升，以水二斗，先煎取一斗，待冷，入新瓷瓶中；后下二物，搅二、三百转令匀，先以油单④一重覆上，加纸七重，以绳封之；每日去纸一重，七日开之，药成，气香味美，格韵绝高。今人亦多作，故并著其法。（《大观》卷十二页 3，《政和》页 289，《纲目》页 1355）

366. 菌 桂

菌桂，文具桂条下。

367. 牡 桂

牡桂，文具桂条下。

368. 天竺桂

天竺桂，文具桂条下。

---

① 四月：《大观》无此二字。
② 巾：《政和》作"中"，《大观》作"巾"。
③ 六：《大观》作"五"，《政和》作"六"。
④ 单：《纲目》作"纸"。

369. 杜　仲

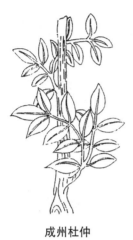

成州杜仲

（《绍兴本草》）

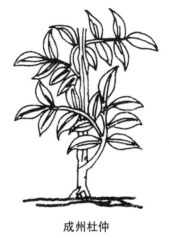

成州杜仲

（《政和本草》）

　　杜仲，生上虞山谷及上党、汉中。今出商州、成州、峡州近处大山中亦有之。木高数丈，叶如辛夷，亦类柘；其皮类厚朴，折之内有白丝相连。二月、五月、六月、九月采皮用。江南人谓之櫏。初生叶嫩时，采食，主风毒脚气，及久积风冷、肠痔、下血。亦宜干末作汤，谓之櫏芽。花、实苦涩，亦堪入药。木作屐，亦主益脚。箧中方主腰痛补肾汤，杜仲一大斤，五味子半大升①，二物细②切，分十四③剂，每夜取一剂，以水一大升，浸至五更，煎三分减一，滤取汁；以羊肾三、四枚，切，下之，再煮三、五沸，如作羹法，空腹顿服。用盐酢④和之，亦得，此亦见崔元亮《海上方》。但崔方不用五味子耳。（《大观》卷十二页 36，《政和》页 305，《纲目》页 1388）

---

① 升：《大观》作“斤”。
② 细：《政和》无“细”字。
③ 四：《纲目》无“四”字。
④ 酢：《纲目》作“椒”。

370. 枫 香

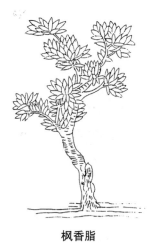

枫香脂

（《绍兴本草》）

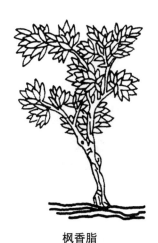

枫香脂

（《政和本草》）

　　枫香脂，旧不载所出州郡，云所在大山皆有。今南方及关陕多有之。似白杨，甚高大；叶圆而作岐，有三角而香；二月有花，白色；乃连著实，大如鸭卵。八月、九月熟，曝干可烧。《南方草木状》曰：枫实惟九真有之。用之有神，乃难得之物。其脂为白胶香，五月斫为坎，十一月采之。其皮性涩，止水痢，水煎饮之。《尔雅》谓枫为欇欇①，言天风则鸣欇欇也②。《说文解字》云：枫木，厚叶弱枝善摇。汉宫殿中多植之，至霜后叶丹可爱，故骚人多称之③。任昉《述异记》曰：南中有枫子鬼。枫木之老者为人形，亦呼为灵枫，盖瘤瘿也。至今越巫有得之者，以雕刻鬼神，可致灵异。下沉香条，有枫香，云疗风瘾疹痒毒，与此相类，即一物也。（《大观》卷十二页37，《政和》页305，《纲目》页1370）

---

① 欇欇：《纲目》作"摄摄"。

② 也：此下，《纲目》有"梵书谓之萨阇罗婆香"。

③ 故骚人多称之：《纲目》作"故称枫宸"。

371. 干 漆

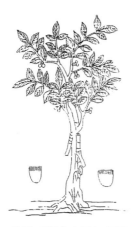

峡州（湖北宜昌）干漆

（《绍兴本草》）

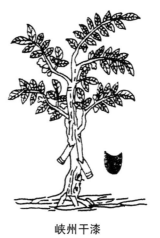

峡州干漆

（《政和本草》）

干漆、生漆，出汉中川谷，今蜀、汉、金、峡、襄、歙州皆有之。木高二、三①丈，皮白，叶似椿，花似槐，子若牛李，木心黄。六月、七月以竹筒钉入木中取之。崔豹《古今注》曰：以刚斧斫其皮开，以竹管承之，汁滴则成漆是也。干漆，旧云用漆桶中自然干者，状如蜂房，孔孔隔者。今多用筒子内干者，以黑如豎、坚若铁石为佳。漆叶中药，见《华佗传》，彭城樊阿，少师事佗，求服食法②。佗授以漆叶青黏散方，云服之去三虫，利五脏，轻身益气，使人头不白。阿从其言，年五百余岁。漆叶所在有之。青黏生丰沛、彭城及朝歌。一名城节，一名黄芝。主理五脏，益精气。本出手迷人入山者，见仙人服之，以告佗。佗以为佳，语阿。阿秘之。近者人见阿之寿而气力强盛，怪之，以问所服食，阿因醉乱误说，人服多验。其后无复有人识青黏。或云即黄精之正叶者。神仙方乃有单服淳漆法，传于世云。（《大观》卷十二页28，《政和》页301，《纲目》页1391）

---

① 二三：《政和》作"三二"，《大观》作"二三"。
② 求服食法：《纲目》无此文。

372. 蔓荆实

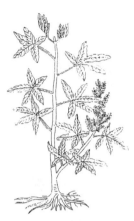

眉州（四川眉山）蔓荆实

（《绍兴本草》）

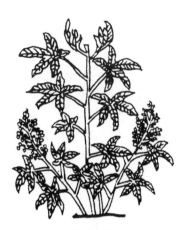

眉州蔓荆

（《政和本草》）

　　蔓荆实，旧不载所出州土，今近京及秦、陇、明、越州多有之。苗茎高四尺，对节生枝；初春因旧枝而生，叶类小楝，至夏盛茂；有花作穗浅红色，蕊黄白色，花下有青萼；至秋结实，斑黑如梧子许大而轻虚。八月、九月采。一①说作蔓生，故名蔓荆。而今所有，并非蔓也。（《大观》卷十二页 32，《政和》页 303，《纲目》1458）

373. 牡　荆

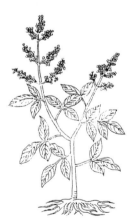

蜀州（四川崇庆）牡荆

（《绍兴本草》）

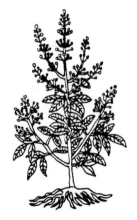

蜀州牡荆

（《政和本草》）

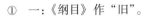

① 　一：《纲目》作"旧"。

牡荆，生河间、南阳、冤句三谷，或平寿、都乡高岸上及田野中。今眉州、蜀州及近京亦有之，此即作棰杖者，俗名黄荆是也。枝茎坚劲，作科不为蔓生，故称牡。叶如蓖麻，更疏瘦；花红作穗；实细而黄，如麻子大；或云即小荆也。八月、九月采实，阴干。此有青赤二种，以青者为佳。谨按陶隐居《登真隐诀》云：荆木之华、叶、通神见鬼精。注云：寻荆有三种。直云荆木，即是今可作棰杖者，叶香，亦有花、子；子不入药。方术则用牡荆，牡荆子入药，北方人略无识其木者。《六甲阴符》说：一名羊栌，一名空疏，理白而中虚。断植即生。今羊栌斫植亦生，而花实微细。非①药家所用者。天监三年，上将合神仙饭，奉敕论牡荆曰：荆，花白多子，子粗大，历历疏生，不过三、两茎，多不能圆，或褊或异，或多似竹节。叶与余荆不殊。蜂多采牡荆，牡荆汁冷而甜。余荆被烧，则烟火气苦。牡荆体慢汁实，烟火不入其中，主治心风第一。于时即远近寻觅，遂不值，犹用荆叶。今之所有者云：崔元亮《集验方》，治腰脚蒸法，取荆叶不限多少，蒸令熟热，置于瓮中，其下著火，温之，以病人置于叶中，剩著叶，盖须臾当汗出药中，旋旋吃饭，稍倦即止，便以绵衣盖避风，仍进葱豉酒，及豆酒，并得以差为度。又取此荆茎条，截，于火上烧之两头，以器承取沥汁，饮之。主心闷烦热，头风旋，目眩，心中渫渫欲吐，卒失音，小儿心热惊痫，止消渴，除痰，令人不睡。（《大观》卷十二页 31，《政和》页 302，《纲目》页 1456）

374. 女贞实

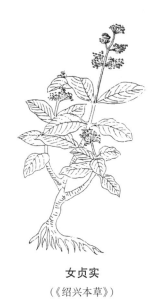

女贞实
（《绍兴本草》）

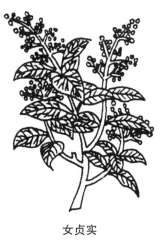

女贞实
（《政和本草》）

---

① 非：《政和》脱。

女贞实，生武陵川谷，今处处有之。《山海经》云：泰山多贞木。是此木也。其叶似枸骨及冬青木，极茂盛，陵冬不凋；花细，青白色；九月而实成，似牛李子。立冬采实，曝干。其皮可以浸酒，或云即今冬青木也。而冬青木肌理白，纹如象齿，道家取以为简；其实亦浸酒去风补血，其叶烧灰，作[1]膏涂之，治瘭[2]瘃殊效，兼灭瘢疵。又李邕云：五台山冬青叶似椿，子如郁李，微酸，性热，与此小有同异，当是别有一种耳。又岭南有一种女贞，花极繁茂而深红色，与此殊异，不闻中药品也。枸骨木，多生江浙间，木体白似骨，故以名。南人取以旋作合器甚佳。《诗·小雅》云：南山有枸。陆机云：山木其状如栌，一名枸骨，理白可为函板者，是此也。皮亦堪浸酒，补腰膝，烧其枝、叶为灰，淋汁，涂白癜风，亦可作煎敷之。（《大观》卷十二页38，《政和》页306，《纲目》页1447）

375. 桑寄生

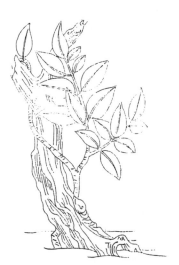

江宁府（江苏南京）桑上寄生
（《绍兴本草》）

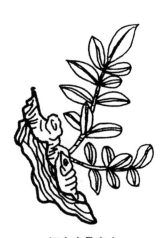

江宁府桑寄生
（《政和本草》）

桑寄生，出弘农山谷桑上，今处处有之。云是乌鸟食物，子落枝节间，感气而生。叶似橘而厚软，茎似槐枝而肥脆；三、四月生花，黄白色；六月、七月结实，黄色如小豆大。三月三日采茎叶，阴干。凡榉、檞、柳、水杨、枫等上；皆有寄生，惟桑上者堪用。然殊难辨别。医家非自采不敢用。或云断其茎而视之，其色深黄，并实中有汁稠黏者为真。谨按《尔雅》：寓木、宛童。郭璞云：寄生，一名茑。

---

① 作：《政和》作"面"。

② 之，治瘭：《大观》作"靫"，《政和》作"之治瘭"。

《诗·頍弁》云：茑与女萝。陆机疏云：叶似当卢，子如覆盆，赤黑甜美。而中品有松萝条，即女萝也。《诗》所谓茑与女萝，施于松上，是也。旧云生熊耳川谷松上，五月采，阴干。古方入吐膈药。今医家鲜用，亦不复采之，但附于此。（《大观》卷十二页 35，《政和》页 304，《纲目》页 1474）

376. 松 罗

松罗，文具桑寄生条下。

377. 蕤 核

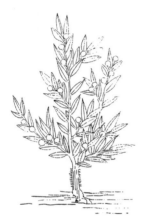

并州（山西太原）蕤核
（《绍兴本草》）

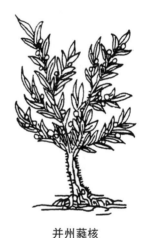

并州蕤核
（《政和本草》）

蕤核，生函谷川谷及巴西，今河东[①]亦有之。其木高五、七尺，茎间有刺；叶细似枸杞而尖长；花白，子红紫色，附枝茎而生，类五味子，六月成熟。五月、六月采实，去核壳，阴干。古今方惟用治眼。刘禹锡《传信方》所著法最奇，云：眼风泪痒，或生翳，或赤眦，一切皆主之。宣州黄连捣筛末；蕤核人去皮，碾为膏；缘此性稍湿，末不得故[②]耳，与黄连等分和合；取无蚛病干枣三[③]枚，割头少许留之，去却核，以二物满填于中，却取所割下枣头依前合定，以少绵裹之，惟薄绵为佳，以大茶碗量水半碗于银器中，文武火煎取一鸡子以来，以绵滤，待冷，点眼万万不

① 东：此下，《纲目》有"并州"二字。
② 故：《大观》无。
③ 三：《纲目》作"二"。

失。前后试验数十人皆应。今医家亦多用得效，故附也。（《大观》卷十二页 41，《政和》页 306，《纲目》页 1442）

378. 五加皮

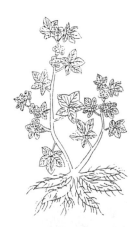

衡州（湖南衡阳）五加皮

（《绍兴本草》）

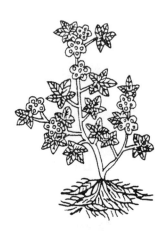

衡州五加皮

（《政和本草》）

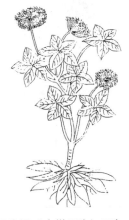

无为军（安徽无为）五加皮

（《绍兴本草》）

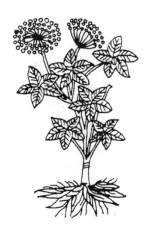

无为军五加皮

（《政和本草》）

五加皮，生汉中及冤句，今江淮、湖南州郡皆有之。春生苗，茎、叶俱青，作丛，赤茎，又似藤蔓，高三、五尺，上有黑刺；叶生五义作簇者良，四叶、三叶者最多，为次；每一叶下生一刺；三、四月开白花；结细①青子，至六月渐黑色；根若

————————

① 细：《纲目》无。

荆根，皮黄黑，肉白，骨坚①硬。五月、七月采茎，十月采根，阴干用。蕲州人呼为木骨。一说今所用乃有数种：京师、北地者，大片类秦皮、黄檗辈，平直如板而色白，绝无气味，疗风痛颇效，余不入用；吴中乃剥野椿根为五加皮，柔韧②而无味，殊为乖失；今江淮间所生，乃为真者，类地骨，轻脆芳香是也。其苗茎有刺类蔷薇，长者至丈余；叶五出如桃花③，香气如橄榄；春时结实④如豆粒而扁，春青，得霜乃紫黑。吴中亦多，俗名为追风使，亦曰刺通。剥取酒渍以疗风，乃不知其为五加皮也。江淮、吴中往往以为藩篱，正似蔷薇、金樱草，一如上所说。但北间多不知用此种耳。亦可以酿酒，饮之治风痹四肢挛急。（《大观》卷十二页29，《政和》页301，《纲目》页1450）

379. 沉 香

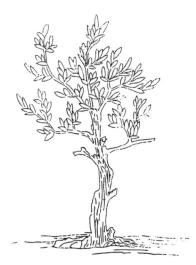

崖州（广东崖县）沉香
（《绍兴本草》）

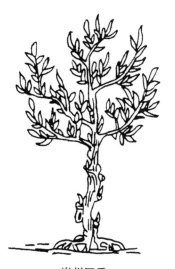

崖州沉香
（《政和本草》）

---

① 坚：《纲目》无。
② 韧：《纲目》作"靭"。
③ 如桃花：《纲目》无此三字。
④ 实：《大观》作"人"，《政和》作"实"。

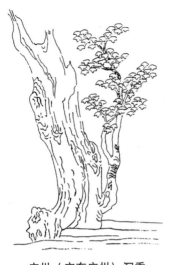

广州（广东广州）沉香
（《绍兴本草》）

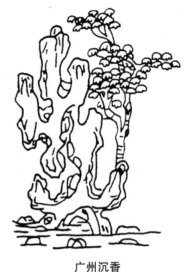

广州沉香
（《政和本草》）

　　沉香、青桂香、鸡骨香、马蹄香、栈香，同是一木，旧不著所出州土，今惟海南诸国及交、广、崖州有之。其木类椿、榉，多节，叶似橘，花白，子似槟榔，大如桑椹，紫色而味辛，交州人谓之蜜香。欲取之，先断其积年老木根，经年其外皮干俱朽烂，其木心与枝节不坏者，即香也；细枝紧实未烂者，为青桂；坚黑而沉水为沉香；半浮半沉与水面平者，为鸡骨；最粗者为栈香；又云栈香中形如鸡骨者为鸡骨香。形如马蹄者为马蹄香。然今人有得沉香奇好者，往往亦作鸡骨形，不必独是栈香也；其又粗不堪药用者，为生结黄熟香；其实一种，有精粗之异耳。并采无时。《岭表录异》云：广管罗州多栈香，如柜柳，其花白而繁，皮堪作纸，名为香皮纸，灰白色，有纹如鱼子，笺其理慢而弱，沾水即烂，不及楮纸，亦无香气。又云与沉香、鸡骨、黄熟虽同是一木，而根、干、枝、节各有分别者是也。然此香之奇异最多品。故相丁谓在海南作《天香传》言之尽矣。云四香凡四名[1]十二状皆出于一木，木体如白杨，叶如冬青而小。又叙所出之地，云窦、化、高、雷，中国出香之地也，比海南者优劣不侔甚矣。既所禀不同，复售者多，而取者速，是以黄熟不待其稍成，栈沉不待似是，盖趋利戕贼之深也。非同琼管黎人，非时不妄剪伐，故木无夭札之患，得必异香，皆其事也。

　　又薰陆香形似白胶，出天竺、单于二国。《南方草木状》：如薰陆出大秦国，其木生于海边沙上，盛夏木胶出沙上，夷人取得卖与贾客。乳香亦其类也。《广志》云：南波斯国松木脂，有紫赤如樱桃者，名乳香，盖薰陆之类也。今人无复别薰陆者，通谓乳香为薰陆耳。治肾气，补腰膝，霍乱吐下，冲恶中邪气，五痓。治血，止痛等药及膏煎多用之。然至黏，难研。用时以缯袋挂于窗隙间良久，取研之，乃

　　① 名：《大观》《政和》原脱，据丁谓《天香传》补。

不黏。又鸡舌香，出昆仑及交爱以南，枝叶及皮并似栗，花如梅花，子似枣核，此雌者也；雄者著花不实，采花酿之，以成香。按诸书传或云是沉香木花，或云草花，蔓生，实熟贯之。其说无定。今医家又一说云：按《三省故事》，尚书郎口含鸡舌香，以其奏事答对，欲使气芬芳也。而方家用鸡舌香，疗口臭者，亦缘此义耳。今人皆于乳香中时时得木实似枣核者，以为鸡舌香，坚顽枯燥，绝无气味，烧亦无香，不知缘何得香名，无复有芬芳也。又葛稚川《百一方》，有治暴气刺心切痛者，研鸡舌香酒服，当差。今治气药，借鸡舌香名，方者至多，亦以鸡舌香善疗气也。或取以疗气及口臭，则甚乖疏，又何谓也。其言有采花酿成香者，今不复见。果有此香，海商亦当见之，不应都绝，京下老医或有谓鸡舌香，与丁香同种，花实丛生，其中心最大者为鸡舌香，击破有解理如鸡舌，此乃是母丁香，疗口臭最良，治气亦效[①]，盖出陈氏拾遗，亦未知的否？《千金》疗疮痈，连翘五香汤方，用丁香，一方用鸡舌香，以此似近之。《抱朴子》云：以鸡舌、黄连、乳汁煎注之，诸有百疹之在目，愈而更加精明倍常。

又有詹糖香，出交广以南，木似橘，煎枝叶以为香，往往以其皮及蠹屑和之，难得淳好者，唐方多用，今亦稀见。又下苏合香条云：生中台川谷。苏恭云：此香从西域及昆仑来，紫色，与真紫檀相似，而坚实，极芬香；其香如石，烧之灰白者好，今不复见此等，广南虽有此，而类苏木，无香气，药中但用如膏油者，极芬烈耳。陶隐居以为是师子矢，亦是指此膏油者言之耳。然师子矢，今内帑亦有之，其臭极甚，烧之可以辟邪恶，固知非此也。《梁书》云：天竺出苏合香，是诸香汁煎之，非自然一物也。又云：大秦国采得苏合香，先煎其汁，以为香膏，乃卖其滓与诸人，是以辗转来达中国者，不大香也。然则广南货者，其经煎炼之余乎？今用膏油，乃其合治成者耳？或云师子矢，亦是西国草木皮汁所为，胡人欲贵重之，故饰其名耳。又有檀香，木如檀，生南海，消风热肿毒，主心腹痛，霍乱，中恶鬼气，杀虫。有数种，黄、白、紫之异，今人盛用之。真紫檀，旧在下品，亦主风毒。苏恭云：出昆仑盘盘国，虽不生中华，人间遍有之，檀木生江淮及河朔山中，基木作斧柯者，亦檀香类，但不香耳。至夏有不生者，忽然叶开，当有大水。农人候之，以测水旱，号为水檀。又有一种，叶亦相类，高五、六尺，生高原地；四月开花，正紫，亦名檀；根如葛，主疮疥，杀虫，有小毒也。（《大观》卷十二页43，《政和》页307，《纲目》页1361）

380. 薰陆香

薰陆香，文具沉香条下。

---

① 效：《大观》作"可"。

381. 鸡舌香

鸡舌香，文具沉香条下。

382. 苏合香

苏合香，文具沉香条下。

383. 檀　香

檀香，文具沉香条下。

384. 詹糖香

詹糖香，文具沉香条下。

385. 乳　香

乳香，文具沉香条下。

386. 蜜　香

蜜香，文具沉香条下。

387. 藿 香

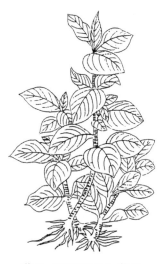

蒙州（四川彭县）藿香
（《绍兴本草》）

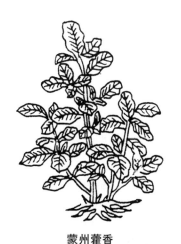

蒙州藿香
（《政和本草》）

藿香，旧附五香条，不著所出州土，今岭南郡多有之，人家亦多种植。二月生苗，茎梗甚密，作丛，叶似桑而小薄。六月、七月采之，曝干。乃芬香，须黄色，然后可收。又金楼子及《俞益期笺》皆云：扶南国人言：众①香共是一木，根便是旃檀，节是沉水②，花是鸡舌，叶是藿香，胶是薰陆。详《本经》所以与沉香等共条，盖义出于此。然今南中所有，乃是草类。《南方草木状》云：藿香榛生，吏民自种之，正相符合也。范晔《和香方》云：零藿虚燥，古人乃以合熏香③。《本经》主霍乱心痛，故近世医方治脾胃吐逆，为最要之药。（《大观》卷十二页46，《政和》页309，《纲目》页829）

---

① 众：《纲目》作"五"。
② 水：《纲目》作"香"。
③ 合熏香：《纲目》作"合香。即此扶南之说，似涉欺罔也"。

388. 丁　香

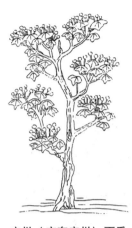

广州（广东广州）丁香

（《绍兴本草》）

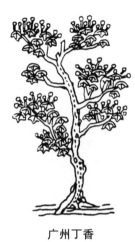

广州丁香

（《政和本草》）

　　丁香，出交广南蕃，今惟广州有之。木类桂，高丈余，叶似栎，陵冬不凋；花圆细黄色；其子出枝，蕊上如钉子，长三、四分，紫色，其中有粗大如山茱萸者，谓之母丁香。二月[1]、八月采子及根。又云：盛冬生花子，至次年春采之。（《大观》卷十二页 42，《政和》页 307，《纲目》页 1363）

389. 檗　木

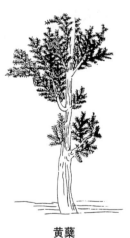

黄蘖

（《绍兴本草》）

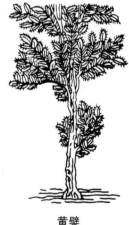

黄檗

（《政和本草》）

[1]　月：《政和》无。

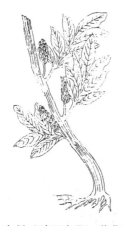

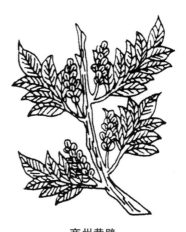

商州（陕西商县）黄蘗
（《绍兴本草》）

商州黄蘗
（《政和本草》）

　　蘗木，黄蘗也。生汉中川谷及永昌，今处处有之，以蜀中者[①]为佳。木高数丈，叶类茱萸及椿、楸叶，经冬不凋，皮外白里深黄色。根如松下茯苓作结块。五月、六月采皮，去皱粗，曝干用。其根名檀桓。《淮南万毕术》曰：蘗令面悦。取蘗三寸，土瓜三枚，大枣七枚，和膏汤洗面，乃涂药，四、五日光泽矣。唐韦宙《独行方》，主卒消渴小便多，黄蘗一斤，水一升，煮三、五沸，渴即饮之，恣意饮，数日便止。别有一种多刺而小，细叶者，名刺蘗，不入药用。又下品有小蘗条，木如石榴，皮黄，子赤如枸杞，两头尖，人刬以染黄，今医家亦稀用。（《大观》卷十二页24，《政和》页299，《纲目》页1383）

390. 小　蘗

　　小蘗，文具蘗木条下。

---

　　① 　者：此下，《纲目》有“内厚色深”四字。

391. 辛 夷

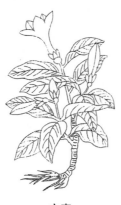

辛夷

（《绍兴本草》）

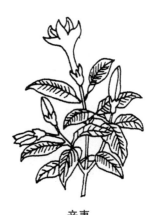

辛夷

（《政和本草》）

辛夷，生汉中川谷，今处处有之。人家园庭亦多种植。木高数丈，叶似柿而长，正月、二月生；花似著毛小桃子，色白带紫；花落无子，至夏复开花，初出如笔，故北人呼为木笔花。又有一种枝叶并①相类，但岁一开花，四月花落时有子如相思子。或云都是一种，经一二十年老者，方结实耳。其花开早晚，亦随南北节气寒温。九月采实，曝干用。或云用花蕊，缩者良，已开者劣，谢者不佳。（《大观》卷十二页 33，《政和》页 303，《纲目》页 1361）

392. 木 兰

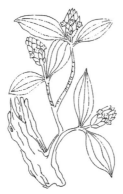

春州（广东阳春）木兰

（《绍兴本草》）

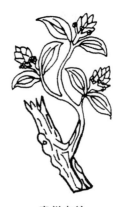

春州木兰

（《政和本草》）

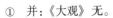

① 并：《大观》无。

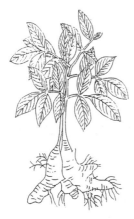

蜀州（四川崇庆）木兰
（《绍兴本草》）

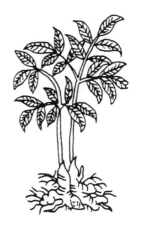

蜀州木兰
（《政和本草》）

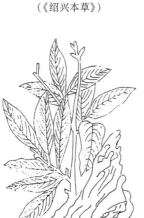

韶州（广东曲江）木兰
（《绍兴本草》）

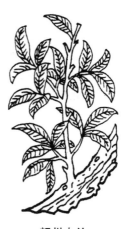

韶州木兰
（《政和本草》）

　　木兰，生零陵山谷及泰山，今湖、岭、蜀川诸州皆有之。木高数丈，叶似箘桂叶，亦有三道纵纹；皮如板桂，有纵横纹；香味劣于桂，此与桂枝全别。而韶州所生，乃云与桂同是一种，取外皮为木兰，中肉为桂心，盖是桂中之一种耳。十一月、十二月采，阴干用。任昉《述异记》云：木兰川[1]，在浔阳江中，多木兰。又七里州中有鲁班刻木兰舟，至今在州中。今诗家云木兰舟，出于此。（《大观》卷十二页40，《政和》页306，《纲目》页1360）

────────────

① 川：《纲目》作"洲"。

393. 榆 皮

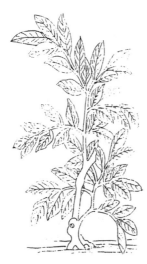

秦州（甘肃天水）榆皮

（《绍兴本草》）

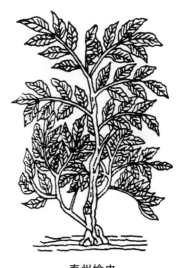

秦州榆皮

（《政和本草》）

　　榆皮，生颍川山谷，今处处有之。三月生荚人，古人采以①为糜羹，今无复食者，惟用陈老实作酱耳。然②榆之类有十数种③，叶皆相似，但皮及木理有异耳。白榆，皮先生叶，却著荚，皮白色，剥之，刮去上粗皲，中极滑白，即《尔雅》所谓榆白粉④也。此皮入药，今孕妇滑胎方多用之。小儿白秃，发不生，捣末，苦酒调涂之。刺榆，有针刺如柘，则古人所茹者，云美于白榆。《尔雅》所谓枢，茎，《诗·唐风》云：山有枢是也。二月采皮，取白曝干。四月采实，并勿令中湿。榆皮，荒岁农人食之，以当粮不损人。（《大观》卷十二页21，《政和》页298，《纲目》页1416）

---

① 以：《大观》作"取"。
② 然：《纲目》作"按《尔雅疏》云"。
③ 十数种：《纲目》作"数十种"。
④ 粉：《政和》作"粉"，《大观》作"枌"。

394. 酸 枣

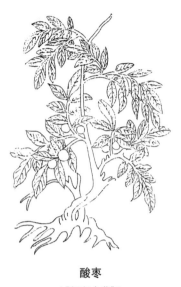

酸枣
（《绍兴本草》）

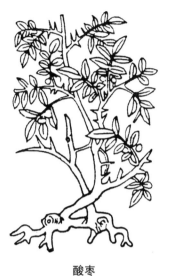

酸枣
（《政和本草》）

酸枣，生河东川泽，今近京及西北州郡皆有之，野生多在坡坂及城垒间。似枣木而皮细，其木心赤色；茎、叶俱青；花似枣花。八月结实，紫红色，似枣而圆小，味酸。当月采实，取核中人。阴干，四十日成。《尔雅》辨枣之种类曰：实小而酸，曰樲枣。《孟子》曰：养其樲枣[1]。赵岐注：所谓酸枣是也。一说惟酸枣县出者为真，其木高数丈，径围一、二尺，木理极细，坚而且重，邑人用为车轴及匕[2]筋；其皮亦细，纹似蛇鳞；其核人稍长，而色赤如丹，亦不[3]易得。今市之货者，皆棘实耳，用之尤宜详辨也。《本经》主烦心不得眠。今医家两用之，睡多生使，不得睡炒熟，生熟便尔顿异。而胡洽治振悸不得眠，有酸枣人汤：酸枣人二升，茯苓、白术、人参、甘草各二两，生姜六两，六物切，以水八升，煮取三升，分四服。深师主虚不得眠，烦不可宁，有酸枣人汤：酸枣人二升，蝭母、干姜、茯苓、芎劳各二两，甘草一两炙，并切，以水一斗，先煮枣，减三升后，内五物，煮取三升，分服。一方更加桂一两。二汤酸枣并生用，疗不得眠，岂便以煮汤为熟乎？（《大观》卷十二页 22，《政和》页 298，《纲目》页 1440）

---

[1] 枣：《大观》作"棘"，《政和》作"枣"。
[2] 匕：《大观》作"匙"，《政和》作"匕"。
[3] 不：《大观》作"未"，《政和》作"不"。

395. 槐 实

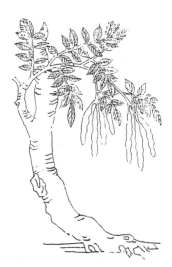

高邮军（江苏高邮）槐实

（《绍兴本草》）

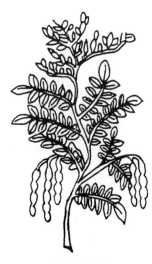

高邮军槐实

（《政和本草》）

　　槐实，生河南平泽，今处处有之。其木有极高大者。谨按《尔雅》槐有数种：叶大而黑者名怀槐；昼合夜开者名守宫槐；叶细而青绿者但谓之槐；其功用不言有别。四月、五月开花，六月、七月结实。七月七日采嫩实，捣取汁作煎。十月采老实入药。皮、根采无时。今医家用槐者最多；春采嫩枝煅为黑灰，以揩齿去蚛；烧青枝取沥，以涂癣；取花之陈久者，筛末，饮服，以治下血；折取嫩房角作汤，以当茗，主头风、明目、补脑；煮白皮汁，以治口齿及下血；水吞黑子，以变白发；木上耳，取末服方寸匕，治大便血及五痔脱肛等；皆常用有殊效者。葛洪著扁鹊明目，使发不落方。十月上巳日，取槐子去皮，内新瓶中，封口三、七日，初服一枚，再二枚，至十日十枚，还从一枚始，大良。刘禹锡《传信方》：著硖州王及郎中，槐汤灸痔法：以槐枝浓煎汤，先洗痔，便以艾灸其上七壮，以知为度。及早充西川安抚使判官，乘骡入骆谷，及宿，有痔疾，因此大作，其状如胡瓜，贯于肠头，热如糖灰火，至驿僵仆。主邮吏云：此病某曾患来，须灸即差。及命所使作槐汤洗热瓜上，令用艾灸[1]，至三、五壮，忽觉一道热气入肠中，因大转泻，先血后秽，一时至痛楚，泻后遂失胡瓜所在，登骡而驰。（《大观》卷十二页9，《政和》页292，《纲目》页1398）

---

① 此病某曾患……艾灸：《纲目》无此文。

396. 槐 花

槐花，文具槐实条下。

397. 楮 实

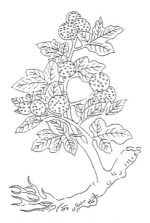

明州（浙江宁波）楮实

（《绍兴本草》）

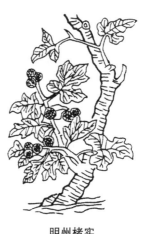

明州楮实

（《政和本草》）

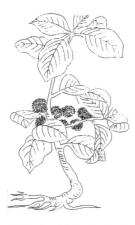

滁州（安徽滁县）楮实

（《绍兴本草》）

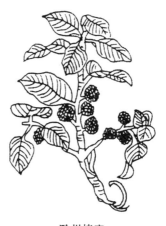

滁州楮实

（《政和本草》）

　　楮实生少室山，今所在有之。此有二种：一种皮有斑花纹，谓之斑谷，今人用为冠者；一种皮无花，枝叶大相类。但取其叶似葡萄叶作瓣而有子者为佳。其实初夏生，如弹丸，青绿色，至六、七月渐深红色，乃成熟。八月、九月采，水浸，去皮、穰，取中子，日干。仙方单服其实。正赤时，收取中子，阴干，筛末，水服二钱匕，益久乃佳，俗谓之谷。一说①谷田久废必生构。叶有瓣曰楮，无曰构。《诗·小雅》云：爰有树檀，其下惟谷。陆机疏云：幽州谓之谷桑，或曰楮桑；荆、扬、交广谓之谷，江南人绩其皮以为布；又捣以为纸，长数丈，光泽甚好；又食其嫩芽，以当菜茹；主四肢风痹，赤白下痢。其叶主鼻洪。《小品》云：鼻衄数升不断者，取楮叶捣取汁饮三升，不止再三饮，神良。久衄亦差。纸亦入药。见刘禹锡《传信方》，治女子月经不绝，来无时者，取案币三十张，烧灰，以清酒半升和调服之，顿定。如冬月即暖酒服。蓐中血晕服之立验。已毙者，去板齿灌之，经一日亦活。今楮纸用之最博，或用其灰，止金创出血甚效。楮布不见有之。医方但贵楮实，余亦稀用。俚俗或取其木枝中白汁，涂癣甚效。杨炎《南行方》，治瘴痢无问老少，日夜百余度者，取干楮叶三两，熬捣为末，煎乌梅汤服方寸匕，日再服，取羊肉裹末，内谷道，痢出即止②。（《大观》卷十二页26，《政和》页300，《纲目》页1433）

398. 枸　杞

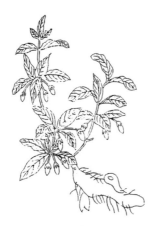 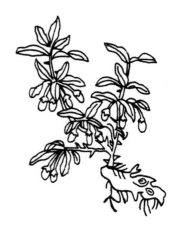

茂州（四川茂县）枸杞　　　　　　　　　　茂州枸杞
（《绍兴本草》）　　　　　　　　　　　　（《政和本草》）

　　枸杞，生常山平泽，及丘陵坂岸，今处处有之。春生苗，叶如石榴叶而软薄堪食，俗呼为甜菜；其茎干高三、五尺，作丛；六月、七月生小红紫花；随便结红实，形微长如枣核。其根名地骨。春夏采叶，秋采茎实，冬采根。谨按《尔雅》云：杞枸，檵。郭璞云：今枸杞也。《诗·小雅四牡》云：集于苞杞。陆机疏云：一名苦杞，一名地骨。春生作羹茹，微苦；其茎似莓；子秋熟，正赤。茎、叶及子服之，

①　一说：《纲目》作"段成式《酉阳条俎》云"。
②　本条：《纲目》注出处为"恭曰"。

轻身益气。《淮南枕中记》著西河女子服枸杞法：正月上寅采根，二月上卯治服之；三月上辰采茎，四月上巳治服之；五月上午采叶，六月上未治服之；七月上申采花，八月上酉治服之；九月上戌采子，十月上亥治服之；十一月上子采根，十二月上丑治服之。又有并花、实、根、茎、叶作煎，及单榨子汁煎膏服之，其功并等。今人相传谓枸杞与枸棘二种相类，其实形长而枝无刺者，真枸杞也；圆而有刺者，枸棘也。枸棘不堪入药。而下品溲（音搜）疏条注：李当之云：子似枸杞，冬月熟，色赤，味甘、苦。苏恭云：形似空疏，木高丈许，白皮；其子七月、八月熟，似枸杞子，味甘，而两两相并。今注云：虽相似，然溲疏有刺，枸杞无刺，以此为别。是三[1]物相似，而二物又有刺。溲疏亦有巨骨之名，如枸杞谓之地骨，当亦相类，用之宜细辨耳。或云：溲疏以高大为别，是不然也。今枸杞极有高大者，其入药乃神良。世传蓬莱县南丘村多枸杞，高者一、二丈，其根蟠结甚固。故其乡人多寿考，亦饮食其水土之品使然耳。润州州寺[2]大井傍生枸杞，亦岁久。故土人目为枸杞井，云饮其水甚益人。溲疏，生熊耳川谷及田野丘墟地，四月采，古今方书鲜见用者，当亦难别耳。又按枸杞一名仙人杖。而陈藏器《拾遗》别两种仙人杖：一种是枯死竹竿之色黑者，一种是菜类，并此为三物，而同一名也。陈子昂《观玉篇》云：余从补阙乔公北征，夏四月次于张掖，河洲草木无他异，惟有仙人杖，往往丛生。予昔尝饵之，此役也，息意滋味。戍人有荐嘉蔬者，此物存焉。因为乔公唱言其功，时东莱王仲烈亦同旅，闻之喜，而甘心食之，旬有五日，行人有自谓知药者，谓乔公曰：此白棘也。仲烈遂疑曰：吾亦怪其味甘。乔公信是言，乃讥予，予因作《观玉篇》。按此仙人杖作菜茹者，叶似苦苣。白棘木类，何因相似而致疑如此。或曰乔公所谓白棘，当是枸棘，枸棘是枸杞之有针者。而《本经》无白棘之别名，又其味苦，仙人杖味甘，设疑为枸棘，枸棘亦非甘物。乃知草木之类多而难识，使人惑疑似之言。以真为伪，失青黄甘苦之别，而至于是宜乎？子昂论著之详也。(《大观》卷十二页11，《政和》页293，《纲目》页1453)

399. 溲　疏

溲疏，文具枸杞条下。

400. 仙人杖

仙人杖，文具枸杞条下。

---

① 三：《大观》作"二"。
② 州寺：《纲目》作"开元寺"。

401. 落雁木

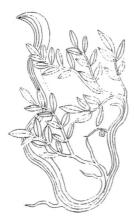 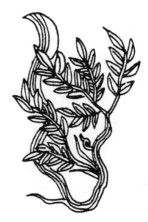

雅州（四川雅安）落雁木
（《绍兴本草》）

雅州落雁木
（《政和本草》）

　　落雁木，生雅州。味甘，性平，无毒。治产后血气痛，并折伤内损等疾。其苗作蔓，缠绕大木，苗、叶形色大都似茶，无花实。彼土人四月采苗，入药用。（《大观》卷十二页51，《政和》页311，《纲目》页1056）

本草图经木部中品卷第十一

朝奉郎太常博士　充集贤校理　新差知颍州军州　兼管内劝
农及管句开治沟洫河道事　骑都尉借紫　臣　苏颂　奉敕撰

尚志钧　辑校

402. 龙眼

403. 厚朴

404. 猪苓

405. 刺猪苓

406. 竹

407. 枳实

408. 枳壳

409. 山茱萸

410. 吴茱萸

411. 秦皮

412. 茗、苦檫

413. 栀子

414. 槟榔

415. 大腹皮

416. 合欢

417. 秦椒

418. 卫矛

419. 紫葳

420. 芜荑

421. 食茱萸

422. 桑根白皮

423. 桑花

424. 白棘

425. 棘刺花

426. 龙脑香

427. 菴摩勒

428. 胡桐泪

429. 骐驎竭

430. 乌药

431. 没药

432. 海桐皮

402. 龙 眼

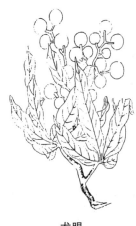

龙眼

（《绍兴本草》）

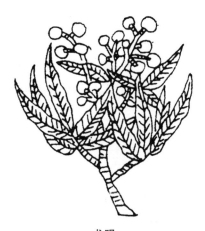

龙眼

（《政和本草》）

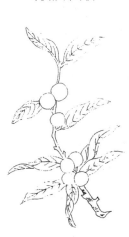

龙眼

（《绍兴本草》）

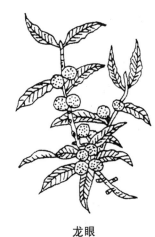

龙眼

（《政和本草》）

　　龙眼，生南海山谷，今闽、广、蜀道出荔枝处皆有之。木高二丈许[1]，似荔枝而叶微小，凌冬不凋；春末夏初，生细白花，七月而实成，壳青黄色。纹作鳞甲，形圆如弹丸，核若无患[2]而不坚，肉[3]白有浆，甚甘美；其实极繁，每枝常三二十枚，荔枝才过，龙眼即熟，故南人目为荔枝奴，一名益智，以其味甘归脾，而能益智耳。

────────────────

　　① 木高二丈许：《纲目》作"嵇含南方草木状云：木高一、二丈"。按本条文字，《纲目》援引时，参考《南方草木状》，进行揉合化裁。

　　② 无患：《纲目》作"木梡子"。

　　③ 肉：此下，《纲目》有"薄于荔枝"。

下品自有益智子，非此物也。《东观汉记》云：南海旧献龙眼、荔枝，十里一置，五里一候，奔驰险阻，道路为患。孝和时，汝南唐羌为临武长县接南海，上书言状，帝下诏，太官勿复受献，由是而止。其为世所贵重久矣。今人亦甚珍之，曝干寄远，北中以为佳果，亚于荔枝。(《大观》卷十三页38，《政和》页330，《纲目》页1300)

403. 厚　朴

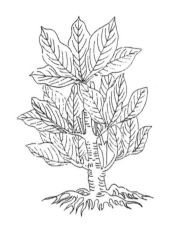

归州（湖北秭归）厚朴

（《绍兴本草》）

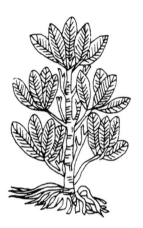

归州厚朴

（《政和本草》）

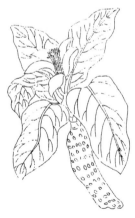

商州（陕西商县）厚朴

（《绍兴本草》）

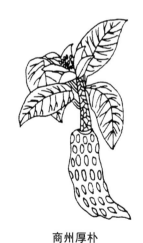

商州厚朴

（《政和本草》）

厚朴，出交阯冤句，今京西①、陕西、江淮、湖南、蜀川山谷中往往有之，而以梓州、龙州者为上。木高三、四丈，径一、二尺。春生，叶如槲叶，四季不凋；红

① 京西：《纲目》作“洛阳”。

花而青实；皮极鳞皱而厚，紫色多润者佳，薄而白者不堪。三月、九月、十月采皮，阴干。《广雅》谓之重皮，方书或作厚皮。张仲景治杂病，厚朴三物汤，主腹胀脉数。厚朴半斤，枳实五枚，以水一斗二升，煎二物取五升，内大黄四两，再煎取三升。温服一升，腹中转动更服，不动勿服。又厚朴七物汤，主腹痛胀满。厚朴半斤，甘草、大黄各三两，枣十枚，大枳实五枚，桂二两，生姜五两，以水一斗，煎取四升，去滓，温服八合，日三。呕者加半夏五合；下痢者去大黄；寒多者加生姜至半斤①。陶隐居治霍乱厚朴汤：厚朴四两炙，桂心二两，枳实五枚，生姜三②两，四物切，以水六升，煎取二升，分三服。唐石泉公王方庆《广南方》云：此方不惟霍乱可医，至于诸病皆疗，并须预排比也。此方与治中汤等并行。其方见人参条中。

（《大观》卷十三页 23，《政和》页 324，《纲目》页 1386）

404. 猪 苓

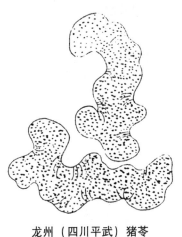 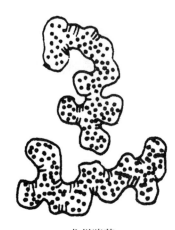

龙州（四川平武）猪苓　　　　　　　　龙州猪苓

（《绍兴本草》）　　　　　　　　　　（《政和本草》）

猪苓，生衡山山谷及济阴冤句，今蜀州、眉③州亦有之。旧说是枫木苓，今则不必枫根下，乃有生土底，皮黑作块，似猪粪，故以名之。又名地乌桃。二月、八月采，阴干，削去皮，肉白而实者佳。《庄子》谓之豕橐。司马彪注云：一名苓，根似猪矢，治渴。张仲景治伤寒诸病在脏加渴者，猪苓汤主之。猪苓、茯苓、泽泻、滑石、阿胶各一两，以水四升，煮四物，取二升，内胶，每服七合，日三。呕而思水者亦主之。又治消渴脉浮，小便不利，微热者，猪苓散发其汗。病欲饮之而复吐

---

① 下痢者去大黄；寒多者加生姜至半斤：《纲目》无此文。
② 三：《纲目》作“二”。
③ 眉：《纲目》作“习”。

之，为水逆，冬时寒慓①如疟状，亦与猪苓散，此即五苓散也。猪苓、术、茯苓各三分②，泽泻五分，桂二③分，细捣筛，水服方寸匕，日三。多饮暖水，汗出即愈。利水道诸汤剂，无若此快，今人皆用之。又黄疸病及狐惑病，并猪苓散主之。猪苓、茯苓、术等分，杵末。每服方寸匕，与水调下。今施州有一种刺猪苓，蔓生，春夏采根；削皮，焙干，彼土人用敷疮毒殊效。云味甘，性凉，无毒。（《大观》卷十三页33，《政和》页328，《纲目》页1472）

405. 刺猪苓

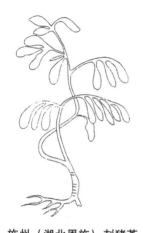

施州（湖北恩施）刺猪苓

（《绍兴本草》）

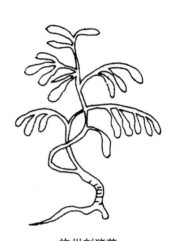

施州刺猪苓

（《政和本草》）

刺猪苓，文具猪苓条下。④

① 慓：《政和》作"嗽"，《大观》作"慓"。
② 猪苓、术、茯苓各三分：《纲目》作"猪苓茯苓末各三两"。
③ 二：《大观》作"三"，《政和》作"二"。
④ 绍兴校定：猪苓，采根为用，性味主治具于本经。大率利水道诸方多用之。《药性论》云微热，误矣。今当从本经味甘，苦，平，无毒为定。生山东，取去皮白实而不蛀者佳。又《图经》载，刺猪苓，一种蔓生，止敷疮毒，而不入服饵，即非此一种矣。

406. 竹

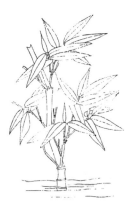

淡竹

（《绍兴本草》）

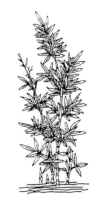

淡竹

（《政和本草》）

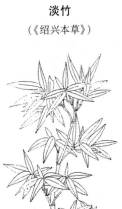

苦竹

（《绍兴本草》）

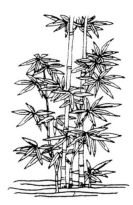

苦竹

（《政和本草》）

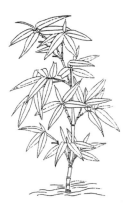

篁竹

（《绍兴本草》）

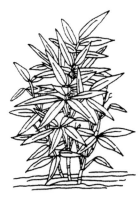

篁竹

（《政和本草》）

篁竹、淡竹、苦竹，《本经》并不载所出州土，今处处有之。竹之类甚多，而入药者，惟此三种，人多不能尽别。谨按《竹谱》：篁字音斤，其竹坚而促节，体圆而质劲，皮白如霜，大者宜刺船，细者可为笛。苦竹有白有紫。甘竹似篁而茂，即淡竹也。然今之刺船者，多用桂竹。作笛别[1]有一种，亦不名篁竹。苦竹亦有二种：一种出江西及闽中，本极粗大，笋味殊苦，不可啖；一种出江浙，近地亦时有，肉厚而叶长阔，笋微有苦味，俗呼甜苦笋，食品所最贵者，亦不闻入药用[2]。淡竹肉薄，节间有粉，南人以烧竹沥者，医家只用此一品，与《竹谱》所说大同而小异也。竹实今不复用，亦稀有之。（《大观》卷十三页5，《政和》页316，《纲目》页1476）

407. 枳 实

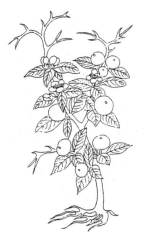

成州（甘肃成县）枳实
（《绍兴本草》）

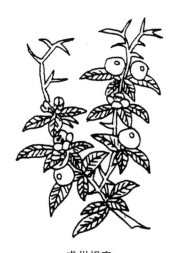

成州枳实
（《政和本草》）

枳实，生河内川泽。枳壳，生商州川谷，今京[3]西、江湖州郡皆有之，以商州者为佳。如[4]橘而小，高亦五、七尺，叶如枨[5]多刺，春生白花，至秋成实。九月、十月采，阴干。旧说七月、八月采者为实；九月、十月采者为壳。今医家多以皮厚而小者为枳实；完大者为壳，皆以翻肚如盆口唇状、须陈久者为胜。近道所出者，俗呼臭橘，不堪用。张仲景治心下坚大如盘，水饮所作，枳实术汤主之。枳实七枚，

---

① 别：《政和》作"者"，《大观》作"别"。
② 食品所最贵者，亦不闻不药用：《纲目》无此文。
③ 京：《纲目》作"洛"。
④ 如：此上，《纲目》有"木"字。
⑤ 枨：《纲目》作"橙"。

术三两，以水一斗，煎取三升，分三服。腹中软即稍减之。又胸痹心中痞坚，留气结胸，胸满，胁下逆气抢心，枳实薤白桂汤主之。陈枳实四枚，厚朴四两，薤白半斤，切，栝楼一枚，桂一两，以水五升，先煎枳实、厚朴，取二升去滓，内余药于汤中，煎三两沸，分温三服，当愈。又有橘皮枳实汤，桂生姜枳实汤，皆主胸痹心痛。葛洪治卒胸痹痛，单用枳实一物，捣末服方寸匕，日三夜一。其根皮治大便下血，末服之，亦可煮汁常饮。又治卒中急风，身直不得屈伸反复者，刮取枳木皮屑，谓之枳茹一升，酒一升，渍一宿，服五合，至尽，再作，良。（《大观》卷十三页21，《政和》页323，《纲目》页1435）

408. 枳　壳

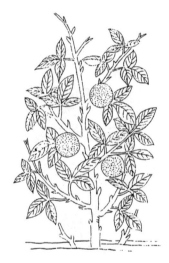

汝州（河南临汝）枳壳

（《绍兴本草》）

汝州枳壳

（《政和本草》）

枳壳，文具枳实条下。

409. 山茱萸

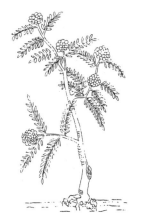

兖州（山东兖州）山茱萸

（《绍兴本草》）

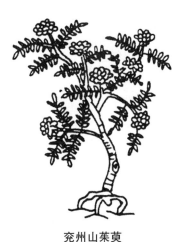

兖州山茱萸

（《政和本草》）

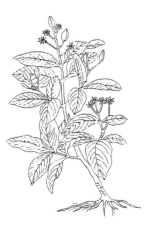

海州（江苏东海县）山茱萸

（《绍兴本草》）

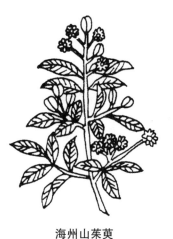

海州山茱萸

（《政和本草》）

　　山茱萸，生汉中山谷及琅邪冤句东海承县，今海州①亦有之。木高丈余，叶似榆，花白；子初熟未干，赤色，似胡颓子，有核；亦可啖，既干，皮甚薄，九月、十月采实，阴干。吴普云：一名鼠矢，叶如梅有刺毛。二月花如杏，四月实如酸枣，赤，五月采实，与此小异也。旧说当合核为用。而《雷敩炮炙论》云：子一斤，去核取肉皮用，只秤成四两半。其核八棱者名雀儿苏，别是一物，不可用也。（《大观》卷十三页 29，《政和》页 326，《纲目》页 1443）

——————————

① 州：此下，《纲目》有"兖州"二字。

410. 吴茱萸

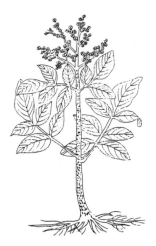

越州（浙江绍兴）吴茱萸
（《绍兴本草》）

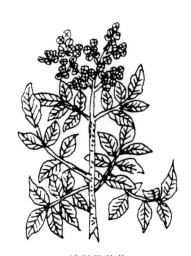

越州吴茱萸
（《政和本草》）

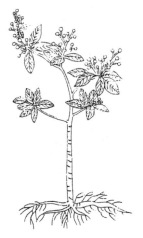

临江军（江西临江）吴茱萸
（《绍兴本草》）

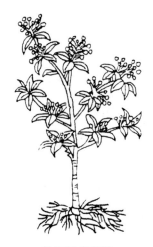

临江军吴茱萸
（《政和本草》）

　　吴茱萸，生上谷川谷及冤句，今处处有之，江浙、蜀汉尤多。木高丈余，皮青绿色；叶似椿而阔厚，紫色；三月开花，红紫色；七月、八月结实，似椒子，嫩时微黄，至成熟则深紫。九月九日采，阴干。《风①土记》曰：俗尚九月九日谓为上九，茱萸到此日气烈熟色赤，可折其房以插头，云辟恶气御冬。又《续齐谐记》

　　① 风：此上，《纲目》有"周处"二字。

曰：汝南桓景随费长房学[1]。长房谓曰：九月九日汝家有灾厄，宜令急去家，各作绛囊盛茱萸以系臂上，登高饮菊花酒，此祸可消。景如言，举家登高山，夕还见鸡、犬、牛、羊一时暴死。长房闻之曰：此代之矣。故世人每至此日登高饮酒，戴茱萸囊，由此耳。世传[2]茱萸气好上，言其冲膈，不可为服食之药也[3]。张仲景治呕而胸满者，茱萸汤主之。吴茱萸一升，枣二十枚，生姜一大两，人参一两，以水五升，煎取三升，每服七合，日三。干呕吐涎沫而头痛者，亦主之。又其南行枝，主大小便卒关格不通，取之断度如手第二指中节，含之立下，出姚僧垣方。根亦入药用。删繁方疗脾劳热，有白虫在脾中，为病令人好呕者，取东行茱萸根，大者一尺，大麻子八升，橘皮二两，凡三物咬咀，以酒一斗，浸一宿，微火上薄暖之，三下，绞去滓，平旦空腹服一[4]升取尽，虫便下出，或死，或半烂，或下黄汁。凡作药法，禁声，勿语道作药，虫便下验。（《大观》卷十三页8，《政和》页318，《纲目》页1322）

411. 秦　皮

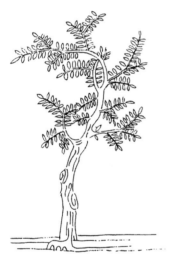

河中府（山西永济）秦皮
（《绍兴本草》）

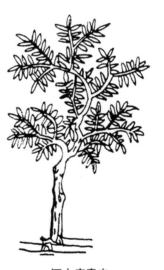

河中府秦皮
（《政和本草》）

---

① 学：此下，《纲目》有"道"字。
② 世传：《纲目》作"段成言椒气好下"。
③ 也：《纲目》作"故多食冲眼又脱发也"。
④ 一：《大观》作"二"，《政和》作"一"。

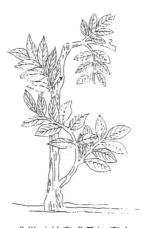

成州（甘肃成县）秦皮

（《绍兴本草》）

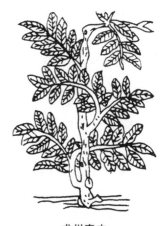

成州秦皮

（《政和本草》）

秦皮，生庐江川谷及冤句，今陕西州郡及河阳亦有之。其木大都似檀，枝干皆青绿色，叶如匙头许①大而不光，并无花实，根似槐根。二月、八月采皮，阴干。其皮有白点而不粗错，俗呼为自②梣木。取皮渍水便碧色，书纸看之青色，此为真也。（《大观》卷十三页 26，《政和》页 325，《纲目》页 1402）

412. 茗、苦搽

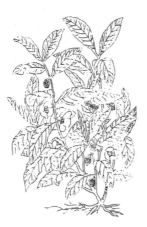

茗、苦搽

（《绍兴本草》）

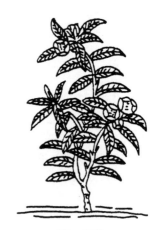

茗、苦搽

（《政和本草》）

茗、苦搽，旧不著所出州郡，今闽浙、蜀荆、江湖、淮南山中皆有之。《尔雅》

① 许：《纲目》无"许"字。
② 自：《纲目》作"白"。

所谓槚，苦荼。郭璞云：木小似栀子，冬生，叶可煮作羹饮。今呼早采者为茶，晚取者为茗。茗、荈，蜀人谓之苦荼是也。今通谓之茶。茶、荼声近，故呼之。春中始生嫩叶，蒸焙去苦水，末之乃可饮。与古所食，殊不同也。《茶[1]经》曰：茶者，南方佳木。自一尺、二尺至数十尺，其巴川峡山有两人合抱者，伐而掇之。木如瓜芦，叶如栀子，花如白蔷薇，实如拼榈，蒂如丁香，根如胡桃。其名一曰茶，二曰槚，三曰蔎（音设），四曰茗，五曰荈。又曰荼之别者，其枳壳芽，枸杞芽，枇杷芽，皆治风疾。又有皂荚芽，槐芽，柳芽，乃上春摘其芽，和茶作之。故今南人输官茶，往往杂以众叶，惟茅芦、竹箬之类不可入，自余山中草木芽叶，皆可和合。椿、柿尤奇。真茶性极冷，惟雅州蒙山出者温，而主疾。《茶谱》云：蒙山有五顶，顶有茶园，其中顶曰上清峰。昔有人病冷且久，遇一老父谓曰：蒙之中顶茶，当以春分之先后，多構[2]人力，俟雷之发声，并手采摘，三日而止。若获一两，以本处水煎服，即能祛宿疾，二两当眼[3]前无疾，三两固以换骨[4]，四两即为地仙矣。其僧如说，获一两余，服未尽而病差。其四顶茶园，采摘不废。惟中峰草木繁密，云雾蔽亏，鸷兽时出，故人迹不到矣。近岁稍贵此品，制作亦精于他处，其性似不甚冷，大都饮茶少则醒神思，过多则致疾病，故唐《母景茶饮序》云：释滞消壅，一日不利暂佳，瘠气侵精终身之累，斯大是也[5]。（《大观》卷十三页24，《政和》页325，《纲目》页1327）

413. 栀 子

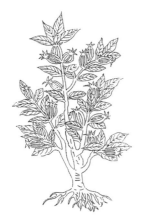

建州（福建建瓯）栀子

（《绍兴本草》）

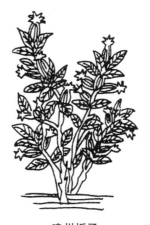

建州栀子

（《政和本草》）

① 茶：此上，《纲目》有"陆羽"二字。
② 構：《大观》作"聚"，《政和》作"構"。
③ 眼：《政和》作"限"，《大观》作"眼"。
④ 固以换骨：《纲目》作"能固肌骨"。"固"，《大观》作"可"。
⑤ 此条：《纲目》糅合《本草图经》和《茶经》上文字而成。

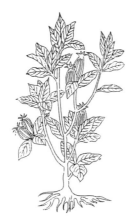

临江军（江西临江）栀子

（《绍兴本草》）

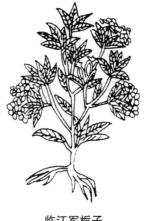

临江军栀子

（《政和本草》）

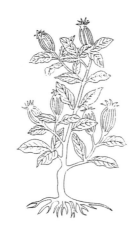

江陵府（湖北江陵）栀子

（《绍兴本草》）

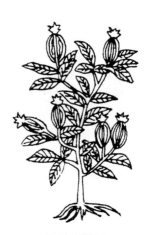

江陵府栀子

（《政和本草》）

栀子，生南阳川谷，今南方及西蜀州郡皆有之。木高七、八尺；叶似李而厚硬，又似樗蒲子；二、三月生白花，花皆六出，甚芬香，俗说及西域詹葡也；夏秋结实如诃子状，生青熟黄，中人深红。九月采实，曝干。南方人竞种以售利。《货殖传》云：卮、茜千石，亦比千乘之家①。言获利之博也。此亦有两三种。入药者山栀子，方书所谓越桃也，皮薄而圆，小核②，房七棱至九棱者佳。其大而长者，乃作染色③，又谓之伏尸栀子，不堪入药用。张仲景《伤寒论》及古今诸名医治发黄，皆用栀子、茵陈、香豉、甘草等四物作汤饮。又治大病起劳复，皆用栀子鼠矢等汤，并小利而愈。其方极多，不可悉载。栀子亦疗血痢挟毒热下者。葛洪方以十四枚去

---

① 亦比千乘之家：《纲目》作"与千户侯等"。
② 核：《政和》作"刻"，《大观》作"核"。
③ 其大而长者，乃作染色：《纲目》作"雷敩炮炙论"。

皮，捣，蜜丸，服如梧子三丸，日三，大效。又治霍乱转筋，烧栀子三枚，末服，立愈。时行重病后劳发，水煮十枚，饮汁温卧，彻汗乃愈，挟食加大黄别煮汁，临熟内之，合饮微利，遂差。(《大观》卷十三页14，《政和》页320，《纲目》页1439)

414. 槟 榔

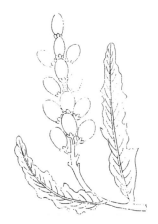

广州（广东广州）槟榔

（《绍兴本草》）

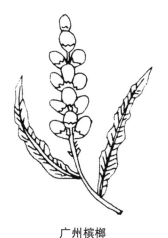

广州槟榔

（《政和本草》）

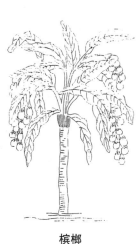

槟榔

（《绍兴本草》）

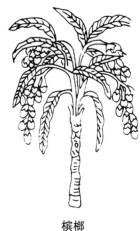

槟榔

（《政和本草》）

槟榔，生南海，今岭外州郡皆有之。大如桃榔，而高五、七丈，正直无枝，皮似青桐，节如桂竹[①]；叶生木巅，大如楯头，又似甘蕉叶；其实作房，从叶中出，傍有刺若棘针，重叠其下；一房数百实，如鸡子状，皆有皮壳，肉满壳中，正白。味

---

① 竹：《纲目》作"枝"。

苦、涩，得扶留藤与瓦屋子灰同咀嚼之，则柔滑而甘美。岭南人啖之，以当果实。其俗云：南方地温①，不食此无以祛瘴疠。其实春生，至夏乃熟，然②其肉极易烂，欲收之，皆先以灰汁煮熟，仍火焙熏干，始堪停久。此有三、四种：有小而味甘者，名山槟榔；有大而味涩核亦大者，名猪槟榔；最小者名蒳子。其功用不说有别。又云尖长而有紫纹者名槟，圆而矮者名榔。槟力小，榔力大。今医家不复细分，但取作鸡心状，存坐正稳，心不虚，破之作锦纹者为佳。其大腹所出，与槟榔相似，但茎、叶、根、干小异，并皮收之，谓之大腹槟榔。或云槟榔极③难得真者，今贾人货者多大腹也④。(《大观》卷十三页11，《政和》页319，《纲目》页1305)

415. 大腹皮

大腹皮，文具槟榔条下。

416. 合　欢

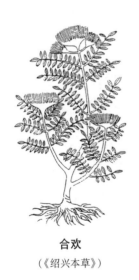

合欢
(《绍兴本草》)

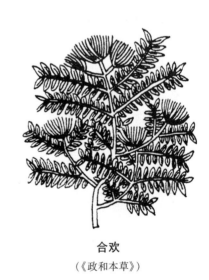

合欢
(《政和本草》)

合欢，夜合也。生益州山谷，今近京雍⑤洛间皆有之，人家多植于庭除间。木

---

① 温：《纲目》作"湿"。
② 然：《纲目》作"苏恭言"。
③ 极：《政和》无。
④ 本条：《纲目》糅合《本草图经》和《岭表录异》文而成。
⑤ 近京雍：《纲目》作"汴"。

似梧桐，枝甚柔弱；叶似皂荚槐等，极细而繁密，互相交结，每一风来，辄似①相解了，不相牵缀；其叶至暮而合，故一名合昏；五月花发，红白色，瓣上若丝茸；然至秋而实作荚，子极薄细。采皮及叶用，不拘时月。崔豹《古今注》曰：欲蠲人之忧，则赠以丹棘，丹棘一名忘忧。欲蠲人之忿，则赠以青裳，青裳，合欢也。故嵇康种之舍前是也。韦宙《独行方》：胸心甲错，是为肺痈，黄昏汤主之②。取夜合皮掌大一枚，水三升，煮取半分，再服。（《大观》卷十三页44，《政和》页332，《纲目》页1403）

417. 秦　椒

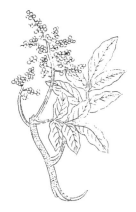

越州（浙江绍兴）秦椒

（《绍兴本草》）

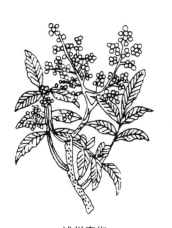

越州秦椒

（《政和本草》）

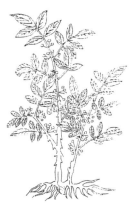

归州（湖北秭归）秦椒

（《绍兴本草》）

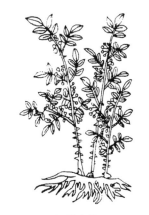

归州秦椒

（《政和本草》）

① 似：《纲目》作"自"。
② 主之：《政和》作"治"，《大观》作"主之"。

秦椒，生泰山川谷及秦岭上，或琅琊，今秦、凤间①及明、越、金、商州皆有之。初秋生花，秋末结实，九月、十月采。陶隐居云：似椒而大，色黄黑，或呼大椒。苏恭云：叶及茎、子都似蜀椒，但实细味短。《尔雅》云：檓，大椒。郭璞云：椒丛生，生实大者名为檓。《诗·唐风》云：椒聊②。且陆机疏云：椒似茱萸，有针刺。茎③、叶坚而滑，蜀人作茶，吴人作茗，皆合煮其叶以为香。今成皋诸山谓之竹叶椒，其木亦如蜀椒，少毒热，不中合药，可著饮食中，又用蒸鸡、豚最佳。东海诸岛上亦有椒，枝、叶皆相似。子长而不圆，甚香，其味似橘皮。岛上獐鹿食其叶，其肉自然作椒、橘香。而今南北所生一种椒，其实大于蜀椒，与陶及郭、陆之说正相合，当以实大者为秦椒。其云蜀、吴作茶、茗，皆煮其叶，今不复如此。盖古人所食，与今异者多矣。故苦檟（与茶同）条云：作饮加茱萸、葱、姜等良，是也。相传椒可以来水银。又云椒气好下，言饵之益下，不上冲也。服食药当用蜀椒。

（《大观》卷十三页 26，《政和》页 326，《纲目》页 1316）

418. 卫　矛

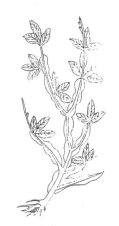

信州（江西上饶）卫矛

（《绍兴本草》）

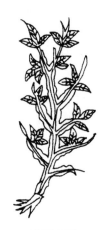

信州卫矛

（《政和本草》）

卫矛，鬼箭也。出霍山山谷，今江淮州郡或有之。三月以后生茎苗④，长四、五尺许；其干有三羽，状如箭翎；叶亦似山茶，青色；八月、十一月、十二月采条茎，阴干。其木亦名狗骨。崔氏方疗恶疰⑤在心，痛不可忍，有鬼箭羽汤。《集验方》：

---

① 间：《政和》无“间”字。
② 椒聊：《纲目》作“椒聊之实，繁衍盈升”。
③ 茎：《纲目》无“茎”字。
④ 苗：《纲目》作“茎”。
⑤ 疰：《大观》作“症”，《政和》作“疰”。

疗卒暴心痛，或中恶气毒痛，大黄汤亦用鬼箭，皆大方也。（《大观》卷十三页41，《政和》页331，《纲目》页1448）

419. 紫葳

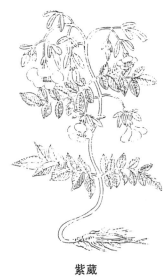

紫葳

（《绍兴本草》）

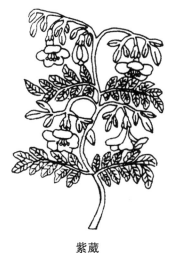

紫葳

（《政和本草》）

　　紫葳，陵霄花也。生西海川谷及山阳，今处处皆有，多生山中，人家园圃亦或种莳[1]。初作藤[2]蔓生，依大木，岁久延引至巅而有花；其花黄赤，夏中乃盛。陶隐居云：《诗》有苕之华。郭云：陵霄。又苏恭引《尔雅·释草》云：苕，陵苕。郭云：又名陵霄。按今《尔雅》注苕，一名陵时。本草云：而无陵霄之说，岂古今所传书有异同邪？又据陆机及孔颖达疏义亦云：苕，一名陵时。陵时乃是鼠尾草之别名。郭又谓苕为陵时，本草云：今紫葳无陵时之名，而鼠尾草有之。乃知陶苏所引，是以陵时作陵霄耳。又陵霄非是草类，益可明其误矣。今医家多采其花干之。入妇人血崩风毒药，又治少女血热风毒，四肢皮肤生瘾疹，并行经脉方。陵霄花不以多少，捣罗为散，每服二钱，温酒调下，食前服，甚效[3]。（《大观》卷十三页30，《政和》页327，《纲目》页1016）

---

① 种莳：《纲目》作"栽之"。
② 藤：《纲目》无。
③ 效：《大观》作"妙"，《政和》作"效"。

420. 芜 荑

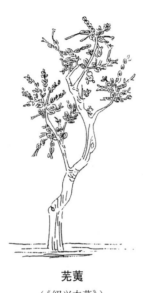

芜荑
（《绍兴本草》）

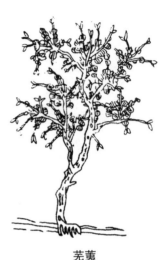

芜荑
（《政和本草》）

芜荑，生晋山川谷，今近道山川谷，今近道亦有之①，大抵榆类而差小，其实亦早成，比②榆乃大，气臭如狘③，《尔雅·释木》云：无姑，其实夷。郭璞云：无姑，姑榆也。生山中，叶圆而厚，剥取皮，合渍之。其味辛香，所谓芜荑也。又《释草》云：蘠荑，蕻蘠。注云：一名白蕡，而与《本经》一名蕻（音殿）蕻（音唐）相近。苏恭云：菽蘠，蕻蕻。字之误也。然蕻荑草类，无荑乃木也。明是二物，或气类之相近欤。三月采实，阴干。杀虫方中多用之。今人又多取作屑，以芼五味，其用陈者良。人收藏之，多以盐渍，则失气味。此等不堪入药，但可作食品耳。秋后尤宜食之。《续传信方》治久患脾胃气泄不止，芜荑五两，捣末，以饭丸，每日空心午饭前，各用陈米饮下三十丸，增至四十丸。久服去三尸，益神，驻颜。云得之章镣曾得力。（《大观》卷十三页 19，《政和》页 322，《钢目》页 1418）

---

① 之：此下，《纲目》有"以太原者良"。
② 比：《政和》作"此"，《大观》作"比"。
③ 狘：《大观》作"狘"，按狘音信。《正字通》云："狘，狸属，似猫而小，有臭气，黄斑色，居泽中，食虫、鼠及草根。"

421. 食茱萸

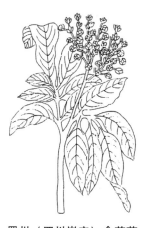

蜀州（四川崇庆）食茱萸

（《绍兴本草》）

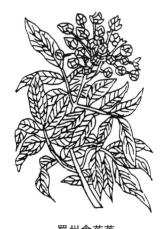

蜀州食茱萸

（《政和本草》）

食茱萸，旧不载所出州土。云功用与吴茱萸同，或云即茱萸中颗粒大经久色黄黑，堪啖者是。今南北皆有之。其木亦甚高大，有长及百尺者；枝茎青黄，上有小白点；叶正类油麻，花黄；蜀人呼其子为艾子，盖《礼记》所谓藙者。藙、艾声讹故云耳[1]。宜入食羹中，能发辛香。然不可多食，多食冲眼，兼又脱发。采无时。（《大观》卷十三页 17，《政和》页 322，《纲目》页 1325）

422. 桑根白皮

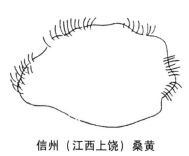

信州（江西上饶）桑黄

（《绍兴本草》）

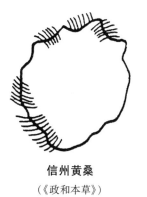

信州黄桑

（《政和本草》）

① 讹故云耳：《纲目》作"相近也"。

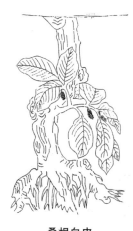

桑根白皮

（《绍兴本草》）

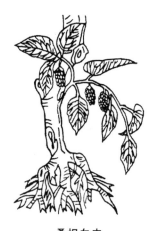

桑根白皮

（《政和本草》）

　　桑根白皮，《本经》不著所出州土，今处处有之。采无时。不可用出土上者，用东行根益佳，或云木白皮亦可用。初采得，以铜刀剥去上粗皮，其取里白，切，焙干。其皮中青涎勿使刮去，药力都在其上。恶铁及铅，不可近之。桑叶以夏秋再生者为上，霜后采之，煮汤淋渫手足，去风痹殊胜。桑耳，一名桑黄，有黄熟陈白者，又有金色者，皆可用。碎切，酒煎，主带下。其实，椹。有白、黑二种，曝干，皆主变白发，皮上白藓。花，亦名桑花，状似地钱，刀削取，炒干，以止衄、吐血等。其柴烧灰淋汁，医家亦多用之。桑上蠹虫，主暴心痛，金疮肉生不足。皮中白汁，主小儿口疮，敷之便愈，又以涂金刃所伤，燥痛须臾①血止。更剥白皮裹之，令汁得入疮中良。冬月用根皮皆验。白皮作线，以缝金创肠出者，更以热鸡血涂之②。唐安金藏剖腹，用此法便愈。桑条作煎，见近效方。云桑煎疗水气、肺气、脚气、痛肿兼风气。桑条二两，用大豍六③两，一物细切如豆，以水一大升，煎取三大合，如欲得多造，准此增加。先熬令香，然后煎。每服，肚空时吃，或茶汤，或羹粥，每服半大升。亦无禁忌也。本方云桑枝，平，不冷不热，可以常服。疗遍体风痒干燥，脚气风气，四肢拘挛，上气眼晕，肺气嗽，销食，利小便。久服轻身，聪明耳目，令人光泽，兼疗口干。《仙经》云：一切仙药，不得桑煎不服。出《抱朴子》。本方桑枝一小升，细切，熬令香，以水三大升，煎取二大升，一日服尽，无问食前后，此服只依前方也。桑叶可常服，神仙服食方，以四月桑茂盛时采叶。又十月霜后，三分二分已落时，一分在者，名神仙叶，即采取与前叶同阴干，捣末，丸、散任服，或煎以代茶饮。又采椹曝干，和蜜食之，并令人聪明，安魂镇神。又炙叶令微干，和桑衣煎服，治痢，亦主金创及诸损伤。止血方书：称桑之功最神，在人资用尤多。《尔雅》云：桑辨有葚（与椹同）、栀。郭璞云：辨半也，一半有葚，半无①，名曰栀。又云：女桑、桋桑，俗间呼桑木之小而条长者为女桑。又山桑，木堪②弓弩。檿桑丝中琴瑟，皆材之美者也，他木鲜及焉。（《大观》卷十三页1，《政和》页315，《纲目》页1429）

423. 桑　花

桑花，文具桑根白皮条下。

424. 白　棘

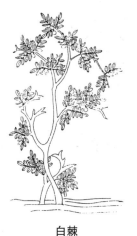

白棘

（《绍兴本草》）

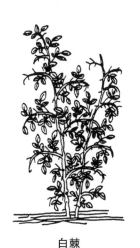

白棘

（《政和本草》）

白棘，棘针也。生雍州。棘刺花生道傍，今近京皆有之。棘，小枣也，丛高三，四尺，花、叶、茎、实都似枣，而有赤、白二种③。苏恭云：白棘，茎白如粉，子、叶与赤棘同，赤棘中时复有之，亦为难得耳。然有钩直二种：直者，宜入补药；钩者入痈肿药。针采无时。花冬至后百二十日采，实四月采。又枣针疗喉痹不通，药中亦用。陈子昂《观玉篇》云：在张掖郡时，有人以仙人杖为白棘，同旅皆信之。二物都不相类，不知何故疑惑若此，其说见枸杞条。（《大观》卷十三页34，《政和》页329，《纲目》页1441）

---

① 半无：《纲目》作"一半无葚"。
② 木堪：《纲目》作"材中"。
③ 棘，小枣也……有赤、白二种：《纲目》注出处为"保升曰"。

425. 棘刺花

棘刺花，文具白棘条下。

426. 龙脑香

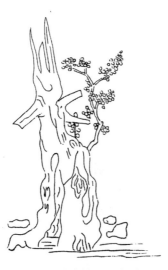

广州（广东广州）龙脑
（《绍兴本草》）

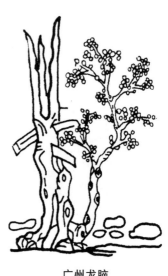

广州龙脑
（《政和本草》）

龙脑香，出婆律国，今惟南海番舶贾客货之。相传云：其木高七、八丈，大可六、七围，如积年杉木状，傍生枝，叶正圆而背白，结实如豆蔻，皮有甲错①，香即木中脂，似白松脂，作杉木气。膏乃根下清液耳，亦谓之婆律膏。段成式《酉阳杂俎》说：此木有肥瘦，瘦者出龙脑香，其香在木心。波斯断其木剪取之。肥者出婆律膏，其膏于木端流出，斫木作坎而承之。两说大同而小异。亦②云：南海山中亦有此木。唐天宝中，交趾贡龙脑，皆如蝉、蚕之形。彼人云：老根节方有之，然极难得。时禁中呼为瑞龙脑，带之衣衿，香闻十余步外，是后不闻有此。今海南龙脑，多用火煏成片，其中亦容杂伪。入药惟贵生者，状若梅花瓣，甚佳也。（《大观》卷十三页16，《政和》页321，《纲目》页1376）

---

① 甲错：《大观》倒置，《政和》作"甲错"。
② 亦：《大观》作"或"，《政和》作"亦"。

427. 菴摩勒

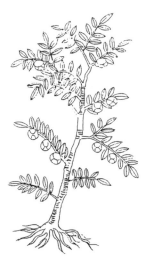

戎州（四川宜宾）菴摩勒

（《绍兴本草》）

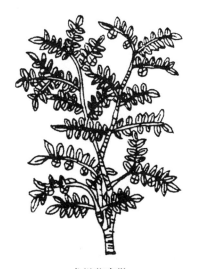

戎州菴摩勒

（《政和本草》）

菴摩勒，余甘子也。生岭南交、广、爱等州，今二广诸郡及西川[1]，蛮界山谷中皆有之。木高一、二[2]丈，枝条甚软。叶青细密；朝开暮敛如夜合，而叶微小，春生冬凋；三月有花，著条而生，如粟粒，微黄；随即结实作荚[3]，每条三两子，至冬而熟，如李子状，青白色，连核作五、六瓣，干即并核皆裂，其俗亦作果子啖之[4]，初觉味苦，良久便甘，故以名也。（《大观》卷十三页 40，《政和》页 331，《纲目》页 1302）

---

① 川：此下，《纲目》有"戎、泸"二字。

② 一、二：《大观》作"二"，《政和》作"一、二"。

③ 荚：《纲目》作"莛"。

④ 啖之：《纲目》作"啖"。

428. 胡桐泪

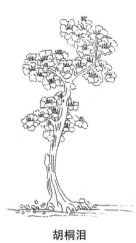

胡桐泪

（《绍兴本草》）

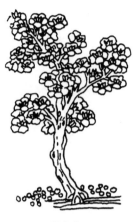

胡桐泪

（《政和本草》）

　　胡桐泪，出肃州以西平泽及山谷中，今西蕃亦有商人货之者。相传：其木甚高大，皮似白杨、青桐辈；其叶初生似柳，渐大则似桑、桐辈；其津液沦入地中，与大石相著，冬月采得之，状如黄矾、姜石，味极咸、苦，得水便消，如消石也。古方稀用。今治口齿家为最要之物。一名胡桐律，律、泪声近也。然有一种木律，极相类，不堪用也。(《大观》卷十三页 31，《政和》页 327，《纲目》页 1380)

429. 骐驎竭

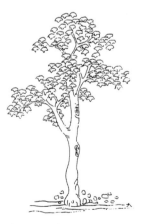

广州（广东广州）骐驎竭

（《绍兴本草》）

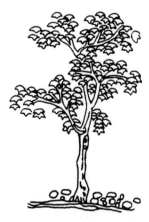

广州骐驎竭

（《政和本草》）

骐骥竭，旧不载所生州土，今出南蕃诸国及广州。木高数丈，婆娑可爱；叶似樱桃而有三角；其脂液从木中流出，滴下如胶饴状，久而坚凝，乃成竭，赤作血色，故亦谓之血竭。采无时。其味咸而气腥者是。海母血不可用。其竭微咸而甘，作栀子气味。旧说与紫铆大都相类，而别是一物，功力亦殊。今按段成式《酉阳杂俎》云：紫铆出真腊国，国人呼为勒佉，亦出波斯国，木高丈许，枝干繁郁，叶似橘柚，冬不凋落，三月花开，不结子，每有雾露微雨沾濡，其枝条则为紫铆。波斯国使人呼及沙利，两人说如此。而真腊国使人言是蚁运土，上于木端作窠，蚁壤为雾露所沾，即化为紫铆。又《交州地志》亦云：本州岁贡紫铆，出于蚁壤。乃知与血竭虽俱出于木，而非一物明矣。今医方亦罕用，惟染家所须耳。（《大观》卷十三页15，《政和》页320，《纲目》页1373）

430. 乌 药

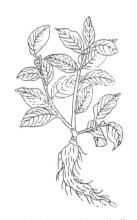

信州（江西上饶）乌药

（《绍兴本草》）

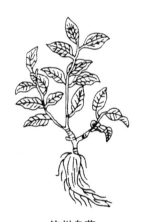

信州乌药

（《政和本草》）

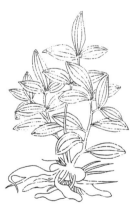

潮州（广东潮州）乌药

（《绍兴本草》）

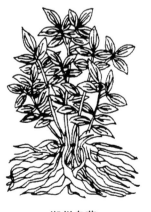

潮州乌药

（《政和本草》）

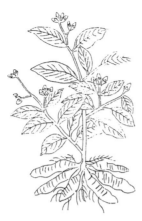

衡州（湖南衡阳）乌药
（《绍兴本草》）

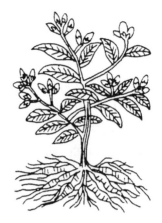

衡州乌药
（《政和本草》）

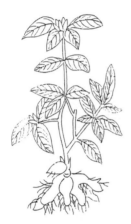

台州（浙江临海）乌药
（《绍兴本草》）

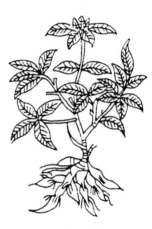

台州乌药
（《政和本草》）

乌药，生岭南邕容州及江南，今台州、雷州、衡州亦有之，以天台者为胜。木似茶槚，高五、七尺；叶微圆而尖，作三桠，面青背白[1]，五月开细花，黄白色；六月结实。如山芍药而有极粗大者，又似钓樟根，然根有二种：岭南者黑褐色而坚硬；天台者白而虚软，并八月采。根以作车毂[2]形如连珠状者佳。或云：天台出者，香白可爱，而不及海南者力大。（《大观》卷十三页 37，《政和》页 329，《纲目》页 1368）

---

① 白：此下，《纲目》有"有纹"二字。
② 毂：此下，《纲目》有"纹"字。

431. 没 药

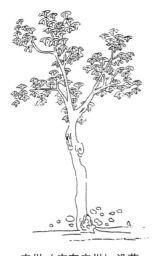

广州（广东广州）没药
（《绍兴本草》）

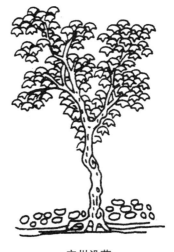

广州没药
（《政和本草》）

　　没药，生波斯国，今海南诸国及广州或有之。木之根①株，皆如橄榄，叶青而密。岁久者，则有膏②液流滴在地下，凝结成块，或大或小，亦类安息香。采无时。今方多用治妇人内伤痛楚，又治血晕及脐腹疗刺者。没药一物，研细，温酒调一钱便止。又治历节诸风骨节疼痛，昼夜不可忍者。没药半两研，虎胫③骨三两涂酥炙黄色④，先捣罗为散，与没药同研令细，温酒调二钱，日三服，大佳。(《大观》卷十三页 37，《政和》页 330，《纲目》页 1373)

---

① 根：此下，《政和》有"之"字。
② 膏：《纲目》作"脂"。
③ 胫：《大观》作"脑"，《政和》作"胫"。
④ 三两涂酥炙黄色：《纲目》作"酥炙为末三两"。

432. 海桐皮

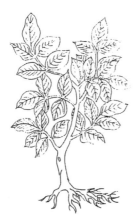

雷州（广东海康）海桐皮
（《绍兴本草》）

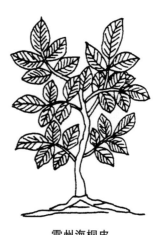

雷州海桐皮
（《政和本草》）

　　海桐皮，出南海已南山谷，今雷州及近海州郡亦有之。叶如手大，作三花尖。皮若梓白皮，而坚韧可作绳，入水不烂。不拘时月采之。古方多用浸酒治风蹶。南唐筠州刺史王绍颜撰《续传信方》著其法[1]云：顷年予在姑熟之日，得腰膝痛不可忍。医以肾藏风毒攻刺诸药莫疗。因览《传信方》备有此验。立修制一剂，便减五分，步履便轻，故录之耳。海桐皮二两，牛膝、芎䓖、羌活、地骨皮、五加皮各一两，甘草半两，薏苡人二两，生地黄十两，八物净洗，焙干，细剉，生地黄以芦刀子切，用绵一两都包裹，入无灰酒二斗浸，冬二七日，夏一七日，候熟，空心食后[2]，日、午、晚卧时，时一杯，长令醺醺。合时不用添减，禁毒食。（《大观》卷十三页 42，《政和》页 331，《纲目》页 1396）

---

① 著其法：《纲目》无此三字。
② 食后：《纲目》作"饮一盏"。

本草图经木部下品卷第十二

朝奉郎太常博士　充集贤校理　新差知颍州军州　兼管内劝
农及管句开治沟洫河道事　骑都尉借紫　臣　苏颂　奉敕撰

尚志钧　辑校

433. 石南	456. 赤柽木
434. 楠材	457. 桐
435. 巴豆	458. 梓白皮
436. 蜀椒	459. 楸木
437. 崖椒	460. 接骨木
438. 蔓椒	461. 枳椇
439. 榄子	462. 木天蓼
440. 莽草	463. 小天蓼
441. 郁李人	464. 诃梨勒
442. 鼠李	465. 卖子木
443. 栾华	466. 橡实
444. 杉材	467. 槲若
445. 白杨	468. 黄药根
446. 水杨叶	469. 药实根
447. 栾荆	470. 桃榔子
448. 紫荆	471. 益智子
449. 钓藤	472. 椰子
450. 南藤	473. 木鳖子
451. 千金藤	474. 南烛
452. 榼藤子	475. 棕榈
453. 皂荚	476. 椿木
454. 楝实	477. 樗木
455. 柳华	

433. 石 南

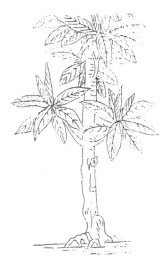

道州（湖南道县）石南

（《绍兴本草》）

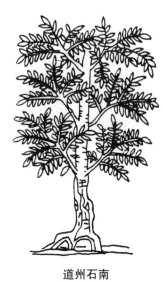

道州石南

（《政和本草》）

石南，生华阴山谷，今南北皆有之。生于石上，株极有高大者。江湖间出者①，叶如枇杷叶，有小刺，凌冬不凋；春生白花成簇；秋结细红实。关陇间出者，叶似莽②草，青黄色，背有紫点；雨多则并生，长及二、三寸；根横细，紫色，无花实，叶至茂密。南北人多移以植庭院③间，阴翳可爱，不透日气。入药以④关中叶细者良。二月、四月采叶，四月采实，阴干。《魏王花木记》曰：南方石南木，取皮中作鱼羹，和之尤美。今不闻用之。下有楠材条，其木颇似石南，而更高大，叶差小，其材中梁柱。今医方亦稀用之。（《大观》卷十四页31，《政和》页351，《纲目》页1456）

434. 楠 材

楠材，文具石南条下。

---

① 者：《政和》无。
② 莽：《政和》作"莽"，《大观》作"莽"。
③ 院：《政和》作"宇"，《大观》作"院"。
④ 以：《大观》作"用"，《政和》作"以"。

435. 巴 豆

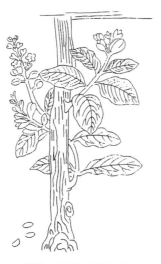

戎州（四川宜滨）巴豆
（《绍兴本草》）

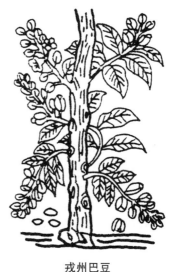

戎州巴豆
（《政和本草》）

　　巴豆，出巴郡川谷，今嘉、眉、戎州皆有之。木高一、二丈；叶如樱桃而厚大，初生青，后渐黄赤，至十二月叶渐凋，二月复渐生，至四月旧叶落尽，新叶齐生，即花发成穗，微黄色；五、六月结实作房，生青，至八月熟而黄白①，类白豆蔻，渐渐自落，即收之；一房有三②瓣，一瓣有实一粒，一房共实三粒也③。戎州出者，壳上有纵纹，隐起如线，一道至两三道。彼土人呼为金线巴豆，最为上等，它处亦稀有。(《大观》卷十四页1，《政和》页339，《纲目》页1423)

---

① 白：《政和》无。
② 三：《纲目》作"二"。
③ 一瓣有实一粒，一房共实三粒也：《纲目》作"一瓣一子，共三子。子仍有壳，用之去壳"。

436. 蜀 椒

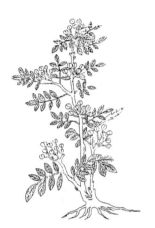

戎州（四川宜滨）蜀椒

（《绍兴本草》）

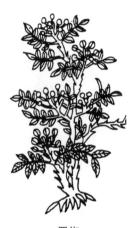

蜀椒

（《政和本草》）

　　蜀椒，生武都川谷及巴郡，今归、峡及蜀川、陕洛间人家多作园圃种之。高四、五尺，似茱萸而小，有针刺；叶坚而滑，可煮饮，食甚辛香；四月结子无花，但生于枝①叶间，如小豆颗而圆，皮紫赤色。八月采实，焙干。此椒江淮及北土皆有之，茎实②都相类，但不及蜀中者，皮肉厚，腹里白，气味浓烈耳。服食方，单服椒红。补下宜用蜀椒也③。韦宙《独行方》治诸疮中风者，生蜀椒一升，取少面合溲裹椒，勿令漏气，分作两裹于煻灰火中烧熟，及热出之，刺头作孔，当疮上署著，使椒气射入疮中，冷则易之，须臾疮中出水，及遍体出汗，即差。施州又有一种崖椒，彼土人四季采皮入药，云味辛，性热，无毒。主肺气上喘，兼咳嗽，并野姜筛末，酒服钱匕，甚效，忌盐。下又有蔓椒条，云生云中川谷及丘冢间，采茎根，煮酿酒。陶隐居云：俗呼为樛，似椒棯（音党）小，不香耳。今亦无复分别，或云即金椒是也。棯子，出闽中、江东。其木似樗茎，间有刺，子辛辣如椒。主游蛊、飞尸及腹冷，南人淹藏以作果品，或以寄远。《吴越春秋》云：越以甘蜜丸棯（与党同）报吴，增封之礼，然则棯之相赠尚矣。（《大观》卷十四页 4，《政和》页 340，《纲目》页 1316）

---

① 枝：《政和》无。
② 实：《纲目》作"叶"。
③ 也：《纲目》作"乃佳。段成式言椒气下达，饵之益下，上不冲也"。

437. 崖 椒

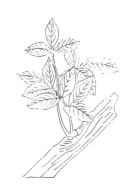

施州（湖北恩施）崖椒
（《绍兴本草》）

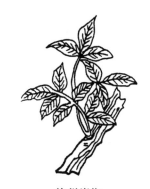

施州崖椒
（《政和本草》）

崖椒，文具蜀椒条下。

438. 蔓 椒

蔓椒，文具蜀椒条下。

439. 榄 子

榄子，文具蜀椒条下。

440. 莽 草

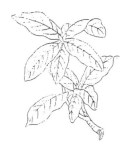

福州（福建福州）莽草
（《绍兴本草》）

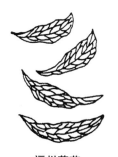

福州莽草
（《政和本草》）

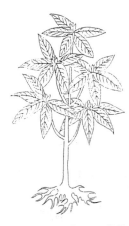

蜀州（四川崇庆）莽草

（《绍兴本草》）

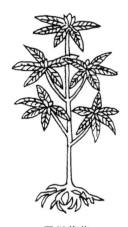

蜀州莽草

（《政和本草》）

莽草，亦曰茵草。出上谷及冤句，今南中州郡及蜀州皆有之。木若石南而叶稀，无花实。五月、七月采叶，阴干。一说藤生，绕木石间。古方治风毒痹厥诸酒，皆用茵草。今医家取其叶煎汤，热含少顷间吐之，以治牙齿风蚛①甚效。此木也，而《尔雅·释草》云：莽，春草。释曰：药草，莽草也。郭璞云：一名芒草，芒②、茵音近故尔。然谓之草者，乃蔓生者是也。（《大观》卷十四页 18，《政和》页 346，《纲目》页 994）

441. 郁李人

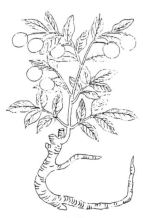

隰州（山西湿县）郁李人

（《绍兴本草》）

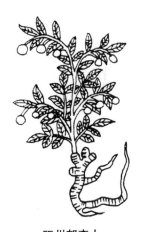

隰州郁李人

（《政和本草》）

---

① 蚛：《纲目》作"虫及喉痹"。

② 芒：《政和》无。

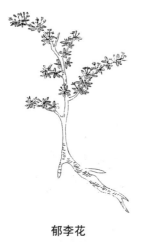

郁李花

（《绍兴本草》）

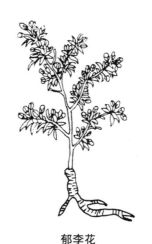

郁李花

（《政和本草》）

郁李人，《本经》不载所出州土，但云生高山川谷及丘陵上，今处处有之。木高五、六尺，枝条、花叶，皆若李，惟子小若樱桃，赤色，而味甘、酸，核随子熟，六月采根并实，取核中人用。陆机《草木疏》云：唐棣，即奥李也，一名雀梅，亦曰车下李，所在山中皆有，其华或白或赤，六月中成实，如李子可食。今近京人家园圃植一种，枝茎作长条，花极繁密而多叶，亦谓之郁李，不堪入药。韦宙《独行方》：疗脚气浮肿，心腹满，大小便不通，气急喘息者。以郁李人十二分，捣碎，水研，取汁。薏苡人捣碎如粟米，取三合，以汁煮米作粥，空腹飡①之佳。《必效方》：疗癖。取车下李人，微汤退去及并人者，与干面相拌，捣之为饼。如犹干和淡水，如常搜面作饼，大小一如病人掌。为二饼，微炙使黄，勿令至熟。空腹食一枚，当快利。如不利，更食一枚，或饮热粥汁②，以利为度。若至午后痢不止，即以醋饭止之。利后当虚，病未尽者，量力一、二日更进一服，以病尽为限。小儿亦以意量之，不得食酪及牛、马肉等。无不效。但病重者，李人与面相半；轻者以意减之。病减之后，服者亦任量力。累试神验。（《大观》卷十四页16，《政和》页345，《纲目》页1445）

---

① 飡：《大观》作“食”，《政和》作“飡”。

② 热粥汁：《大观》无“热”字，《纲目》作“热米汤”。

442. 鼠 李

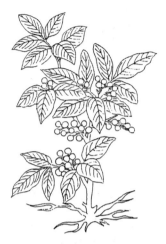

蜀州（四川崇庆）鼠李

（《绍兴本草》）

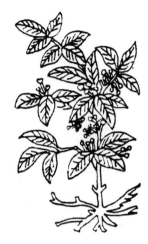

蜀州鼠李

（《政和本草》）

鼠李，即乌巢子也。《本经》不载所出州土，但云生田野，今蜀川多有之。枝叶如李子，实若五味子，色璺黑，其汁紫色。味甘、苦，实熟时采，日干。九蒸酒渍服，能下血。其皮采无时，一名牛李。刘禹锡《传信方》：主大人口中疳疮，并发背，万不失一用山李子根，亦名牛李子，蔷薇根野外者佳，各细切五升，以水五大斗，煎至半日已来，汁浓，即于银、铜器中盛之，重汤煎至一、二升，看稍①稠，即于瓷瓶子中盛，少少温含咽之，必差。忌酱、醋、油腻、热面，大约不宜食肉。如患发背，重汤煎令极稠，和如膏、以帛涂之疮上，神效。襄州军事柳岸②妻窦氏，患口疮十五年，齿尽落，断亦断坏③，不可近，用此方遂差。（《大观》卷十四页 35，《政和》页 353，《纲目》页 1446）

---

① 看稍：《纲目》作"待"。
② 岸：《纲目》作"崖"。
③ 断亦断坏：《纲目》作"断"。

443. 栾华

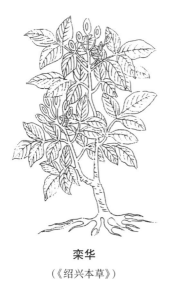

栾华
（《绍兴本草》）

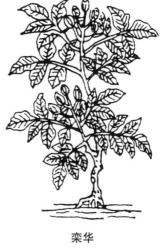

栾华
（《政和本草》）

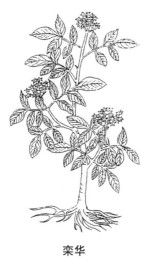

栾华
（《绍兴本草》）

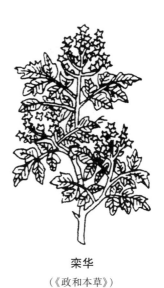

栾华
（《政和本草》）

栾华，生汉中川谷，今南方及都下园圃中或有之。叶似木槿而薄细；花黄似槐而稍长大；子壳似酸浆，其中有实如熟豌豆，圆黑坚，堪为数珠者。五月采其花，亦可染黄。南人取以合黄连作煎，疗目赤烂甚效。（《大观》卷十四页45，《政和》页358，《纲目》页1409）

444. 杉 材

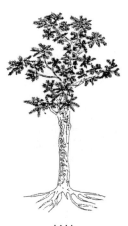

杉材

（《绍兴本草》）

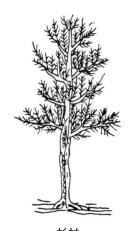

杉材

（《政和本草》）

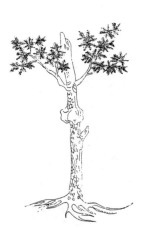

宜州（广西宜山）杉菌

（《绍兴本草》）

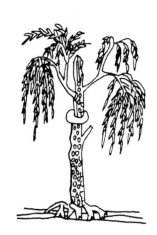

宜州杉菌

（《政和本草》）

　　杉材，旧不载所出州土，今南中深山中多有之。木类松而劲直，叶附枝生，若刺针。《尔雅》云：柀（音彼），煔（与杉同）[1]。郭璞注云：煔似松，生江南。可以为船及棺材，作柱埋之不腐也。又人家常用作桶板，甚耐水。医师取其节煮汁，浸捋脚气殊效。唐柳柳州纂救三死方云：元和十二年二月得脚气，夜半痞绝，胁有块，大如石，且死，因大寒不知人[2]三日，家人号哭，荥阳郑洵美传杉木汤，服半食

　　① 《尔雅》云：柀（音彼），煔（与杉同）：《纲目》无此文。
　　② 因大寒不知人：《纲目》作"因不知人，搐搦上视"。

顷大下，三下气通魂散。杉木节一大升，橘叶切一大升，北地无叶可以皮代之，大腹槟榔七枚，合子碎之，童子小便三大升，共煮取一大升半，分两服。若一服得快利，即停后服。已前三死真死矣，会有教者，皆得不死，恐他人不幸有类余[1]病，故传焉。又杉菌出宜州，生积年杉[2]木上，若菌状，云味苦，性微温。主心脾气疼及暴心痛，采无时。（《大观》卷十四页39，《政和》页355，《纲目》页1354）

445. 白 杨

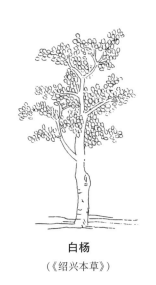

白杨

（《绍兴本草》）

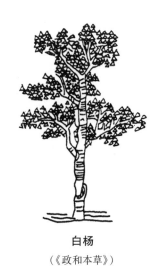

白杨

（《政和本草》）

白杨，旧不载所出州土，今处处有之，北土尤多。人种于墟墓间。株大，叶圆如梨，皮白，木似杨，故名白杨。采其皮，无时。此下又有水杨条，经云：叶圆阔而赤，枝条短梗，多生水岸傍，其形与[3]杨柳相似，以生水[4]岸，故名水杨。《尔雅》所谓蒲，泽柳。其云生水傍，形如杨柳，即今蒲杨是也。杨柳之类亦多。崔豹《古今注》曰：白杨叶圆，青杨叶长，柳叶亦长细，栘（时题切）杨圆叶弱蒂，微风则大摇，一名高飞，一曰独摇。蒲柳生水边，叶似青杨，亦曰蒲杨，亦曰栘柳，亦曰蒲栘焉。水杨即蒲杨也，枝茎劲韧（音刃），作矢用。又有赤杨，霜降叶赤，材理亦赤也，然令人鲜能分别之。余并见柳华条。《必效方》：疗腹满癖坚如石，积年不损者，取白杨木东南枝，去苍[5]皮，护[6]风细剉五升，熬令黄，以酒五升淋讫，即以

① 余：《大观》作"吾"，《政和》作"余"。
② 杉：《大观》作"大"，《政和》作"杉"。
③ 与：《政和》作"如"，《大观》作"与"。
④ 水：《政和》作"冰"，《大观》作"水"。
⑤ 苍：《纲目》作"粗"。
⑥ 护：《纲目》作"辟"。

绢袋盛滓还，内酒中，密封再宿，每服一合，日三。(《大观》卷十四页 23，《政和》页 347，《纲目》页 1415)

446. 水杨叶

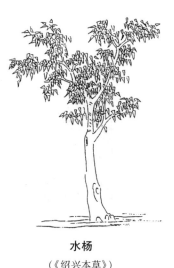

水杨

（《绍兴本草》）

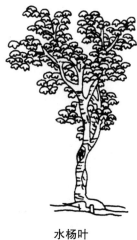

水杨叶

（《政和本草》）

水杨叶，文具白杨条下。

447. 栾　荆

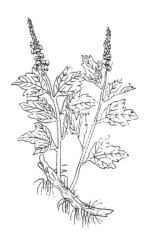

海州（江苏东海县）栾荆

（《绍兴本草》）

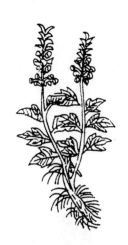

海州栾荆

（《政和本草》）

栾荆，旧不著所出州郡，今生东海及淄州、汾州。性温，味苦，有小毒。苗叶主大风，头面手足诸风，癫狂痉，痹冷病。苏恭云：茎叶都似石南，干亦自反，经冬不凋，叶上有细黑点者真也。今诸郡所上者，枝茎白，叶小圆而青色，颇似榆叶而长，冬夏不枯；六月开花，花有紫、白二种；子似大麻。四月采苗叶，八月采子。与柏油同熬，涂驼畜疮疥，或淋渫药中用之。亦名顽荆。（《大观》卷十四页 42，《政和》页 356，《纲目》页 1459）

448. 紫　荆

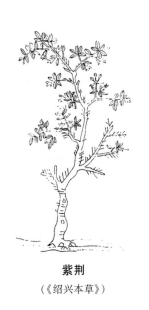

紫荆

（《绍兴本草》）

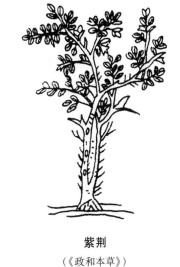

紫荆

（《政和本草》）

紫荆，旧不著所生州郡，今处处有之，人多于庭院间种植。木似黄荆，叶小无桠，花深紫可爱，或云田氏之荆也。至秋子熟如小珠。名紫珠。江东林泽间尤多。（《大观》卷十四页 37，《政和》页 354，《纲目》页 1459）

449. 钓 藤

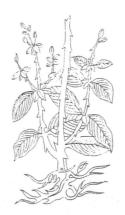

兴元府（陕西南郑）钓藤

（《绍兴本草》）

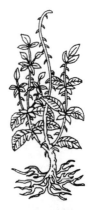

兴元府钓藤

（《政和本草》）

钓藤，《本经》不载所出州土。苏恭云出梁州，今兴元府亦①有之。叶细茎长，节间有刺，若钓钩，三月采，字或作吊。葛洪治小儿方多用之。其赤汤，治卒得痫，用吊藤、甘草炙各二分，水五合，煮取二合，服如小枣大，日五夜三，大良。又广济及崔氏方，疗小儿惊痫诸汤饮，皆用吊藤皮。（《大观》卷十四页 44，《政和》页 357，《纲目》页 1045）

450. 南 藤

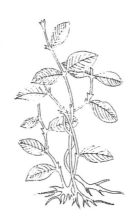

泉州（福建闽侯）南藤

（《绍兴本草》）

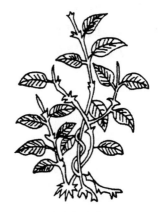

泉州南藤

（《政和本草》）

① 今兴元府亦：《政和》作"今亦兴元府"，《纲目》作"今秦中兴元府"。

南藤，即丁公藤也。生南山山谷，今出泉州、荣州。生依南木，故名南藤。苗如马鞭，有节紫褐色，叶如杏叶而尖，采无时[1]。此下又有千金藤，云生北地者，根大如指，色黑似漆；生南土者，黄赤如细辛。又有榼藤子，生广南山林间，木如通草藤，三年方熟，紫黑色，一名象豆。今医家并稀用，故但附于其类。（《大观》卷十四页 38，《政和》页 355，《纲目》页 1055）

451. 千金藤

千金藤，文具南藤条下。

452. 榼藤子

榼藤子，文具南藤条下。

453. 皂 荚

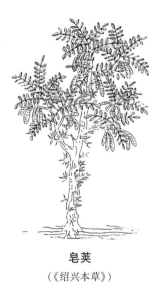

皂荚
（《绍兴本草》）

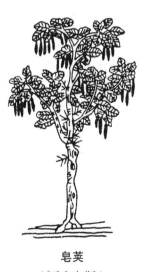

皂荚
（《政和本草》）

---

① 时：此下，《纲目》有"又曰：天台石南藤，四时不凋。土人采叶，治腰痛"。

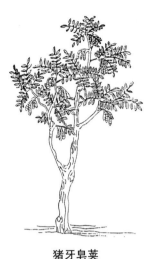

猪牙皂荚
（《绍兴本草》）

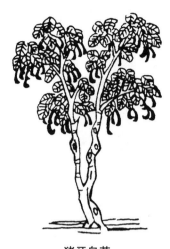

猪牙皂荚
（《政和本草》）

　　皂荚，出雍州川谷及鲁邹县，今所在有之，以怀、孟州者为胜。木极有高大者。此有三种：《本经》云：形如猪牙者良。陶注云：长尺二者良。唐注云：长六寸，圆厚节促直者，皮薄多肉，味浓大好。今医家作疏风气丸、煎，多用长皂荚；治齿及取积药，多用猪牙皂荚。所用虽殊，大抵性味不相远。九月、十月采荚，阴干用。张仲景治杂病方：咳逆上气唾浊，但①坐不得卧，皂荚丸主之。皂荚杵末一物，以蜜丸，大如梧子，以枣膏和汤，服一丸，日三夜一服。崔元亮《海上方》：疗腹胀满欲瘦病者，猪牙皂荚相续，量长一尺，微火煨去皮子，捣筛，蜜丸，大如梧子。欲服药，先吃煮羊肉两脔，呷汁三两口后②，以肉汁下药十丸，以快利为度，觉得力更服，以利清水即停。差后一月以来，不得食肉及诸油腻。又治热劳，以皂荚长一尺续成者，亦可须无孔成实者，以土酥一大两，微微涂，于火上缓炙之，不得令酥下，待酥尽即捣筛，蜜丸如梧子大。每日空腹饮下十五丸，渐增至二十丸，重者不过两剂，差。其初生嫩叶、芽，以为蔬茹，更益人，核中白肉，亦入治肺药。又炮核取中黄心嚼饵之，治膈痰吞酸。又米醋熬嫩刺针作浓煎，以敷疮癣，有奇效。（《大观》卷十四页6，《政和》页341，《纲目》页1404）

---

① 但：《大观》作"得"，《政和》作"但"。
② 后：《大观》作"随"，《政和》作"后"。

454. 棟 实

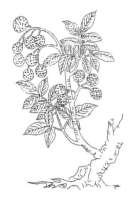

梓州（四川三台）棟实

《绍兴本草》

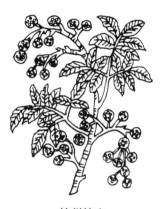

梓州棟实

《政和本草》

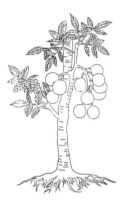

简州（四川简阳）棟子

《绍兴本草》

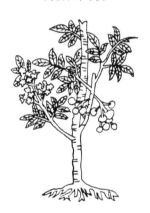

简州棟子

《政和本草》

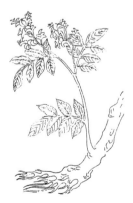

梓州（四川三台）棟花

《绍兴本草》

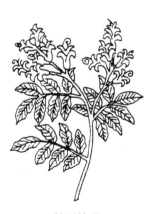

梓州棟花

《政和本草》

楝实，即金铃子也。生荆山山谷，今处处有之，以蜀川者为佳。木高丈余，叶密如槐而长；三、四月开花，红紫色，芬香满庭间[①]；实如弹丸，生青熟黄，十二月采实。其根采无时。此种有雌雄：雄者根赤，无子，有大毒；雌者根白，有子，微毒。当用雌者。俗间谓之苦楝子。韦宙《独行方》：主蛲虫攻心如刺，口吐清水，取根锉，水煮，令浓，赤黑色，以汁合米煮作糜，隔宿勿食，来旦从一匕为始，少时复食一匕半糜，便下蛲，验。（《大观》卷十四页13，《政和》页343，《纲目》页1396）

455. 柳 华

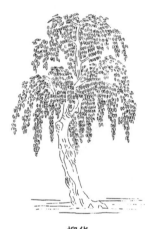

柳华
（《绍兴本草》）

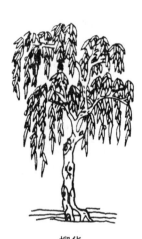

柳华
（《政和本草》）

柳华、叶、实，生琅邪川泽，今处处有之，俗所谓杨柳者也。《本经》以絮为华。陈藏器云：华，即初发黄蕊也，子乃飞絮也。采无时。其枝、皮及根，亦入药。葛洪治痈疽肿毒妒乳等多用之。韦宙《独行方》：主疔疮及反花疮，并煎柳枝叶作膏涂之。今人作浴汤膏药，齿牙药亦用其枝，为最要之药。按杨柳异类，今人谓柳为杨柳，非也。《说文》：杨，蒲柳也。柳，小杨也。其类非一：蒲柳，其枝劲韧，可为箭筈。《左传》所谓董泽之蒲，又谓之蘮苻，即上条水杨是也，今河北沙地多生此。又生水傍，叶粗而白，木理微赤曰[②]杞柳。《郑诗》云：无伐我树杞。陆机云：杞柳也，其木人以为车毂。共山淇水傍，鲁国汶水傍，纯生杞也。又《孟子》云：告子曰：以人性为仁义，犹以杞柳为栝楼是也。今人取其细条，火逼令柔韧屈作箱箧，河朔尤多。又下有赤柽木，生河西沙地，皮赤叶细，即是今所谓柽柳者。

---

① 间：《纲目》无"间"字。
② 曰：《政和》作"白"，《大观》作"曰"。

又名春柳。《尔雅》曰：柽，河柳。郭璞云：今河傍赤茎小杨。陆机《诗疏》云：皮正赤如绛，一名雨师，枝叶似松是也。其木中脂一名柽乳。医方稀用，故附于此。（《大观》卷十四页10，《政和》页343，《纲目》页1412）

456. 赤柽木

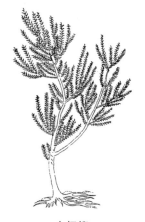

赤柽柳

（《绍兴本草》）

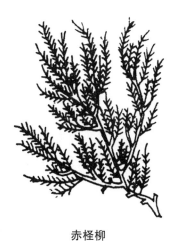

赤柽柳

（《政和本草》）

赤柽木，文具柳华条下。

457. 桐

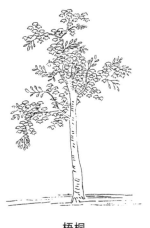

梧桐

（《绍兴本草》）

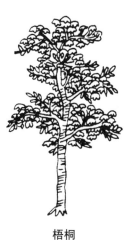

梧桐

（《政和本草》）

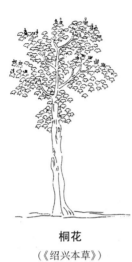

桐花

（《绍兴本草》）

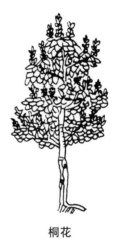

桐花

（《政和本草》）

　　桐，生桐柏山谷，今处处有之。其类有四种：旧注云：青桐，枝叶俱青而无子；梧桐，皮白，叶青而有子，子肥美可食；白桐，有华与子，其华二月舒，黄紫色，一名椅桐，又名黄桐，则药中所用华叶者是也；岗桐，似白桐，惟无子，即是作琴瑟者。陆机《草木疏》云：白桐宜为琴瑟。云南㸲牱人，绩①以为布，似毛布②。是作琴瑟宜岗桐、白桐二种也。又曰：梓实桐皮曰椅，今人云梧桐也。《尔雅》谓之櫄，又谓之荣。是白桐、梧桐二种，俱有椅名也。或曰③梧桐以知日月正闰。生十二叶，一边有六叶，从下数一叶为一月，至上十二叶。有闰十三叶，小余者。视之，则知闰何月也。故曰梧桐不生则九州异。或云今南④人作油者，乃岗桐也，此桐亦有子，颇大于梧子耳。江南有赪⑤桐，秋开红花，无实。有紫桐，花如百合，实堪糖煮以啖。岭南有刺桐，叶如梧桐，花侧敷如掌，枝干有刺，花色深红。主金疮止血殊效。又梧桐白皮，亦主痔。删繁方疗肠中生痔，肛门边有核者，猪悬蹄、青龙五生膏中用之，其膏敷疮并酒服之。（《大观》卷十四页 26，《政和》页 349，《纲目》页 1394）

---

① 绩：《政和》作“续”，《大观》作“绩”，《纲目》作“取花中白氄淹渍，绩”。
② 布：此下，《纲目》有“谓之华布”。
③ 或曰：《纲目》作“遁甲书云”。
④ 南：《纲目》作“江南”。
⑤ 赪：《政和》作“赪”，《大观》作“赪”。

458. 梓白皮

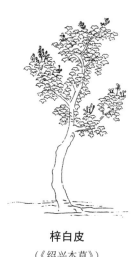

梓白皮

（《绍兴本草》）

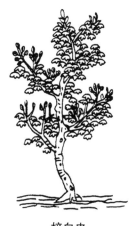

梓白皮

（《政和本草》）

　　梓白皮，生河内山谷，今近道皆有之。木似桐而叶小，花紫。《尔雅》云：椅，梓。郭璞注云：即楸也。《诗·鄘风》云：椅、桐、梓、漆。陆机云：梓者楸之疏理白色而生子者为梓，梓实桐皮曰椅，大同而小别也。又一种鼠梓，一名楰，亦楸之属也。江东人谓之虎椅。《诗·小雅》云：北山有楰。陆机云：其枝叶木理如楸，山楸之异者。今人谓之苦楸是也。鼠李一名鼠梓，或云即此也。然鼠李花之①实，都不相类，恐别一物，而名同也。梓之入药，当用有子者为使。楸、梓，宫寺及人家园亭多植之。崔元亮《集验方》：疗毒肿，不问硬软，取楸叶十重，薄肿上，即以旧帛裹之，日三易，当重重有毒气为水，流在叶中。如冬月取干叶，盐水浸良久用之。或取根皮，剉烂，捣敷之，皆效。又疗上气咳嗽，腹满羸顿者。楸叶三斗，以水三斗，煮三十沸，去滓，煎堪丸如枣大。以竹筒内下部中，立愈。《箧中方》：楸叶一味为煎，疗瘰疬瘘疮神方。秋分前后，平旦②，令人持囊袋，枝上旋摘叶，内袋中。秆取十五斤，水一石，净釜中煎取三斗，又别换锅煎取七、八升，又换锅煎取二升，即成煎，内不津器中。凡患者，先取麻油半合，蜡一分，酥一栗子许，同消如面脂③。又取杏人④七

① 之：《大观》无。
② 平旦：《纲目》作"早晚"。
③ 如面脂：《纲目》作"化"。
④ 人：《大观》作"仁"，《政和》作"人"。按《说文解字注》第八篇上人部，"人"字，段注云："果人之人字，自宋元以前，本草方书诗歌记载，无不作人字。自明成化重刊本草，乃尽改为仁字……金泰和间所刊本草皆作人。"

粒，生姜少许，同研令细①，米粉二钱，同入膏中搅令匀。先涂疮上，经二日来乃拭却，即以篦子匀涂楸煎满疮上，仍用软帛裹却，二日一度，拭却②，更上新药。不过五、六上，已作头，便生肌平复。未穴者，即内消。差后须将慎③半年已来。采叶及煎合时，禁孝子、妇女、僧人、鸡、犬见之。（《大观》卷十四页29，《政和》页351，《纲目》页1392）

459. 楸　木

楸木，文具梓白皮条下。

460. 接骨木

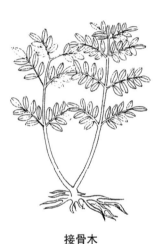

接骨木

（《绍兴本草》）

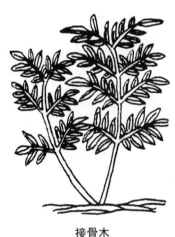

接骨木

（《政和本草》）

接骨木，旧不著所出州土，今近京皆有之。木高一、二丈许，花叶都类④陆英、水芹辈，故一名木蒴藋。其木轻虚无心，斫枝插土便生，人家亦种之。叶主疟，研绞其汁饮之，得吐乃差。大人七叶，小儿三叶，不可过多也。又上有枳椇条云：其木径尺，木名白石，叶如桑柘，其子作房，似珊瑚，核在其端，人多食之，即《诗·小雅》所谓南山有枸是也。陆机云：枸，枝枸也。木似白杨，所在山中皆有。

---

① 令细：《纲目》无此二字。
② 二日一度，拭却：《纲目》作"且日一拭"。
③ 慎：《大观》作"理"。
④ 类：此下，《纲目》有"蒴藋"二字。

枝枸不直，啖之甘美如饴，八、九月熟，谓之木蜜。本从南方来，能败酒，若以为屋柱，则一屋之酒皆薄。(《大观》卷十四页40，《政和》页355，《纲目》页1465)

461. 枳 椇

枳椇，文具接骨木条下。

462. 木天蓼

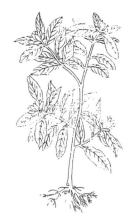

信阳军（河南信阳）木天蓼
（《绍兴本草》）

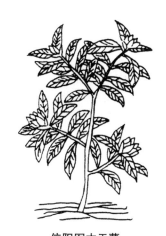

信阳军木天蓼
（《政和本草》）

木天蓼，味辛，温，有小毒。主癥结积聚，风劳虚冷。生山谷中。木高二、三丈，三月、四月开花，似柘花；五月采子，子作球形，似苘①；其球子可藏，作果啖之，亦治诸冷气。苏恭云：作藤蔓生者，自是藤天蓼也。又有一种小天蓼，生天目山、四明山，木如栀子，冬不凋。然则天蓼有三种。虽其状不同，而体疗甚相似也。(《大观》卷十四页32，《政和》页352，《纲目》页1464)

463. 小天蓼

小天蓼，文具木天蓼条下。

---

① 苘：《纲目》作"苘麻"。

464. 诃梨勒

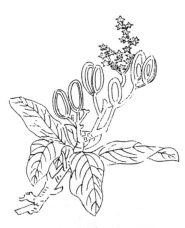

广州（广东广州）诃梨勒
（《绍兴本草》）

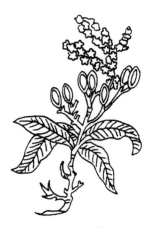

广州诃梨勒
（《政和本草》）

诃梨勒，生交、爱州，今岭南皆有，而广州最盛。株似木梡①花白，子似栀子②，青黄色，皮肉相著。七月、八月实熟时采，六路者佳。《岭南异物志》云：广州法性寺佛殿前③，有四、五十株，子极小，而味不涩，皆是六路。每岁州贡，只以此寺者。寺有古井，木根蘸水，水味不咸。每子熟时，有佳客至，则院僧煎汤以延之。其法用新摘诃子五枚，甘草一寸，皆碎破，汲木下井水同煎，色若新茶。今其寺谓之乾明④，旧木犹有六、七株，古井亦在。南海风俗尚贵此汤，然煎之不必尽如昔时之法也。诃梨勒主痢，《本经》不载。张仲景治气痢，以诃梨勒十枚，面裹，塘灰火中煨之，令面黄熟，去核，细研为末，和粥饮顿服。又长服方：诃梨勒、陈桔皮、厚朴各三大两，捣筛，蜜丸，大如梧子，每服二十丸至三十丸。唐刘禹锡《传信方》云：予⑤曾苦赤白下，诸药服遍，久不差。转为白脓。令狐将军传此法，用诃梨勒三枚，上好者两枚炮，取皮，一枚生取皮，同末之，以沸浆水一两合服之，淡水亦得。若空水痢，加一钱匕甘草末。若微有脓血，加二匕。若血多，加三匕，皆效。又取其核入白蜜研，注目中，治风赤涩痛，神良。其子未熟时，风飘堕者，谓之随风子，曝干收之，彼人尤珍贵，益小者益佳。治痰嗽咽喉不利，含三数枚，殊胜。（《大观》卷十四页8，《政和》页342，《纲目》页1409）

---

① 株似木梡：《纲目》作"树似木梡"。
② 子：此下，《纲目》有"橄榄"二字。
③ 佛殿前：《纲目》无此三字。
④ 明：此下，《纲目》有"古寺尚在"四字。
⑤ 予：《大观》作"子"，《政和》作"予"。

465. 卖子木

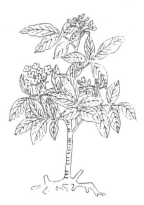

渠州（四川渠县）卖子木

（《绍兴本草》）

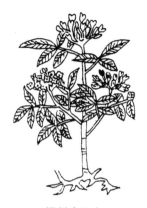

渠州卖子木

（《政和本草》）

卖子木，《本经》不载所出州土[①]。注云：出剑南邛州，今惟[②]渠州有之。每岁土贡，谓之买子木。株高五、七尺，木径寸许；春生嫩枝条，叶尖，长一、二寸，俱青绿色，枝梢淡紫色；四、五月开碎花，百十枝围簇作大朵，焦红色；随花便生子如椒目，在花瓣中黑而光洁，每株花裁三、五大朵耳。五月采其枝叶用。（《大观》卷十四页46，《政和》页358，《纲目》页1464）

466. 橡 实

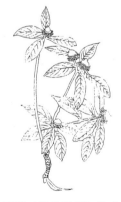

郢州（湖北钟祥）橡实

（《绍兴本草》）

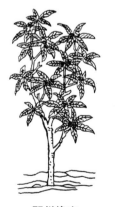

郢州橡实

（《政和本草》）

---

① 土：《政和》作"上"，《大观》作"土"。
② 惟：此下，《纲目》有"川西"二字。

橡实，栎木子也。《本经》不载所出州土，云所在山谷皆有，今亦然。木高二、三丈；三、四月开黄花；八、九月结实，其实为皂斗，槲、栎皆有斗，而以栎为胜。不拘时采其皮并实用。《尔雅》云：栎，其实球。释曰：栎，似樗之木也。球，盛实之房也。其实橡也，有球汇①自裹。《诗·秦风》云：山有苞栎。陆机云：秦人谓柞为栎。又《唐风》云：集于苞栩。陆机云：今柞栎也，徐州人谓栎为杼，或谓之栩。今京洛及河内谓栎亦为杼。五方通语也，然则柞栎也，杼也，栩也，皆橡栎之通名也。(《大观》卷十四页30，《政和》页351，《纲目》页1294)

467. 槲 若

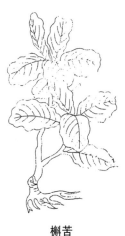

槲苦

(《绍兴本草》)

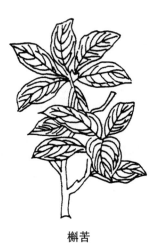

槲苦

(《政和本草》)

槲若，《本经》不载所出州土，今处处山林多有之。木高丈余，若即叶也，与栎相类②，亦有斗，但小不中用耳。不拘时采。其叶并皮用。葛洪洗诸败烂③疮、乳疮，并用此皮切三升，水一斗，煮五升，春夏冷用，秋冬温用，洗疮洗毕，乃敷诸膏，谓之赤龙皮汤。又治毒攻下部生疮者，槲皮合榉，煮汁如饴糖，以导之。《千金翼④方》疗蛊毒，以槲木北阴白皮一大握，长五寸，以水三升，煮取一升，空腹⑤分服，即吐蛊出也。(《大观》卷十四页22，《政和》页347，《纲目》页1296)

---

① 汇：《纲目》作"猬"。
② 类：《大观》作"似"，《政和》作"类"。
③ 烂：《大观》作"恶"，《政和》作"烂"。
④ 千金翼：《大观》作"千金"，《政和》作"千金翼"，按《千金方》卷二十四，《千金翼方》卷二十第二皆载此方。
⑤ 腹：《大观》作"肚"，《政和》作"腹"。

468. 黄药根

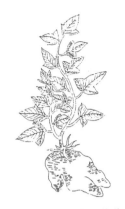

明州（浙江宁波）黄药

（《绍兴本草》）

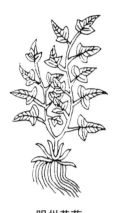

明州黄药

（《政和本草》）

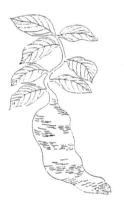

施州（湖北恩施）赤药

（《绍兴本草》）

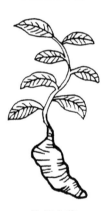

施州赤药

（《政和本草》）

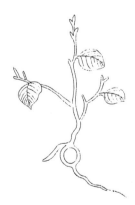

兴元府（陕西南郑）苦药

（《绍兴本草》）

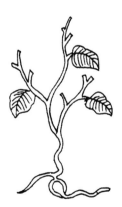

兴元府苦药

（《政和本草》）

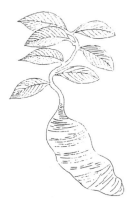

施州（湖北恩施）小赤药

（《绍兴本草》）

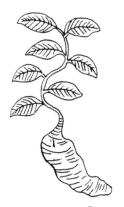

施州小赤药①

（《政和本草》）

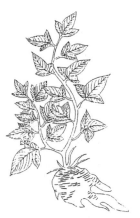

秦州（甘肃天水）红药

（《绍兴本草》）

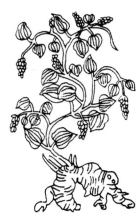

秦州红药

（《政和本草》）

　　黄药根，生岭南，今夔、峡②州郡及明、越、秦、陇州山中亦有之，以忠、万州者为胜。藤生，高三、四尺，根及茎以小桑，十月采根。秦州出者谓之红药子③，叶似荞麦，枝梗赤色，七月开白花，其根初采，湿时红赤色，曝干即黄。开州兴元府又产一种苦药子，大抵与黄药相类，主五脏邪气，治肺，压热，除烦燥，亦入马药用。春采根曝干。又下有药实根条，云生蜀郡山谷。苏恭云：即药子也，用其核人。《本经》误载根字，疑即黄药之实，然云生叶似杏，花红白色，子肉味酸，此为不同。今亦稀用，故附于此。孙思邈《千金月令》：疗忽生瘿疾一、二年者，以万州黄药子半斤，须紧重者为上。如轻虚，即是佗州者，力慢，须用一倍。取无灰酒一斗，投药其④中，

---

① 施州小赤药：《大观》《政和》本药图混在白药条药图中，今移至此。

② 峡：《纲目》作"陕"。

③ 子：此下，《纲目》有"施州渭之赤药"。

④ 其：《纲目》作"入"。

固济瓶口，以糠火烧一复时，停腾^①，待酒冷即开。患者时时饮一盏，不令绝酒气。经三、五日后，常须把镜自照，觉销即停饮，不尔便令人项细也。刘禹锡《传信方》亦著其效，云得之邕州从事张岧。岧目击有效，复己试，其验如神。其方并同，有小异处。惟烧酒候香气出外，瓶头有津出即止，不待一宿，火仍不得太猛。酒有灰。（《大观》卷十四页 21，《政和》页 346，《纲目》页 1036）

469. 药实根

药实根，文具黄药条下。

470. 桄榔子

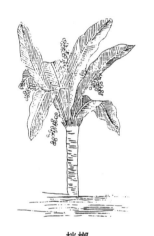

桄榔
（《绍兴本草》）

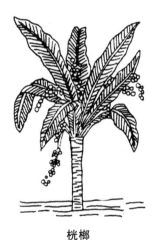

桄榔
（《政和本草》）

桄榔，生岭南山谷，今二广州郡皆有之，人家亦植于庭除^②间。其木似栟榈而坚硬，斫其^③间有面，大者至数石，食之不饥。其皮至柔，坚韧可以作绠。其子作穗生木端，不拘时月采之。《岭^④表录异》云：桄榔木枝叶并茂，与枣、槟榔等小异。然叶下有须如粗马尾，广人采之以织巾子；其须尤宜咸水浸渍，即粗胀而韧，故人以此缚舶，不用钉线。木性如竹，紫黑色，有纹理，工人解之，以制博奕局。又其木刚作锸锄，利如铁，中石更利，惟中蕉、椰致败耳^⑤。（《大观》卷十四页 24，《政

① 停腾：《纲目》无此二字。
② 除：《纲目》作"院"。按除即阶。《玉篇》云："除，殿阶也。"
③ 其：《大观》作"其皮"，《政和》作"其"。
④ 岭：此上，《纲目》有"按刘恂"三字。
⑤ 惟中蕉、椰致败耳：《大观》作"但中蕉方败耳"。

本草图经

木部下品

卷第十二

四二四

471. 益智子

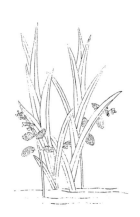

雷州（广东海康）益智子

（《绍兴本草》）

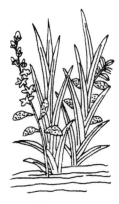

雷州益智子

（《政和本草》）

　　益智子，生昆仑国，今岭南州郡往往有之。叶似襄荷，长丈余。其根傍生小枝，高七、八寸，无叶，花萼作穗，生其上，如枣许大。皮白，中人黑，人细者佳，含之摄涎唾。采无时。卢循为广州刺史，遗刘裕益智粽，裕答①以续命汤，是此也。（《大观》卷十四页43，《政和》页352，《纲目》页813）

472. 椰　子

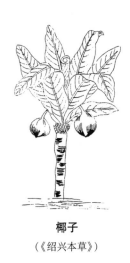

椰子

（《绍兴本草》）

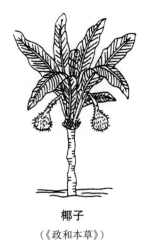

椰子

（《政和本草》）

---

　　① 答：假借为酬答。

椰子，出安南，今岭南州郡皆有之。木①似桄榔，无枝条，高数丈，叶在木末如束蒲；实大如瓠，垂于枝间，如挂物，实外有粗皮如棕包，次有壳，圆而且坚，里有肤，至白如猪肪，厚半寸许，味亦似胡桃。肤里有浆四、五合，如乳，饮之冷而氛醺。人多取壳为器，甚佳。不拘时月采其根皮用②。南人取其肉，糖饴渍之，寄至北中作果，味甚佳也③。（《大观》卷十四页35，《政和》页353，《纲目》页1308）

473. 木鳖子

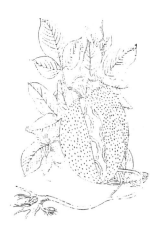

宜州（广西宜山）木鳖子

（《绍兴本草》）

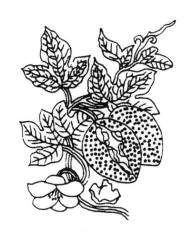

宜州木鳖子

（《政和本草》）

　　木鳖子，出朗州及南中，今湖岭④诸州及杭、越、全、岳州亦有之。春生苗，作蔓⑤；叶有五花⑥，状如山芋⑦，青色面光；四月生黄花；六月结实，似栝楼而极大，生青，熟红⑧，肉上有刺，其核似鳖，故以为名。每一实有⑨核三、四十枚，八月、九月采。岭南人取嫩实及苗叶作茹蒸食之。（《大观》卷十四页43，《政和》页357，《纲目》页1008）

<hr />

① 木：此上，《纲目》有"郭义恭《广志》云"。
② 用：《纲目》作"入药炙用。一云：其实皮亦可用"。
③ 此条：《纲目》援引时，并加以化裁。所以词句不完全相同。
④ 岭：《纲目》作"广"。
⑤ 蔓：《纲目》作"藤生"。
⑥ 花：《大观》作"色"，《政和》作"花"，《纲月》作"桠"。
⑦ 芋：《纲目》作"药"。
⑧ 红：此下，《纲目》有"黄色"二字。
⑨ 有：《政和》作"其"，《大观》作"有"。

474. 南 烛

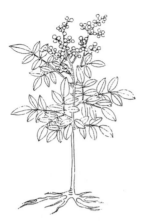

江州（江西浔阳）南烛
（《绍兴本草》）

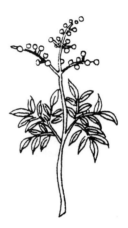

江州南烛
（《政和本草》）

南烛，《本经》不载所出州土，云生高山，今惟江东州郡有之。株高三、五尺；叶类苦楝而小，陵冬不凋；冬生红子作穗；人家多植庭除间，俗谓之南天烛。不拘时采其枝叶用，亦谓之南烛草木。谨按陶隐居《登真隐诀》载太极真人青精乾石𩝄饭法：𩝄（音迅）。𩝄之为言飧也，谓以酒、蜜、药草辈飧搜而暴之也。亦作䭰。凡内外诸书，并无此字，惟施于今饭之名耳。云其种是木而似草，故号南烛草木。一名猴药，一名男续，一名后卓①，一名惟那木，一名草木之王。生嵩高、少室抱犊鸡头山，江左吴越至多。土人名之曰猴菽，或曰染菽，粗与真名相仿佛也。此木至难长，初生三、四年，状若菘菜之属，亦颇似栀子，二三十年乃成大株，故曰木而似草也。凡有八名，各从其邦域所称，而正号是南烛也。其子如茱萸，九月熟，酸美可食。叶不相对，似茗而圆厚，味小酢，冬夏常青。枝茎微紫，大者亦高四、五丈，而甚肥脆，易摧折也。作饭法：以生白粳米一斛五斗，更舂治，渐取一斛二斗。木叶五斤，燥者用三斤亦可，杂茎皮益嘉，煮取汁，极令清冷，以溲米，米释炊之。溲即溲字也。今课其时月，从四月生新叶，至八月末，色皆深；九月至三月，用宿叶，色皆浅，可随时进退其斤两，宁小。多合采软枝茎皮，于石臼中捣碎。假令四、五月中作，可用十许斤熟舂，以斛二斗汤渍染得一斛，以九斗淹斛二斗米。比来正尔用水渍一、二宿，不必随汤煮渍米，令上可走虾，周时乃漉而炊之。初渍米正作绿色，既得蒸便如绀，若一过汁渍，不得好色，亦可淘去，更以新汁渍之。洒漉皆用此汁，当令饭作正青色乃止。向所余汁一斗，以共三过洒饭，预作高格暴令干，

---

① 后卓：《纲目》作"猴草"。

当三过蒸暴，每一燥辄以青汁搜令浥浥耳。日可服二升，勿复血食。亦以填胃补髓，消灭三虫。《上元宝经》曰：子服草木之王，气与神通；子食青烛之津，命不复殒。此之谓也。今茅山道士亦作此饭，或以寄远。重蒸过食之，甚香甘也。孙思邈《千金月令》：南烛煎益髭发及容颜，兼[1]补暖方：三月三日采叶并蕊子，入大净瓶中干盛，以童子小便浸满瓶，固济其口，置闲[2]处，经一周年，取开，每日一两，次温酒服之，每酒一盏，调煎一匙，极有效验。（《大观》卷十四页28，《政和》页350，《纲目》页1450又页1151）

475. 棕 榈

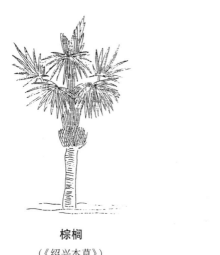

棕榈
（《绍兴本草》）

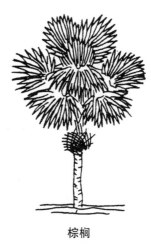

棕榈
（《政和本草》）

棕榈，亦曰栟榈[3]。出岭南及西川，江南亦有之。木高一、二丈，傍无枝条；叶大而圆，歧生枝端，有皮相重，被于四傍[4]，每皮一匝为一节，二旬一采，转复生上。六、七月生黄白花；八、九月结实，作房如鱼子，黑色。九月、十月采其皮木用。《山海经》曰：石脆（一作翠）之山，其木多棕是也。（《大观》卷十四页49，《政和》页359，《纲目》页1421）

---

① 兼：《大观》作"并"，《政和》作"兼"。
② 闲：《大观》作"间"，《政和》作"闲"。
③ 亦曰栟榈：《大观》无此四字。
④ 歧生枝端，有皮相重，被于四傍：《纲目》作"有如车轮，萃于树杪。其下有皮重叠裹之"。

476. 椿 木

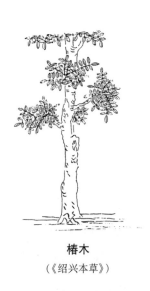

椿木

（《绍兴本草》）

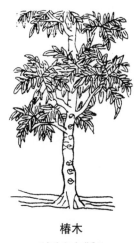

椿木

（《政和本草》）

　　椿木、樗木，旧并不载所出州土，今南北皆有之。二木形干大抵相类，但椿木实而叶香可啖，樗木疏而气臭，膳夫亦能熬去其气，北人呼樗为山椿，江东人呼为鬼目，叶脱处有痕如樗蒲子，又如眼目，故得此名。其木最为无用。《庄子》所谓吾有大木，人谓之樗，其①本拥肿不中绳墨，小枝曲拳不中规矩，立于途，匠者不顾是也。并采无时。《尔雅》云：栲，山樗。郭璞注云：栲似樗，色小白，生山中，因名。亦类漆也。俗语云：櫄、樗、栲、漆，相似如一。《诗·唐风》云：山有栲。陆机疏云：山樗与田樗无异，叶似差狭耳。吴人以其叶为茗。许慎以栲读为糗，今人言栲失其声耳，然则樗类之别种也。樗根煮汁，主下血及小儿疳痢。亦取白皮和仓秔米、葱白、甘草、豉同煎，饮服，血痢便断。唐刘禹锡著樗根馄饨法云：每至立秋前后，即患痢，或是水谷痢兼腰疼等，取樗根一大两，捣筛，以好面捻作馄饨子，如皂荚子大，清水煮，每日空腹服十枚，并无禁忌，神良。（《大观》卷十四页15，《政和》页344，《纲目》页1388）

---

① 其：此下，《大观》有"大"字。

477. 樗 木

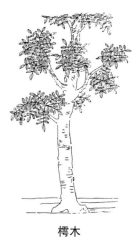

樗木

（《绍兴本草》）

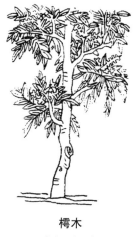

樗木

（《政和本草》）

樗木，文具椿木条下。

本草图经兽禽部卷第十三

朝奉郎太常博士　充集贤校理　新差知颍州军州　兼管内劝
农及管句开治沟洫河道事　骑都尉借紫　臣　苏颂　奉敕撰

尚志钧　辑校

478. 龙骨

479. 牛黄

480. 底野迦

481. 牛角䚡

482. 牛乳

483. 酥

484. 酪

485. 醍醐

486. 败鼓皮

487. 麝香

488. 象牙

489. 熊脂

490. 阿胶

491. 犀角

492. 羚羊角

493. 羖羊角

494. 白马茎

495. 牡狗阴茎

496. 鹿茸

497. 麋脂

498. 獐骨

499. 虎骨

500. 豹肉

501. 狸骨

502. 兔

503. 笔头灰

504. 鼺鼠

505. 豚卵

506. 野猪黄

507. 鼹鼠

508. 牡鼠

509. 獭

510. 狐

511. 猯

512. 獾

513. 貉

514. 腽肭脐

515. 麂

516. 野驼

517. 六畜毛蹄甲

518. 诸鸡

519. 鹧鸪

520. 雉

521. 雀

522. 燕矢

523. 伏翼

524. 雄鹊

525. 乌鸦

526. 鸬鹚

478. 龙 骨

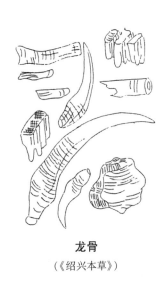

龙骨

（《绍兴本草》）

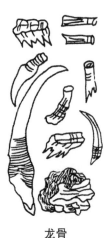

龙骨

（《政和本草》）

　　龙骨并齿、角，出晋地川谷及泰山岩水岸土穴中死龙处，今河东州郡多有之。或云是龙蜕，实非死骨，得脊脑，作白地锦纹，舐之著舌者良。齿小强，犹有齿形，角强而实，采无时。李肇国《史补》云：春水时至，鱼登龙门，蜕其骨甚多，人采以为药，而有五色者。《本经》云出晋地，龙门又是晋地，岂今所谓龙骨者，乃此鱼之骨乎？或云骨有雄、雌，细纹而广者，是雌；粗纹而狭者，是雄。凡入药，五色具者，尤佳，黄白色者次，黑色者下，皆不得经落不净处，则不堪用。骨齿医家常用，角亦稀使。惟深师五邪丸用龙角，又云无角用齿。《千金方》治心，有兼用龙齿、龙齿角者。韦丹疗心热风痫，取烂龙角浓研取汁，食上服二大合，日再。然则龙角有烂者，此物大抵世所稀有。孙光宪《北梦琐言》云：石晋[①]时镇州接邢台界，尝斗杀一龙，乡豪有曹宽者见之，取其双角，角前有一物如蓝色，纹如乱锦，人莫之识。曹宽未经年，为寇所杀，镇帅俄亦被诛。又云：海上人言龙每生二卵，一为吉弔，吉弔多与鹿游，或于水边遗沥，值流槎，则粘著木枝，如蒲槌状，其色微青黄，复似灰色，号紫梢花，坐汤多用之。《延龄至宝方》治聋，无问年月者，取吉弔脂，每日点半杏人[②]许，入耳中便差。云此物福建州甚不为难得，其脂须琉璃瓶子盛，更以樟木合重贮之，不尔则透气，失之矣。又《箧中方》女经积年不通，必治之。用龙胎、瓦松、景天三物各少许，都以水两盏，煎取一盏，去滓，分

---

　　① 石晋：《纲目》作"五代"。

　　② 人：《大观》作"仁"。《说文解字注》页三六五"人"字，段注云："果人之字，自宋元以前本草方书诗歌纪载，无不作人字，自明成化重刊本草乃尽改为仁字，于理不通。"

温二服，少顷，腹中转动，便下龙胎。古今方不见用者，人亦鲜识。本方注云：此物出蜀中山涧大水中，大类干鱼鳞，投药煎①时甚腥臊，方家稀所闻见，虽并非要药，然昔人曾用，世当有识者，因附于此，以示广记耳。（《大观》卷十六页1，《政和》页368，《纲目》页1574）

479. 牛 黄

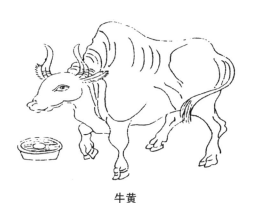

牛黄

（《绍兴本草》）

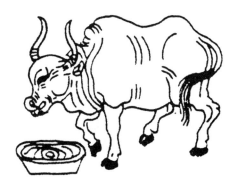

牛黄

（《政和本草》）

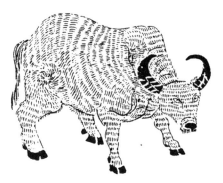

郢州（湖北钟祥）水牛

（《绍兴本草》）

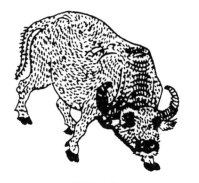

郢州水牛

（《政和本草》）

牛黄，出晋地平泽，今出登、莱州，它处或有，不甚佳。凡牛有黄者，毛皮光泽②，眼如血色，时复鸣吼③，又好照水，人以盆水承之，伺其吐出，乃喝迫，即堕落水中，既得之，阴干百日。一子如鸡子黄大，其重叠可揭折，轻虚而氛④香者佳。

---

① 煎：《大观》作"中"，《政和》作"煎"。
② 毛皮光泽：《纲目》作"身上夜有光"。
③ 吼：此下，《纲目》有"恐惧人"三字。
④ 氛：《大观》作"气"，《政和》作"氛"。

然此物多伪，今人试之，皆揩摩手甲上，以透甲黄者为真。又云此有四种：喝迫而得者，名生黄；其杀死而在角中得者，名角中黄；心中剥得者，名心黄，初在心如浆汁，取得便投水中，沾水乃硬，如碎蒺藜或皂荚子是也；肝胆中得之者，名肝黄。大抵皆不及喝迫得者最胜。凡牛之入药者，水牛、牦牛、黄牛取乳及造酥、酪、醍醐等，然性亦不同，水牛乳凉，牦牛乳温，其肉皆寒也。其自死者，皆不可食。其酥以合诸膏，摩风肿、跅跌、血瘀，则牛酥为强，醍醐尤佳。又有底野迦，是西戎人用诸胆和合作之，状似久坏丸药，赤黑色，今南海或有之。又中品有牛角䚡，用水牛、黄牛久在粪土中烂白者，主赤白下，烧灰，末服之。沙牛角䚡，主下闭血瘀，女子带下，并烧灰酒服。崔元亮《海上方》：治喉痹肿塞欲死者，取沙牛角烧，刮取灰，细筛，和酒服枣许大，水调亦得。又小儿饮乳不快，觉似喉痹者，亦取此灰涂乳上，咽下即差。黄牛胆以丸药，今方腊日取其汁，和天南星末，却内皮中，置当风处，逾月，取以合凉风丸，殊有奇效。黄犍牛、乌牯牛溺，并主水肿，利小便。杨炎《南行方》：疗脚气小腹胀，小便涩，取乌特①牛溺一升，一日分服，腹消乃止。下水肿，取黄犍牛溺，一饮三升，不觉，更加服，老小减半亦可。牛屎烧灰，敷灸疮不差者。口中涎，主反胃。老牛涎沫，主噎。口中龁（日知切）草绞汁，主哕。自余齿、髓、心、肝、肾②，食之皆有益，方书鲜用。又马乳、驴乳、羊乳，大抵功用相近。而驴、马乳冷利，羊乳温补，马乳作酪弥佳耳。又下条败鼓皮，主蛊毒，古方亦单用，烧灰服之，并牛之类，用之者稀，故但附于其末。（《大观》卷十六页6，《政和》页370，《纲目》页1754）

480. 底野迦

底野迦，文具牛黄条下。

481. 牛角䚡

牛角䚡，文具牛黄条下。

482. 牛　乳

牛乳，文具牛黄条下。

① 特：《大观》作"牸"，《政和》作"特"。
② 肾：《大观》作"胃"，《政和》作"肾"。

483. 酥

酥，文具牛黄条下。

484. 酪

酪，文具牛黄条下。

485. 醍 醐

醍醐，文具牛黄条下。

486. 败鼓皮

败鼓皮，文具牛黄条下。

487. 麝 香

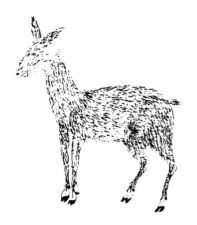

文州（甘肃文县）麝香

（《绍兴本草》）

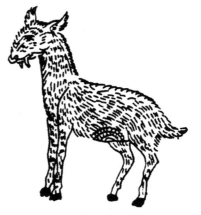

文州麝香

（《政和本草》）

麝香，出中台山谷及益州、雍州山中，今陕西、益、利、河东诸路山中皆有之，而秦州、文州诸蛮中尤多。形似獐而小，其香正在阴前皮内，别有膜裹之，春分取之，生者益良。此物极难得真，蛮人采得，以一子香刮取皮膜，杂内余物，裹以四足膝皮，共作五子。而土人买得，又复分糅一为二、三，其伪可知。惟生得之，乃当全真耳。蕲光山中或时亦有，然其香绝小，一子才若弹丸，往往是真香，盖彼人不甚能作伪耳。一说香有三种：第一生香，麝子夏食蛇虫多，至寒则香满，入春急痛，自以爪剔出之，落处远近草木皆焦黄，此极难得①。今人带真香过园中，瓜果皆不实，此其验也；其次脐香，乃捕得杀取者；又其次心结香，麝被大兽捕逐，惊畏失心狂走巅，坠崖谷而毙，人有得之，破心，见血流出作块者是也，此香干燥不可用。又有一种水麝，其香更奇好，脐中皆水，沥一滴于斗水中，用濯衣，其衣至弊②而香不歇。唐天宝初，虞人常获一水麝，诏养于囿中，每取以针刺其脐，捻以真雄黄，则其创复合，其香气倍于肉麝③，今岁不复闻有之。《尔雅》谓麝为麝父。
(《大观》卷十六页4，《政和》页369，《纲目》页1784)

488. 象 牙

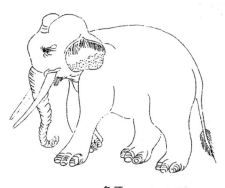

象牙

（《绍兴本草》）

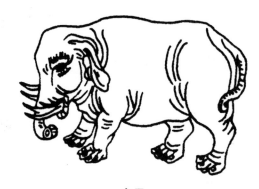

象牙

（《政和本草》）

象牙，旧不著所出州郡。《尔雅》云：南方之美者，有梁山之犀、象焉。今多出交趾，潮、循州亦有之。彼人捕得，争食其肉，云肥脆堪作炙。或曰④：象有十二种肉，配十二辰属，惟鼻是其肉⑤。又胆不附肝，随月在诸肉间。淳化中，上苑一驯

---

① 得：此下，《纲目》有"价同明珠"四字。
② 弊：《政和》作"毙"，《大观》作"弊"。
③ 麝：此下，《纲目》有"此说载在《酉阳杂俎》"。
④ 曰：《大观》作"云"，《政和》作"曰"。
⑤ 肉：象有十二种肉，配十二辰属，惟鼻是其本肉：《纲目》作"陈藏器云：'象具十二生肖肉，各有分段；惟鼻是其本肉，炙食，糟食更美'"。

象毙，太宗命取胆不获，使问徐铉，铉曰：当在前左足，既而剖足，果得。又问其故，铉曰：象胆随四时，今其毙在春，故知左足也。世传荆蛮山中，亦有野象，盖左氏传所谓楚师燧象，以奔吴军，是其事也。然楚粤之象皆青，惟西竺[①]、弗林、大食诸国乃多白象。樊绰《云南记》、平居诲《于阗行程记》皆言其事。象牙主诸物刺人肉，刮取屑细研，和水敷疮上，刺立出。咽中刺，则水调饮之。旧牙梳屑尤佳。齿及肉、目睛等，医方亦或有用者。（《大观》卷十六页 8，《政和》页 371，《纲目》页 1765）

489. 熊 脂

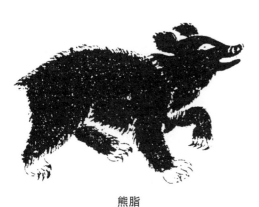

熊脂
（《绍兴本草》）

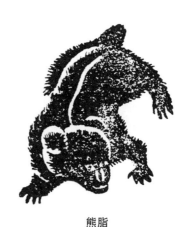

熊脂
（《政和本草》）

　　熊脂并胆，出雍州山谷，今雍、洛、河东及怀[②]卫山中皆有之。熊形类犬[③]、豕，而性轻捷，好攀缘上高木，见人则颠倒自投地而下。冬多入穴而藏蛰，始春而出。脂谓之熊白，十一月取之，须其背上者。寒月则有，夏月则无。其腹中肪及它处脂，煎炼亦可作药，而不中啖。胆阴干用，然亦多伪，欲试之，取粟颗许，滴水中一道若线不散者为真。其足蹯，为食珍之贵，古人最重之，然臑之难熟，多食之，令人耐寒。脑髓作油摩头，可去白屑。有痼疾者不可食熊，令人终身不愈。熊恶盐，食之则死。（《大观》卷十六页 7，《政和》页 370，《纲目》页 1771）

---

① 竺：《纲目》作"方"。
② 怀：《纲目》作"怀庆"。
③ 犬：《大观》作"犬"，《政和》作"大"。

490. 阿 胶

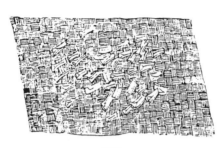

阿胶

（《绍兴本草》）

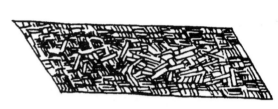

阿胶

（《政和本草》）

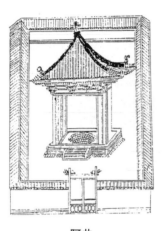

阿井

（《绍兴本草》）

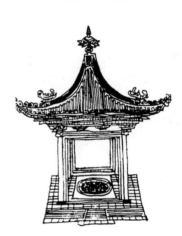

阿井

（《政和本草》）

　　阿胶，出东平郡，煮牛皮作之，出东阿，故名阿胶。今郓州皆能作之，以阿县城北井水作煮为真。造之，用①阿井水煎乌驴皮，如常煎胶法。其井官禁，真胶极难得，都下货者甚多，恐非真。寻方书所说：所以胜诸胶者，大抵以驴皮得阿井水乃佳耳。《广济方》疗摊缓风及诸风手脚不遂，腰脚无力者，驴皮胶炙令微起，先煮葱豉粥一升，别贮，又以水一升，煮香豉二合，去滓，内胶，更煮六、七沸，胶烊如饧，顿服之。及暖，吃前②葱豉粥任意多少；如冷吃，令人呕逆。顿服三、四剂即止。禁如药法。又胶之止泄，得蜡、黄连尤佳。《续传信方》著张仲景调气方云：治赤白痢，无问远近，小腹疗痛不可忍，出入无常，下重痛闷，每发面青，手足俱变者。黄连一两去毛，好胶手许大，碎蜡如弹子大，三味以水一大升，先煎胶令散，

---

① 用：《政和》无。
② 前：《政和》作"煎"，《大观》作"前"。

次下蜡，又煎令散，即下黄连末，搅相和，分为三服，惟须热吃，冷即难吃，神妙。此胶功用，皆谓今之阿胶也。故陈藏器云：诸胶皆能疗风，止泄，补虚，而驴皮胶主风为最。又今时方家用黄明胶，多是牛皮。《本经》阿胶亦用牛皮，是二皮亦通用。然今牛皮胶制作不甚精，但以胶物者，不堪药用之。当以鹿角所煎者，而鹿角胶，《本经》自谓之白胶，云出云中。今处处皆得其法，可以作之。但功倍劳于牛胶，故鲜有真者，非自制造，恐多伪耳。（《大观》卷十六页 11，《政和》页 372，《纲目》页 1751）

491. 犀　角

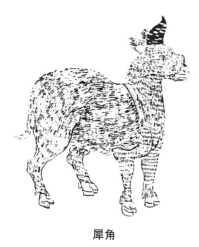

犀角
（《绍兴本草》）

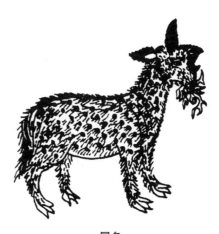

犀角
（《政和本草》）

　　犀角，出永昌山谷及益州，今出南海者为上，黔蜀者次之。犀似牛，猪首，大腹，痹①脚。脚有三蹄，色黑。好食棘。其皮每一孔皆生三毛。顶一角，或云两角，或云三角。谨按郭璞《尔雅》注云：犀三角，一在顶上，一在额上，一在鼻上。鼻上者即食角也，小而不椭（音堕），亦有一角者。《岭表录异》曰：犀有二角，一在额上为兕犀，一在鼻上为胡帽犀。牯犀亦有二角，皆为毛犀，而今人多传一角之说。此数种俱有粟纹，以纹之粗细为贵贱。角之贵者，有通天花纹，犀有此角，必自恶其影，常饮浊水，不欲照见也。其纹理绝好者，则有百物之形。或云犀之通天者，是其病，理不可知也。纹有倒插者，有正插者，有腰鼓插者。其倒插者，一半已下通；正插者，一半已上通；腰鼓插者，中断不通。其类极多，足为奇异。故波斯呼象牙为白暗，犀角为黑暗，言难识别也。犀中最大者曰堕罗犀，一株有重七、八斤者，云是牯犀额角。其花多作撒豆斑，色深者，堪带胯；斑散而色浅者，但可作器

---

① 痹：《纲目》作"卑"。

皿耳。或曰兕是犀之雌者，未知的否？凡犀入药者，有黑、白二种，以黑者为胜，其角尖又胜。方书多言生犀，相承谓未经水火中过者是，或谓不然。盖犀有捕得杀而取者为生犀，有得其蜕角者为退犀，亦犹用鹿角法耳。唐相段文昌门下，医人吴士皋，因职于南海，见舶主言：海人取犀牛之法，先于山路多植木如猪羊栈。其犀以前脚直，常依木而息，多年植木烂。犀忽倚之，即木折犀倒，久不能起，因格杀而取其角。又云犀每自退角，必培土埋之。海人知处，即潜作木寓角而易之，再三不离其处，时复有得者；若直取之，则犀去，于别山退藏，不可寻也。未知今之取犀角，果如此否？（《大观》卷十七页17，《政和》页383，《纲目》页1767）

492. 羚羊角

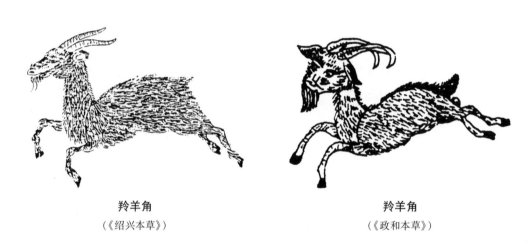

羚羊角
（《绍兴本草》）

羚羊角
（《政和本草》）

羚羊角，出石城山谷及华阴山，今秦、陇、龙、蜀、金、商州山中皆有之。戎人多捕得来货，其形似羊也，青而大。其角长一、二尺，有节如人手指握痕，又至坚劲。今人药者，皆用此角。谨按《尔雅》云：麢（与羚同），大羊。羱（音元），如羊。郭璞注云：麢似羊而大，角圆锐，好在山崖间。羱似吴羊而大角，角椭，出西方。许慎[①]注《说文解字》云：麢，大羊而细角。陶隐居以角多节，蹙蹙圆绕者为羚羊，而角极长，惟一边有节，节亦疏大者，为山羊。山羊即《尔雅》所谓羱羊也。唐注以一边有蹙纹，又疏慢者，为山驴角。云时人亦用之。又以细如人指，长四、五寸，蹙纹细者，为堪用。陈藏器云：羚羊夜宿，以角挂木不著地，但取角弯中深锐紧小，犹有挂痕者是。观今市货者，与《尔雅》所谓羱羊，陶注所谓山羊，唐注所谓山驴，大都相似。今人相承用之，以为羱[②]羊，其细角长四、五寸，如人指，多节蹙蹙圆绕者，其间往往弯中有磨角成痕处，京师极多，详本草及诸家所出，

---

① 慎：《大观》作"氏"，《政和》作"慎"。
② 羱：《大观》作"羚"，《政和》作"羱"。

此乃是真羱羊，而世多不用，不知其所以然者何也？又陈藏器谓真角，耳边听之，集集鸣者良。今牛、羊诸角，但杀之者，听之皆有声，不必专羚角也。自死角则无声矣。(《大观》卷十七页 15，《政和》页 382，《纲目》页 1773)

493. 羖羊角

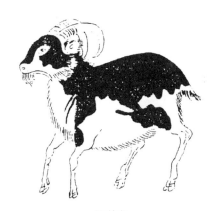

羖羊角
（《绍兴本草》）

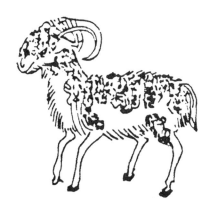

羖羊角
（《政和本草》）

羖羊角，出河西川谷，今河东、陕西及近都州郡皆有之。此谓青羝羊也。余羊则不堪。取无时。勿使中湿，湿则有毒。羊齿、骨及五脏皆温平而主疾，唯肉性大热，时疾初愈，百日内不可食，食之当复发，及令人骨蒸。羊屎，方书多用，近人取以内鲫鱼腹中，瓦缶固济，烧灰，以涂髭发，令易生而黑，甚效。乳疗蜘蛛咬，遍身生丝者，生饮之，即愈。刘禹锡《传信方》载其效云：贞元十一年，余至奚吏部宅坐客，有崔员外因话及此，崔云目击有人为蜘蛛咬，腹大如有妊[1]，遍身生丝，其家弃之，乞食于道，有僧教吃羊乳，未几而疾平。胃主虚羸。张文仲有主久病瘦羸，不生肌肉，水气在胁下，不能饮食，四肢烦热者，羊胃汤方。羊胃一枚，术一升，并切，以水二斗，煮取九升，一服一升，日三，三日尽，更作两剂，乃差。肉多入汤剂。胡洽羊肉汤，疗寒劳不足，产后及身腹中有激痛方。当归四两，生姜五两，羊肉一斤，三味以水一斗二升煮肉，取七升，去肉，内诸药，煮取三升，一服七合，日三夜一。又有大羊肉汤，疗妇人产后大虚，心腹绞痛，厥逆，气息乏少，皆今医家通用者。又有青羊脂丸，主疰病相易者，皆大方也。羊之种类亦多，而羖羊亦有褐色、黑白色者，毛长尺余，亦谓之羖羺羊，北人引大羊以此羊为群首[2]。又孟诜云：河西羊最佳，河东羊亦好，纵有驱至南方，筋力自劳损，安能补人。然

① 妊：《大观》作"孕"，《政和》作"妊"。
② 首：此下，《纲目》有"又谓之羊头"。

今南方亦有数种羊，惟淮南州郡或有佳者，可亚大羊。江浙羊都少味，而发疾。闽广山中出一种野羊，彼人谓之羚羊，其皮厚硬，不堪多食，肉颇肥软益人，兼主冷劳，山岚疟痢，妇人赤白下。然此羊多啖石香薷，故肠脏颇热，亦不宜多食也。谨按《本经》云：羊肉甘。而《素问》云：羊肉苦。两说不同，盖《本经》以滋味言，而《素问》以物性解。羊性既热，热则归火，故配于苦。麦与杏、薤性亦热，并同配于苦也。又下条有白马阴茎、眼、蹄、白马悬蹄、赤马蹄、齿、鬐头膏、鬐毛、心、肺、肉脯、头骨、屎、溺，及牡狗阴茎、胆、心、脑、齿、四蹄、白狗血、肉、屎中骨，《本经》并有主治。惟白马茎、眼、悬蹄用，出云中平泽者，余无所出州土。今医方多用马通，即马屎也，及狗胆。其余亦稀使，故但附见于此下。（《大观》卷十七页9，《政和》页379，《纲目》页1724）

494. 白马茎

白马茎，文具羖羊角条下。

495. 牡狗阴茎

牡狗阴茎，文具羖羊角条下。

496. 鹿　茸

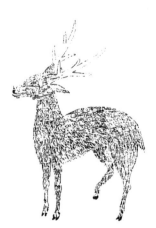

郢州（湖北钟祥）鹿
（《绍兴本草》）

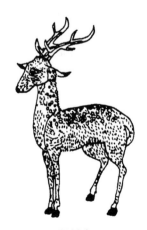

郢州鹿
（《政和本草》）

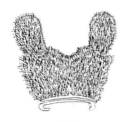

鹿茸

（《绍兴本草》）

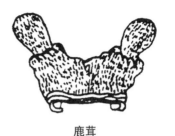

鹿茸

（《政和本草》）

鹿茸并角，《本经》不载所出州土，今有山林处皆有之。四月角欲生时，取其茸，阴干，以形如小紫茄子者为上。或云茄子茸太嫩，血气犹未具，不若分岐如马鞍形者有力。茸不可嗅，其气能伤人鼻。七月采角。鹿年岁久者，其角坚好，煮以为胶，入药弥佳。今医家多贵麋茸、麋角，力紧于鹿。《本经》自有麋脂角条，在下品。鹿髓可作酒，唐方多有其法，近世有服鹿血酒，云得于射生者，因采捕入山失道，数日饥渴，将委顿，惟获一生鹿，刺血数升饮之，饥渴顿除，及归，遂觉血气充盛异常。人有效其服饵，刺鹿头角间血。酒和饮之，更佳。其肉自九月以后，正月以前，宜食之。他月不可食，其脑入面膏。（《大观》卷十七页 4，《政和》页 376，《纲目》页 1775）

497. 麋　脂

麋脂，文具鹿茸条下。

498. 獐　骨

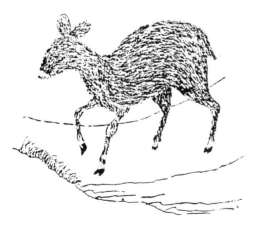

郢州（湖北钟祥）獐骨

（《绍兴本草》）

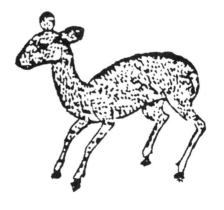

郢州獐骨

（《政和本草》）

獐骨及肉，《本经》不载所出州土，今陂泽浅草中多有之。亦呼为麇。獐之类甚多，麇其总名也。有有牙者，有无牙者，用之皆同。然其牙不能噬啮。崔豹《古今注》曰：獐有牙而不能噬，鹿有角而不能触是也。其肉自八月以后，至十一月以前食之，胜羊肉，十二月至七月食之，动气。道家以獐、鹿肉羞为白脯，言其无禁忌也。唐方有獐骨酒及獐髓煎，并补下。其脑亦入面膏。（《大观》卷十七页24，《政和》页386，《纲目》页1783）

499. 虎　骨

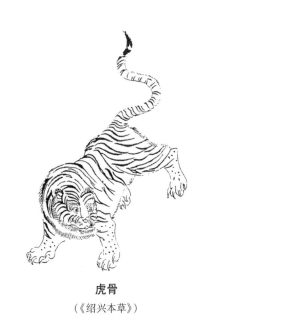

虎骨
（《绍兴本草》）

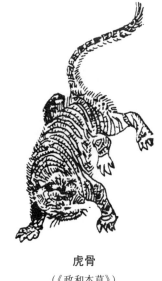

虎骨
（《政和本草》）

虎骨并睛、爪，《本经》不载所出州土，今有山林处皆有之。骨，用头及胫，色黄者佳。睛亦多伪，须自获者乃真。爪并指骨毛存之，以系小儿臂上，辟恶鬼。两胁间及尾端皆有威如乙字，长一、二寸许，此数物皆用雄虎者胜。凡鹿、虎之类，多是药箭射杀者，不可入药，盖药毒浸渍骨肉[①]间，犹能伤人也。李绛兵部手集方；有虎骨酒法，治臂胫痛，不计深浅皆效。用虎胫骨二大两，粗捣，熬黄；羚羊角一大两，屑新；芍药二大两，切细。三物以无灰酒浸之，春夏七日，秋冬倍日，每旦空腹饮一杯。冬中速要服，即以银器物盛，火炉中暖养之，三、两日即可服也。又崔元亮《海上方》，治腰脚不随，取虎腰脊骨一具，细剉讫，又以斧于石上更槌碎；又服前两脚全骨，如前细槌之。两件并于铁床上，以纹[②]炭火匀炙，翻转，候待脂

---

① 肉：《政和》作"血"；《大观》作"肉"。
② 纹：《大观》作"大"；《政和》作"文"。

出甚，则投浓美无灰酒中，密封，春夏一七日，秋冬三七日。每日空腹随饮，性多则多饮，性少则少饮，未饭前三度，温饮之。大户以酒六、七斗止，小户二斗止。患十年以上者，不过三剂；七年以下者，一剂必差。忌如药法。又一方，虎胫骨五、六寸已来，净刮，去肉膜等，涂酥炙，令极黄熟，细捣，绢袋子盛，以酒一斗，置袋子于瓷瓶中，然后以糠火微煎，至七日后，任情吃之，当微利便差。(《大观》卷十七页 19，《政和》页 384，《纲目》页 1761)

500. 豹 肉

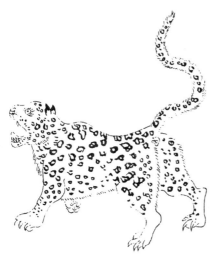

郢州（湖北钟祥）豹肉

(《绍兴本草》)

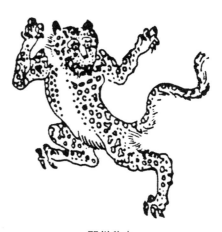

郢州豹肉

(《政和本草》)

豹肉，《本经》不载所出州土，今河洛、唐、郢间或有之。头骨烧灰沐头，去风屑。脂可合生发药，朝涂而暮生。谨按豹有数种：有赤豹，《诗》云：赤豹、黄罴。陆机疏云：尾赤而纹黑，谓之赤豹；有玄豹，《山海经》云：幽都之山，有玄虎、玄豹；有白豹，《尔雅》云：貘（音与貊同），白豹。郭璞注云：似熊，小头痺脚，黑白驳①，能舐食铜铁及竹。骨节强直，中实，少髓，皮辟湿，人寝其皮可以驱温疠。或曰：豹白色者，别名貘。唐世多画貘作屏。白居易有赞序之，不知入药果用何类？古今医方鲜有用者。今黔、蜀中时有貘，象鼻，犀目，牛尾，虎足。土人鼎釜，多为所食，颇为山居之患。亦捕以为药。其齿、骨极坚，以刀斧椎锻铁皆碎，落火亦不能烧，人得之，诈为佛牙、佛骨，以诳俚俗。(《大观》卷十七页 25，《政和》页 386，《纲目》页 1764)

---

① 黑白驳：《纲目》作"毛白而文黑"。

501. 狸 骨

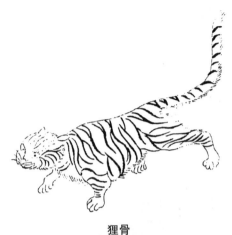

狸骨

（《绍兴本草》）

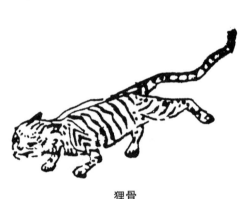

狸骨

（《政和本草》）

狸骨及肉，《本经》不载所出州土，今处处有之，其类甚多，以虎斑纹者堪用，猫斑者不佳，皆当用头骨。华佗方：有狸骨散，治尸注。肉，主痔，可作羹臛食之。南方有一种香狸，人以作鲙，生若北地狐生法，其气甚香，微有麝气。邕州已南，又有一种风狸，似兔而短，多栖息高木，候风而吹过他木。其溺主风。然甚难取，人久养之，始可得。（《大观》卷十七页23，《政和》页386，《纲目》页1788）

502. 兔

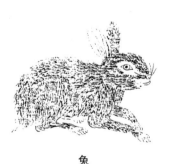

兔

（《绍兴本草》）

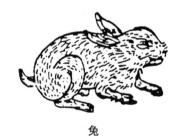

兔

（《政和本草》）

兔，旧不著所出州土，今处处有之。为食品之上味。兔窍乃有六、七穴，子从口出，故妊娠者禁食之。头骨，主头眩痛癫疾。脑主冻疮。肝主目暗。肉补中益气。

然性冷，多食损元气，不可合鸡肉食之。髓及膏并主耳聋。毛煎汤洗豌豆疮，毛烧灰主炙疮久不差。皮毛及头并烧灰，酒服，主难产，衣不出。《必效方》：疗天行呕吐，不下食，取腊月兔头并皮毛烧，令烟尽，擘破作黑灰，捣罗之，以饮汁，服方寸匕，则下食，不差，更服。烧之，勿令火耗，频用皆效无比。崔元亮《海上方》：疗消渴羸瘦，小便不禁，兔骨和大麦苗煮汁服，极效。又一方用兔一只，剥去皮爪五脏等，以水一斗半煎，使烂，骨肉相离，漉出骨肉，斟酌五升汁，便澄滤，令冷，渴即服之，极重者不过三兔。又下有笔头灰，主小便不通及数而难，淋沥，阴肿，中恶，脱肛，笔并取年久者，烧灰水服之。（《大观》卷十七页 21，《政和》页 385，《纲目》页 1794）

503. 笔头灰

笔头灰，文具兔头骨条下。

504. 鼺　鼠

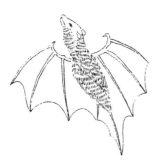

黔州（四川彭水）鼺鼠
（《绍兴本草》）

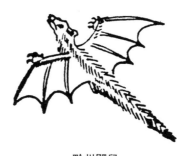

黔州鼺鼠
（《政和本草》）

鼺（音垒）鼠，出山都平谷，即飞生鸟也。今湖岭间山中多有之。状如蝙蝠，大如鸱鸢，毛紫色暗，夜行飞生。南人见之，多以为怪。捕取其皮毛，以与产妇临蓐持之，令儿易生，此但云执之。而小品方乃入服药。其方：取飞生一枚，槐子、故弩箭羽各十四枚，合捣，丸桐子大，似酒服二丸，令易产也。又有一种水马，生南海中，头如马形，长五、六寸，虾类也。陈藏器云：妇人将产带之。不尔临时烧末饮服。亦可手持之。《异鱼图》云：渔人布网罟此鱼，多挂网上，收之曝干，以雌雄各为一[①]

---

① 为一：《政和》倒置，《大观》作"为一"。

对。主难产及血气药亦用之。（《大观》卷十八页 11，《政和》页 393，《纲目》页 1689）

505. 豚 卵

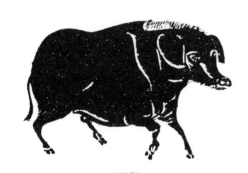

豚卵
（《绍兴本草》）

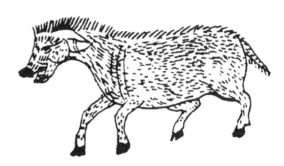

豚卵
（《政和本草》）

豚卵，《本经》不著所出州土，云一名豚颠，阴干藏之，勿令败。谨按杨雄《方言》云：猪，燕、朝鲜之间谓之豭，关尔西谓之彘，或谓之豕，南楚谓之豨（音喜）。其子谓之貕（音奚），吴扬之间谓之猪子，其实一种也。今云豚卵，当是猪子也。猪之属，为用最多。惟肉不宜食，食之多暴肥，盖风虚所致也。心，热，主血不足，补虚劣，不可多食，能耗心气。又不与吴茱萸合食。肺，微寒，能补肺，得大麻人①良。不与白花菜合食，令人气滞，发霍乱。肝，温，主冷泄，久滑赤白，乳妇赤白下方用子肝一叶，薄批之，揾著煨熟诃子末中，微火炙，又揾炙，尽半两末止，空腹细嚼，陈米饮送下，亦主冷劳腹脏虚者。脾，主脾胃虚热，以陈橘皮红、生姜、人参、葱白，切，拍之，合陈米水煮如羹，去橘皮，空腹食之。肾，补虚，壮气，消积滞，冬月不可食，损人真气，兼发虚壅。肚，主骨蒸热劳，血脉不行，补羸助气，四季宜食。张仲景有猪肚黄连丸是也。骨髓，寒，主补损恶疮。悬蹄，主痔、肠痈、内蚀。四蹄，主行妇人乳脉，滑肌肤，去寒热。《广济方》载其法云：妇人乳无汁者，以猪蹄四枚，治如食法，以水二斗，煮取一斗，去蹄，入土瓜根、通草、漏芦各三两，以汁煮取六升，去滓，内葱白、豉如常，著少米煮作稀葱豉粥食之。食了，或身体微微热，有少汗出佳；乳未下，更三、两剂，大验。肪膏，主诸恶疮，利血脉，解风热，润肺。入膏药，宜腊月亥日取之。肠脏，主大小肠②风热

---

① 人：《大观》作"仁"。按《说文解字注》人部，段注云："果人之字，自宋元以前，本草方书记载，无不作人字。自明成化重刊本草，乃尽改为仁字，于理不通。"
② 肠：《大观》作"儿"，《政和》作"肠"。

宜食之。胰，寒，主肺气干①胀喘急，润五脏，去皴皰黚黡。并肪膏，并杀斑猫、地胆、亭长等毒。然男子多食之损阳。崔元亮《海上方》著猪胰酒，疗冷痢久不差方。云此是脾气不足，暴冷入脾。舌上生疮，饮食无味，纵吃，食下还吐，小腹雷鸣，时时心闷，干皮细起，膝胫酸疼，两耳绝声，四肢沉重，日②渐瘦劣，重成鬼气，及妇人血气不通，逆饭忧烦，行常③无力，四肢不举，丈夫痃癖，两肋虚胀，变为水气，服之皆效验，此法出于传尸方。取猪胰一具，细切，与青蒿叶相和，以无灰酒一大升，微火温之，乘热内猪胰中，和蒿叶相共暖，使消尽。又取桂心一小两，别捣为末，内酒中，每日平旦空腹，取一小盏服之，午时夜间各再一服，甚验。忌热面油腻等食。胆，大寒，主骨热劳极，伤寒及渴疾，小儿五疳，杀虫。齿，主小儿惊痫，烧灰服之。屎，主寒热，黄疸，湿痹，今人取端午日南行猪零，合太一丹是也。焊猪汤，解诸毒虫魇。凡猪骨细，少筋多膏，大者有重百余斤，食物至寡，故人畜养之甚易生息。《尔雅》曰：�，五尺为�。郭璞注云：尸子曰：大豕为�。今渔阳呼猪大者为�是也。又下野猪黄条，主金疮。又云大寒，有毒，一名豪猪，鬃④，间有毫如箭，能射人。陕、洛、江东诸山中并有之。肉亦甘美，多膏，皆不可多食，发风气，利大肠，令人虚羸。（《大观》卷十八页1，《政和》页388，《纲目》页1718）

506. 野猪黄

野猪黄，文具豚卵条下。

507. 鼹 鼠

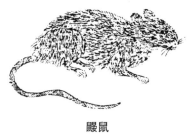

鼹鼠

（《绍兴本草》）

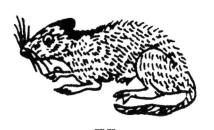

鼹鼠

（《政和本草》）

---

① 干：《大观》作"气"，《政和》作"干"。
② 日：《政和》无。
③ 行常：《政和》倒置，《大观》作"行常"。
④ 鬃：《大观》作"发"，《政和》作"鬃"。

鼹（音偃）鼠，旧不著所出州土，云在土中行者，今处处田垄间多有之。一名鼢（扶粉切）鼠。《尔雅》：鼠属，鼢鼠是其一。郭璞云：地中行者，化为鴽者，皆为此也。其形类鼠而肥，多膏，色黑，口鼻尖大，常穿地行，旱岁则为田害。肉，性寒，主风热久积，血脉不行，结成疮疽，食之可消去。小儿食之，亦杀蛔虫。兽类中亦有一种名鼹鼠，似牛而鼠首，足黑色，大者千斤，多伏于水，又能堰水放沫，出沧州及胡中。彼人取其肉食之，皮可作鞦辔用，是二物一名也。又虫鱼部载牡鼠，云微温，疗踒折。而近世医方用其肉，主骨蒸劳极，四肢羸瘦，杀虫。亦主小儿痄瘦，去其骨，以酒熬入药。脂，主汤火疮，腊日取活鼠，以油煎为膏，疗汤火疮，灭瘢疵，极良。粪，主伤寒劳复。张仲景《伤寒论》及古今名方多用之。陶隐居云：其屎两头尖尖耳。（《大观》卷十八页 10，《政和》页 393，《纲目》页 1802）

508. 牡 鼠

牡鼠，文具鼹鼠条下。

509. 獭

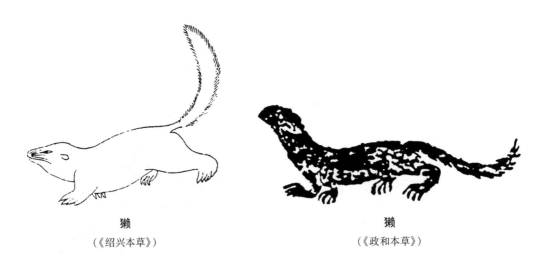

獭
（《绍兴本草》）

獭
（《政和本草》）

獭，旧不著所出州土，今江湖间多有之。北土人亦驯养，以为玩。《广雅》一名水狗。然有两种：有猵（音宾，猵或作猵，音频）獭，形大，头如马，身似蝙蝠。《淮南子》云：养池鱼者，不畜猵獭。许慎注云：猵，獭类是[①]也。入药当以取鱼祭天者，其肉性寒，主骨蒸热劳，血脉不行，营卫虚满，及女子经络不通，血热，

————————————
① 是：《大观》无。

大小肠秘涩。然消阳气，不益男子，宜少食①。五脏及肉皆寒，惟肝温，主传尸劳极，四肢寒疟，虚汗客热，亦主产劳。诸畜肝皆叶数定，惟此肝一月一叶，十二月十二叶，其间又有退叶，用之须见形，乃可验，不尔多伪也。张仲景治冷劳有獭肝丸方，又主鬼疰，一门相染者，取肝一具，火炙之，水服方寸匕，日再。崔氏治九十种蛊疰，及传尸骨蒸，伏连殗殜，诸鬼毒疠疫等，獭肝丸二方俱妙。肾，主益男子。足，主鱼骨鲠项下爬，亦煮汁饮之。皮毛，主水荫病。屎，主鱼脐疮。胆，主眼翳，黑花飞蝇上下，视物不明，亦入点药中。（《大观》卷十八页 8，《政和》页 392，《纲目》页 1796）

510. 狐

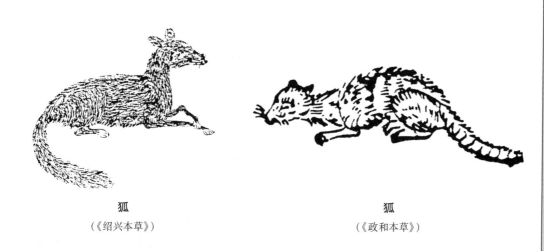

狐
（《绍兴本草》）

狐
（《政和本草》）

狐，旧不著所出州郡。陶隐居注云：江东无狐，皆出北方及益州，今江南亦时有，京洛尤多。形似黄狗，鼻尖尾大。北土作鲙，生食之甚暖，去风，补虚劳。阴茎及五脏，皆入药。肝烧灰以治风。今人作狐肝散用之。胆主暴亡。《续传信方》云：腊月收雄狐胆，若有人卒暴亡，未移时者，温水微研，灌入喉即活，常须预备救人，移时即治无及矣。雄狐屎烧之，辟恶，在木石上者是也。崔元亮《海上方》治五种心痛云：肝心痛，则颜色苍苍，如死灰状，而喘息大。用野狐粪二升，烧灰，姜黄三两，捣研为末，空腹，酒下方寸匕，日再服，甚效。狐之类猯（音湍），似犬②而矮，尖喙，黑足，褐色，与獾、貉三种而大抵相类，头、足小别。郭璞注《尔雅》云：猯，一名獾，乃是一物。然方书说其形差别也。猯肉，主虚劳，行风气，利脏腑，杀虫。膏主上气咳逆。脂主尸疰。胞主吐蛊毒。獾肉，主小儿疳瘦，啖之杀蛔虫。貉肉，主元脏虚劣及女子虚惫。方书亦稀用之。（《大观》卷十八页 7，

---

① 然消阳气，不益男子，宜少食：《纲目》作"消男子阳气，不宜多食"。
② 犬：《政和》作"尖"。

511. 猯

猯，文具狐条下。

512. 貛

貛，文具狐条下。

513. 貉

貉，文具狐条下。

514. 腽肭脐

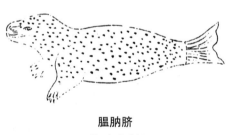

腽肭脐
（《绍兴本草》）

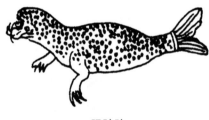

腽肭脐
（《政和本草》）

腽肭脐，出西戎，今东海傍亦有之，云是新罗国海狗肾。旧说是骨讷兽，似狐而尖，长尾，其皮上自有肉黄毛，三茎共一穴。今沧州所图，乃是鱼类，而豕首两足。其脐红紫色，上有紫斑点，全不相类，医家亦兼用此。云欲验其真，取置睡犬傍，其犬忽惊跳若狂者，为佳。兼耐收蓄，置密器中，常湿润如新。采无时。《异鱼图》云：试腽肭脐者，于腊月冲风处，置盂水浸之，不冻者为真也。（《大观》卷十八页 13，《政和》页 394，《纲目》页 1798）

515. 麂

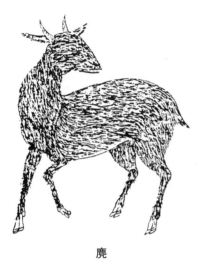

麂

（《绍兴本草》）

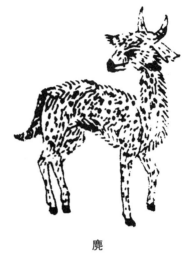

麂

（《政和本草》）

麂（音几），出东南山谷，今有山林处皆有，而均、房、湘、汉间尤多，实獐类也。谨按《尔雅》麠（与几同），大麕，旄毛，狗足。释曰：麕亦獐也。旄毛，㺜（音猱）长毛也。大獐，毛长，狗足者，名麂。南人往往食其肉，然坚韧，不及獐味美，多食之则动痼疾。其皮作履舄，胜于众皮。头亦入药用。采无时。又有一种类麂而更大，名麖（音京），不堪入①药用。《山海经》曰：女几之山，其兽多麖麂，是此。（《大观》卷十八页 13，《政和》页 394，《纲目》页 1783）

① 入：《政和》无。

516. 野 驼

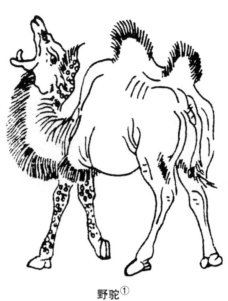

野驼①

（《政和本草》）

　　野驼，出塞北、河西，今惟西北蕃界有之。此中尽人家畜养生息者，入药不及野驼耳。其脂在两峰肉间。其性温，治风下气，壮力，润皮肤，人亦鲜食之。又六畜毛蹄甲，主鬼蛊毒寒热，惊痫癫痓狂走。骆驼毛尤良。陶隐居云：六畜谓马、牛、羊、猪、狗、鸡也。骡、驴亦其类，毛蹄各出其身之品类中，所主疗不必尽同此矣。苏恭云：骆驼毛蹄甲，主妇人赤白下，最善。（《大观》卷十八页 14，《政和》页 395，《纲目》页 1749 又 1757）

517. 六畜毛蹄甲

　　六畜毛蹄甲，文具野驼脂条下。

---

　　① 野驼：《大观》《绍兴本草》均无此图。

518. 诸 鸡

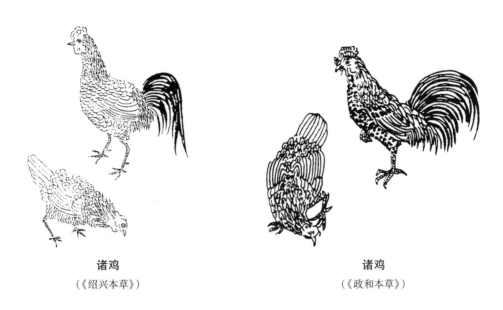

诸鸡
（《绍兴本草》）

诸鸡
（《政和本草》）

　　诸鸡，《本经》云：鸡白蠹肥脂，出朝鲜平泽。陶隐居云：朝鲜不应总是鸡所出，而云白蠹，不知何物，恐别是一种耳。《开宝》注：便谓鸡入药用，盖取朝鲜者良。今处处人家畜养甚多①，不闻自朝鲜来也。鸡之类最多。丹雄鸡、白雄鸡、乌雄②雌鸡，头、血、冠、肠、肺③、肝、胆、肶胵里黄、脂肪、羽翮、肋骨、卵黄白、屎白等并入药。古今方书用之尤多。其肉虽有小毒，而补虚羸最要，故食治方中多用之。《素问》：心腹满，旦食则不能暮食，名为鼓胀，治之以鸡矢醴。一剂知，二剂已。注云：今本草鸡矢，利小便，微寒，并不治鼓胀。今方制法，当取用处，汤渍服之耳。又张仲景治转筋为病，其人臂脚直，脉上下行微弦，转筋入腹，鸡屎白散主之。取鸡屎白为末，量方寸匕，以水六④合和，温服差。鸡子入药最多，而发煎方特奇。刘禹锡《传信方》云：乱发鸡子膏，主孩子热疮。鸡子五枚，去白，取黄，乱发如鸡子许大，二味相和，于铁铫子中，炭火熬，初甚干，少顷即发焦，遂有液出，旋取，置一瓷碗中，以液尽为度，取涂热疮上，即以苦参末粉之。顷在武陵生子，蓐内便有热疮发于臀腿间，初涂以诸药及他药无益，日加剧，蔓延半身，状候至重，昼夜啼号，不乳不睡，因阅本草至发髲，《本经》云：合鸡子黄

---

① 多：《大观》作“息”，《政和》作“多”。
② 雄：《大观》无。
③ 肺：《政和》无。
④ 六：《大观》作“大”，《政和》作“六”。

煎之，消为水，疗小儿惊热下痢。注：云①俗中妪母为小儿作鸡子煎，用发杂熬，良久得汁，与小儿服，去痰热，主百病。用发，皆取父②梳头乱者。又检鸡子，《本经》云：疗火疮，因是用之，果如神，立效。其壳亦主伤寒劳复，见深师方。取鸡子空壳碎之，熬令黄黑，捣筛，热汤和一合，服之，温卧，取汗出愈。（《大观》卷十九页1，《政和》页397，《纲目》页1667）

519. 鹧鸪

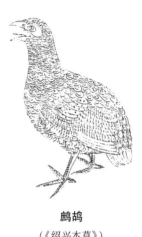

鹧鸪
（《绍兴本草》）

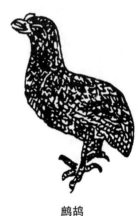

鹧鸪
（《政和本草》）

鹧鸪，出江南，今江西、闽、广、蜀、夔州郡皆有之。形似母鸡，臆前有白圆点，背间有紫赤毛③，彼人亦呼为越雉，又谓之随阳之鸟。《南越志》云：鹧鸪虽东西徊翅，然开翅之始，必先南翥。崔豹《古今注》云：其名自呼，此不然也。其鸣，若云钩辀格磔者是矣。亦有一种鸟酷相类，但不作此鸣，不可食之。彼土人食鹧鸪，云主野葛、生金、蛇、菌等毒，不可与竹笋同食。自死者亦禁食之。其脂膏手可以已皲瘃，令不龟裂。（《大观》卷十九页7，《政和》页400，《纲目》页1681）

---

① 云：此下，《大观》有"由"字。
② 父：原作"久"，据《证类》卷十五发髲条注文改。
③ 臆前有白圆点，背间有紫赤毛：《纲目》作"头如鹑，臆前有白圆点如真珠，背毛有紫赤浪毛"。

520. 雉

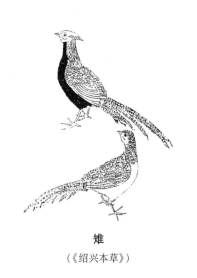

雉
（《绍兴本草》）

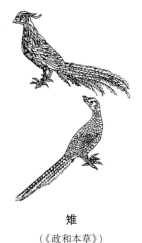

雉
（《政和本草》）

　　雉，《本经》不载所出州土，今南北皆有之。多取以充庖厨。《周礼》庖人共六
禽，雉是其一，亦食品之贵。然有小毒，不宜常食，九月以后至十一月以前食之，
即有补；它月则发五痔及诸疮疥。又不可与胡桃、菌、蕈、木耳之类同食，亦发痔
疾[1]，立下血，须禁之。《尔雅》所载雉名尤众，今人鲜能尽识。江淮、伊洛间，有
一种尾长而小者，为山鸡，人多畜之，樊中则所谓翟山雉者也。江南又有一种白而
背有细黑纹，名白鹇，亦堪畜养，彼人食其肉，亦雉之类也，其余不复用之。（《大
观》卷十九页 12，《政和》页 403，《纲目》页 1678）

521. 雀

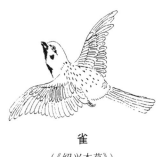

雀
（《绍兴本草》）

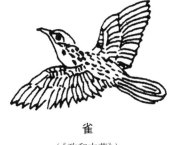

雀
（《政和本草》）

---

① 疾：《大观》无。

雀，旧不著所出州土，今处处有之。其肉大温，食之益阳，冬月者良。卵及脑、头血，皆入药。雄雀屎，腊月收之。俗呼为青丹，头尖者为雄屎。《素问》云：胸胁支满者，妨于食，病至则先闻臊臭，出清液，先唾血，四肢清，目眩，时时前后血。病名血枯，得之年少时，有所大脱血，若醉入房，中气竭肝伤，故月事衰少不来。治之以乌鲗骨、蒚茹，二物并合之，丸以雀卵，大如小豆，以五丸为后饭，饮鲍鱼①汁，以利肠中及伤肝也，饭②后药先，谓之后饭。按古本草乌鲗鱼骨、蒚茹等并不治血枯，然经法用之，是攻其所生所起耳。今人亦取雀肉，以蛇床子熬膏，和合众药，丸服，补下有效，谓之驿马丸。此法起于唐世，云明皇服之。又下有燕屎条。陶隐居云：有胡、越二种。入药用胡燕也。胡洽治痓，青羊脂丸中用之。其窠亦入药。崔元亮《海上方》治湿病，取胡燕窠最宽大者，惟用其抱子处，余处不用，捣为末，以浆水煎甘草，入少许盐，成汤，用洗疮。洗讫拭干，便以窠末贴其上，三两遍便愈。若患恶刺，以醋和窠末如泥裹之，三两日易，便差。(《大观》卷十九页9，《政和》页401，《纲目》页1684)

522. 燕　矢

燕矢，文具雀条下。

523. 伏　翼

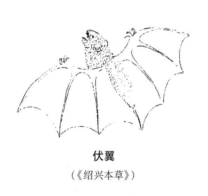

伏翼

（《绍兴本草》）

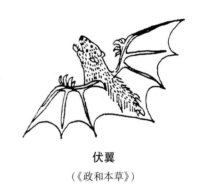

伏翼

（《政和本草》）

伏翼，蝙蝠也。出泰山川谷及人家屋间。立夏后采，阴干用。天鼠屎，即伏翼屎也。出合浦山谷。十月、十二月取。苏恭引《方言》：伏翼一名仙鼠，故知一物。

---

① 鲍鱼：《纲目》作"鲗骨"。
② 饭：《纲目》作"饮"。

又云仙鼠在山孔中，食诸乳石精汁，皆千岁，头上有冠淳①白，大如鸠、鹊。其大如鹑未白者，皆已百岁，而并倒悬其石乳中。此《仙经》所谓肉芝者也。其屎皆白，如大鼠屎。入药当用此。然今蝙蝠多生古屋中，白而大者，盖稀有。屎亦有②白色者，料其出乳石处。山中生者，当应如此耳。《续传信方》疗马扑损痛不可忍者，仙鼠屎三两枚，细研，以热酒一升投之，取其清酒服之，立可止痛，更三两服便差。（《大观》卷十九页11，《政和》页402，《纲目》页1687）

524. 雄 鹊

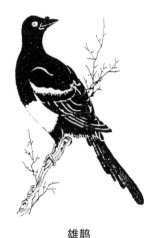

雄鹊

（《绍兴本草》）

雄鹊

（《政和本草》）

雄鹊，旧不著所出州土，今在处有之。肉，主风，大小肠涩，四肢烦热，胸膈痰结，妇人不可食。《经》云：烧作灰，以石投中散解者，是雄也。陶隐居云：鸟之雌雄难别。旧云其翼左覆右是雄，右覆左是雌。又烧毛作屑，内水沉者是雄，浮者是雌。今云投石恐止是鹊如此，余鸟未必尔。鹊一名飞驳乌。又乌鸦今人多用，而《本经》不著，古方有用其翅羽者。葛洪《肘后方》疗从高堕下，瘀血枨心，面青短气者，以乌翅羽七枚，得右翅最良。烧末酒服之，当吐血便愈。近世方家多用乌鸦之全者，以治急风。其法：腊月捕取，翅羽、嘴、足全者，泥缶固济，大火烧煅入药，乌犀丸中用之。（《大观》卷十九页15，《政和》页404，《纲目》页1699）

---

① 淳：《大观》作"纯"，《政和》作"淳"。
② 有：《大观》作"少"，《政和》作"有"。

525. 乌 鸦

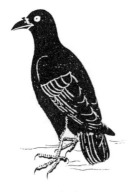

乌鸦
（《绍兴本草》）

乌鸦
（《政和本草》）

乌鸦，文具雄鹊条下。

526. 鸬 鹚

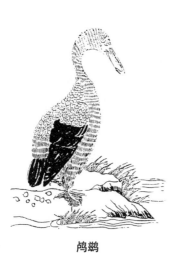
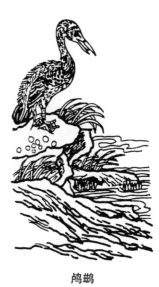

鸬鹚
（《绍兴本草》）

鸬鹚
（《政和本草》）

鸬鹚屎，《本经》不载所出州土，今水乡皆有之。此鸟胎生，从口中吐雏，如兔子类。故杜台卿淮赋云：鸬鹚吐雏于八九，鸡鹊衔翼而低昂是也。产妇临蓐，令执之，则易生。其屎多在山石上，紫色如花，就石上刮取用之。南人用治小儿疳蛔，干碾为末，炙猪肉点与啖①，有奇功。《本经》名②蜀水花。而唐面膏方，有使鸬鹚屎，又使蜀水花者，安得一物而两用，未知其的。别有一种似鸬鹚，而头细，背长，项上有白者，名白鵁，不堪药用。(《大观》卷十九页 16，《政和》页 404，《纲目》页 1664)

---

① 点与啖：《纲目》作"蘸食"。
② 《本经》名：《纲目》作"别录谓屎即"。按苏颂所言的《本经》，是指前代综合性本草而言，非《神农本草经》。

本草图经虫鱼部上卷第十四

朝奉郎太常博士　充集贤校理　新差知颍州军州　兼管内劝
农及管句开治沟洫河道事　骑都尉借紫　臣　苏颂　奉敕撰

尚志钧　辑校

527. 蜜

528. 蜜蜡

529. 蜂

530. 蠮螉

531. 桑螵蛸

532. 海蛤

533. 文蛤

534. 魁蛤

535. 石决明

536. 真珠

537. 秦龟

538. 龟甲

539. 瑇瑁

540. 鳖

541. 鮀鱼甲

542. 鲤鱼

543. 蠡鱼

544. 鲍鱼

545. 鲗鱼

546. 鮠鱼

547. 鲫鱼

548. 猬皮

549. 石龙子

550. 露蜂房

551. 樗鸡

552. 蚱蝉

553. 蝉花

554. 白僵蚕

555. 木虻

556. 蜚虻

557. 蜚蠊

558. 䗪虫

559. 蛴螬

560. 蛞蝓

561. 蜗牛

562. 水蛭

563. 乌贼鱼

564. 蟹

565. 原蚕蛾

566. 鳗鲡鱼

567. 鲛鱼皮

568. 青鱼

527. 蜜

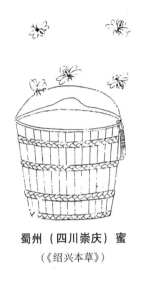

蜀州（四川崇庆）蜜
（《绍兴本草》）

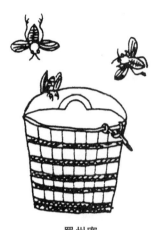

蜀州蜜
（《政和本草》）

　　蜜①（《本经》作石蜜，苏恭云当去石字），生武都山谷、河源山谷及诸山中，今川蜀江南岭南皆有之。蜡、白蜡，生武都山谷，出于蜜房木石间，今处处有之，而宣、歙、唐、邓、伊洛间尤多。石蜜即崖蜜也。其蜂黑色，似虻，作房于岩崖高峻处，或石窟中，人不可到。但以长竿刺令蜜出，以物承之，多者至三、四石，味酽色绿，入药胜于它蜜。张司空云：远方山郡幽僻处出蜜，所著绝岩石壁，非攀缘所及，惟于山顶篮舆，自垂挂下，遂得采取。蜂去余蜡著石，有鸟如雀，群飞来，啄之殆尽，至春蜂归如旧，人亦占护其处，谓之蜜塞。其鸟谓之灵雀。其蜜即今之石蜜也。食蜜有两种：一种在山林木上作房，一种人家作窠槛收养之，其蜂甚小而微黄，蜜皆浓厚而味美。又近世宣州有黄连蜜，色黄，味小苦。雍洛间有梨花蜜，如凝脂。亳州太清宫有桧花蜜，色小赤。南京柘城县有何首乌蜜，色更赤。并以蜂采其花作之，各随其花色，而性之温凉亦相近也。蜡，蜜脾底也，初时香嫩，重煮治，乃成药家应用。白蜡，更须煎炼，水中烊十数过即白。古人荒岁多食蜡，以度饥。欲啖当合大枣咀嚼，即易烂也。刘禹锡《传信方》云：甘少府治脚转筋，兼暴风，通身水冷如摊缓者，取蜡半斤，以旧帛绁绢，并得约阔五、六寸，看所患大小加减阔狭，先销蜡涂于帛上，看冷热，但不过烧人，便承热缠脚，仍须当脚心便著袜裹脚，待冷即更②易之，亦治心燥惊悸。如觉是风毒，兼裹两手心。（《大观》卷二十页1，《政和》页410，《纲目》页1502）

────────

① 蜜：《纲目》作"蜂蜜"。
② 更：《政和》作"便"，《大观》作"更"。

528. 蜜 蜡

蜜蜡，文具石蜜条下。

529. 蜂

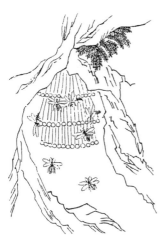

峡州（湖北宜昌）蜂子
（《绍兴本草》）

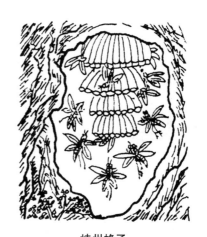

峡州蜂子
（《政和本草》）

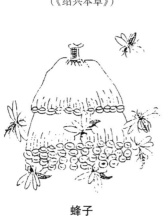

蜂子
（《绍兴本草》）

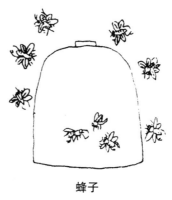

蜂子
（《政和本草》）

岭南人亦作馔食之。蜂并黄色，比蜜蜂更大。土蜂子，即穴土居者，其蜂最大，螫人或至死。凡用蜂子，并取头足未成者佳。谨按《岭表录异》载宣、歙人取蜂子法，大蜂结房于山林间，大如巨钟，其中数百层，土人采时，须以草衣蔽体，以捍其毒螫，复以烟火熏散蜂母，乃敢攀缘崖木，断其蒂。一房蜂子或五、六斗至一石，以盐炒曝干，寄入京洛，以为方物。然房中蜂子，三①分之一翅足已成，则不堪用。详此木上作房，盖瓠瓠类也。而今宣城蜂子乃掘地取之，似土蜂也。故郭璞注《尔雅》土蜂云：今江东呼大蜂在地中作房者，为土蜂，啖其子，即马蜂。荆巴间呼为蟺（音惮）。又注木蜂云：似土蜂而小，在木上作房，江东人亦呼木蜂，人②食其子。然则二蜂子皆可食久矣。大抵蜂类皆同科，其性效不相远矣。（《大观》卷二十页4，《政和》页411，《纲目》页1505）

530. 蠮螉

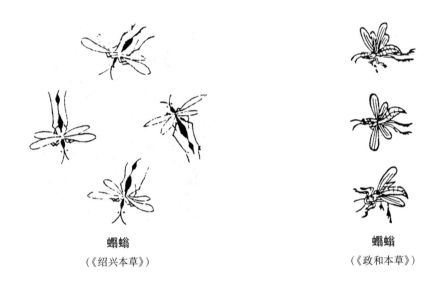

蠮螉
（《绍兴本草》）

蠮螉
（《政和本草》）

蠮螉，生熊耳川谷及牂牁，或人家屋间，今处处有之。黑色而细腰，虽一名土蜂，而不在土中作穴，但挺土于人家壁间或器物傍作房，如并③竹管者是。谨按郭璞注《尔雅》果蠃、蒲卢。云：即细腰蜂也，俗呼为蠮螉。又《诗·小雅》云：螟蛉有子，蜾蠃负之。注螟蛉，桑虫也。蜾蠃，蒲卢也。言蒲卢取桑虫之子负持而去，妪养之，以成其子。又杨雄《法④言》云：螟蛉之子殪，而逢果蠃祝之曰：类我类我。注云：蜾蠃遇螟蛉而受化，久乃变成蜂尔。据诸经传，皆言此蜂取他虫而化为己子。陶隐居乃谓生子如粟米大，在其房中，乃捕取草虫以拟其子大为粮耳。又有人坏其房而看之，果见有卵如粟在死虫之上，皆如陶之说。又段成式云：书中斋中多蠮螉，好作窠于书卷，或在笔管中，祝声可听，有时开卷视之，悉是小蜘蛛，大

---

① 三：《大观》作"二"，《政和》作"三"。
② 人：《大观》作"又"，《政和》作"人"。
③ 并：《政和》作"比"，《大观》作"并"。
④ 法：《纲目》作"方"

如绳虎，旋以泥^①隔之，乃知不独负桑虫也。数说不同，人或疑之。然物类变化，固不可度。蚱蝉生于转丸，衣鱼生于瓜子，龟生于蛇，蛤生于雀，白鹢之相视，负蜂之相应^②，其类非一。若桑虫、蜘蛛之变为蜂，不为异矣。如陶所说卵如粟者，未必非祝虫而成之也。宋齐丘所谓蠮螉之虫，孕螟蛉之子，传其情，交其精，混其气，和其神，随物大小，俱得其真，蠢动无定情，万物无定形，斯言得之矣。（《大观》卷二十二页 14，《政和》页 446，《纲目》页 1509）

531. 桑螵蛸

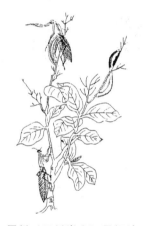

蜀州（四川崇庆）桑螵蛸
（《绍兴本草》）

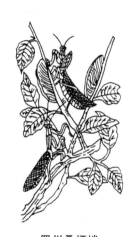

蜀州桑螵蛸
（《政和本草》）

桑螵蛸，螳螂子也。《本经》不载所出州土，今在处有之。螳螂逢木便产，一枚出子百数，多在小木及^③荆棘间。桑上者兼得桑皮之津气，故以为佳。而市之货者，多非真，须连枝折之为验，然伪者，亦能以胶著桑枝上，入药不宜也。三月、四月采，蒸过收之，亦火炙，不尔则令人泄。一法：采得便以热浆水浸一伏时，焙干，更于柳木灰中炮令黄用之。《尔雅》云：莫貈（户各切），螳螂蛑。郭璞云：螳螂有斧虫，江东呼为石螂。又云：不过，蟷（丁郎切）蠰（息详切）。蟷蠰，螳螂别名也。其子蜱（音裨）蛸（音萧），一名蟷（普莫切）蟭（音焦），蟷蠰卵也。古今方漏精，及主风药中多用之。（《大观》卷二十页 11，《政和》页 415，《纲目》页1514）

---

① 泥：《纲目》作"沈"。
② 龟生于蛇……白鹢之相视，负蜂之相应：《纲目》无此文。又此段文中的"鹢"亦作"鸐"，是一种水鸟。《博物志》云："鸐，雄雌相视则孕。"故有"白鹢之相视"的传说。
③ 及：《政和》无。

532. 海 蛤

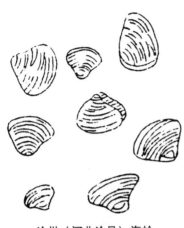

沧州（河北沧县）海蛤

（《绍兴本草》）

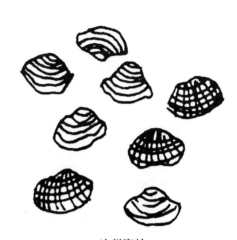

沧州海蛤

（《政和本草》）

　　海蛤、文蛤，并生东海，今登、莱、沧州皆有之。陶隐居以细如巨胜，润泽光净者，为海蛤。云经雁食之，从粪中出过数多，故有光泽也。以大而有紫斑纹者，为文蛤。陈藏器以为海蛤，是海中烂壳，久为风波淘[①]洗，自然圆净，此有大小而久远者为佳，不必雁腹中出也。文蛤是未烂时壳，犹有纹理者，此乃新旧不同，正一物而二名也。然海蛤难得真烂久者。海人多以它蛤壳经风涛摩荡莹滑者伪作之，殊无力。又有一种游波骨，极类海蛤，但少莹泽，误食之，令人狂眩，用醋蜜解之则[②]愈。《本经》海蛤一名魁蛤。又别有魁蛤条云：形正圆，两头空，表有纹，乃别是一种也。按《说文》曰：千岁燕化为海蛤。魁蛤即是伏翼所化，故一名伏老。并采无时。张仲景《伤寒论》曰：病在阳，应以汗解。反以冷水潠之，若水[③]灌之，其热被却，不得去，弥更益烦，皮上粟起，意欲饮[④]水，反不渴者，文蛤散主之。文蛤五两，一味捣筛，以沸汤和一方寸匕服，汤用五合。此方医家多用，殊效。（《大观》卷二十页 13，《政和》页 416，《纲目》页 1643）

---

① 淘：《政和》作"涛"，《大观》作"淘"。
② 则：《大观》作"即"，《政和》作"则"。
③ 若水：《纲目》作"或"。
④ 饮：《政和》无。

533. 文　蛤

文蛤，文具海蛤条下。

534. 魁　蛤

魁蛤，文具海蛤条下。

535. 石决明

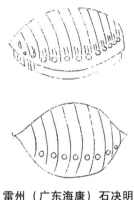

雷州（广东海康）石决明

（《绍兴本草》）

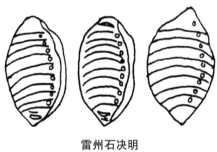

雷州石决明

（《政和本草》）

石决明，生南海，今岭南州郡及莱州皆有之。旧说，或以为紫贝，或以为鳆鱼甲。按紫贝即今人砑螺，古人用以为货币者，殊非此类。鳆鱼，王莽所食①者，一边著石，光明可爱，自是一种，与决明相近耳。决明壳大如手，小者三、两指，海人亦啖其肉，亦取其壳渍②水洗眼，七孔、九孔者良，十孔者不佳，采无时。（《大观》卷二十页 12，《政和》页 415，《纲目》页 1642）

---

① 王莽所食：《纲目》作"乃王莽所嗜"。
② 渍：《纲目》作"浸"。

536. 真 珠

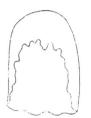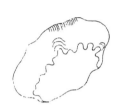

廉州（广东合蒲）真珠子
（《绍兴本草》）

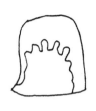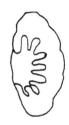

廉州真珠牡
（《政和本草》）

真珠，《本经》不载所出州土，今出廉州，北海亦有之，生于珠牡（俗谓①珠母）。珠牡，蚌类也。按《岭表录异》：廉州边海中有州岛，岛上有大池，谓之珠池。每岁刺史亲监珠户，入池采老蚌，割②取珠以充贡。池虽在海上，而人疑其底与海通，池水乃淡，此不可测也。土人采小蚌肉作脯食之，往往得细珠如米者。乃知此池之蚌，随大小皆有珠矣。而今③取珠牡，云得之海傍，不必是珠池中也。其北海珠蚌种类小别。人取其肉，或有得珠者，但不常有，其珠亦不甚光莹，药中不堪用。又蚌属中有一种似江珧者，其腹亦有珠，皆不及南海者奇而且多。入药须用新完，未经钻缀者为佳。(《大观》卷二十页9，《政和》页414，《纲目》页1641)

537. 秦 龟

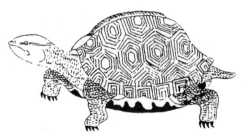

江陵府（湖北江陵）秦龟
（《绍兴本草》）

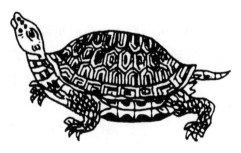

江陵府秦龟
（《政和本草》）

---

① 谓：此下，《政和》有"之"字。
② 割：《纲目》作"剖"。
③ 今：此下，《大观》有"之"字。

秦龟，山中龟，不入①水是也，生山之阴土中。或云秦以地称，云生山之阴者，是秦地山阴也，今处处有之。龟甲，水中神龟也，生南海池泽及湖水中，今江湖间并②皆有之。山中龟，其形大小无定，大者有如碑趺，食草根、竹萌，冬月藏土中，至春而出游山谷中。今市肆间人或畜养为玩，至冬而埋土穴中，然药中稀用。卜人亦取以占山泽，揭取其甲，亦堪饰器物。《尔雅》所谓山龟者，岂是此欤。水中龟，其骨白而厚，色至分明，所以供卜人及入药用，以长一尺二寸为善《尔雅》亦有水龟。又一种鸯龟，小狭长尾，腹③下有横折，见蛇则呷而食之，江东人谓之陵龟，即《尔雅》所谓小龟也，亦入药用，能疗蛇毒。又一种蟕（子夷切）蠵（以规切），大甲，可以卜，即《尔雅》所谓灵龟也。陶苏以此为秦龟。按《岭表录异》云：蟕蠵，俗谓之兹夷，盖山龟之大者，人立背上，可负而行。潮、循间甚多，乡人壳，以生得全者为贵。初用木楔④出其肉，龟被楚毒，鸣吼如牛，声动⑤山谷⑥，工人以其甲通明黄色者，煮拍陷瑇瑁为器，今所谓龟筒者是也。据此乃别是一种山龟，未必是此秦龟也。其入药亦以生脱者为上，凡⑦龟之类甚多，而时人罕复遍识，盖近世货币所不用，而知卜术者亦稀，惟医方时用龟甲，故尔弗贵矣。方书中又多用败龟，取钻灼之多者，一名漏天机。一说入药须用神龟，神龟底壳；当心前，有一处四方透明如琥珀色者是矣。其头方，壳圆，脚短者为阳龟；形长，头尖，脚长者为阴龟；阴人用阳，阳人用阴，今医家亦不复如此分别也。又药中用龟尿最难得，孙光宪《北梦琐言》载其说云：道士陈钊，言龟之性妒，而与蛇交，或雌蛇至，有相趁斗噬，力小者或至毙。采时取雄龟，于瓷碗中或小盘中，置之于后，以鉴照，龟既见鉴中影，往往淫发而失尿，急以物收取又以纸炷火上燎热，以点其尻，亦致失尿，然不及鉴照之驶也。(《大观》卷二十页8，《政和》页413，《纲目》页1627)

538. 龟　甲

龟甲，文具秦龟条下。

---

① 入：《大观》作“见”。
② 并：《大观》无。
③ 腹：《大观》作“肢”，《政和》作“腹”。
④ 楔：《纲目》作“换”。
⑤ 动：《纲目》作“振”。
⑥ 谷：此下，《纲目》有“古人谓生龟脱筒，指此”。
⑦ 凡：《大观》作“也”，《政和》作“凡”。

539. 瑇瑁

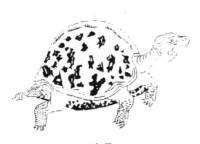

瑇瑁

（《绍兴本草》）

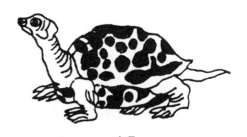

瑇瑁

（《政和本草》）

瑇瑁，生岭南山水间，今亦出广南，盖龟类也。惟腹、背甲皆有红点斑纹，其大者有如盘。入药须生者乃灵，带之亦可以辟蛊毒。凡遇饮食有毒，则必自摇动，死者则不能，神矣。昔唐嗣薛王之镇南海，海人有献生瑇瑁者，王令揭取上甲二小片，系于左臂，欲以辟毒。瑇瑁甚被楚毒，复养于使宅后池，伺其揭处复生，还遣送旧处，并无伤矣。今人多用杂龟筒作器皿，皆杀取之，又经煮拍，生者殊不易得。顷有自岭表罢官，得生瑇瑁畜养，且久携以北归，北人多有识者。又有一种鼊鼍，亦瑇瑁之类也。其形如笠，四足缦胡无指，其甲有黑珠，文采亦好，但薄而色浅，不任作器，惟堪贴饰耳。今人渭之鼊皮，不入药用。（《大观》卷二十页 10，《政和》页 415，《纲目》页 1628）

540. 鳖

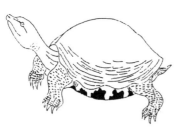

江陵府（湖北江陵）鳖

（《绍兴本草》）

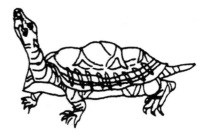

江宁府鳖

（《政和本草》）

鳖，生丹阳池泽，今处处有之，以岳州、沅江其甲有九肋者为胜。取无时，仍生取甲，剔去肉为好，不用煮脱者，但看有连厌及干岩便真，若上两边骨出，是已被煮也。古今治瘕癖虚劳方中，用之最多。妇人漏下五色羸瘦者，烧甲令黄色，筛末，酒服方寸匕，日二。又合诃梨勒皮、干姜三物等分为丸，空腹服[①]三十丸，治癖最良。又醋炙令黄捣末，以牛乳一合，调一匙，朝日服之，主疬气。其肉食之亦益人，补虚，去血热。但不可久食，久食则损人，以其性冷耳。当胸前有软骨谓之丑，食当去之。不可与苋菜同食，令生鳖瘕，久则难治。又其头、足不能缩及独目者，并大毒，亦[②]不可食，食之杀人。其头烧灰，主脱肛。南人养鱼池中，多畜鳖，云令鱼不随雾起。鳖之类，三足者为能（奴来切），大寒而有毒，主折伤，止痛，化血。生捣其肉及血敷之。道家云可辟诸厌秽[③]死气，画像亦能止之。无裙而头、足不缩者名鲥，食之令人昏塞。误中其毒，以黄芪、吴蓝煎汤服之，立解。其壳亦主传尸劳及女子经闭。其最大者为鼋，江中或有阔一、二丈者，南人亦捕而食之。云其肉有五色而白多，卵大如鸡、鸭子，一产一、二百枚，人亦掘取，以盐淹可食。其甲亦主五脏邪气，妇人血热。又下有鼍（音驼）甲条云：生南海池泽，今江湖极多，即鼍也。形似守宫、陵鲤辈，而长一、二丈，背尾俱有鳞甲，善攻碕岸，夜则鸣吼，舟人甚畏之。南人食其肉，云色白如鸡，但发冷气痼疾，其皮亦中冒鼓皮。及骨烧灰，研末，米饮服。主肠风痔疾，甚者入红鸡冠花末，白矾灰末，和之，空腹服便差。今医方鲜有用鼋、鼍甲者。(《大观》卷二十一页 4，《政和》页 425，《纲目》页 1630)

541. 鼍鱼甲

鼍鱼甲，文具鳖甲条下。

542. 鲤　鱼

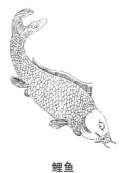

鲤鱼
（《绍兴本草》）

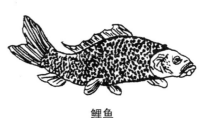

鲤鱼
（《政和本草》）

---

① 服：《政和》无。
② 亦：《政和》无。
③ 秽：《大观》作"物"，《政和》作"秽"。

鲤鱼，生九江池泽，今处处有之。即赤鲤鱼也。其脊中①鳞一道，每鳞上皆有小黑点，从头数至尾，无论②大小皆三十六鳞。古语云：五尺之鲤，与一寸之鲤，大小虽殊，而鳞之数等是也。又崔豹《古今注》释鲤鱼有三种。兖州人谓赤鲤为玄驹，谓白鲤为白骥，黄鲤为黄雉③，盖诸鱼中此为最佳，又能神变，故多贵之。今人食品中以为上味，其胆、肉、骨、齿皆入药。古今方书并用之。胡洽治中风脚弱短气腹满，有鲤鱼汤方最胜。脂、血、目睛、脑髓亦单使④治疾，惟子不可与肝同食⑤。又齿主石淋。《古今录验》著其方云：鲤鱼齿一升，筛末，以三岁苦酒和，分三服。宿不食，旦服一分，日中服一分，暮服一分，差。赤鲤鱼鳞亦入药。唐方多用治产妇⑥腹痛，烧灰，酒调服之。兼治血气，杂诸药用之。（《大观》卷二十页20，《政和》页419，《纲目》页1596）

543. 蠡 鱼

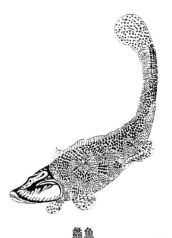

蠡鱼

（《绍兴本草》）

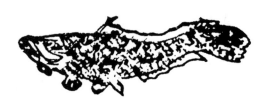

蠡鱼

（《政和本草》）

蠡（通作鳢字）鱼，生九江池泽，今处处有之。陶隐居以为⑦公蛎蛇所变，至难死，犹有蛇性。谨按《尔雅》：鳢，鲩。郭璞注云：鳢，鲖（音同）也。释者曰：鳢，鲩也。《诗小雅》云：鱼丽于罶鲂鳢。《毛传》云，鳢，鲩也。《正义》云：诸

---

① 脊中：《纲目》作"肋"。
② 论：《政和》无。
③ 雉：《纲目》作"雅"。
④ 使：《大观》作"用"，《政和》作"使"。
⑤ 不可与肝同食：《大观》作"与猪肝不可同食"。
⑥ 妇：此下，《纲目》有"滞血"二字。
⑦ 以为：《大观》作"云是"，《政和》作"以为"。

本或作鳙，鯶（音重）也。陆机谓鲩即鳢鱼也，似鳢，狭而厚，今京东人[①]犹呼鯶鱼，其实一类也。据上所说，则似今俗间所谓黑鳢鱼者，亦至难死，形近蛇类，浙中人多食之。然《本经》著鳢鱼主湿痹下水，而黑鳢鱼主妇人妊娠。《千金方》有安胎单用黑鳢鱼汤方，而《本经》不言有此功用，恐是漏落耳。肝肠亦入药。诸鱼胆苦，惟此胆味甘可食为异也。又下鲍鱼条，据陶、苏之说，乃似今汉沔间所作淡干鱼，味辛而臭者。苏又引《李当之本草》，亦言胸中湿者良。其以鲍鱼，不以盐，外虽干，而鱼肥故中湿也。中湿则弥臭矣。一说鲍鱼自是一种，形似小鳙鱼，生海中，气最臭。秦始皇取置车中者是也。此说虽辨，亦无的据。《素问》治血枯雀卵丸，饮鲍鱼汁，以利肠中。（《大观》卷二十页 15，《政和》页 417，《纲目》页 1607）

544. 鲍　鱼

鲍鱼，文具蠡鱼条下。

545. 鲮　鱼

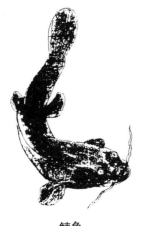

鲮鱼
（《绍兴本草》）

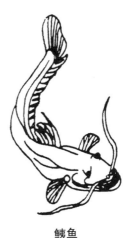

鲮鱼
（《政和本草》）

---

① 人：《大观》无。

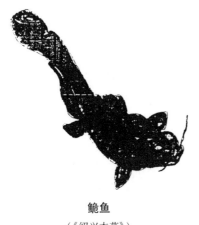

鮠鱼

（《绍兴本草》）

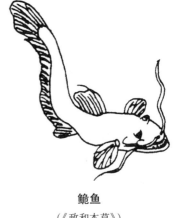

鮠鱼

（《政和本草》）

鮧（音夷又音题）鱼，旧不著所出州土，今江浙多有之。大首方口，背青黑，无鳞，多涎。其类有三：陶隐居云：即鳀（音题）鱼也，鱼即鮎（乃兼切）鱼也；又有鳠（音护）鱼相似而大；鮠（五回切）鱼亦相似，色黄而美。三种形性皆相类，而小不同也。鮎亦名鳀。《诗小雅》云：鱼丽于罶鰋鲤。《传》云：鮎也。《尔雅·释鱼》：鰋，鮎。郭璞注云：今鰋额白鱼，鮎，别名鳀，江东通呼鮎为鮧是也。今江浙多食之，不可与牛肝合食，令人患风多嚏。涎，主三消。取生鱼涎，溲黄连末作丸，饭后，乌梅煎饮下五、七丸，渴便顿减。鳠鱼①，四季不可食，又不可与野猪肉合食，令人吐泻。鮠，秦人呼为鳈②鱼，能动痼疾，不可与野鸡、野猪肉合食，令人患癞。此三鱼大抵寒而有毒，非食品之佳味也。（《大观》卷二十页 16，《政和》页 417，《纲目》页 1612）

546. 鮠　鱼

鮠鱼，文具鳠鱼条下。

---

① 鱼：《政和》无。
② 鳈：《大观》作"獭"，《政和》作"鳈"。

547. 鲫 鱼

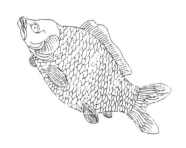

鲫鱼

（《绍兴本草》）

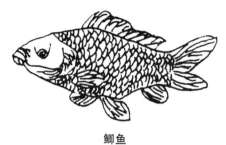

鲫鱼

（《政和本草》）

鲫鱼，《本经》不载所出州土，今所在池泽①皆有之。似鲤鱼，色黑而体②促，肚大而脊隆③。亦有大者至重二、三斤。性温，无毒。诸鱼中最可食。或云稷米所化，故其腹④尚有米色。又有一种背高腹⑤狭小者，名鰤鱼，功用亦与鲫同，但力差劣⑥耳。又黔州有一种重唇石鲫鱼，亦其类也。（《大观》卷二十页18，《政和》页418，《纲目》页1602）

548. 猬 皮

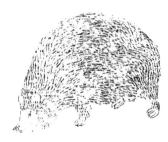

猬皮

（《绍兴本草》）

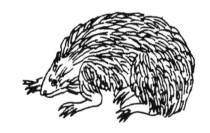

猬皮

（《政和本草》）

---

① 泽：《大观》作"沼"，《政和》作"泽"。
② 体：《大观》作"身"，《政和》作"体"。
③ 隆：《大观》作"高"，《政和》作"隆"。
④ 腹：《大观》作"肚"，《政和》作"腹"。
⑤ 同上
⑥ 差劣：《大观》作"少差"，《政和》作"差劣"。

猬皮①，生楚山川谷田野，今在处山林中皆有之。状类猯、独，脚短多刺，尾长寸余，人触近，便藏头足，外皆刺，不可向尔。惟见鹊，则反腹受啄，或云恶鹊声，故欲掩取之，犹蚌蟩（音聿）也。此类亦多，惟苍白色，脚似猪蹄者佳，鼠脚者次。其毛端有两歧者，名山枳鼠。肉味酸者名虎鼠。味苦而皮褐色类兔皮者，名山独②。凡此皆不堪用，尤宜细识耳。采无时，勿使中湿。肉与脂皆中用，惟骨不可食，误食之，则令人瘦劣③。（《大观》卷二十一页1，《政和》页423，《纲目》页1805）

549. 石龙子

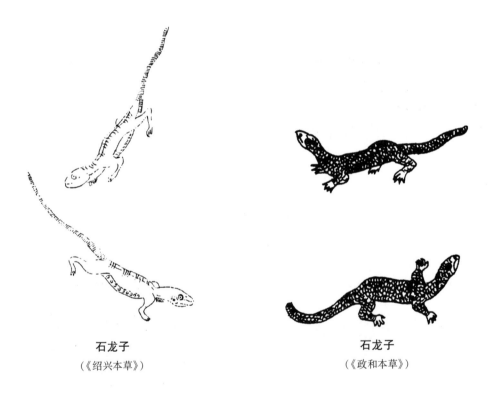

石龙子
（《绍兴本草》）

石龙子
（《政和本草》）

石龙子，生平阳川谷及荆山山石间，今处处有之。一名蜥（音锡）蜴（音亦）。谨按《尔雅》云：蝾螈，蜥蜴。蜥蜴，蝘蜓。蝘蜓，守宫也。疏释曰：《诗小雅正月》云：胡为虺蜴，蜴为此也。四者一物，形状相类，而四名也。《字林》云：蝾螈，蛇医也。《说文》云：在草曰蜥蜴，在壁曰蝘蜓。《方言》云：秦晋西夏谓之守宫，或谓之蚸（音卢）蠾（音厘），或谓之刺易，南阳人呼蝘蜓。其在泽中者，谓

① 猬皮："猬"即刺猬，宋代本草列在虫部，字从虫从胃，《本草纲目》移入兽部，字从犭从胃。
② 独：《政和》作"撊"，《大观》作"狪"。
③ 劣：《大观》作"少力"，《政和》作"劣"。

之蜥蜴，楚谓之蛇医，或谓之蝾螈。又东方朔云：非守宫，即蜥蜴。按此诸文，即是在草泽中者，名蝾螈、蜥蜴。在壁者，名蝘蜓、守宫也。然则入药当用草泽者，以五色具者为雄而良，色不具者为雌，乃劣耳。五月取，著石上令干。（《大观》卷二十一页 19，《政和》页 432，《纲目》页 1579）

550. 露蜂房

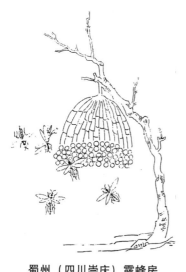

蜀州（四川崇庆）露蜂房
（《绍兴本草》）

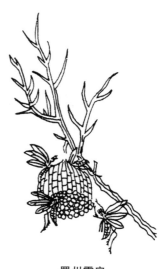

蜀州露房
（《政和本草》）

　　露蜂房，生牂牁山谷，今处处山林中皆有之。此木上大黄蜂窠也。大者如瓮，小者如桶。其蜂黑色，长寸许，螫牛马及人乃至欲死者，用此尤效。人家屋间，亦往往有之，但小而力慢，不堪用。不若山林中得风露气者佳。古今方书治牙齿汤多用之。七月七日采，又云十一月、十二月采者佳。亦解蛊毒，又主乳石发动，头痛，烦热口干，便旋赤少者。取十二分炙，以水二升，煮取八合，分温再服，当利小便，诸恶毒随便出。又疗热病后毒气冲目。用半大两，水二升，同煎一升，重滤，洗目三、四过。又瘰疬成瘘作孔者，取二枚炙末，腊月猪脂和涂孔上，差。（《大观》卷二十一页 2，《政和》页 424，《纲目》页 1506）

551. 樗 鸡

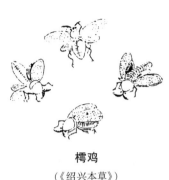

樗鸡
（《绍兴本草》）

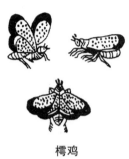

樗鸡
（《政和本草》）

樗鸡，生河内川谷樗木上，今近都皆有之。形以寒螀而小，七月采，曝干。谨按《尔雅》云：翰（音翰），天鸡。郭璞注云：小虫，黑身赤头。一名莎鸡，又曰樗鸡。李巡曰：一名酸鸡。《广雅》谓之樗鸠。苏恭云：五色具者为雄，良；青黑质白斑者是雌，不入药。然今所谓莎鸡者，亦生樗木上，六月后出飞，而振羽索索作声，人或畜之樊中。但头方腹大，翅羽外青内红，而身不黑，头不赤，此殊不类，盖别一种而同名也①。今在樗木上者，人呼为红娘子头、翅皆赤，乃如旧说，然不名樗鸡，疑即是此，盖古今之称不同耳。古今大麝香丸用之，近人少用，故亦鲜别。（《大观》卷二十一页19，《政和》页431，《纲目》页1526）

552. 蚱 蝉

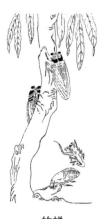

蚱蝉
（《绍兴本草》）

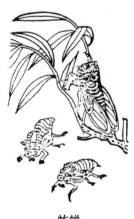

蚱蝉
（《政和本草》）

---

① 盖别一种而同名也：《纲目》作"郭说"。

蚱（音笮又音侧）蝉，《本经》不载所出州土，但云生杨柳上，今在处有之。陶隐居以为哑蝉。苏恭以为鸣蝉。二说不同。按字书解蚱字云：蝉声也[1]。《月令》：仲夏之月，蝉始鸣，言五月始有此蝉鸣也。而《本经》亦云：五月采，正与《月令》所记始鸣者同时。如此苏说得之矣。蝉类甚多。《尔雅》云：蜩，马蜩。郭璞注云：蝉中最大者为马蝉。今夏中所鸣者，以众蝉最大。陶又引《诗》：鸣蝉嘒嘒。云是形大而黑，昔人所啖者。又礼冠之饰附蝉者，亦黑而大，皆此类也。然则《尔雅》所谓马蝉，诗人所谓鸣蝉，月令礼家所谓蝉，本草所谓蚱蝉，其实一种。蝉类虽众，而为时用者独此一种耳。又医方多用蝉壳，亦此蝉所蜕壳也，又名枯蝉。本生于土中，云是蛣螂所转丸，久而化成此虫，至夏便登木而蜕。采得当蒸熟，勿令蠹。今蜀中有一种蝉，其蜕壳头上有一角如花冠状，谓之蝉花，西人有赍至都下者，医工云入药最奇。（《大观》卷二十页8，《政和》页427，《纲目》页1544）

553. 蝉　花

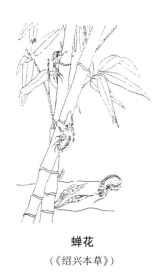

蝉花
（《绍兴本草》）

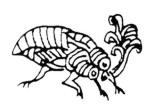

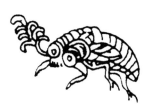

蝉花
（《政和本草》）

蝉花，文具蚱蝉条下。

---

[1]　按字书解蚱字云：蝉声也：《纲目》作"按玉篇云：蚱，蝉声也"。

554. 白僵蚕

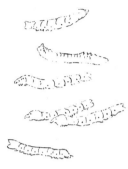

棣州（山东惠民）白僵蚕

（《绍兴本草》）

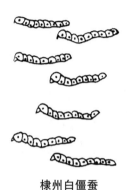

棣州白僵蚕

（《政和本草》）

白僵蚕，生颍州平泽，今所在养蚕处皆有之。用自僵死白色而条直者①为佳。四月取，勿令中湿，湿则有毒不可用。用时仍去绵丝及子，炒过。今医家用治中风急喉痹欲死者，捣筛细②末，生姜自然汁调灌之，下喉立愈。又合衣鱼、鹰屎白等分为末，面膏和涂疮瘢疵，便灭。（《大观》卷二十一页 14，《政和》页 430，《纲目》页 1516）

555. 木 虻

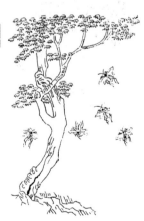

蔡州（河南汝南）木虻

（《绍兴本草》）

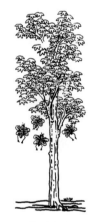

蔡州木虻

（《政和本草》）

① 者：《纲目》作"食桑叶者"。
② 细：《大观》作"为"，《政和》作"细"。

木虻，生汉中川泽。蜚虻生江夏川谷，今并处处有之，而襄汉近地尤多。虻有数种，皆能唼牛马血，木虻最大而绿色，几若蜩蝉。蜚虻状如蜜蜂，黄色。医方所用虻虫，即此也。又有一种小虻，名鹿虻，大如蝇，咂牛马亦猛。三种大抵同体，俱能治血。而方家相承，只用蜚虻，它不复用，并五月采，腹有血者良。人伺其唼啮牛马时腹红者，掩取干之用，入药须去翅、足也。《淮南子》曰：虻散积血，斲木愈龋（丘主切），此以类推之者也。然今本草不著斲木之治病，亦漏脱耳。（《大观》卷二十一页 20，《政和》页 433，《纲目》页 1554）

556. 蜚 虻

蜚虻，文具木虻条下。

557. 蜚 蠊

蜚蠊，文具木虻条下。

558. 䗪 虫

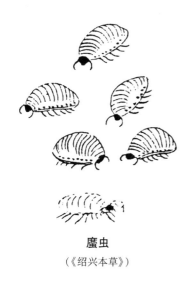

䗪虫
（《绍兴本草》）

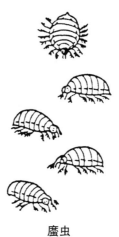

䗪虫
（《政和本草》）

䗪虫，生河东川泽及沙中，人家墙壁下土中湿处。状似鼠妇，而大者寸余，形扁如鳖，但有鳞而无甲，故一名土鳖。今小儿多捕以负物为戏。十月取，曝干。张仲景治杂病方：主久瘕积结，有大黄䗪虫丸，又大鳖甲丸中，并治妇人药，并用䗪

本草图经

虫鱼部上

卷第十四

四八三

虫，以其有破坚积，下血之功也。(《大观》卷二十页21，《政和》页434，《纲目》页1551)

559. 蛴螬

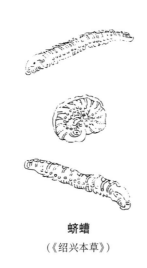

蛴螬
(《绍兴本草》)

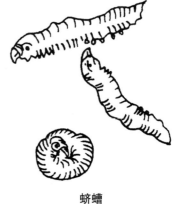

蛴螬
(《政和本草》)

蛴螬，生河内平泽及人家积粪草中，今处处有之。大者有如足大指，以背行反快于脚，采无时。反行者良。此《尔雅》所谓蟦，蛴螬。郭璞云：在粪土中者是也。而诸朽木中蠹虫，形亦^①相似，但洁白于粪土中者，即《尔雅》所云：蝤蛴，蝎。又云：蝎，蛣𧎧。又云：蝎，桑虫。郭云：在木中虽通名蝎，所在异者是此也。苏恭以谓入药，当用木中者，乃与《本经》云生积粪草中相戾矣。有名未用中，自有桑虫条。桑虫即蛣𧎧也，与此主疗殊别。今医家与蓐妇下乳药用之，乃是掘粪土中者，其效殊速。乃知苏说未可据也。张仲景治杂病方，大䗪虫丸中用蛴螬，以其主^②胁下坚满也。《续传信方》，治喉痹，取虫汁点在喉中，下即喉开也。(《大观》卷二十一页10，《政和》页428，《纲目》页1540)

---

① 亦:《大观》无。
② 以其主:《纲目》作"取其去"。

560. 蛞 蝓

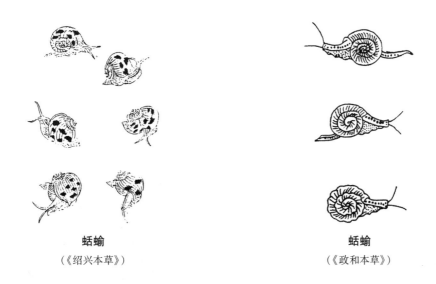

蛞蝓
（《绍兴本草》）

蛞蝓
（《政和本草》）

蛞（音阔）蝓（音俞），生泰山池泽，及阴地沙石垣下。蜗牛，《本经》不载所出州土，今并处处有之。陶隐居注云：蜗牛形如蛞蝓，但背负壳耳。则庄子所谓战于蜗角是也。又云：俗名蜗牛者，作瓜字形，故蜗字亦音瓜。《本经》蛞蝓一名附蜗。蛞蝓无壳，不应有蜗名，或以其头形类犹似蜗牛，故以名之。或云都是一物有二名，如鸡肠、蘩蒌之比。谨按郭璞注《尔雅》：蚹蠃，螔蝓，蜗牛也。《字书》解蝓字，亦云螔蝓，蜗牛也。如此是一物明矣。然今下湿处，有种大于蜗牛，亦有角而无壳，相传云是蜗牛之老者。若然，本一物，而久蜕壳者为异耳。并八月采。方书蜗牛涎，主消渴。崔元亮《海上方》著其法云：取蜗牛十四枚，以水三合，浸之瓷瓯中，以器覆之一宿，其虫自沿器上，取水饮，不过三剂已。凡用蜗牛，以形圆而大者为胜。久雨[1]晴，竹林池沼间多有出者，其城墙阴处，有一种扁而小者，无力，不堪用。蜗牛入婴孺[2]药用最胜，其壳亦堪用。韦丹[3]主一切疳，取旧死壳[4]七枚，皮薄色黄白者真，净洗，不得小有尘滓，漉干，内酥于壳中。以瓷盏盛之，纸糊盏面，置炊饭上蒸之。下馈[5]时即坐甑中，装饭又蒸，饭熟即已，取出细研如水淀，渐渐与吃，令一日尽，为佳。（《大观》卷二十一页17，《政和》页432，《纲目》页1568）

---

① 雨：此下，《纲目》有"乍"字。
② 孺：《纲目》作"孩"。
③ 丹：《纲目》作"宙方"。
④ 旧死壳：《纲目》作"自死蜗壳"。
⑤ 馈：《纲目》作"馈"。

561. 蜗 牛

蜗牛，文具蛞蝓条下。

562. 水 蛭

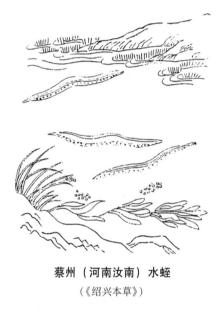

蔡州（河南汝南）水蛭

（《绍兴本草》）

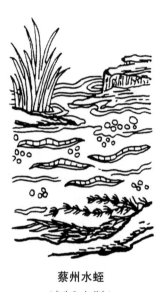

蔡州水蛭

（《政和本草》）

水蛭，生雷泽池泽，今近处河池中多有之。一名蟣。此有数种：生水中者名水蛭，亦名马蟥；生山中者名石蛭；生草中者名草蛭；生泥中者名泥蛭。并能①著人及牛马股胫间，啮咂其血，甚者入肉中产育，为害亦大。水蛭有长尺者，用之当以小者为佳。六月采，曝干。一云采得当以篛竹筒盛之，待干，又用米泔浸经宿，然后出之，暴已。又用冬月猪脂煎令黄，乃堪用。干蛭，当展令长，腹中有子者去之。古法有用水蛭啖疮者。缓急所须，亦不可得。崔知悌令预收养之，以备用。此物极难死，加②火炙，经年，得水犹可活也。石蛭等并头尖腹粗，不堪入药，误用之，则令人目中生烟不已，渐致枯损，不可不辨也。（《大观》卷二十二页 17，《政和》页 448，《纲目》页 1535）

———————

① 能：《政和》作"皆"，《大观》作"能"。
② 加：《大观》作"如"，《政和》作"加"。

563. 乌贼鱼

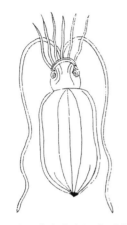

雷州（广东海康）乌贼鱼
（《绍兴本草》）

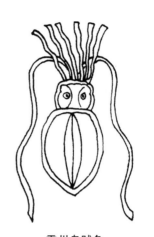

雷州乌贼鱼
（《政和本草》）

乌贼鱼，出东海池泽，今近海州郡皆有之。云是鸒（音剥）乌①所化，今其口脚②犹存，颇相似，故名乌鲗。能吸波噀墨以溷水，所以自卫，使水匿不能为人所害。又云③性嗜乌，每暴水上，有飞乌过，谓其已死，便啄其腹，则卷取而食之，以此得名，言为乌之贼害也。形若革囊，口在腹下，八足聚生口傍。只一骨，厚三、四分，似小舟轻虚而白。又有两须如带，可以自缆，故别名缆鱼。《南越志》云：乌贼有矴，遇风便虬前一须，下矴而住④矴亦缆之义也。腹中血及胆。正如墨，中以书也⑤，世谓乌贼怀墨而知礼，故俗谓是海若白事小吏。其肉食之益人，取无时。其无骨者名柔鱼。又更⑥有章举、石距二物，与此相类而差大，味更珍好，食品所贵重。然不入药用，故略焉。（《大观》卷二十一页11，《政和》页428，《纲目》页1615）

① 乌：《纲目》作"鸟"。
② 脚：《纲目》作"腹"。
③ 又云：《纲目》作"又南越志云"。
④ 住：《大观》作"往"，《政和》作"住"。
⑤ 中以书也：《纲目》作"可以书字，但逾年则迹灭，惟存空纸尔"。
⑥ 更：《大观》无

564. 蟹

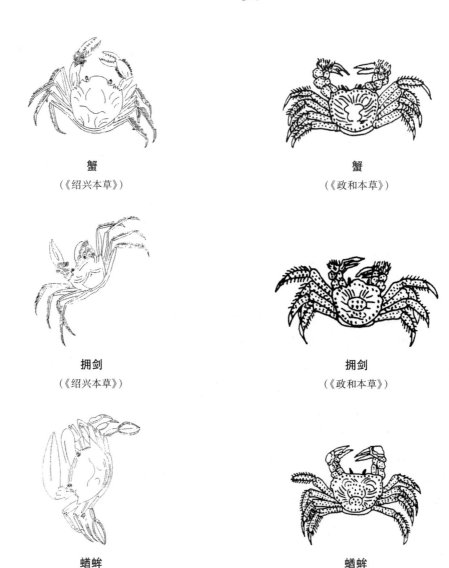

蟹
（《绍兴本草》）

蟹
（《政和本草》）

拥剑
（《绍兴本草》）

拥剑
（《政和本草》）

蟛蜞
（《绍兴本草》）

蟛蜞
（《政和本草》）

　　蟹，生伊洛池泽诸水中，今淮海、京东[①]、河北陂泽中多有之，伊洛乃反难得也。八足二螯，大者箱角两出，足节屈曲，行则旁横。今人以食品之佳味，独螯独目及两目相向者，皆有大毒，不可食。其黄能化漆为水，故涂漆疮用之。黄并肉熬末，以内金疮中，筋断亦可续。黄并螯烧烟，可以集鼠于庭。爪入药最多。胡洽疗

――――――――――

　　① 京东：《纲目》作"汴京"。按北宋首都在汴，所以《纲目》称它为"汴京"，与"京东"意义不相合。

孕妇僵仆，胎转上抢心困笃，有蟹爪汤之类是也。《经》云：取无时。俗传蟹八月一日，取稻芒两枚，长一、二寸许，东行输送其长，故今南方捕得蟹，差早则有衔稻芒者，此后①方可食之。以前时长未成就，其毒尤猛也②。蟹之类甚多，六足者名蛫（音跪），四足者名北③，皆有大毒，不可食，误食之，急以豉汁可解。阔壳而多黄者名蝤④，生南海中，其螯更锐，断物如芟刈焉，食之行风气。扁而最大，后足阔者，为蝤蛑，岭南人谓之拨棹⑤子，以后脚形如棹也。一名蟚，随潮退壳，一退一长。其大者如升，小者如盏碟。两螯无毛，所以异于蟹。其力至强，能与虎斗，往往虎不能胜。主小儿闪癖，煮与食之良。一螯大，一螯小者，名拥剑，又名桀步。常以大螯斗，小螯食物。一名执火，以其螯赤故也。其最小者名彭蜞（音滑），吴人语讹彭越。《尔雅》云：蟛蜅（音泽），小者蟧（力刀切）。郭璞云：即彭蜞也，似蟹而小，其膏可以涂癣，食之令人吐下至困。彭蜞亦其类也蔡谟渡江误食者，是此也。（《大观》卷二十一页7，《政和》页426，《纲目》页1634）

565. 原蚕蛾

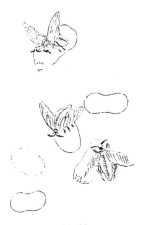

原蚕蛾
（《绍兴本草》）

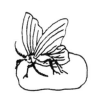
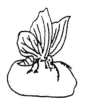

原蚕蛾
（《政和本草》）

原蚕蛾，《本经》不载所出州土，今东南州郡多养此蚕，处处皆有之。此是重养者，俗呼为晚蚕。北人不甚复养，恶其损桑。而《周礼》禁原蚕者，郑康成注

---

① 此后：《纲目》作"须霜后输芒"。
② 以前时长未成就，其毒尤猛也：《纲目》简化为"否则毒尤猛也"。
③ 北：《纲目》作"牝"。按蟹四足名北，北亦作"蛖"，《广韵》云："蛖，虫似蟹而四足。"
④ 蝤：《纲目》作"蟳"。按《闽中海错疏》："蝤，似蟹而大壳，螯有棱锯。"
⑤ 棹：《纲目》作"掉"。

云：为其伤马，伤马亦是其一事耳①。《淮南子》曰：原蚕一岁再登②，非不利也。然王法禁之者，为其残桑是也，人既稀养，市中货者亦多早蛾，不可用也。至于用蚕沙、蚕退，亦须用晚出者。惟白僵蚕不著早晚，但用白而条直者。凡用蚕并须食桑蚕，不用食柘者。蚕蛾，益阳方中多用之。今方治小儿撮口及发噤者，取二枚炙黄，研末，蜜和，涂口唇内，便差。蚕沙、蚕退并入治风及妇人药中用。蚕退，医家多用初出蚕壳在纸上者。一说蚕眠时所退皮用之，更有效。（《大观》卷二十一页16，《政和》页429，《纲目》页1520）

566. 鳗鲡鱼

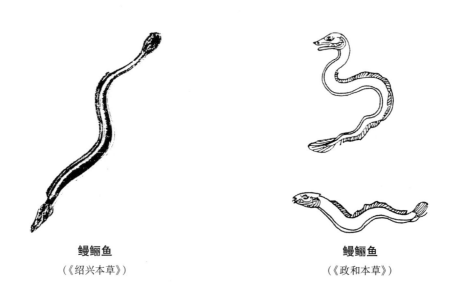

鳗鲡鱼
（《绍兴本草》）

鳗鲡鱼
（《政和本草》）

　　鳗（音谩）鲡（音黎）鱼，《本经》不载所出州土，今在处有之。似鳝而腹大，青黄色。云是蛟蜃之类③，善攻碕④岸，使辄颓陀，近江河居⑤人酷畏之。此鱼虽有毒，而能补五脏虚损，久病罢瘵，人可和五味，以米煮食之。患诸疮痔漏及有风者长食。歙州出一种，背有五色纹，其功最胜。出海中者，名海鳗，相类而大，功用亦同，海人又名慈鳗，又名猧狗鱼。（《大观》卷二十一页13，《政和》页431，《纲目》页1608）

---

　　① 为其伤马，伤马亦是其一事耳：《纲目》作"蚕生于火而藏于秋，与马同气。物莫能两大，禁原蚕为其害马也。然害马亦一事耳"。

　　② 登：《纲目》作"收"。

　　③ 类：《纲目》作"属"。

　　④ 碕：《纲目》作"江"。

　　⑤ 使辄颓陀，近江河居：《纲目》无此文。

567. 鲛鱼皮

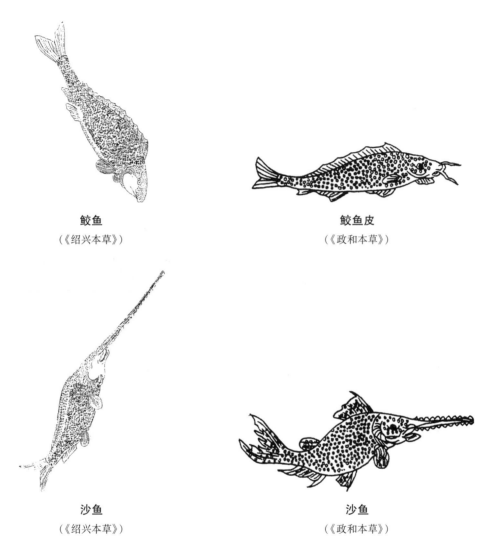

鲛鱼
（《绍兴本草》）

鲛鱼皮
（《政和本草》）

沙鱼
（《绍兴本草》）

沙鱼
（《政和本草》）

　　鲛鱼皮，旧不著所出州土。苏恭云出南海。形似鳖无脚，而有尾，《山海经》云：鲛，沙鱼，其皮可以饰剑是也。今南人但谓之沙鱼。然有二种：其最大而长喙如锯者，谓之胡沙，性善而肉美；小而皮粗者，曰白沙，肉强而有小毒。二种，彼人皆盐为修脯。其皮刮治，去沙，翦为鲙，皆食品之美者，食之益人。然皆不类鳖，盖其种类之别耳。胡洽治五尸鬼疰，百毒恶气等，鲛鱼皮散主之。鲛鱼皮炙，朱砂、雄黄、金牙、椒、天雄、细辛、鬼臼、麝香、干姜、鸡舌香、桂心①、莽草各一两，

————————

　　① 桂心：《纲目》脱此二字。

贝母半两，蜈蚣炙、蛴螬炙各二枚，凡十六物，治，下筛，温清酒服半钱匕^①，日三，渐增至五分匕^②，亦可带^③之。中用蜈蚣、蛴螬，皆此品类中，故并载其^④方。（《大观》卷二十一页 23，《政和》页 434，《纲目》页 1615）

568. 青　鱼

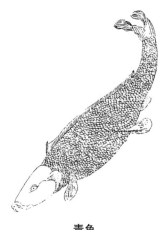

青鱼

（《绍兴本草》）

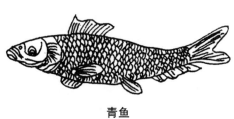

青鱼

（《政和本草》）

青鱼，生江湖间，今亦出南方，北地或时有之。似鲤^⑤鲩而背正青色。南人多以作鲊，古作鲭字，所谓五侯鲭鲊^⑥是也。头中枕^⑦蒸令气通，曝干状如琥珀，云可以代琥珀，非也。荆楚间取此鱼枕煮拍作器皿^⑧甚佳，胆与目睛并入药用。取无时。古今方书多用此^⑨。胆汁滴目中，主目昏暗。又可涂恶疮，余亦稀用。（《大观》卷二十一页 24，《政和》页 435，《纲目》页 1598）

---

① 匕：《纲目》无。
② 日三，渐增至五分匕：《纲目》作"日二"。
③ 带：《纲目》作"佩"。
④ 其：《政和》无。
⑤ 鲤：《纲目》无。
⑥ 鲊：《纲目》无。
⑦ 枕：此下，《纲目》有"骨"字。
⑧ 器皿：《纲目》作"酒器梳篦"。
⑨ 此：《政和》作"其"，《大观》作"此"。

本草图经虫鱼部下卷第十五

朝奉郎太常博士　充集贤校理　新差知颍州军州　兼管内劝
农及管句开治沟洫河道事　骑都尉借紫　臣　苏颂　奉敕撰

尚志钧　辑校

569. 虾蟆	590. 蛷螂
570. 蛙	591. 斑猫
571. 蚺蛇胆	592. 芫青
572. 蝮蛇胆	593. 葛上亭长
573. 蛇蜕	594. 地胆
574. 蛇黄	595. 牡蛎
575. 金蛇	596. 马刀
576. 乌蛇	597. 蚌蛤
577. 白花蛇	598. 蛤蜊
578. 蛤蚧	599. 蚬壳
579. 鲮鲤甲	600. 蚶
580. 蜘蛛	601. 蛴螬
581. 蜻蛉	602. 蛏
582. 石蚕	603. 淡菜
583. 蜈蚣	604. 贝子
584. 马陆	605. 珂
585. 雀瓮	606. 紫贝
586. 鼠妇	607. 甲香
587. 衣鱼	608. 蝎
588. 白颈蚯蚓	609. 五灵脂
589. 蝼蛄	610. 海马

569. 虾蟆

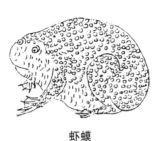

虾蟆
（《绍兴本草》）

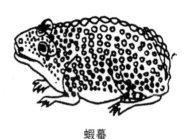

蝦蟇
（《政和本草》）

虾蟆，生江湖，今处处有之。腹大，形小，皮上多黑斑点，能跳接百虫食之，时作呷呷声，在陂泽间，举动极急。五月五日取，阴干，东行者良。《本经》云：一名蟾蜍，以为一物，似非也。谨按《尔雅》鼀（起据切）醜，蟾蜍。郭璞注云：似虾蟆，居陆地。又科斗注云：虾蟆子也是。非一物明矣。且蟾蜍形大，背上多痱磊，行极迟缓，不能跳跃，亦不能鸣，多在人家下湿处。其腹下有丹书八字者，真蟾蜍也。陶隐居所谓能解犬毒，及温病斑生，生食之，并用蟾蜍也。《本经》云：主邪气，破坚血之类，皆用虾蟆。二物虽一类，而功用小别，亦当分别而用之。《洽闻记》云：虾蟆大者，名田父，能食蛇。蛇行，田父逐之，蛇不得去，田父衔其尾，久之，蛇死，尾后数寸皮不损，肉已尽也。世传蛇啖蛙，今乃云田父食蛇，其说颇怪，当是别有一种如此耳。韦宙《独行方》，治蚕咬。取田父脊背上白汁，和蚁子灰涂之，差。蟾蜍矢，谓之土槟榔，下湿处往往有之。亦主恶疮[1]。眉酥，主蚰牙及小儿疳瘦药所须。又有一种大而黄色，多在山石中藏蛰，能吞气饮风露，不食杂虫，谓之山蛤。山中人亦食[2]之，此主小儿劳瘦及疳疾等，最良。（《大观》卷二十二页1，《政和》页440，《纲目》页1557）

---

① 亦主恶疮：《纲目》作"亦能主疾"。
② 食：《政和》作"食"，《大观》作"食"。

570. 蛙

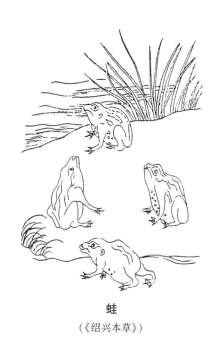

蛙
（《绍兴本草》）

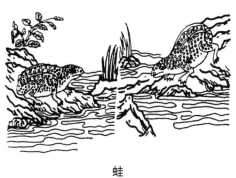

蛙
（《政和本草》）

蛙，《本经》不载所出州土，云生水中，今处处有之。似虾蟆而背青绿色①，俗谓之青蛙。亦有背作黄纹②者，人谓之金线蛙。陶隐居云：蜂、蚁、蛙、蝉，其类最多，大腹而脊青者，俗名土鸭。其鸣甚壮，即《尔雅》所谓在水曰黾③者是也。黑色者，南人呼为蛤子，食之至美，即今所谓之蛤，亦名水鸡是也。闽、蜀、浙东，为珍馔。彼人云：食之补虚损，尤宜产妇，即此也。小形善鸣唤者，名蛙子，即药中所用蛙是也。其余蝼蝈、长肱、蠷子之类，非药中所须，不复悉载也。（《大观》卷二十二页30，《政和》页453，《纲目》页1560）

---

① 色：此下，《纲目》有"尖嘴细腹"。
② 纹：《纲目》作"路"。
③ 黾：《大观》作"鼀"，《政和》作"黾"。

571. 蚺蛇胆

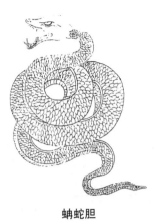

蚺蛇胆
（《绍兴本草》）

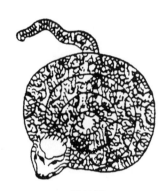

蚺蛇胆
（《政和本草》）

　　蚺蛇胆，《本经》不载所出州土。陶隐居云出晋安，苏恭云出桂、广以南、高、贺等州，今岭南州郡皆有之。此蛇极大，彼土人多食其肉，取其胆及膏为药。《岭表录异》云：雷州有养蛇户，每岁五月五日即担舁蚺蛇入官，以取胆，每一蛇皆两①人担舁，致大篮笼中，藉以软草屈盘其中，将取之，则出置地上，用杈拐十数，翻转蛇腹，旋复按之，使不得转侧，约分寸，于腹间剖出肝胆，胆状若鸭子大，切取之，复内肝腹中，以线缝合创口，蛇亦复活。舁归放于川泽。其胆曝干，以充土贡。或云蛇被取胆，它日见捕者，则远远侧身露腹疮，明已无胆，以此自脱。或云此蛇至难死，剖胆复能活三年，未知的否耳？此物极多伪，欲试之，剔取如粟米许，著净水上，浮游水上，回旋行走者为真，其径沉者，诸胆血也。试之不可多，多亦沉矣。膏之真者，磥磥如梨豆子，他蛇膏皆大如梅、李子，此为别也。

　　下条又有蝮蛇胆，其蛇黄黑色，黄颔尖口，毒最烈。取其胆以为药，主䘌疮。肉酿作酒，以治大风及诸恶风疮，疮瘘，瘰疬，皮肤顽痹等。然今人不复用此法。此蛇多在人家屋间，吞鼠子及雀雏，见其腹大，破取鼠，干之，疗鼠瘘。陈藏器说：蛇中此蛇独胎产，形短鼻反，锦纹。其毒最猛，著手断手，著足断足，不尔合身糜溃矣。蝮蛇至七、八月毒盛，时常自啮木，以泄其毒，其木即死。又吐口中沫于草木上，着人身成疮，名曰蛇漠，卒难疗治。所主与众蛇同方。又下蛇蜕条云：生荆州川谷及田野。五月五日、十五日取之良。今南中于木石上及人家屋栱间多有之。古今方书用之最多，或云蛇蜕无时，但著不净物则脱矣。古今治蛇毒方甚多。葛洪、张文仲并言其形状。文仲云：蝮蛇形乃不长，头扁，口尖，头斑，身赤纹斑，亦有

---

① 两：《大观》作"二"，《政和》作"两"。

青黑色者，人犯之，头足贴著是也。东间诸山甚多，草行不可不慎①之。又有一种状如蝮而短，有四脚，能跳来啮人，东人名为千岁蝮，人或中之必死。然其啮人已，即跳上木作声，其声云：斫木。斫木者，不可救也。若云博叔。博叔者，犹可急疗之。其疗之方：细辛、雄黄等分，末，以内疮中，日三、四易之。诸蛇及虎伤亦主之。又以桂、栝楼末。著管中，密塞之，带行，中毒急敷之，缓乃不救。葛氏云：青蝰蛇，绿色，喜缘木及竹上，大者不过四、五尺，色与竹木②一种，其尾三、四寸。色异者名熇尾蛇，最毒。中之急灸疮中三、五壮，毒则不行；又用雄黄、干姜末，以射罔和之，敷疮。又辟众蛇方云：辟蛇之药虽多，唯以武都雄黄为上，带一块古称五两者，于肘间，则莫敢犯。他人中者，便磨以疗之。又带五蛄黄丸，以其丸有蜈蚣故也。其方至今传之。亦可单烧蜈蚣，末，敷著疮上，皆验。（《大观》卷二十二页8，《政和》页443，《纲目》页1584）

572. 蝮蛇胆

蝮蛇胆，文具蚺蛇胆条下。

573. 蛇 蜕

蛇蜕，文具蚺蛇胆条下。

574. 蛇 黄

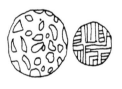
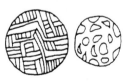

越州（浙江绍兴）蛇黄   越州蛇黄
（《绍兴本草》）   （《政和本草》）

---

① 慎：《大观》作"谨"，《政和》作"慎"。
② 木：《大观》作"水"，《政和》作"木"。

蛇黄，出岭南，今越州、信州亦有之。《本经》云是蛇腹中得之，圆重如锡，黄、黑、青杂色。注云多赤色。有吐出者，野人或得之。今医家用者，大如弹丸，坚如石，外黄内黑色，二月采。云是蛇冬蛰时所含土，到春发蛰吐之而云。与旧说不同，未知孰是？（《大观》卷五页35，《政和》页137，《纲目》页682）

575. 金　蛇

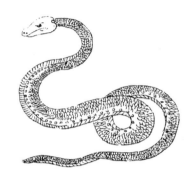

金蛇
（《绍兴本草》）

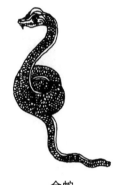

金蛇
（《政和本草》）

金蛇，出宾、澄州①。大如中指，长尺许，常登木饮露，体作金色，照日有光。及能解金毒。亦有银蛇解银毒。今不见有捕得者，而信州上饶县灵山乡出一种蛇，酷似此蛇，彼人呼为金星地鳝，冬月收捕之，亦能解众毒，止泻泄及邪热。（《大观》卷二十二页24，《政和》页451，《纲目》页1588）

576. 乌　蛇

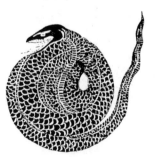

蕲州（湖北蕲春）乌蛇
（《绍兴本草》）

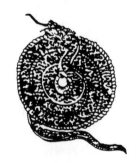

蕲州乌蛇
（《政和本草》）

① 宾、澄州：《大观》作"宾州"，《纲目》作"宾州澄州"。

乌蛇，生商洛山，今蕲州、黄州山中有之。背有三棱，色黑如漆。性至善，不噬物。多在芦丛中嗅其花气，亦乘南风而吸。最难采捕，多于芦枝上得之。至枯死而眼不陷，称之重三分至一两者为上，粗大者转重，力弥减也。又头有逆毛二寸一路，可长半分以来，头尾相对，用之入神，此极难得也。作伪者，用他蛇生熏之至黑，亦能乱真，但眼不光为异耳①。（《大观》卷二十二页 23，《政和》页 451，《纲目》页 1587）

577. 白花蛇

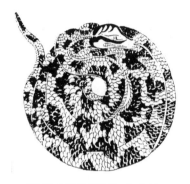

蕲州（湖北蕲春）白花蛇

（《绍兴本草》）

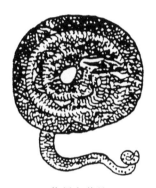

蕲州白花蛇

（《政和本草》）

白花蛇，生南地及蜀郡诸山中，今黔中及蕲州、邓州皆有之。其纹作方胜白花，喜螫人足，黔人有被螫者，立断之，补养既愈，或作木脚续之，亦不妨行。九月、十月采捕之。火干治风，速于诸蛇。然有大毒，头、尾各一尺尤甚，不可用，只用中断。干者以酒浸，去皮、骨，炙过收之，不复蛀坏。其骨须远弃之，不然刺伤人，与生者殆同。此蛇入人室屋中，忽作烂瓜气者，便不可向，须速辟除之。黔人有治疥癞遍体，诸药不能及者，生取此蛇中剂，火烧一大砖，令通红②，沃醋，令热气蒸，便置蛇于上，以盆覆宿昔，如此三过，去骨取肉，莡以五味，令过熟，与病者顿啖之，瞑眩一昼夕③乃醒，疮疹随皮便退，其人便愈。用干蛇亦以眼不陷为真。（《大观》卷二十二页 22，《政和》页 450，《纲目》页 1585）

---

① 本条：《纲目》是糅合《本草图经》和《雷公炮炙论》两家之文而成。
② 中剂，火烧一大砖，令通红：《纲目》作"剂断，以砖烧红"。
③ 瞑眩一昼夕：《纲目》作"瞑睡一昼夜"。

578. 蛤蚧

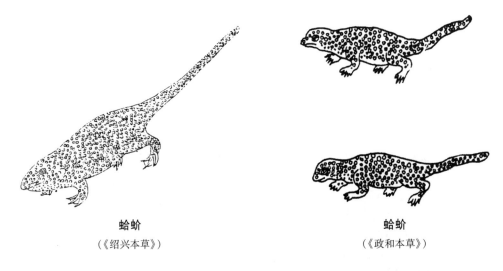

蛤蚧
（《绍兴本草》）

蛤蚧
（《政和本草》）

　　蛤蚧，生岭南山谷及城墙或大木间，今岭外亦有之。首若虾蟆，背有细鳞如蚕子，色黄如土，长四、五寸，尾与身等，盖守宫、蝘蜓之类。故杨雄《方言》云：桂林之中，守宫能鸣者，俗谓之蛤蚧，言其鸣自呼其名也。药力全在尾，人捕之，则自啮断其尾，因得释去。巢穴多依榕木，亦有在古屋城楼间者，人欲得其①首尾完者，乃以长柄两股铁叉，如粘黐竿状，伺于榕木间，以叉刺之，皆一股中脑，一股著②尾，故不能啮也。行常一雄一雌相随，入药亦须两用之。或云阳人用雌，阴人用雄。(《大观》卷二十二页 15，《政和》页 447，《纲目》页 1581)

---

① 其：《大观》无。
② 著：《大观》作"中"，《政和》作"著"。

579. 鲮鲤甲

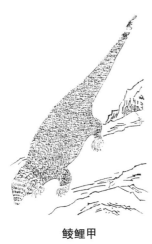

鲮鲤甲

（《绍兴本草》）

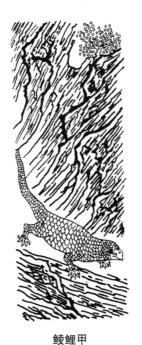

鲮鲤甲

（《政和本草》）

鲮鲤甲，旧不著所出州郡，今湖、岭及金、商、均、房①间，深山大谷中皆有之。似鼍而短小色黑，又似鲤鱼而有四足，能陆能水。日中出岸，开鳞甲如死，令蚁入中，蚁满便闭而入水，蚁皆浮出，因接而食之，故主蚁瘘为最。亦主恶疮疥癞，烧其甲，末，敷之。杨炎《南行方》，主山瘴疟有鲮鲤甲汤。今人谓之穿山甲，近医亦用烧灰，与少肉豆蔻末，米饮调服，疗肠痔疾。又治吹奶②疼痛不可忍，用穿山甲炙黄③，木通各一两，自然铜半两生用，三味捣罗为散，每服二钱，温酒调下，不计时候。(《大观》卷二十二页 28，《政和》页 454，《纲目》页 1578)

---

① 房：此下有"诸州"二字。
② 吹：《大观》作"女"，《政和》《纲目》作"吹"。
③ 黄：《纲目》作"焦"。

580. 蜘　蛛

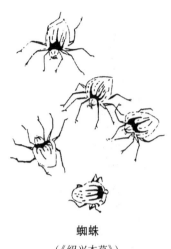

蜘蛛
（《绍兴本草》）

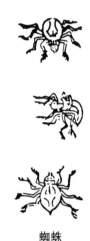

蜘蛛
（《政和本草》）

　　蜘蛛，旧不著生出州郡，今处处有之。其类极多。《尔雅》云：次蟗（音秋），蜘蛛（音与知朱字同）。蜘蛛，蛛蝥。郭璞云：江东呼蝃（音裰）蝥者。又云土蜘蛛，在地布网者；草蜘蛛，络幕草上者；蝃（音萧）蛸（音鞘）、长踦，小蜘蛛长脚者，俗呼为喜子。陶隐居云：当用悬网状如鱼罾者，亦名蜘蚳。则《尔雅》所为蛛蝥。郭璞所谓蝃蝥者是也。古方主蛇、蜂、蜈蚣毒及小儿大腹、丁奚、赘疣。今人蛇啮者，涂其汁；小儿腹疳者，烧熟啖之；赘疣者，取其网丝缠之；蜂及蜈蚣螫①者，生置痛处，令吸其毒，皆有验。然此虫中人尤惨，惟饮羊乳汁，可制其毒。出刘禹锡《传信方》云。张仲景治杂病方，疗阴狐疝气偏，有大小，时时上下者，蜘蛛散主之。蜘蛛十四枚，熬焦，桂半两，二物为散，每服八分一匕，日再。蜜丸，亦通。（《大观》卷二十二页11，《政和》页444，《纲目》页1530）

---

① 螫：《政和》作“毒”，《大观》作“螫”。

581. 蜻 蛉

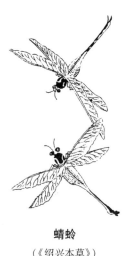

蜻蛉

（《绍兴本草》）

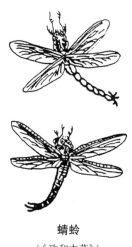

蜻蛉

（《政和本草》）

蜻蛉，旧不载所出州郡，今所在水际多有之。此有数种，当用青色大眼者为良。其余黄赤及黑色者不入用。俗间正名蜻蜓，而不甚须也。道家则多用之。（《大观》卷二十二页 31，《政和》页 455，《纲目》页 1525）

582. 石 蚕

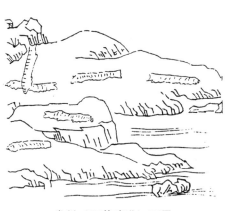

常州（江苏武进）石蚕

（《绍兴本草》）

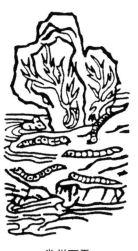

常州石蚕

（《政和本草》）

石蚕，生江汉池泽。旧注或以为草根，生石上，似蚕者。或以为生气物，犹如海中蛎蛤辈。又《本经》云：一名沙虱。沙虱自是水中细虫，都无定论。《蜀本草》注云：此虫所在水石间有之，人取以为钩饵。马湖石间①出此②最多，彼人亦好啖之，云味咸、小辛。今此类川、广中多有之。草根之似蚕者，亦名石蚕，出福州及信州山石上。四时常③有，其苗青，亦有节，三月采根，焙干。主走注风，散血，止痛。其节亦堪单用，揭筛取末，酒温服之。(《大观》卷二十二页 21，《政和》页 449，《纲目》页 681)

583. 蜈 蚣

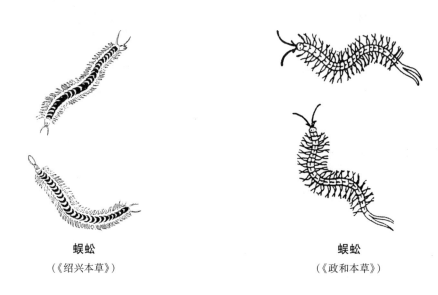

蜈蚣
(《绍兴本草》)

蜈蚣
(《政和本草》)

蜈蚣，生吴中川谷及江南，今江浙山南唐邓间皆有之。多在土石及人家屋壁间，以头、足赤者为胜。七、八月取之，黄足者最多。人以火炙令赤以当之，不堪用也。其性能制蛇，忽见大蛇，便缘而啖其脑。陶隐居及苏恭皆以为庄子称蝍蛆、甘带。《淮南子》云：腾蛇殆于蝍蛆，并言蝍蛆是此蜈蚣也。而郭璞注《尔雅》：蒺藜，蝍蛆云：似蝗而大腹，长④角，乃又似别种。下有马陆条，亦与蜈蚣相类，长三、四寸，斑色，其死侧卧，状如刀环，故一名刀环虫。书传云：百足之虫，至死不僵。此虫足多，寸寸断之，亦便寸行是也。胡洽治尸疰、恶气诸方，皆用蜈蚣。今医治初生儿口噤不开，不收乳者，用赤足蜈蚣去足炙，末，以猪乳二合调半钱，分三、四服，温灌之。(《大观》卷二十二页 16，《政和》页 446，《纲目》页 1562)

---

① 间：《政和》作"门"，《大观》作"间"。
② 此：《政和》作"取"，《大观》作"此"。
③ 常：《政和》作"当"，《大观》作"常"。
④ 长：《纲目》脱。

584. 马 陆

马陆，文具蜈蚣条下。

585. 雀 瓮

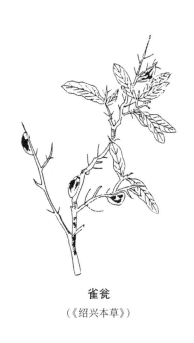

雀瓮

（《绍兴本草》）

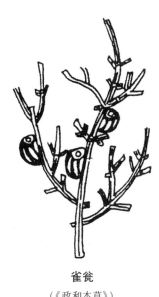

雀瓮

（《政和本草》）

雀瓮，蛅蟖房也。生汉中木枝上，今处处有之。蛅蟖，蚝（七吏切）虫也，亦曰蛅（与蚝同）毛虫，好在石榴木上，似蚕而短，背上[①]有五色斑，刺螫人有毒，欲老者，口吐白汁，凝聚渐坚硬，如雀卵，故名之。一名雀痈，痈、瓮声近耳。其子在瓮中作蛹，如蚕之在茧也。久而作蛾出，枝间叶上放子，如蚕子复为虫。旧注以瓮为虫卵，非也。一曰雀好食其瓮中子，故俗间呼为雀儿饭瓮，又名棘刚子，又名天浆子。八月采，蒸之。今医家治小儿慢惊方，以天浆子有虫者、白僵蚕、干蝎三物微炒，各三枚，捣筛为末，煎麻黄汤调服一字，日三，随儿大小加减之，大有效。（《大观》卷二十页 21，《政和》页 450，《纲目》页 1516）

① 上：《大观》无"上"字。

586. 鼠 妇

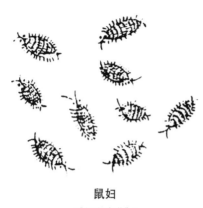

鼠妇
（《绍兴本草》）

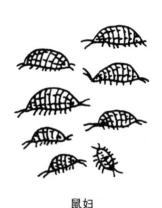

鼠妇
（《政和本草》）

鼠妇，生魏郡平谷及人家地上，今处处有之。多在下湿处瓮器底及土坎中，常惹著鼠背，故名鼠负。今作妇字，谬耳。《尔雅》云：蟠，鼠负。郭璞云：瓮器底虫。又云蜲威，委黍。《诗·东山》云：蜲威在室。郑笺云：此物家无人则生。然《本经》亦有此名，是今人所谓湿生虫者也。五月五日取。古方有用者，张仲景主久疟，大鳖甲丸中使之。以其主寒热也。（《大观》卷二十二页 31，《政和》页 455，《纲目》页 1551）

587. 衣 鱼

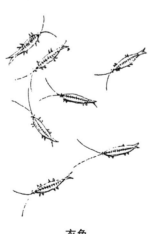

衣鱼
（《绍兴本草》）

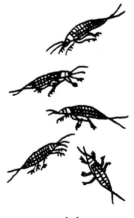

衣鱼
（《政和本草》）

衣鱼，生咸阳平泽，今处处有之。衣中乃少，而多在书卷中。《尔雅》所谓蟫（潭寻二音），白鱼。郭璞云：衣书中虫，一名蛃（音丙）鱼是也。段成式云：补阙张周①见壁上瓜子化为白鱼，因知列子朽瓜为鱼之言不虚也。古方主小儿淋闭，取以摩脐乃小腹，溺即通。又合鹰屎、僵蚕同敷疮瘢即灭。今人谓之壁鱼，俗传壁鱼入道经函中，因蠹食神仙字，则身有五色，人能得而吞之，可致神仙。唐张汤②之少子，惑其说，乃多书神仙字，碎剪置瓶中，取壁鱼投之，冀其蠹食而不能得，遂致心疾。（《大观》卷二十二页 34，《政和》页 456，《纲目》页 1550）

588. 白颈蚯蚓

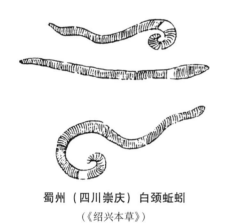

蜀州（四川崇庆）白颈蚯蚓
（《绍兴本草》）

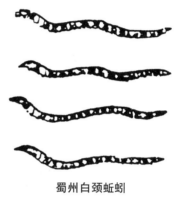

蜀州白颈蚯蚓
（《政和本草》）

白颈蚯蚓，生平土，今处处平泽皋壤地中皆有之。白颈是老者耳。三月采，阴干。一云须破去土盐之，日干。方家谓之地龙。治脚风药必须此物为使，然亦有毒。曾有人因脚病药中用此，果得奇效，病既愈，服之不缀，至二十余日，而觉躁愦乱，但欲饮水不已，遂至委顿。凡攻病用毒药已愈，当便罢服也③。其矢呼为蚓蝼，并盐敷疮，可去热毒。（《大观》卷二十二页 10，《政和》页 445，《纲目》页 1564）

---

① 周：《大观》作"用"，《政和》作"周"。
② 汤：《大观》作"易"，《政和》作"汤"。
③ 凡攻病用毒药已愈，当便罢服也：《纲目》化裁为"大抵攻病用毒药，中病即当止也"。

589. 蝼蛄

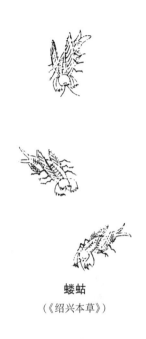

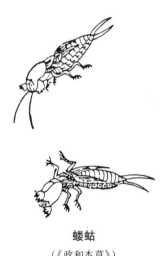

蝼蛄
（《绍兴本草》）

蝼蛄
（《政和本草》）

蝼蛄，生东城平泽，今处处有之。穴地粪壤中而生，夜则出求食，人夜行，忽见出，多打杀之，言其为鬼所使也。夏至后取曝干，以夜出者良。其自腰以前甚涩，主止大小便，或云止小便；自腰以后甚利，主下大小便。若出拔刺，多用其脑，此一名毂；《尔雅》云：毂，天蝼。《夏小正篇》云：三月毂则鸣是也。《广雅》云：一名硕鼠，易晋如硕鼠。孔颖达《正义》云：有五能，而不能成技之虫也。又引蔡邕《勤学篇》云：硕鼠五能不成一技术。注云：能飞不能过屋；能缘不能穷木；能游不能度谷；能穴不能掩身；能走不能免人。《荀子》云：梧鼠五技而穷，并为此蝼蛄也。而《魏诗》硕鼠刺重敛。《传》注：皆谓大鼠。则《尔雅》所谓硕鼠，关西呼为鼩（音瞿）鼠者。陆机云：今河东有大鼠，能人立，交见两脚于颈上，跳舞①善鸣，食人禾苗，人逐则走木，空中亦有五技，或谓之雀鼠，其形大。然则蝼蛄与此鼠二物而同各硕鼠者也。蝼蛄有技而穷，此鼠技不穷，故不同耳。蝼蛄又名梧鼠，《本经》未见也。今方家治石淋导水，用蝼蛄七枚，盐二两，同于新瓦上铺盖焙干，研末。温酒调一钱匕，服之即愈。（《大观》卷二十二页 27，《政和》页 453，《纲目》页 1548）

① 于颈上，跳舞：《大观》作"于头上能舞"。

590. 蜣螂

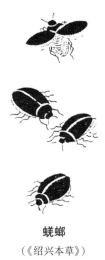

蜣螂

（《绍兴本草》）

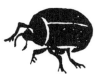

蜣螂

（《政和本草》）

蜣螂，生长沙池泽，今处处有之。其类极多，取其大者。又鼻高目深者，名胡蜣螂，用之最佳。五月五日取，蒸而藏之，临用当炙，勿置水中，令人吐。小儿疳虫方多用之。蜣螂心，主丁疮，而《本经》不著。唐刘禹锡《纂柳州救三死方》云：元和十一年得丁疮，凡十四日，日益笃善，药敷之皆莫能知。长乐贾方伯，教用蜣螂心，一夕而百苦皆已。明年正月，食羊肉又大作，再用亦如神验。其法一味贴疮，半日许，可再易，血尽根出遂愈。蜣螂心，腹下度取之，其肉稍白是也。所以云食羊肉又大作者，盖蜣螂畏羊肉故耳。用时须禁食羊肉。其法盖出葛洪《肘后方》。又主箭镞入骨不可拔者，微熬巴豆与蜣镞，并研匀，涂所伤处①，斯须痛定必微痒，且忍之，待极痒不可忍，便撼动箭镞，拔之立出。此方传于夏侯郓。郓初为阆州录事参军②，有人额上有箭痕，问之。云：随马侍中征田悦中射③，马侍中与此药，立可拔镞出，后以生肌膏药敷之，遂无苦，因并方获之。云：诸疮亦可疗。郓得方后，至洪州逆旅，主人妻患疮呻吟，方极以此药试之，立愈。又主沙尘入眼不可出者，取生蜣螂一枚，手持其背，遂于眼上影之，沙尘自出。（《大观》卷三十二页24，《政和》页451，《纲目》页1546）

---

① 不可拔者，微熬巴豆与蜣螂，并研匀，涂所伤处：《纲目》作"不可移者，杨氏家藏方，用巴豆微炒，同蜣螂捣涂"。在《纲目》引文中有"杨氏家藏方"。检《纲目》引据古今医家书目，《杨氏家藏方》的脚注标明"杨倓"。按杨倓是南宋时人，而苏颂是北宋时人，北宋人怎能引用南宋人的书。

② 录事参军：《纲目》无此文。

③ 射：《纲目》作"箭"。

591. 斑 猫

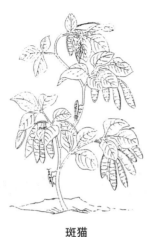

斑猫

（《绍兴本草》）

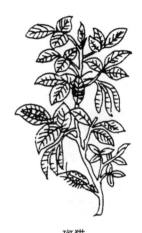

斑猫

（《政和本草》）

斑猫，生河东川谷，今处处有之。七月、八月大豆盛时，此虫多在叶上，长五、六分，甲上黑斑纹，乌腹尖喙，如巴豆大，就叶上采之，阴干。古方书多有用此，其字或作斑蝥，亦作斑蚝。入药不可令生，生即吐泻人。（《大观》卷二十二页 19，《政和》页 448，《纲目》页 1527）

592. 芫 青

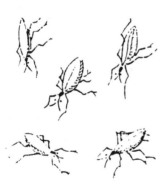

南京（河南商丘）芫青

（《绍兴本草》）

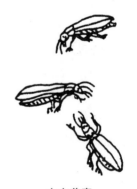

南京芫青

（《政和本草》）

芫青，《本经》不载所出州土，今处处有之。其形颇与斑猫相类，但纯青绿色，背上一道黄纹，尖喙。三、四月芫花发时乃生，多就花上采之，曝干。凡用斑猫、芫青、亭长之类，当以糯米同炒，看米色黄黑，即为熟，便出之。去头、足及翅翼，更以乱发裹之，挂屋东荣一宿，然后用之，则去毒矣。旧说斑猫、芫青、葛上亭长、地胆皆一类而随时变。古方皆用之。深师疗淋用亭长，说之最详。云：取葛上亭长，折断腹，腹中有白子如小米二、三分，取著白板子上阴干燥，二、三日药成。若有人患十年淋，服三枚；八、九年以还，服二枚。服时以水著小杯①中，水如枣许，内药盏中，爪甲研，当扁扁见于水中，仰头，乃令人写著咽喉中，勿令近牙齿间，药虽微小，下喉自觉当至下焦淋所，有顷，药大作，烦急不可堪者，饮干麦饭②汁，则药势止也。若无干麦饭，但水亦可耳。老、小服三分之一，当下淋疾如脓血连连尔。石去者，或如指头，或青，或黄。男女服之皆愈。此虫四月、五月、六月为葛上亭长；七月为斑猫；九月、十月为地胆。随时变耳。亭长时，头当赤，身黑。若药不快，淋不下，以意即度，更增服之。今医家多只用斑猫、芫青，而亭长、地胆稀有使者。人亦少采捕，既不得其详，故不备载。（《大观》卷二十二页 29，《政和》页 454，《纲目》页 1529）

593. 葛上亭长

葛上亭长，文附芫青条下。

594. 地　胆

地胆，文具芫菁条下。

595. 牡　蛎

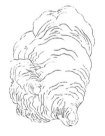

泉州（福建闽侯）牡蛎
（《绍兴本草》）

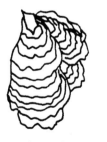

泉州牡蛎
（《政和本草》）

---

① 杯：《政和》作"桮"，《大观》作"杯"。
② 饭：《大观》作"饭"，《政和》作"饦"。

牡蛎，生东海池泽，今海傍皆有之，而南海、闽中及通、泰间尤多。此物附石而生，磈礧相连如房，故名蛎房（读如阿房之房），一名蠓山，晋安人呼为蠓莆。初生海边才如拳石，四面渐长，有①一、二丈者，嶄岩如山②。每一房内有蠓肉一块，肉之大小，随房所生，大房如马蹄，小者如人指面。每潮来，则诸房皆开，有小虫入，则合之，以充腹。海人取之，皆凿房，以烈火逼开之，挑取其肉。而其壳左顾者为③雄，右顾者则牡蛎耳。或曰以尖头为左顾。大抵以大者为贵，十一月采左顾者入药。南人以其肉当食品。其味尤美好，更有益，兼令人细肌肤，美颜色，海族之最可贵者也。（《大观》卷二十页6，《政和》页412，《纲目》页1638）

596. 马　刀

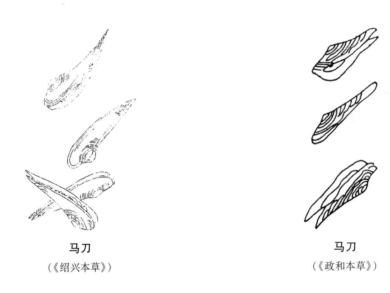

马刀

（《绍兴本草》）

马刀

（《政和本草》）

马刀，生江湖池泽及东海，今处处有之。蝏蛒（亦谓之蚌，蚌与蜯同）之类也。长三、四寸，阔五、六分以来，头小锐，多在沙泥中，江汉间人名为单姥，亦食其肉，大类蚌④，方书稀用。蚌蛤之类最多。蚌肉压丹石毒，壳为粉，以敷痈肿，又可制石庭脂，烂壳研饮，主翻胃及胃中痰，蛤蜊，主老癖，能为寒热者。蚬壳，陈久者止痢。蚶，补中益阳，所谓瓦屋是也。蝛蜝似蛤而长，扁壳，主痔。蛏，主胸中邪热，与丹石人相宜。淡菜，补五脏，益阳，浙江谓之壳菜，此皆有益于人者。余类实繁，药品所不取，不可悉数也。（《大观》卷二十二页4，《政和》页441，《纲目》页1640）

---

① 有：《纲目》作"至"。

② 山：此下，《纲目》有"俗呼蠓山"。

③ 为：《政和》脱。

④ 蚌：《政和》作"蜯"，《大观》作"蚌"。

597. 蚌 蛤

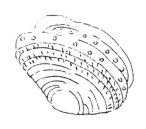

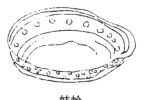

蚌蛤

（《绍兴本草》）

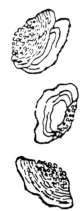

蚌蛤

（《政和本草》）

蚌蛤，文具马刀条下。

598. 蛤 蜊

蛤蜊，文具马刀条下。

599. 蚬 壳

蚬壳，文具马刀条下。

600. 蚶

蚶，文具马刀条下。

601. 蚬 蜅

蚬蜅，文具马刀条下。

602. 蛏

蛏，文具马刀条下。

603. 淡 菜

淡菜，文具马刀条下。

604. 贝 子

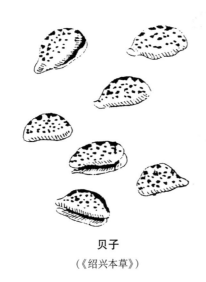

贝子
（《绍兴本草》）

贝子
（《政和本草》）

　　贝子，生东海池泽①，今南海亦有之。贝类之最小者，又若蜗状。而《交州记》
曰：大贝出日南，如酒杯；小贝，贝齿也。善治毒，俱有紫色是也。洁白如鱼齿，

---

① 泽：《大观》作"中"，《政和》作"泽"。

故一名贝齿。古人用以饰军容服物，今亦①稀用，但穿之与小儿戏鬓头家以饰鉴带，画家亦或使研物。采无时。珂亦似此而大，黄黑色，其骨白，可以饰马。（《大观》卷二十二页 20，《政和》页 449，《纲目》页 1647）

605. 珂

珂，文具贝子条下。

606. 紫　贝

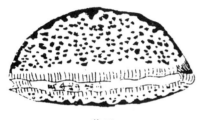 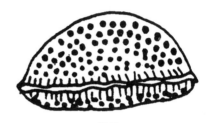

紫贝
（《绍兴本草》）

紫贝
（《政和本草》）

紫贝，《本经》不载所出州土。苏恭注云：出东海及南海上，今南海多有之，即研螺也。形似贝而圆，大二、三寸，儋振夷黎采以为货币，北人惟画家用研物。谨按郭璞注《尔雅》云：余貾（直其切）黄白纹，谓以黄为质，白为纹点。余泉白黄纹，谓以白为质，黄为纹点。今紫贝，则以紫为质，黑为纹点也。贝之类极多，古人以为宝货，而此紫贝尤为世所贵重。汉文帝时，南越王献紫贝五百是也。后世以多见贱，而药中亦稀使之。又车螯之紫者，海人亦谓之紫贝。车螯近世治痈疽方中多用，其壳烧煅为灰，敷疮。南海、北海皆有之，采无时。人亦食其肉，云味咸，平，无毒。似蛤蜊，而肉坚硬不及。亦可解酒毒。北中者壳粗，不堪用也。（《大观》卷二十一页 25，《政和》页 435，《纲目》页 1648）

---

① 亦：《政和》无。

607. 甲 香

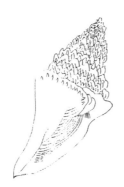 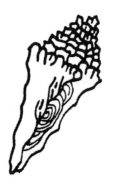

泉州（福建闽侯）甲香
（《绍兴本草》）

泉州甲香
（《政和本草》）

　　甲香，生南海，今岭外、闽中近海州郡及明州皆有之。海蠃（音螺）之掩也。《南州异物志》曰：甲香，大者如瓯面，前一边直揳长数寸，围壳岨峿有刺。其掩杂众香烧之使益芳，独烧则臭。一名流螺。诸螺之中，流最厚味是也。其蠃大如小拳，青黄色，长四、五寸。人亦啖其肉。今医方稀用，但合香家所须。用时先以酒煮去腥及涎，云可聚香，使不散也。《传信方》载其法云：每甲香一斤，以泔一斗半，于铛中，以微煻火煮经一复时，即换新泔，经三①换即漉出，众手刮去香上恶②物讫，用白蜜③三合，水一斗，又煻火煮一复时，水干，又以蜜三合，水一斗，再煮都三复时，以香烂止。炭火热烧地，洒清酒，令润，铺香于其上，以新瓷瓶盖合密，埋一复肘，待香冷硬，即臼中，用木杵捣，令烂，以沉香三两、麝香一分，和合，略捣，令相乱，入即香成，以瓷瓶贮之，更能埋之，经久，方烧尤佳。凡烧此香，须用大火炉，多著热灰及刚炭，至合翻时，又须换火，猛烧令尽讫，去之，炉傍著火，暖水即香不散。甲香须用台州小者佳。此法出于刘充奉礼也。凡蠃之类亦多，绝有大者。珠蠃莹洁如珠，鹦鹉蠃形似鹦鹉头，并堪酒杯者④。梭尾蠃如梭状，释辈⑤所吹者，皆不入药。故不悉录。（《大观》卷二十二页 33，《政和》页 455，《纲目》页 1650）

---

① 三：《纲目》作"二"。
② 恶：《纲目》作"涎"。
③ 蜜：《纲目》作"米"。
④ 并堪酒杯者：《纲目》作"并可作杯"。
⑤ 释辈：《纲目》作"今释子"。

608. 蝎

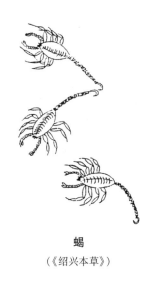

蝎
（《绍兴本草》）

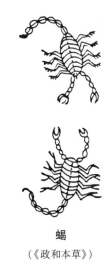

蝎
（《政和本草》）

蝎，旧不著所出州土，注云出青州者良，今京东西及①河陕州郡皆有之。采无时。用之欲紧小者。今人捕得，皆火逼干死收②之。方书谓之蚕螂。陶隐居《集验方》云：蝎有雌雄，雄者螫人，痛止在一处，雌者痛牵诸处。若是雄者，用井泥敷之，温则易。雌者当用瓦屋③沟下泥敷之，或不值天雨泥，可汲新水从屋上淋下，取泥用。又可画地作十字，取上土水服五分匕④。又云曾经螫毒痛苦不可忍，诸法疗不效，有人令以冷水渍指，亦渍手，即不痛，水微暖复痛，即易冷水。余处不可用冷水浸，则以故布搨之，小暖则易之，皆验。又有呪禁法，今人亦能用之有应⑤。古今治中风抽掣手足及小儿惊搐方多用蝎。《箧中方》，治小儿风痫，取蝎五枚，以一大石榴割头，去子，作瓮子样⑥，内蝎其中，以头盖之。纸筋和黄泥封裹，以微火炙干，渐加火烧，令通赤，良久，去火待冷，去泥，取中焦黑者，细研。乳汁调半钱匕⑦，灌之便定。儿稍大，则以防风汤调末，服之。（《大观》卷二十二页 26，《政和》页 452，《纲目》页 1533）

---

① 京东西及：《纲目》作"汴洛"。
② 收：《纲目》脱。
③ 屋：《纲目》脱。
④ 取上土水服五分匕：《纲目》作"取土水服方寸匕"。
⑤ 今人亦能用之有应：《纲目》简化为"亦验"。
⑥ 去子，作瓮子样：《纲目》简化为"剜空"。
⑦ 匕：《纲目》无。

609. 五灵脂

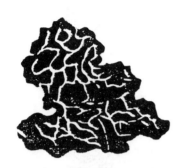

潞州（山西长治）五灵脂
（《绍兴本草》）

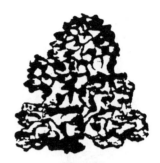

潞州五灵脂
（《政和本草》）

　　五灵脂，出北地，今惟河东州郡有之。云是寒号虫粪，色黑如铁，采无时。然多夹沙石，绝难修治。若用之，先以酒研飞炼，令去沙石，乃佳①。治伤冷积聚及小儿、女子方中多用之。今医治产妇血晕昏迷，上冲闷绝，不知人事者。五灵脂二两，一半炒熟，一半生用，捣罗为散，每服一钱，温热水②调下。如口噤者，以物斡开，口灌之，入喉即愈，谓之独胜散③。又治血崩不止方④，五灵脂十两，捣罗为末，以水五大盏，煎至三盏，去滓，澄清，再煎为膏，入神曲末二两，合和，丸如梧子大，每服二十丸，温酒下，空心服便止，诸方用之极多。（《大观》卷二十二页26，《政和》页452，《纲目》页1690）

610. 海　马

　　海马⑤，生南海。头如马形，虾类也。妇人将产带之，或烧末饮服。亦可手持之。《异鱼图》云：收之⑥曝干，以雌雄为对。主难产及血气⑦。（《大观》卷二十一页27，《政和》页436，《纲目》页1618）

---

① 先以酒研飞炼，令去沙石，乃佳：《纲目》作"以酒飞去沙石，晒干收用。"
② 温热水：《纲目》作"白水"。
③ 谓之独胜散：《纲目》无此文。
④ 方：《政和》无。
⑤ 海马：《本草图经》鼺鼠条中有此文，不叫海马，而称"水马"。文字全同。
⑥ 收之：《纲目》作"渔人布网罟，此鱼多挂网上，收取"。
⑦ 气：此下，《纲目》有"痛"字。

本草图经果部卷第十六

朝奉郎太常博士　充集贤校理　新差知颍州军州　兼管内劝农及管句开治沟洫河道事　骑都尉借紫　臣　苏颂　奉敕撰

尚志钧　辑校

611. 豆蔻

612. 葡萄

613. 蓬蘽

614. 覆盆子

615. 大枣

616. 鸡头实

617. 藕实

618. 芰实

619. 栗

620. 榛子

621. 樱桃

622. 橘柚

623. 乳柑子

624. 橙子

625. 梅实

626. 杨梅

627. 枇杷叶

628. 柿

629. 椑柿

630. 木瓜

631. 甘蔗

632. 沙糖

633. 石蜜

634. 芋

635. 乌芋

636. 荔枝子

637. 杏核人

638. 桃核人

639. 李核人

640. 梨

641. 林檎

642. 奈

643. 安石榴

644. 橄榄

645. 榅桲

646. 胡桃

611. 豆 蔻

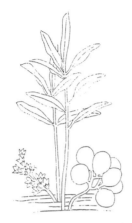

宜州（广西宜山）豆蔻

（《绍兴本草》）

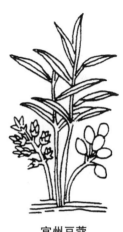

宜州豆蔻

（《政和本草》）

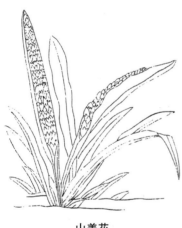

山姜花

（《绍兴本草》）

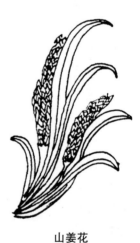

山姜花

（《政和本草》）

　　豆蔻，即草豆蔻也。生南海，今岭南皆有之。苗似芦，叶似山姜、杜若辈，根似高良姜。花作穗，嫩叶卷之而生，初如芙蓉[1]，穗头深红色，叶渐展，花渐出，而色渐淡，亦有黄白色者。南人多采以当果实，尤贵。其嫩者并穗入盐同淹治，叠叠作朵不散落。又以朱[2]槿花同浸，欲其色红耳。其作实者，若龙眼子而锐，皮无鳞

————————

[1]　蓉：此下，《纲目》有"花微红"三字。
[2]　朱：《大观》作"木"，《政和》作"朱"。

甲，中子若石榴瓣，候熟①采之曝干。根、苗微作樟木气②。其山姜花茎叶，皆姜也。但根不堪食，足与豆蔻花相乱而微小耳。花生叶间，作穗如麦粒，嫩红色。南人取其未大开者，谓之含胎花，以盐水淹，藏入甜糟中，经冬如琥珀色，香辛可爱，用其鲙醋，最相宜也。又以盐杀治，曝干者，煎汤服之，极能除冷气，止霍乱，消酒食毒，甚佳。(《大观》卷二十三页1，《政和》页460，《纲目》页811)

612. 葡 萄

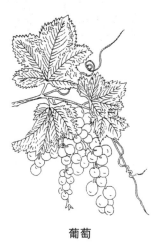

葡萄
(《绍兴本草》)

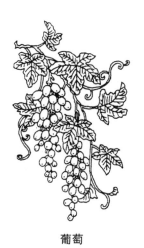

葡萄
(《政和本草》)

葡萄，生陇西、五原、敦煌山谷，今河东及近京州郡皆有之。苗作藤蔓而极长，大盛者，一、二本绵被山谷间。花极细而黄白色。其实有紫、白二色，而形之圆锐亦二种③。又有无核者，皆七月、八月熟，取汁可酿酒。谨按《史记》云：大宛以葡萄为酒，富人藏酒万余石，久者十数岁不败。张骞使西域，得其种而还，种之，中国始有。盖北果之最珍者。魏文帝诏群臣说葡萄。云：醉酒宿醒④，掩露而食，甘而不饴，酸而不酢，冷而不寒，味长汁多，除烦解悗⑤，他方之果，宁有匹之者？今太原尚作此酒，或寄至都下，犹作葡萄香。根、苗中空相通，圃人将货之，欲得厚利，暮溉其根，而晨朝水浸子中矣。故俗呼其苗为木通，逐水利小肠尤佳。今医家多暴收其实，以治时气发疮疹⑥不出者，研酒饮之，甚效。江东出一种实细而味酸，

---

① 候熟：《纲目》作"夏月熟时"。
② 气：《纲目》作"香，根茎子并辛香"。
③ 而形之圆锐亦二种：《纲目》作"有圆如珠者，有长似马乳者"。
④ 醒：《纲目》作"醒"。
⑤ 悗：《纲目》作"渴，又酿为酒，甘于曲蘖，善醉而易醒"。
⑥ 疮疹：《纲目》作"痘疮"。

谓之蓬蘽子。(《大观》卷二十三页 10,《政和》页 463,《纲目》页 1334)

613. 蓬 蘽

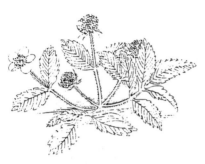

成州（甘肃成县）蓬蘽
（《绍兴本草》）

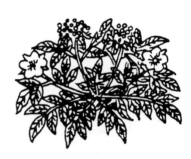

成州蓬蘽
（《政和本草》）

蓬蘽，覆盆苗茎也。生荆山平泽及冤句。覆盆子旧不著所出州土，今并处处有之。而秦吴地尤多，苗短不过尺，茎、叶皆有刺，花白，子赤黄如半弹丸大，而下有茎承，如柿蒂状，小儿多食其实。五月采其苗，叶采无时。江南人谓之莓，盖[1]其地所生差晚，三月始有苗，八、九月花开[2]，十月而实成，功用则同。古方多用，亦榨其子取汁，合膏涂发不白，捋[3]叶绞汁滴目中，去肤赤，有虫出如丝线便效。昌容服之，以易颜。其法：四、五月候甘实成采之，曝干。捣筛，水服三钱匕。安五脏，益精，强志，倍力，轻体不老，久久益佳。崔元亮《海上方》著此三名：一名西国草，一名毕楞伽，一名覆盆子。治眼暗不见物，冷泪浸淫不止，及青盲、天行目暗等。取西国草，日曝干，捣令极烂，薄绵裹之，以饮男乳汁中浸，如人行八、九里久。用点目中，即仰卧，不过三、四日，视物如少年，禁酒、油、面。(《大观》卷二十三页 12,《政和》页 464,《纲目》页 1005)

614. 覆盆子

覆盆子，文具蓬蘽条下。

---

① 盖：《政和》作"然"，《大观》作"盖"。
② 八、九月花开：《大观》作"八月九月开花"。
③ 捋：《政和》作"按"，《大观》作"授"。

615. 大　枣

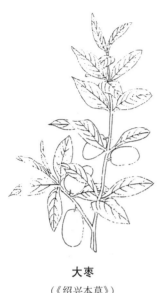

大枣
（《绍兴本草》）

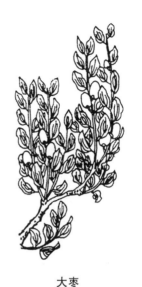

大枣
（《政和本草》）

　　大枣，干枣也。生枣并生河东，今近北州郡皆有，而青、晋、绛州者特佳，江南出者坚燥少脂。谨按枣之类最多。郭璞注《尔雅》：枣，壶枣。云：今江东呼枣大而锐上者，为壶。壶犹瓠也。边，腰枣。云：子细腰。今谓之鹿卢枣。栌（子兮切），白枣。云：即今枣子白乃①熟。樲，酸枣。云：木小实酢者。遵，羊枣。云：实小而圆紫黑色。今俗呼之为羊矢枣。洗，大枣。云：今河东猗氏县出大枣，子茹鸡卵。蹶泄，苦枣。云：子味苦者。晳，无实枣。云：不著子者。还味，稔（而审切）枣。云：还味短味也。而酸枣自见别条，其余种类非一。今园圃皆种莳之②，亦不能尽别，其名，又其极美者，则有水菱枣、御枣之类，皆不堪入药，盖肌实轻虚，暴服之则枯败。惟青州之种特佳，虽晋、绛大实，亦不及青州者之肉厚也。并八月采，曝干。南都③人煮而后暴及干，皮薄而皱，味更甘于它枣，谓之天蒸枣，然不堪入药。又有仲思枣，大而长，有一、二寸者，正紫色，细纹小核，味甘重。北齐时，有仙人仲思得之，因以为名。隋大业中，信都郡尝献数颗，近世稀复有之。又广州有一种波斯枣，木无傍枝，直耸三、四丈，至巅四向，共生十余枝，叶如棕榈，彼土亦呼为海棕木，三、五年一著子，都类北枣，但差小耳。舶商亦有携本国

----

　　① 乃：《大观》作"及"，《政和》作"乃"。
　　② 皆种莳之：《大观》无"之"字，《纲目》作"种莳者"。
　　③ 都：《纲目》作"郡"。

生者，至南海，与此地人食之，云味极甘，似此中天①蒸枣之类，然其核全别，两头不尖，双卷而圆，如小块紫矿，种之不生，疑亦蒸熟者。近亦少有将来者②。（《大观》卷二十三页 7，《政和》页 462，《纲目》页 1264）

616. 鸡头实

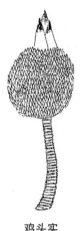

鸡头实

（《绍兴本草》）

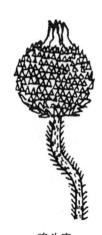

鸡头实

（《政和本草》）

鸡头实，生雷泽，今处处有之。生水泽中，叶大如荷，皱而有刺，俗谓之鸡头盘。花下结实，其形类鸡头，故以名之③。其茎蕲之嫩者名芀蕲④，今采以为菜⑤茹。八月采实。服饵家取其实并中子，捣烂，曝干，再捣，下筛，熬金樱子煎和丸服之，云补下益人，谓之水陆丹。经传谓其子为芡。（《大观》卷二十三页 11，《政和》页 466，《纲目》页 1344）

---

① 天：《大观》作"三"，《政和》作"天"。
② 本条：《纲目》引文前后次序错置，文句繁简亦不同。
③ 其形类鸡头，故以名之：《纲目》作"其苞形类鸡、雁头，故有诸名"。
④ 蕲：此下，《纲目》有"亦名芰菜"。
⑤ 菜：《纲目》作"蔬"。

617. 藕 实

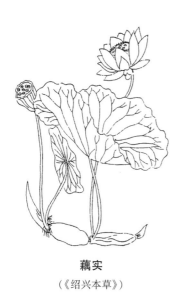

藕实
（《绍兴本草》）

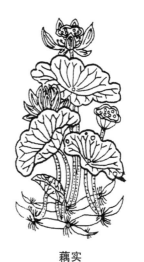

藕实
（《政和本草》）

　　藕实茎，生汝南池泽，今处处有之。生水中，其叶名荷。谨按《尔雅》及陆机疏：谓荷为芙蕖，江东呼荷。其茎茄，其叶蕸（加遐二音，或作葭），其本蔤（士笔切），茎下白蒻（音若）在泥中者。其华未发为菡萏，已发为芙蓉。其实莲，莲谓房也。其根藕，幽州人谓之光旁，至深益大，如人臂。其中的①，莲中子，谓青皮白子也。中有青长二分为薏，中心苦者是也。凡此数物，今人皆以中药。藕生食，其茎主霍乱后虚渴烦闷，不能食及解酒食毒。花镇心，益颜色，入香尤佳。荷叶止渴，杀蕈毒，今妇人药多有用荷叶者。叶中蒂，谓之荷鼻，主安胎，去恶血，留好血。实主益气。其的至秋，表皮黑而沉水者，谓之石莲。陆机云：可磨为饭如粟饭②，轻身益气，令人强健。医人炒末以止痢，治腰痛。又治哕逆，以实人六枚，炒赤黄色，研末，冷熟水半盏，和服，便止。惟苦薏不可食，能令霍乱。大抵功用主血多效，乃因宋太官作血齏，庖人削藕皮误落血中，遂散不凝，自此医家方用主血也。（《大观》卷二十三页2，《政和》页460，《纲目》页1338）

---

① 的：《纲目》作"菂"，按邢昺《尔雅疏》注云："菂，莲实也。"
② 可磨为饭如粟饭：《政和》作"可磨为豉，如米饭"，《纲目》作"可磨为饭食"。

618. 芰 实

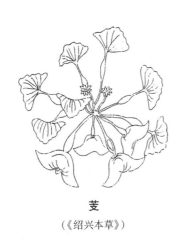

芰
（《绍兴本草》）

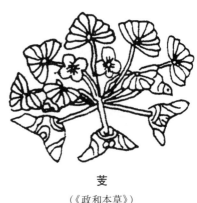

芰
（《政和本草》）

芰，菱实也。旧不著所出州土，今处处有之。叶浮水上，花黄白色，花落而实生，渐向水中乃熟。实有二种：一种四角；一种两角。两角中又有嫩皮而紫色者，谓之浮菱，食之尤美。江淮及山东人暴其实以为米，可以当粮[1]。道家蒸作粉，蜜渍食之，以断谷。水果中此物最治病，解丹石毒，然性冷，不可多食。（《大观》卷二十三页 15，《政和》页 465，《纲目》页 1343）

619. 栗

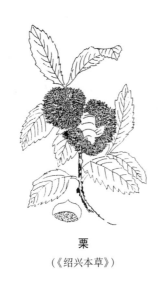

栗
（《绍兴本草》）

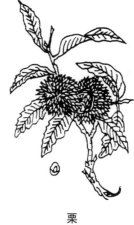

栗
（《政和本草》）

[1]　可以当粮：《纲目》作"代粮"。

栗，旧不著所出州土，但云生山阴，今处处有之。而兖州、宣州者最胜。木极类栎①，花②青黄色，似③胡桃花。实有房，大者若拳。中子三、五，小者若桃、李，中子惟一、二。将熟则罅拆子出。凡栗之种类亦多。《诗》云：树之榛④栗。陆机疏云：栗，五方皆用之，周、秦、吴、扬特饶，吴越被城表里皆栗⑤，惟濮阳及范阳栗甜美味长，他方者悉不及也。倭、韩国诸岛上栗大如鸡子，亦短味不美。桂阳有莘而丛生，实大如杏子中人，皮、子形色与栗无异也，但差小耳。又有奥栗，皆与栗同，子圆而细，或云即莘也⑥，今此色惟江湖有之。又有茅栗、佳栗，其实更小，而术与栗不殊，但春生，夏花，秋实，冬枯为异耳。栗房当心一子，谓之栗楔，治血尤效。今衡山合活血丹用之。果中栗最有益，治腰脚宜生食之，仍略曝干，去其木气，惟患风水气不宜食，以其味咸故也。壳煮汁饮，止反胃及消渴。木、皮主疮毒，医家多用。(《大观》卷二十三页9，《政和》页464，《纲目》页1262)

620. 榛　子

榛子，文具栗条下。

621. 樱　桃

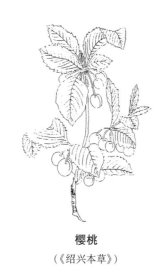

樱桃

（《绍兴本草》）

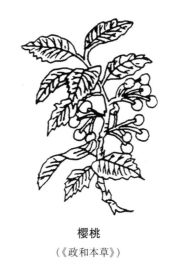

樱桃

（《政和本草》）

---

① 木极类栎：《纲目》作"木高二、三丈，叶极类栎"。
② 花：《纲目》作"四月开花"。
③ 似：《纲目》作"长条似"。
④ 榛：《政和》作"莘音榛"。
⑤ 吴越被城表里皆栗：《纲目》无此文。"栗"，《大观》作"枣"，《政和》作"栗"。
⑥ 也：《大观》无。

樱桃，旧不著所出州土，今处处有之，而洛中南都者最胜。其实熟时深红色者，谓之朱樱①；正黄明者，谓之蜡樱；极大者，有若弹丸，核细而肉厚尤难得也。食之调中益气，美颜色，虽多无损，但发虚热耳。惟有暗风人不可啖，啖之立发。其叶可捣敷蛇毒，亦绞汁服。东行根亦杀寸白②、蛔虫。其木多阴，最先百果而熟，故古③多贵之。谨按书传引《吴普本草》曰：樱桃，一名朱茱，一名麦甘酣。今本草无此名，乃知有脱漏多矣。又《尔雅》云：楔（吉点切），荆桃。郭璞云：今之樱桃。而孟诜以为樱非桃类，未知何据？（《大观》卷二十三页14，《政和》页466，《纲目》页1289）

622. 橘　柚

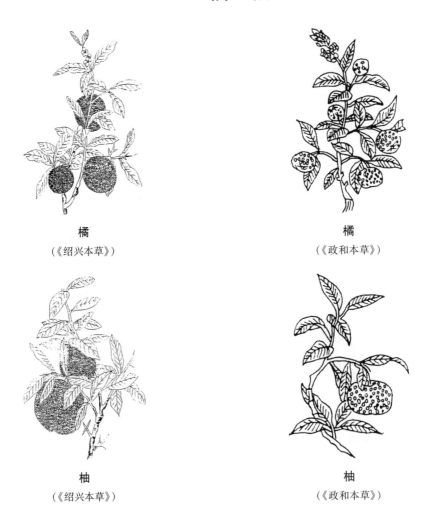

橘

（《绍兴本草》）

橘

（《政和本草》）

柚

（《绍兴本草》）

柚

（《政和本草》）

① 樱：此下，《纲目》有"紫色，皮里有细黄点者，谓之紫樱，味最珍重"。
② 寸白：《政和》倒置，《大观》作"寸白"。
③ 古：其下，《纲目》有"人"字。

橘柚，生南山川谷及①江南，今江浙、荆襄、湖岭皆有之。木高一、二丈，叶②与枳无辨，刺出于茎间。夏初生白花，六月、七月而成实，至冬而③黄熟，乃可啖④。旧说小者为橘，大者为柚。又云：柚似橙而实酢，大于橘。孔安国注《尚书》：厥包橘柚。郭璞注《尔雅》柚条，皆如此⑤说。又闽中、岭外、江南皆有柚，比橘黄白色而大；襄、唐间柚色青黄而实小，皆味酢，皮厚，不堪入药。今医方乃用黄橘、青橘两物，不言柚。岂青橘是柚之类乎？然黄橘味辛，青橘味苦。《本经》二物通云：味辛。又云一名橘皮，又云十月采，都是今黄橘也。而今之青橘似黄橘而小，与旧说大小苦辛不类，则别是一种耳。收之并去肉，曝干。黄橘以陈久者入药⑥良。古今方书用之最多，亦有单服者。取陈皮捣末，蜜和丸，食前酒吞三十丸梧⑦子大，主下焦积冷，亦可并杏子人合丸，治肠间虚冷，脚气冲心，心下结硬者，悉主之。而青橘，主气滞，下食，破积结，及膈气方用之，与黄橘全别。凡橘核，皆治腰及膀胱肾气，炒去皮，酒服之良。肉不宜多食，令人痰滞。又乳柑、橙子性皆冷，并其类也。多食亦不宜人。今人但取其核作涂面药，余亦稀用，故不悉载。又有一种枸（音矩亦音钩）橼（音沿），如小瓜状，皮若橙而光泽可爱，肉甚厚，切如萝卜，虽味短而香氛，大胜柑橘之类，置衣笥中，则数日香不歇。古作五和糁（素感切）所用。陶隐居云：性温宜人。今闽、广、江西皆有，彼人但谓之香橼子，或将至都下亦贵之。（《大观》卷二十三页5，《政和》页461，《纲目》页1281）

623. 乳柑子

乳柑子，文具橘柚条下。

624. 橙　子

橙子，文具橘柚条下。

---

① 及：《大观》作"又"，《政和》作"及"。
② 叶：《纲目》无。
③ 而：《大观》作"至"，《政和》作"而"。
④ 乃可啖：《纲目》无此文。
⑤ 此：《大观》无。
⑥ 入药：《大观》无此二字。
⑦ 梧：此下，《大观》有"桐"字。

625. 梅 实

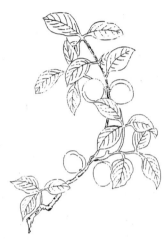

郢州（湖北钟祥）梅实

（《绍兴本草》）

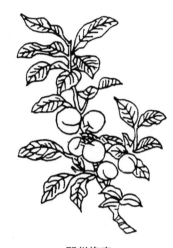

郢州梅实

（《政和本草》）

梅实，生汉中川谷，今襄汉、川蜀、江湖、淮岭皆有之。其生实，酸①而损齿，伤骨，发虚热，不宜多食之，服黄精人尤不相宜。其叶煮浓汁服之，已休息痢。根，主风痹。出土者，不可用。五月采其黄实，火熏干作乌梅，主伤寒烦热及霍乱躁渴，虚劳瘦羸，产妇气痢等方中，多用之。南方疗劳疟劣弱②者，用乌梅十四枚，豆豉二合，桃、柳枝各一虎口握，甘草三寸长，生姜一块，以童子小便二升，煎七合，温服。其余药使用之尤多。又以盐杀为白梅，亦入除痰药中用。又下有杨梅条，亦生江南岭南，其木若荔枝，而叶细阴厚，其实生青熟红，肉在核上，无皮壳，南人淹藏以为果，寄至北方甚多，今医方鲜用，故附于此。（《大观》卷二十三页16，《政和》页466，《纲目》页1254）

626. 杨 梅

杨梅，文具梅实条下。

---

① 酸：《政和》作"酢"，《大观》作"酸"。
② 弱：《大观》无。

627. 枇杷叶

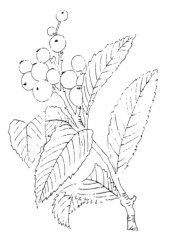

眉州（四川眉山）枇杷叶
（《绍兴本草》）

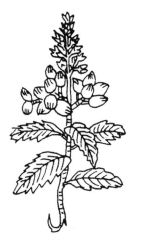

眉州枇杷叶
（《政和本草》）

　　枇杷叶，旧不著所出州郡，今襄、汉、吴、蜀、闽、岭①皆有之。木高丈余，叶作驴耳形，皆有毛②，其木阴密婆娑可爱，四时不凋。盛冬开白花，至三、四月而成实。故谢瞻《枇杷赋》云：禀金秋之青条，抱东阳之和气，肇寒葩之结霜，成炎果乎纤露，是也。其实作棣如黄梅，皮肉甚薄，味甘，中核如小栗③。四月采叶，曝干，治肺气，主渴疾。用时须火炙，布拭去上黄毛，去之难尽，当用粟秆作刷，刷之乃尽。人以作饮，则小冷。其木白皮，止吐逆，不下食。（《大观》卷二十三页21，《政和》页469，《纲目》页1287）

---

① 岭：此下，《纲目》有"江西南，湖南北"六字。

② 叶作驴耳形，皆有毛：《纲目》作"肥枝长叶，大如驴耳，背有黄毛"。

③ 其实作棣如黄梅，皮肉甚薄，味甘，中核如小栗：《纲目》化裁为"成实作棣，生大如弹丸，熟时色如黄杏、微有毛，皮肉甚薄，核大如芋栗，黄褐色"。

628. 柿

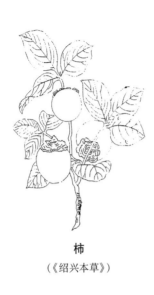

柿
(《绍兴本草》)

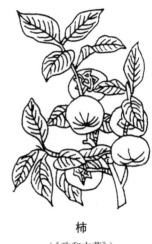

柿
(《政和本草》)

　　柿，旧不著所出州土，今南北皆有之。柿之种亦多。黄柿生近京州郡①。红柿南北通有②。朱柿出华山，似红柿而皮薄③，更甘珍。椑（音卑）柿出宣、歙、荆、襄、闽、广诸州，但可生啖④，不堪干。诸柿食之皆美而益人，椑柿更压丹石毒耳。其干柿：火干者，谓之乌柿，出宣州、越州，性甚温，人服药，口苦欲逆，食少许，当止，兼可断下；日干者，为白柿，入药微冷。又黄柿，可和米粉作糗，小儿食之，止痢。又以酥蜜煎干柿，食之，主脾虚薄食。柿蒂，煮饮，亦止哕。木、皮，主下血不止，曝干，更焙，筛末，米饮和二钱匕⑤，服之，不以上冲下脱，两服可止。又有一种小柿，谓之软枣，俚俗曝干货之，谓之牛奶柿，至冷，不可多食⑥。凡食柿不可与蟹同，令人腹痛大泻。其枯叶至滑泽，古人取以临书。俗传柿有七绝：一寿，二多阴，三无鸟巢，四无虫蠹，五霜叶可玩，六嘉实，七落叶肥火。（《大观》卷二十三页18，《政和》页468，《纲目》页1277）

---

① 近京州郡：《纲目》作"汴洛诸州"。
② 南北通有：《纲目》作"所在皆有"。
③ 而皮薄：《纲目》作"而圆小，皮薄可爱"。
④ 椑柿出宣、歙、荆、襄、闽、广诸州，但可生啖：《纲目》作"椑柿色青，可生啖"。
⑤ 匕：《纲目》无。
⑥ 至冷，不可多食：《纲目》无此文。

629. 椑　柿

椑柿，文具柿条下。

630. 木　瓜

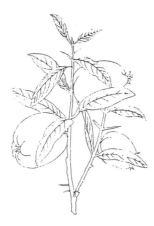

蜀州（四川崇庆）木瓜
（《绍兴本草》）

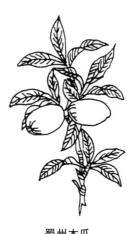

蜀州木瓜
（《政和本草》）

　　木瓜，旧不著所出州土。陶隐居云：山阴兰亭尤多，今处处有之，而宣城者为佳。其木状若柰，花生于春末，而深红色，其实大者如瓜，小者如拳①。《尔雅》谓之楙。郭璞云：实如小瓜，酢可，食不可多，亦不益人。宣州人种莳尤谨，遍满山谷。始实成，则镞纸花薄其②上，夜露日暴③，渐而变红，花纹④如生。本州以充上⑤贡焉。又有一种榠楂，木、叶、花、实，酷类木瓜。陶云：大而黄，可进酒去痰者是也。欲辨之，看蒂间别有重蒂如乳者，为木瓜；无此者为榠楂也。木瓜大枝可作杖，策之云利筋脉。根、叶煮汤，淋足胫，可以已蹙。又截其木干之，作桶以濯足尤益。道家以榠楂生压汁，合和甘松、玄参末，作湿香，云甚爽神。（《大观》卷二十三页17，《政和》页467，《纲目》页1271）

---

① 拳：此下，《纲目》有"上黄似着粉"。
② 薄其：《纲目》作"粘于"。
③ 暴：《纲目》作"烘"。
④ 花纹：《纲目》作"花色其文"。
⑤ 上：《大观》作"土"，《政和》作"上"。

631. 甘 蔗

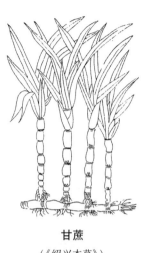

甘蔗

（《绍兴本草》）

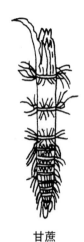

甘蔗

（《政和本草》）

　　甘蔗，旧不著所出州土，陶隐居云：今江东者为胜，庐陵亦有好者。广州有①一种，数年生，皆如大竹，长丈余。今江浙、闽广、蜀川所生，大者亦高丈许。叶有二种：一种似荻，节疏而细短，谓之荻蔗；一种似竹，粗长，榨其汁以为沙糖，皆用竹蔗。泉、福、吉、广州多作②之。炼沙糖和牛乳为石蜜（即乳糖也），惟蜀川作之。荻蔗但堪啖，或云亦可煎稀糖，商人贩货至都下者，荻蔗多，而竹蔗少也③。（《大观》卷二十三页24，《政和》页471，《纲目》页1336）

632. 沙 糖

　　沙糖，文具甘蔗条下。

633. 石 蜜

　　石蜜，文具甘蔗条下。

---

① 有：《政和》脱。
② 作：《大观》作“竿”。
③ 本条：《纲目》引文略有化裁。

634. 芋

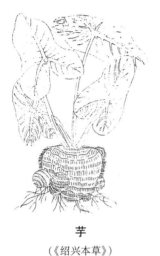

芋
（《绍兴本草》）

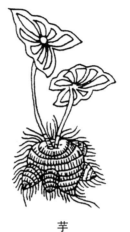

芋
（《政和本草》）

芋，《本经》不著所出州土。陶隐居注云：钱塘最多。今处处有之，闽、蜀、淮、甸[1]尤植此。种类亦多，大抵性效相近。蜀川[2]出者，形圆而大，状若蹲鸱，谓之芋魁。彼仁莳之最盛[3]，可以当粮食而度饥年。左思《三都赋》所谓徇蹲鸱之沃，则以为济世阳丸[4]是也。江西、闽中出者，形长而大，叶皆相类。其细者如卵，生于大魁傍，食之尤美，不可过多，乃有损也。凡食芋，并须园圃莳者。其野芋有大毒，不可辄食，食则杀人，惟土浆及粪汁解之。《说文解字》云：齐人谓芋为枙。陶云：种芋三年不采成莒。二音相近，盖南北之呼不同耳。古人亦单用作药。唐韦宙《独行方》，疗癖气，取生芋子一斤，压破，酒五升，渍二七日，空腹一杯，神良。（《大观》卷二十三页19，《政和》页468，《纲目》页1222）

---

① 甸：《纲目》作"楚"。
② 川：《大观》作"州"，《政和》作"川"。
③ 彼人莳之最盛：《纲目》作"彼人种"。
④ 丸：《政和》作"九"，《大观》作"丸"。

635. 乌 芋

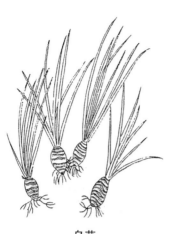

乌芋

（《绍兴本草》）

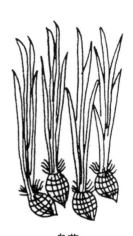

乌芋

（《政和本草》）

乌芋，今凫茈也。旧不著所出州土。苗似龙须而细，正青色。根黑如指大①，皮厚有毛。又有一种，皮薄无毛者亦同。田中人并食之，亦以作粉食之，厚人肠胃，不饥。服丹石人尤宜，盖其能解毒耳。《尔雅》谓之芍。（《大观》卷二十三页 21，《政和》页 469，《纲目》页 1345）

636. 荔枝子

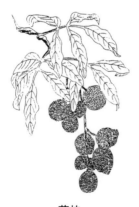

荔枝

（《绍兴本草》）

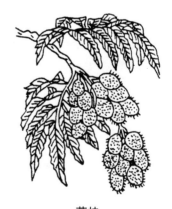

荔枝

（《政和本草》）

① 根黑如指大：《纲目》作"根如指头大，黑色"。

荔枝子，生岭南及巴中，今泉、福、漳、嘉、蜀、渝、涪州、兴化军及二广州郡皆有之。其品：闽中第一；蜀川①次之，岭南为下。《扶南记》云：此木以荔枝为名者，以其结实时，枝弱而蒂牢，不可摘取，以刀斧劚（音利）取其枝，故以为名耳。其木高二、三丈，自径尺至于合抱，颇类桂木、冬青之属。叶②蓬蓬然，四时荣茂不凋。其木性至坚劲，土人取其根，作阮咸槽及弹棋局。木之大者，子至百斛。其花青白，状若冠之緌缨。实如松花之初生者，壳若罗纹③，初青渐红。肉淡白如肪玉。味甘而多汁④。五、六月盛熟时，彼方皆燕会其下以赏之。宾主极量取啖，虽多亦不伤人，少⑤过度则饮蜜浆一杯便解。荔枝始传于汉世，初⑥惟出岭南，后出蜀中。《蜀都赋》所云：旁挺龙目，侧生荔枝是也。蜀中之品，在唐尤盛。白居易《图序》论之详矣。今闽中四郡所出特奇，而种类仅⑦至三十余品，肌肉甚厚，甘香莹白，非广、蜀之比也。福唐岁贡白暴荔枝、并蜜煎荔枝肉，俱为上方之珍果。白暴须佳实乃堪，其市货者，多用杂色荔枝，入盐、梅暴之成，而皮深红，味亦少酸，殊失本真。凡经暴皆可经岁，好者寄至都下及关、陕、河外诸处⑧，味犹不歇。百果流布之盛，皆不及此。又有焦核荔枝⑨，味更甜美，或云是木生背阳，结实不完就者，白暴之尤佳。又有绿色、蜡色，皆其品之奇者，本土亦自难得。其蜀、岭荔枝，初生亦小酢，肉薄不堪暴⑩。花及根亦入药。崔元亮《海上方》，治喉痹肿痛，以荔枝花并根共十二分，以水三升，煮去滓，含，细细咽之，差止。（《大观》卷二十三页 22，《政和》页 470，《纲目》页 1299）

---

① 川：《纲目》作"州"。
② 叶：《纲目》作"绿叶"。
③ 实如松花之初生者，壳若罗纹：《纲目》作"其子喜双实，状如初生松球，壳有皱纹如罗"。
④ 汁：此下，《纲目》有"夏至将中，则子翕然俱赤。乃可食也"。
⑤ 少：《政和》作"小"，《大观》作"少"。
⑥ 初：《大观》作"时"。
⑦ 而种类仅：《纲目》作"蔡襄谱其种类"。
⑧ 好者寄至都下及关、陕、河外诸处：《纲目》作"商贩流布，遍及华夏"。
⑨ 枝：此下，《纲目》有"核如鸡舌香"。
⑩ 肉薄不堪暴：《纲目》作"肉薄核大，不堪白曝"。

637. 杏核人

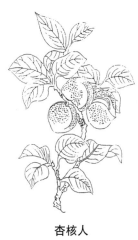

杏核人

（《绍兴本草》）

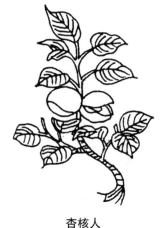

杏核人

（《政和本草》）

　　杏核人，生晋川山谷，今处处有之。其实亦数种，黄而圆者名金杏。相传云：种出济南郡之分流山，彼人谓之汉帝杏，今近都多种之，熟最早。其扁而青黄著名木杏，味酢不及金杏。杏子入药，今以东来者为胜，仍用家园种者。山杏不堪入药。五月采，破核去双人者。古方有单服杏人，修治如法，自朝蒸之，至午而止，便以慢火微烘①，至七日乃收贮之。每旦腹空时，不约多少，任意啖之，积久不止，驻颜延年，云是夏姬法。然杏人能使人血溢，少误之，必出血不已或至委顿，故近人少有服者。又有杏酥法：去风虚，除百病。捣烂杏人一石，以好酒二石，研滤取汁一石五斗，入白蜜一斗五②升，搅匀，封于新瓮中，勿泄气。三十日看酒上酥出，即掠取内瓷器中贮之。取其酒渣团如梨大，置空屋中，作格安之。候成饴脯状，旦服一枚，以前酒下，其酒任性饮之。杏花，干之亦入药。杏枝，主堕伤，取一握，水一大升煮半，下酒三合，分再服，大效。其实不可多食，伤神损筋骨。刘禹锡《传信方》治嗽补肺丸，杏人二大升，山者不中，拣却双人及陈臭，以童子小便一③斗浸之，春夏七日，秋冬二七日，并皮尖于砂盆子中研细，滤取汁，煮令鱼眼沸，候软如面糊即成，仍时以柳篦搅，勿令著底，后即以马尾罗或粗布下之，日暴，通丸即丸，服之时，食前后总须服④三十丸、五十丸，任意茶、酒下，忌白水粥。只是为米泔耳。自初浸至成，常以纸盖之，以畏尘土也。如无马尾罗，即以粗布袋下之，如

---

①　烘：《纲目》作"炒"。
②　五：《大观》作"三"，《政和》作"二"。
③　一：《纲目》作"二"。
④　服：《大观》无。

取枣穰法。(《大观》卷二十三页30,《政和》页473,《纲目》页1250)

638. 桃核人

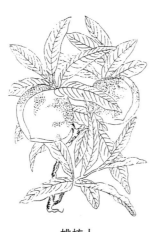

桃核人
(《绍兴本草》)

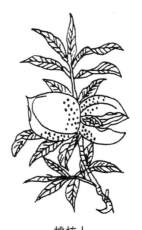

桃核人
(《政和本草》)

　　桃核人并花、实等,生泰山,今处处皆有之。京东、陕西出者,尤大而美。大都佳果多是圃人以他木接根上栽之,遂至肥美,殊失本性。此等药中不可用之,当以一生者为佳。七月采核,破之取人,阴干。今都下市贾,多取炒①货之,云食之亦益人。然亦多杂接实之核,为不堪也。《千金方》桃人煎,疗妇人产后百病诸气。取桃人一千二百枚,去双人、尖、皮,熬捣令极细,以清酒一斗半,研如麦粥法,以极细为佳,内小项瓷瓶中,密以面封之,内汤中煮一复时,药成。温酒和服一匙。日再。其花三月三日采,阴干。《太清卉木方》云②:酒渍桃花饮之,除百疾③,益颜色。崔元亮《海上方》:治面上疮黄水出,并眼疮。一百五日收取桃花不计多少,细末之,食后以水半盏调服方寸匕,日三,甚良。其实已干著木上,经冬不落者,名桃枭,正月采之,以中实者良。胡洽治中恶毒气盅疰,有桃奴汤是此也。其实上毛刮取之,以治女子崩中。食桃木虫,名桃蠹,食之悦人颜色。茎白皮,中恶方用之。叶,多用作汤导药,标嫩者名桃心,尤胜。张文仲治天行,有支太医桃叶汤熏身法:水一石煮桃叶,取七斗,以为铺席,自围衣被盖上,安桃汤于床簟下,乘热自熏,停少时当雨汗,汗遍去汤,待歇,速粉之,并灸大椎④则愈。陈廪丘《蒸法

① 炒:《大观》作"桃",《政和》作"炒"。
② 太清卉木方云:《纲目》作"太清草木方言"。
③ 疾:《大观》作"病",《政和》作"疾"。
④ 大椎:《纲目》作"大椎穴"。

经》云①：连发汗，汗不出者死，可蒸之，如中风法。以问张苗，苗曾有疲极汗出，卧单簟中冷，但苦寒倦。四日凡八过发汗，汗不出，烧地桃叶蒸之，则得大汗，被中敷粉极燥，便差。后用此发汗得出，蒸发者，烧地良久，扫除去火，可以水小洒，取蚕沙若桃叶、柏叶、糠及麦麸皆可。取用易得者，牛马粪亦可用，但臭耳。取桃叶欲落时，可益收干之，以此等物著火处，令厚二、三寸，布席坐上，温覆用此，汗出若过热，当审细消息，大热者重席，汗出，周身便止，温粉粉之，勿令过。此法旧云出阮河南也。桃皮亦主病。《集验》肺热闷不止，胸中喘急悸，客热往来欲死，不堪服药，泄胸中喘气，用桃皮、芫花各一升，二物以水四升，煮取一升五合，去滓，以故布手巾内汁中，薄胸，温四肢，不盈数刻即歇。又《必效方》主蛊毒：用大戟，桃白皮东引者，以大火烘之，斑猫去足、翅熬，三物等分，捣筛为散。以冷水服半方寸匕，其毒即出，不出，更一服，蛊并出，此李饶州法，云奇效。若以酒中得，则以酒服；以食中得，以饮服之。桃胶入服食药，仙方著其法。取胶二十斤，绢袋盛，栎木灰汁一石中，煮三、五沸，并袋出，挂高处，候干再煮，如此三度止，曝干筛末，蜜和，空腹酒下梧桐子大二十丸。久服当仙去。又主石淋，《古今录验》著其方云：取桃木胶如枣大，夏以冷水三合，冬以汤三合，和为一服，日三。当下石，石尽即止。其实亦不可多食，喜令人热发。（《大观》卷二十三页25，《政和》页471，《纲目》页1256）

639. 李核人

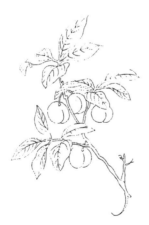

蜀州（四川崇庆）李核人

（《绍兴本草》）

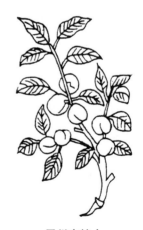

蜀州李核人

（《政和本草》）

李核人，旧不著所出州土，今处处有之。李之类甚多，见《尔雅》者。有休，

---

① 陈廪丘《蒸法经》云：《纲目》作"又陈廪丘小品方，有阮河南桃叶蒸法云"。

无实李，李之无实者，一名赵李。李痤（祖和切），接虑李，即今之麦李，细实有沟道，与麦同熟，故名之。驳，赤李，其子赤者是也。又有青李、绿李、赤李、房陵李、朱仲李、马肝李、黄李，散见书传，美其味之可食。陶隐居云：皆不入药用。用姑熟所出南居李，解核如杏子者为佳。今不复识。此医家但用核，若杏子形者。根皮亦入药用。崔元亮《海上方》治面皯黑子，取李核中人，去皮，细研，以鸡子白和如稀饧，涂至晚①每以淡浆洗之，后涂胡粉，不过五、六日有效，慎②风。（《大观》卷二十三页 36，《政和》页 477，《纲目》页 1249）

640. 梨

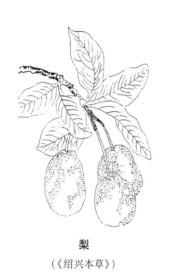

梨
（《绍兴本草》）

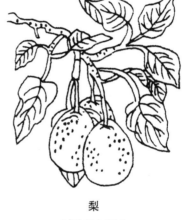

梨
（《政和本草》）

梨，旧不著所出州土，今处处皆有③，而种类殊别。医家相承，用乳梨、鹅梨。乳梨出宣城，皮厚而肉实，其味极长。鹅梨出近京州郡及北都，皮薄而浆多，味差短于乳梨，其香则过之，咳嗽热风痰实药多用之。其余水梨、消梨、紫煤④梨、赤梨⑤、甘棠、御儿梨之类甚多，俱不闻入药也⑥。梨叶，亦主霍乱吐下，煮汁服，亦可作煎，治风。徐王《效验方》：主小儿腹痛，大汗出，名曰寒疝。浓煮梨叶七合，以意消息，可作三、四服，饮之大良。崔元亮《海上方》：疗嗽单验方。取好梨去

---

① 晚：《纲目》作"旦"。
② 慎：《大观》作"避"，《政和》作"慎"，因南末所刊《大观》，避宋孝宗赵眘（音慎）讳，改"慎"为其他字，如改为"氏""谨""避"等字。赵眘位于 1163～1189 年。
③ 皆有：《大观》作"有之"。
④ 煤：《纲目》作"䊈"。
⑤ 梨：此下，《纲目》有"青梨""茅梨"。
⑥ 俱不闻入药也：《纲目》作"俱不入药也。一种桑梨，惟堪蜜煮食之，止口干，生食不益人，冷中"。

核，捣取①汁一茶碗，著椒四十粒，煎一沸，去滓，即内黑饧一大两，消讫，细细含咽，立定。又治卒患赤目弩肉，坐卧痛者，取好梨一颗，捣绞取汁，黄连三枝，碎之，以绵裹，渍令色变，仰卧注目中。又有紫花梨，疗心热。唐武宗有此疾，百医不效。青城山邢道人以此梨绞汁而进，帝疾遂愈，后复求之，苦无此梨。常山忽有一株，因缄实以进，帝多食之，解烦躁殊效。岁久木枯，不复有种者，今人不得而用之。又江宁府信州出一种小梨，名鹿梨，叶如茶，根如小拇指，彼处人取其皮治疮癣及疥癞，云甚效，八月采。近处亦有，但采其实作干，不闻入药。(《大观》卷二十三页34，《政和》页476，《纲目》页1269)

641. 林　檎

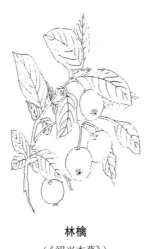

林檎
(《绍兴本草》)

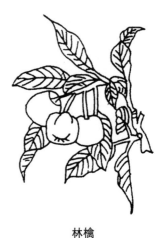

林檎
(《政和本草》)

　　林檎，旧不著所出州土，今在处有之。或谓之来禽，木似奈，实比②比差圆，六、七月熟。亦有甘、酢二种：甘者早熟而味脆美；酢者差晚，须熟烂乃堪啖。病消渴者宜食之，亦不可多，反令人心中生冷痰。今俗间医人亦干之，入治伤寒药，谓之林檎散。(《大观》卷二十三页38，《政和》页476，《纲目》页1276)

642. 奈

　　奈，文具林檎条下。

----

① 取：《政和》脱。
② 比：《政和》作"北"。

643. 安石榴

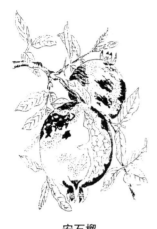 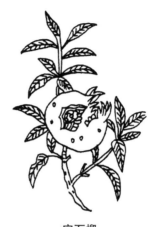

安石榴
（《绍兴本草》）

安石榴
（《政和本草》）

安石榴，旧不著所出州土，或云本生西域。陆机与弟云①书云：张骞为汉使外国十八年②，得涂林安石榴是也。今处处有之。一名丹若。《广雅》谓之若榴。木不甚高大，枝柯附干，自地便生，作丛，种极易息，折其条盘土中便生。花有黄、赤二色。实赤有甘、酢二种，甘者可食，酢者入药。多食其实，则损人肺。东行根并壳入杀虫及染须发口齿等药。其花百③叶者，主心热吐血及④衄血等。干之作末，吹鼻中立差。崔元亮《海上方》：疗金疮刀斧伤破血流。以石灰一升，石榴花半斤，捣末，取少许敷上，捺少时，血断便差。又治寸白虫，取醋石榴根，切一升，东南引者良，水二升三合，煮取八合，去滓，著少米作稀粥，空腹食⑤之，即虫下。又一种山石榴，形颇相类而绝小，不作房生，青、齐间甚多，不入药，但蜜渍以当果，或寄京下甚美。（《大观》卷二十三页33，《政和》页475，《纲目》页1279）

---

① 云：《大观》无。
② 年：《大观》无。
③ 百：《纲目》作"千"。
④ 及：《大观》无。
⑤ 食：《大观》作"服"，《政和》作"食"。

644. 橄 榄

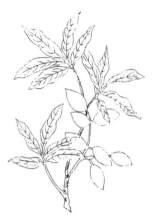

泉州（福建闽侯）橄榄

（《绍兴本草》）

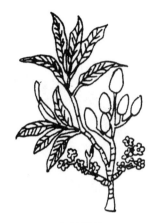

泉州橄榄

（《政和本草》）

橄榄，生岭南，今闽、广诸郡皆有之。木似木樨而高，且端直可爱，秋晚实成[1]，南人尤重之，咀嚼之满口香久不歇。生啖及煮饮并解诸毒，人误食鯸鲐肝[2]至迷闷者，饮其汁立差。山野中生者，子繁而木峻，不可梯缘，但刻其根下方寸许，内盐于中，一夕子皆落，木亦无损。其枝节间有脂膏如桃胶[3]，南人采得并[4]其皮、叶，煎之如黑饧，谓之榄糖，用胶船，著水益干，牢于胶漆。邕州又有一种波斯橄榄，与此无异，但其核作三瓣，可蜜渍食之。（《大观》卷二十三页 37，《政和》页 479，《纲目》页 1301）

---

① 木似木樨而高，且端直可爱，秋晚实成：《纲目》作"按刘恂岭表录异云：橄榄树枝皆高耸，其子深秋方熟"。

② 鯸鲐肝：即河豚肝，人误食其肝及子，必迷闷至死。

③ 胶：《大观》作"膏"，《政和》作"胶"。

④ 并：《大观》无。

645. 榅桲

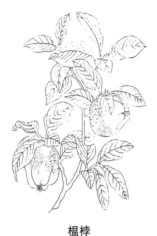

榅桲

（《绍兴本草》）

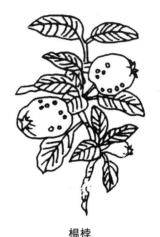

榅桲

（《政和本草》）

榅桲，旧不著所出州土，今关、陕有之，沙苑出者更佳。其实大抵类楂，但肤慢而多毛，味尤甘。治胸膈中积食，去醋水，下气，止渴。欲卧啖一、两枚而寝，生熟皆宜。楂子，处处有之，孟州特多，亦主霍乱转筋，并煮汁饮之，可敌木瓜。常食之，亦去心间醋痰。皮捣末，敷疮，止黄水。实初熟时，其气氛馥，人将致衣笥中亦香。(《大观》卷二十三页 41，《政和》页 479，《纲目》页 1274)

646. 胡 桃

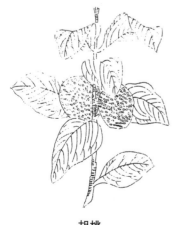

胡桃

（《绍兴本草》）

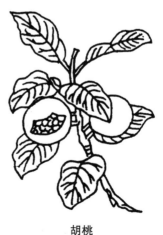

胡桃

（《政和本草》）

胡桃，生北土，今陕、洛间多有之。大株厚叶多阴。实亦有房，秋冬熟时采之。性热不可多食，补下方亦用之。取肉合破故纸捣筛，蜜丸。朝服梧桐子大①三十丸。又疗压扑损伤②。捣肉和酒温顿服，便差。崔元亮《海上方》：疗石淋，便中有石子者。胡桃肉一升，细米煮浆粥一升，相和顿服即差。实上青皮，染发及帛，皆黑。其木皮中水，春斫取沐头，至黑。此果本出羌胡，汉张骞使西域还，始得其种，植之秦中，后渐生东土，故曰陈仓胡桃，薄皮多肌。阴平胡桃，大而皮脆，急捉则碎，江表亦尝有之。梁《沈约集》，有《谢赐乐游园胡桃启》，乃其事也。今京东亦有其种，而实不佳，南方则无。　（《大观》卷二十三页 39，《政和》页 478，《纲目》页 1291）

---

① 朝服梧桐子大：《大观》作"梧子大朝服"。
② 损伤：《大观》倒置，《政和》作"损伤"。

本草图经菜部卷第十七

朝奉郎太常博士　充集贤校理　新差知颍州军州　兼管内劝
农及管句开治沟洫河道事　骑都尉借紫　臣　苏颂　奉敕撰

尚志钧　辑校

647. 白瓜子

648. 瓜蒂

649. 甜瓜

650. 越瓜

651. 胡瓜

652. 冬葵子

653. 红蜀葵

654. 黄蜀葵

655. 落葵

656. 菟葵

657. 苋实

658. 芜菁

659. 莱菔

660. 龙葵

661. 菘菜

662. 芥

663. 白芥

664. 蓼实

665. 马蓼

666. 水蓼

667. 木蓼

668. 葱实

669. 胡葱

670. 韭

671. 薤

672. 白蘘荷

673. 苏

674. 水苏

675. 假苏

676. 香薷

677. 石香葇

678. 薄荷

679. 胡薄荷

680. 石薄荷

681. 繁缕

682. 鸡肠草

683. 蕺菜

684. 葫

685. 蒜

686. 茄子

687. 马齿苋

647. 白瓜子

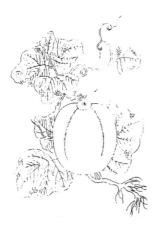

白瓜子
（《绍兴本草》）

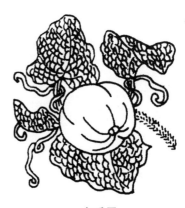

白瓜子
（《政和本草》）

白瓜子，即冬瓜人也。生嵩高平泽，今处处有之。皆园圃所莳。其实生苗蔓下，大者如斗而更长，皮厚而有毛，初生正青绿，经霜则自如涂粉。其中肉及①子亦白，故谓之白瓜。人家多藏蓄弥年，作菜果。入药须霜后合取，置之经年，破出核洗，燥乃擂取人用之。亦堪单作服饵。又有末作汤饮，又作面药，并令人②颜色光泽。宗懔《荆楚岁时记》云：七月采瓜犀，以为面脂犀瓣也③。瓤亦堪作澡豆。其肉主三消渴疾，解积热，利大小肠，压丹石毒。《广雅》一名地芝是也。皮可作丸服，亦入面脂中，功用与上等。（《大观》卷二十七页8，《政和》页504，《纲目》页1235）

---

① 及：《大观》无。
② 人：此下，《纲目》有"好"字。
③ 犀瓣也：《纲目》作"即瓜瓣也"。

648. 瓜 蒂

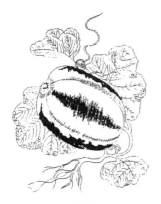

瓜蒂

(《绍兴本草》)

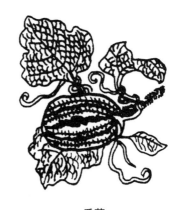

瓜蒂

(《政和本草》)

瓜蒂,即甜瓜蒂也。生嵩高平泽,今处处有之,亦园圃所莳。旧说瓜有青、白二种,入药当用①青瓜蒂,七月采,阴干。方书所用,多入吹鼻及吐膈散中。茎亦主鼻中息肉、齆鼻等。叶主无发,捣汁涂之即生。花主心痛咳逆。肉主烦渴,除热,多食则动痼疾。又有越瓜,色正白,生越中。胡瓜黄色,亦谓之黄瓜,别无功用,食之亦不益人,故可略之。(《大观》卷二十七页6,《政和》页503,《纲目》页1332)

649. 甜 瓜

甜瓜,文具瓜蒂条下。

650. 越 瓜

越瓜,文具瓜蒂条下。

---

① 用:此下,《纲目》有"旱"字。

651. 胡　瓜

胡瓜，文具瓜蒂条下。

652. 冬葵子

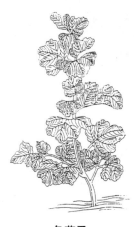

冬葵子

（《绍兴本草》）

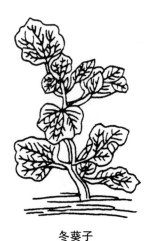

冬葵子

（《政和本草》）

　　冬葵子，生少室山，今处处有之。其子是秋种葵，覆养经冬，至春作子者，谓之冬葵子，古方入药用最多。苗、叶作菜茹，更甘美。大抵性滑利，能宣导积壅，服丹石人尤相宜。煮汁单饮亦佳，仍利小肠，孕妇临产煮叶食之，则胎滑易产。曝干叶及烧灰同作末，主金疮。根主恶疮，小儿吞钱煮汁饮之立出。凡葵有数种，有蜀葵，《尔雅》所谓菺（古田切），戎葵者是也。郭璞云：似葵，华如槿华，戎蜀盖其所自出，因以名之。花有五色，白者主痎疟及邪热，阴干，末服之。午日取花，捼手亦去疟。黄者主疮痈，干末水调涂之，立愈。小花者名锦葵，功用更强。黄葵子主淋涩，又令妇人易产。又有终葵，大茎小叶，紫黄色，吴人呼为繁露，即下品落葵。《尔雅》所谓终葵，繁露者是也。一名承露，俗呼曰胡燕脂，子可作①妇人沫面及作口脂。又有菟葵，似葵而叶小，状若藜有毛，汋而啖之甚滑。《尔雅》所谓莃，菟葵是也。亦名天葵，叶主淋沥热结，皆有功效，故并载之。（《大观》卷二十七页1，《政和》页499，《纲目》页903）

---

　　① 作：《证类》原脱，据文义补。

653. 红蜀葵

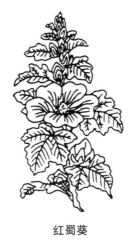

红蜀葵

（《政和本草》）

红蜀葵，文具冬葵条下。

654. 黄蜀葵

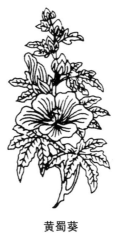

黄蜀葵

（《政和本草》）

黄蜀葵，文具冬葵条下。

655. 落　葵

落葵，文具冬葵条下。

656. 菟　葵

菟葵，文具冬葵条下。

657. 苋　实

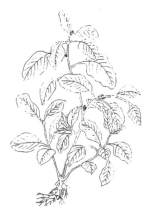

苋实

（《绍兴本草》）

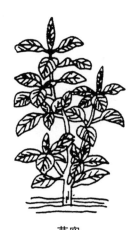

苋实

（《政和本草》）

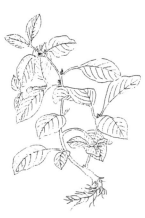

红苋

（《绍兴本草》）

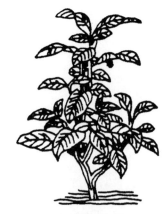

红苋

（《政和本草》）

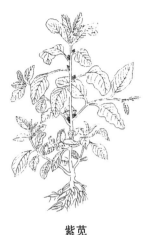

紫苋
(《绍兴本草》)

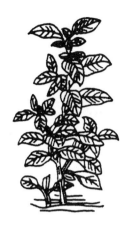

紫苋
(《政和本草》)

　　苋实，生淮阳川泽及田中，今处处有之。即人苋也。《经》云：细苋亦同，叶如蓝是也。谨按苋有六种：有人苋、赤苋、白苋、紫苋、马苋、五色苋。马齿苋也。自见后条。入药者人、白二苋，俱大寒，亦谓之糠苋，亦谓之胡苋，亦谓之细苋，其实一也。但人苋小，而白苋大耳。其子霜后方熟，实细而黑，主翳目黑花，肝风客热等。紫苋茎、叶通紫，吴人用染菜瓜①者，诸苋中此无毒，不寒，兼主气痢。赤苋亦谓之花苋，茎、叶深赤。《尔雅》所谓蒉，赤苋是也。根、茎亦可糟藏，食之甚美。然性微寒，故主血痢。五色苋，今亦稀有。细苋，俗谓之野苋，猪好食之，又名猪苋。《集验方》治众蛇螫人，取紫苋捣绞汁，饮一升，滓以水和涂疮上。又射工毒中人，令寒热发疮，偏在一处，有异于常者，取赤苋合茎、叶捣绞汁，饮一升，日再，差。(《大观》卷二十七页 10,《政和》页 500,《纲目》页 1211)

---

① 染菜瓜：《纲目》作"染爪"。

658. 芜菁

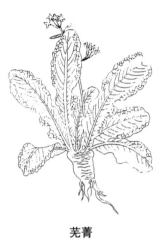

芜菁
（《绍兴本草》）

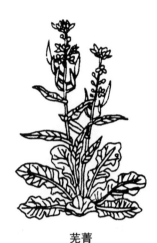

芜菁
（《政和本草》）

　　芜菁及芦菔，旧不著所出州土，今南北皆通有之。芜菁即蔓菁也，芦菔即下莱菔（音卜），今俗呼萝卜是也。此二菜北土种之尤多。芜菁四时仍有，春食苗，夏食心，亦谓之苔子，秋食茎，冬食根。河朔尤多种，亦可以备饥岁。菜中之最有益者惟此耳。常食之，通中益气，令人肥健。《嘉话录》云：诸葛亮所止，令兵士独种蔓菁者，取其才出甲，可生啖，一也；叶舒可煮食，二也；久居则随以滋长，三也；弃不令惜，四也；回即易寻而采之，五也；冬有根可劚食，六也。比诸蔬属，其利不亦博乎。刘禹锡曰：信矣。三蜀江陵之人，今呼蔓菁为诸葛菜是也。其实夏秋熟时采之。仙方亦单服。用水煮三过①，令苦味尽，曝干，捣筛，水服二钱匕，日三。久增服，可以辟谷。又治②发黄，下小肠药用之。又主青盲。崔元亮《海上方》云：但瞳子不坏者，疗十得九愈。蔓菁子六升，一物蒸之，看气遍，合甑下，以釜中热汤淋之，乃暴令干，还淋，如是三遍，即取杵筛为末。食上清酒服二寸匕，日再。涂面膏亦有用者。又疗乳痈痛寒热者，取蔓菁根并叶，净择去土，不用水洗，以盐捣敷乳上，热即换，不过三、五易之，即差。冬月无叶，但空用根，亦可，切须避风耳。南人取北种种之，初年相类，至二、三岁则变为菘矣。莱菔功用亦同，然力猛更出其右。断下方亦用其根，烧熟入药。尤能制面毒。昔有婆罗门僧东来，见食麦面者，云此大热，何以食之。又见食中有芦菔，云赖有此以解其性，自此相传，食面必啖芦菔。凡人饮食过度饱，宜生嚼之，佳。子，研水服，吐风涎甚效。

---

① 过：《大观》作"遍"，《政和》作"过"。
② 又治：《大观》无此二字。

此有大、小二种：大者肉坚，宜蒸食；小者白而脆，宜生啖。《尔雅》所谓葖，芦肥。郭璞云：紫花菘也。俗呼温菘。似芜菁，大根。一名葵，俗呼雹突。然则紫花菘、温菘，皆南人所呼也。吴人呼楚菘，广南人呼秦菘。河朔芦菔极有大者，其说旧矣，而江南有国时有，得安州、洪州、信阳者甚大，重至五、六斤，或近一秤，亦一时种莳之力也。又今医以治消渴，其方：出了子萝卜三枚，净洗，薄切，曝干，一味捣罗为散，每服二①钱，煎猪肉汤澄清调下，食后临卧，日三服，渐增至三钱，差。(《大观》卷二十七页 3,《政和》页 501,《纲目》页 1189)

659. 莱 菔

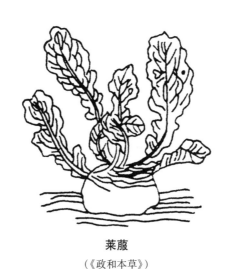

莱菔
(《政和本草》)

莱菔，图、文具芜菁条下。

---

① 二：《大观》作"三"，《政和》作"二"。

660. 龙　葵

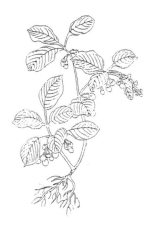

龙葵

（《绍兴本草》）

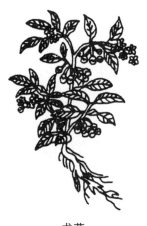

龙葵

（《政和本草》）

　　龙葵，旧云所在有之，今近处亦稀，惟北方有之，北人谓之苦葵。叶圆似排风而无毛，花白，实若牛李子，生青熟黑，亦似排风子，但堪煮食，不任生啖。其实赤者名赤珠，服之变白令黑，不与葱、薤同食，根亦入药用。今医以治发背痈疽成疮者。其方：龙葵根一两，剉，麝香一分，研。先捣龙葵根，罗为末，入麝香，研令匀，涂于疮上，甚善①。（《大观》卷二十七页 19，《政和》页 508，《纲目》页 907）

661. 菘　菜

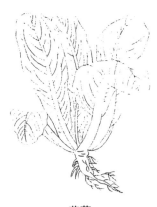

菘菜

（《绍兴本草》）

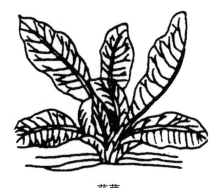

菘菜

（《政和本草》）

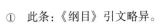

　　①　此条：《纲目》引文略异。

菘，旧不载所出州土，今南北皆有之。与芜菁成类，梗长，叶不光者为芜菁；梗短，叶阔厚而肥厚①者为菘。旧说菘不生北土，人有将子北土种之，初一年半为芜菁，二年菘种都绝。犹南人之种芜菁而今京都种菘，都类南种，但肥厚差不及耳。扬州一种菘，叶②圆而大，或若箭，啖之无滓，绝胜他土者，此所谓白菘也。又有牛肚菘，叶最大厚，味甘，疑今扬州菘。近之紫菘，叶薄细，味小苦。北土无有，菘比芜菁有小毒，不宜多食，然能杀鱼腥，最相宜也。多食过度，惟生姜可解其性。（《大观》卷二十七页13，《政和》页506，《纲目》页1186）

662. 芥

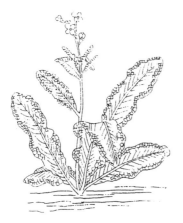

茂州（四川茂县）独活
（《绍兴本草》）

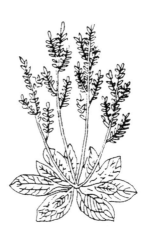

茂州（四川茂县）独活
（《政和本草》）

芥，旧不著所出州土，今处处有之，似菘而有毛，味极辛辣，此所谓青芥也。芥之种亦多，有紫芥，茎叶纯紫，多作蒲者，食之最美；有白芥，子粗大，色白，如粱米，此入药者最佳。旧云从西戎来，又云生河东，今近处亦有。其余南芥、旋芥、花芥、石芥之类，皆菜茹之美者，非药品所须，不复悉录。大抵南土多芥，亦如菘类。相传岭南无芜菁，有人携种至彼种之，皆变作芥，言地气暖使然耳。《续传信方》：主腹冷夜起。以白芥子一升，炒熟，勿令焦，细研，以汤浸蒸饼，丸如赤小豆，姜汤吞七③丸，甚效。（《大观》卷二十七页15，《政和》页505，《纲目》页1187）

---

① 厚：《政和》作"痹"，《大观》作"厚"。
② 叶：《大观》作"菜"，《政和》作"叶"。
③ 七：《大观》作"十"。

663. 白　芥

白芥，文具芥条下。

664. 蓼　实

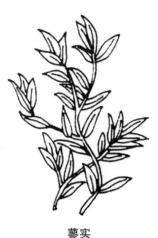

蓼实
（《政和本草》）

　　蓼实，生雷泽川泽，今在处有之。蓼类甚多，有紫蓼、赤蓼一名红蓼、青蓼、香蓼、马蓼、水蓼、木蓼等凡七种。紫、赤二种，叶俱小狭而厚；青、香二种，叶亦相似而俱薄；马、水二种，叶俱阔大，上有黑点。此六种花皆黄①白，子皆青黑。木蓼一名天蓼，亦有大、小二种，蔓生，叶似柘叶，花黄白，子皮青滑，陶隐居以②青蓼入药。然其蓼俱堪食，又以马蓼为荭草，已见上条，余亦无用。苏恭以水蓼亦入药，水煮捋脚者，多生水泽中。《周颂》所谓以薅（大羔切）茶蓼。《尔雅》所谓蔷，虞蓼是也。又《三茅君传》有作白蓼酱方。白蓼，《药谱》无闻，疑即青蓼也。或云红蓼亦可作酱。（《大观》卷二十八页1，《政和》页509，《纲目》页929）

665. 马　蓼

马蓼，文具蓼实条下。

① 黄：《大观》无"黄"字。
② 以：《大观》作"云"。

666. 水 蓼

水蓼，文具蓼实条下。

667. 木 蓼

木蓼，文具蓼实条下。

668. 葱 实

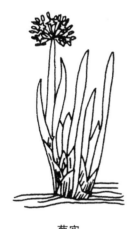

葱实

（《政和本草》）

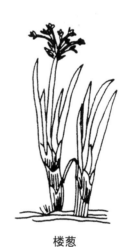

楼葱

（《政和本草》）

葱实，《本经》不载所出州土，今处处有之。葱有数种：入药用山葱、胡葱；食品用冻①葱、汉葱。山葱生山中，细茎大叶，食之香美于常葱，一名茖（古百切）葱。《尔雅》所谓茖，山葱是也。胡葱类食葱，而根茎皆细白。又云茎叶微②短，如金灯者是也。旧别有条云：生蜀郡山谷，似大蒜而小，形圆皮赤，稍长而锐。冻葱冬夏常有，但分茎栽莳而无子，气味最佳，亦入药用，一名冬葱。又有一种楼葱，亦冬葱类也，江南人呼龙角葱，言其苗有八角，故云尔。淮③楚间多种之。汉葱茎

① 冻：《纲目》作"冬"。
② 微：《大观》作"粗"，《政和》作"微"。
③ 淮：《纲目》作"荆"。

实硬，而味薄，冬即叶枯。凡葱皆能杀鱼肉毒，食品所不可阙也。唐韦宙《独行方》主水病两足肿者，剉葱叶及茎，煮令烂，渍之，日三、五作乃佳。煨葱治打扑损，见刘禹锡《传信方》，云得于崔给事。取葱新折者，便入塘灰火煨，承热剥皮擘开，其间有涕，便将罨损处。仍多煨，取续续易热者。崔云：顷在泽潞，与李抱真作判官。李相方以球杖按球子，其军将以杖相格，便乘势不能止，因伤李相拇指并爪甲擘裂，遽索金创药裹[1]之，强坐，频索酒饮[2]，至数盏已过量，而面色愈青，忍痛不止。有军吏言此方，遂用之。三易，面色却赤，斯须云已不痛。凡十数度，用热葱并涕缠裹其指，遂毕席笑语。又葱花亦入药，见崔元亮《海上方》，治脾心痛，痛则腹胀，如锥刀刺者。吴茱萸一升，葱花一升，以水一大升八合[3]，煎七合，去滓，分二[4]服，立效。（《大观》卷二十八页3，《政和》页510，《纲目》页1175）

669. 胡　葱

胡葱，文具葱实条下。

670. 韭

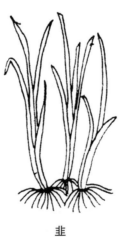

韭
（《政和本草》）

---

① 裹：《大观》作"傅"，《政和》作"裹"。
② 饮：《政和》作"吃"，《大观》作"饮"。
③ 水一大升八合：《纲目》作"水八合"。
④ 二：《纲目》作"三"。

韭，旧不著所出州土，今处处有之。谨按许慎[1]《说文解字》云：菜名一种而久者，故谓之韭。故圃人种莳，一岁而三、四割之，其根不伤，至冬壅培之，先春而复生，信乎一种而久者也。在菜中，此物最温而益人，宜常食之。《易稽览图》云：政道得，则阴物变为阳。郑康成注云：若葱变为韭是也[2]。然则葱冷而韭温，可验矣。又有一种山韭，形性亦相类，但根白，叶如灯心苗。《尔雅》所谓藿（羊六切），山韭。《韩诗》云：六月食郁及薁[3]，皆谓此也。山中往往有之，而人多不识耳。韭子得桑螵蛸、龙骨，主漏精，葛洪、孙思邈皆有方。崔元亮《海上方》治腰脚。韭子一升，拣择，蒸两炊已来，曝干，簸去黑皮，炒令黄，捣成粉。安息香二大两，水煮一、二百沸，讫，缓火炒令赤色，二物相和，捣为丸，如干，入蜜亦得。每日空腹，以酒下三十丸以来，讫，以饭三、五匙[4]压之，大佳。根亦入药用。（《大观》卷二十八页 5，《政和》页 511，《纲目》页 1172）

671. 薤

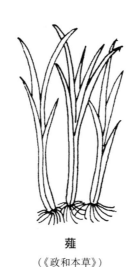

薤

（《政和本草》）

薤，生鲁山平泽，今处处有之，似韭而叶阔，多白无实。人家种者，有赤、白二种：赤者疗疮生肌；白者冷补。皆春分莳之[5]，至冬而叶枯。《尔雅》云：䪥（与薤同），鸿荟（乌外切）。又云菃（目盈切），山䪥。山䪥茎叶亦与家薤相类，而根

---

① 慎：《大观》作"氏"，《政和》作"慎"。
② 《易稽览图》云：政道得，则阴物变为阳。郑康成注云：若忽变为韭是也，《纲目》作"郑玄言：政道得利，阴物变为阳，故葱变为韭"。
③ 薁：《大观》作"蓷"，《政和》作"薁"。
④ 以来，讫，以饭三、五匙：《大观》作"然后以少饭"。
⑤ 皆春分莳之：《纲目》作"春秋分莳"。

长，叶差大，仅若鹿葱，体性亦与家薤同，然今少用。薤虽辛而不荤五脏，故道家长饵之，兼补虚，最宜人。凡用葱、薤，皆去青留白，云白冷而青热也。故断赤下方，取薤白同黄檗煮服之，言其性冷而解毒也。唐韦宙《独行方》主霍乱干呕不息。取薤一虎口，以水三升，煮取半，顿服，不过三作即已。又卒得胸痛，差而复发者，取薤根五斤，捣绞汁，饮之，立止。（《大观》卷二十八页6，《政和》页512，《纲目》页1179）

672. 白蘘荷

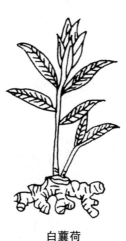

白蘘荷

（《政和本草》）

白蘘荷，旧不著所出州土，今荆、襄、江湖间多种之，北地亦有，春初生叶，似甘蕉。根似姜而肥，其根茎堪为菹。其性好阴，在木下生者尤美。潘岳《闲居赋》云：蘘荷依阴，时藿向阳是也。宗懔《荆梦岁时记》曰：仲冬以盐藏蘘荷，以备冬储，又以防蛊[①]，史游《急就篇》云：蘘荷冬日藏。其来远矣。干宝《搜神记》云：其外姊夫蒋士先，得疾下血，言中蛊，家人密以蘘荷置其席下，忽大笑曰：蛊我者，张小也。乃收小小走。自此解蛊药，多用之。《周礼》蘸氏，以嘉草除蛊毒。宗懔以谓嘉草，即蘘荷是也。陈藏器云：蘘荷、茜根，为主蛊之最。然有赤、白二种：白者入药，黄人呼为覆菹；未者堪啖，及作梅果多用之。古方亦干末水服，主喉痹。（《大观》卷二十八页10，《政和》页513，《纲目》页885）

---

① 蛊：《纲目》作"虫"。

673. 苏

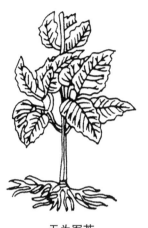

无为军苏

（《政和本草》）

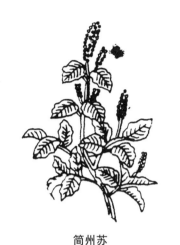

简州苏

（《政和本草》）

苏，紫苏也。旧不著所出州土，今处处有之。叶下紫色而气甚香，夏采茎、叶，秋采实。其茎并叶，通心经，益脾胃，煮饮尤胜，与橘皮相宜，气方中多用之。实主上气咳逆，研汁煮粥①尤佳，长食之，令人肥健。若欲宣通风毒，则单用茎，去节大良。谨按《尔雅②》谓苏为桂荏。盖以其味辛，而形类荏，乃名之。然而苏有数种，有水苏、白苏、鱼苏、山鱼苏，皆是荏类，水苏别条见下。白苏方茎，圆叶，不紫，亦甚香，实亦入药。鱼苏似茵陈，犬叶而香，吴人以煮鱼者，一名鱼蓏。生山石间者，名山鱼苏，主休息痢，大小溲③频数，干末，米饮调服之，效。又苏主鸡瘕。《本经》不著，南齐褚澄善医，为吴郡④太守，百姓李道念，以公事到郡，澄见谓曰：汝有重病。答曰：旧有冷病，至今五年，众医不差。澄为诊曰：汝病非冷非热，当是食白瀹鸡子过多所致，令取苏一升，煮服仍⑤吐一物如升，涎裹之，能动，开看⑥是鸡雏，羽翅、爪距具⑦，足能行走。澄曰：此未尽，更服所余药，又吐得如向者鸡十三头，而病都差，当时称妙。一说乃是用蒜⑧，煮服之。（《大观》卷二十八

① 粥：《大观》作"用"，《政和》作"粥"。

② 雅：此下，《大观》有"云"字。

③ 溲：《大观》作"便"，《政和》作"溲"。

④ 郡：《政和》作"都"，《大观》作"郡"。

⑤ 仍：《大观》作"乃"，《政和》作"仍"。

⑥ 开看：《大观》无此二字。

⑦ 具：其上，《大观》有"皆"字。

⑧ 用蒜：《本草图经》蒜条云："南齐褚澄用蒜治李道念鸡瘕。"按《南史》卷二十八褚裕之传附褚澄传，用苏治李道念鸡瘕。《太平御览》卷七二三引《齐书》正作"用蒜"。

674. 水 苏

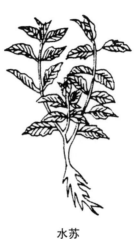

水苏

（《政和本草》）

　　水苏，生九真池泽，今处处有之。多生水岸旁，苗似旋复，两叶相当，大香馥，青、济间①呼为水苏，江左名②为荠苧，吴会谓之鸡苏。南人多以作菜。主诸气疾及脚肿。江北甚多，而人不取食。又江左人谓鸡苏、水苏是两种。陈藏器谓荠苧自是一物，非水苏。水苏叶有雁齿，香薷气辛，荠苧叶上有毛，稍长，气臭③。主冷气泄痢，可为生菜，除胃间酸水，亦可捣敷蚁蝼。亦有石上生者，名石荠苧，紫花细叶，高一、二尺，味辛温，无毒，主风血冷气，并疮疥，痔漏下血，并煮汁服，山中人多用之。(《大观》卷二十八页 13,《政和》页 514,《纲目》页 842)

---

　　① 间:《纲目》引苏恭作"河间"。
　　② 名:《纲目》引苏恭作"右"。
　　③ 臭:《纲目》在"臭"字下，有"又茵陈注云：江南所用茵陈，茎叶都似家茵陈而大，高三、四尺，气极芬香，味甘辛，俗名龙脑薄荷"。

本草图经

菜部

675. 假 苏

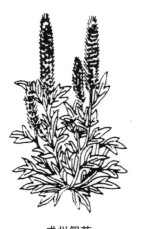

成州假苏

（《政和本草》）

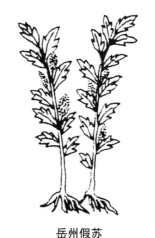

岳州假苏

（《政和本草》）

假苏，荆芥也。生汉中川泽，今处处有之。叶似落藜而细，初生香辛可啖，人取作生菜。古方稀用。近世医家治头风，虚劳，疮疥，妇人血风等为要药。并取花实成穗者，曝干入药，亦多单用，效甚速。又以一物治产后血晕，筑心眼倒，风缩欲死者。取干荆芥穗，捣筛，每用末二钱匕，童子小便一酒盏，调热服，立效。口噤者，挑齿，闭者灌鼻中，皆效。近世名医用之，无不如神云。医官陈巽处[①]，江左人谓假苏、荆芥实两物。假苏叶锐圆，多野生，以香气似苏，故名之。苏恭以《本经》一名姜芥，姜、荆声近，便为荆芥，非也。又以胡荆芥，俗呼新罗荆芥。石荆芥体性相近，入药亦同。（《大观》卷二十八页 8，《政和》页 513，《纲目》页 836）

---

① 处：《纲目》作"言"。

676. 香 薷

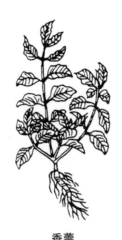

香薷

（《政和本草》）

　　香薷（香柔），旧不著所出州土。陶隐居云：家家有之。今所在皆种，但北土差少，似白苏，而叶更细，十月中采，干之，一作香菜，俗呼香茸。霍乱转筋，煮饮服之，无不差者。若四肢烦冷，汗出而渴者，加蓼子同切，煮饮。胡洽治水病洪肿香菜煎：取干香菜五十斤，一物到，内釜中，以水淹之，水出香菜上一①寸，煮使气力都尽，清澄之，严②火煎，令可丸。一服五丸如梧子，日渐增之，以小便利好。寿春及新安有。彼间又有一种石上生者，茎、叶更细，而辛香弥甚，用之尤佳③。彼人谓之石香薷。《本经》出草部中品，云生蜀郡陵荣、资、简州及南中诸山岩石缝中生。二月、八月采苗、茎、花、实，俱亦主调中，温胃，霍乱吐泻，今人罕用之，故但附于此。（《大观》卷二十八页 14，《政和》页 515，《纲目》页 834）

---

① 一：《纲目》作"三"。
② 严：《纲目》作"微"。
③ 佳：此下，《纲目》有"吴人以为茵陈用之"。

677. 石香菜

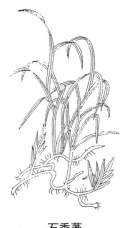

石香菜

（《绍兴本草》）

石香菜

（《政和本草》）

石香菜，文具香薷条下。

678. 薄　荷

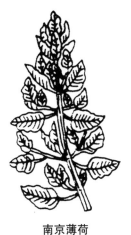

南京薄荷

（《政和本草》）

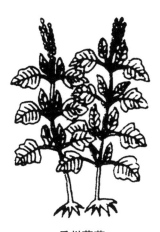

岳州薄荷

（《政和本草》）

薄荷，旧不著所出州土，而今处处皆有之。茎、叶似荏而尖长，经冬根不死，夏秋采茎、叶，曝干。古方稀用，或与薤作齑食。近世医家治伤风，头脑风，通关格及小儿风涎，为要切之药，故人家园庭间多莳之。又有胡薄荷，与此相类，但味少甘为别。生江浙间，彼人多以作茶饮之，俗呼新罗薄荷。近京僧寺亦[1]或植一、二本者，《天宝方》名连钱草者[2]是。石薄荷，生江南山石间，叶微小，至冬而紫色，此一种不闻有别功用。凡新大病差人，不可食薄荷，以其能发汗，恐虚人耳。字书作菝蔄。(《大观》卷二十八页 15，《政和》页 515，《纲目》页 838)

679. 胡薄荷

胡薄荷，文具薄荷条下。

680. 石薄荷

石薄荷，文具薄荷条下。

681. 繁缕

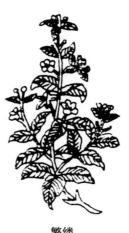

繁缕

(《政和本草》)

　　繁缕，即鸡肠草也。旧不著所出州土，今南中多生于田野间。近汴下湿地亦或有之。叶似荇菜而小。夏秋间生小白黄花。其茎梗作蔓，断之有丝缕。又细而中空，似鸡肠，因得此名也。《本经》作两条，而苏恭以为一物二名。谨按《尔雅》蔜

---

① 亦：《大观》无。

② 《天宝方》名连钱草者：《纲目》作"天宝单方所谓连钱草者是也"。

（五高切），薽缕（与缕同）。释曰：薂，一名薽缕，一名繁缕，一名鸡肠草，实一物也。今南北所生，或肥瘠不同，又其名多，人不尽见者，往往疑为二物也。又葛氏治卒淋方云：用鸡肠及繁缕若菟丝，并可单煮饮。如此又似各是一物也。其用大概主血，故妇[1]人宜食之。五月五日采，阴干用。今口齿方，烧灰，以揩齿宣露，然烧灰减力，不若干作末有益矣。范汪治淋，用繁缕满两手，水煮饮之，亦可常饮。（《大观》卷二十九页10，《政和》页520，《纲目》页1209）

682. 鸡肠草

鸡肠草，文具繁缕条下。

683. 蕺 菜

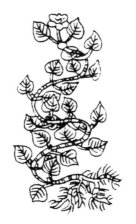

扬州（江苏扬州）蕺菜
（《政和本草》）

蕺菜，味辛，微温。主蝼蛄溺疮。山谷阴处湿地有之。作蔓生，茎紫赤色。叶如荞麦而肥。山南、江左人好生食之。然不宜多食，令人气喘，发虚弱，损阳气，消精髓，素有脚弱病尤忌之。一啖令人终身不愈。关中谓之菹菜者是也。古今方家亦鲜用之。（《大观》卷二十页12，《政和》页521，《纲目》页1218）

---

① 妇：《纲目》无"妇"字。

684. 葫

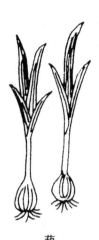

葫

（《政和本草》）

　　葫，大蒜也。旧不著所出州土，今处处有之①。人家园圃所莳也②，每头③六、七瓣，初种一瓣，当年便成独子葫，至明年则复其本矣。然其花中有实，亦作葫瓣状而极小，亦可种之。五月五日采。谨按《本经》云：主散痈肿。李绛《兵部手集方》：疗毒疮肿，号叫卧④不得，人不别者。取独头蒜两颗，细捣，以油麻和，厚敷疮上，干即易之。顷年卢坦侍郎任东畿尉，肩上疮作，连心痛闷，用此便差。后李仆射患脑痈，久不差，卢与此方便愈。绛得此方，传救数人，无不神效。葛洪《肘后方》，灸背肿令消法云：取独颗蒜，横截厚一分，安肿头上，炷艾如梧桐子，灸蒜上百壮，不觉消，数数灸，惟多为善，勿令大热，若觉痛即擎⑤起蒜，蒜焦更换用新者，勿令损皮肉，如有体干不须灸。洪尝苦小腹下患一大肿，灸之亦差。每用灸人，无不立效。又今江宁府紫极宫，刻石记其法云：但⑥是发背及痈疽、恶疮，肿核等，皆灸之。其法与此略同，其小别者，乃云初觉皮肉间有异，知是必作疮者，切大蒜如铜钱厚片，安肿处灸之，不计壮数。其人被苦，初觉痛者，以痛定为准；初不觉痛者，灸至极痛而止。前后用此法救人，无不应者。若是疣赘之类，亦如此灸之，

---

① 有之：《大观》作"皆有之"。
② 人家园圃所莳也：《纲目》作"今处处园圃种之"。
③ 头：《纲目》作"颗"。
④ 卧：《纲目》作"卧眠"。
⑤ 擎：《纲目》作"掀"。
⑥ 但：《大观》无。

便成痂自脱[1]，其效如神。乃知方书之载无空言，但患人不能以意详之，故不得尽应耳。（《大观》卷二十九页4，《政和》页517，《纲目》页1182）

685. 蒜

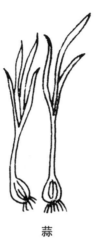

蒜
（《政和本草》）

蒜，小蒜也。旧不著所出州土，今处处有之。生田野中，根、苗皆如葫而极细小者，是也。五月五日采。谨按《尔雅》蒚（力的切），山蒜。释曰：《说文》云：蒜，荤菜也。一云菜之美者，云梦之荤。生山中者名蒚。今《本经》谓大蒜为葫，小蒜为蒜。而《尔雅》《说文》所谓蒜，荤菜者，乃今大蒜也。蒚乃今小蒜也。书传载物之别名不同，如此用药不可不审也。古方多用小蒜治[2]霍乱，煮汁饮之。南齐褚澄用蒜[3]治李道念鸡瘕，便差。江南又有一种山蒜，似大蒜臭。山人以治积块，及妇人血瘕，以苦醋摩服多效。纹有一种似大蒜而多瓣，有荤气，彼人谓之莜子，主脚气。宜煮与蓐妇饮之，易产。江北则无。（《大观》卷二十九页5，《政和》页518，《纲目》页1180）

---

① 亦如此灸之，便成痂自脱：《大观》脱此文。
② 治：此下，《纲目》有"中冷"二字。
③ 用蒜：《证类》514页苏条，《本草图经》谓南齐褚澄治李道念鸡瘕，用苏，不是用蒜。按李延寿《南史》云：李道念病已五年。吴郡太守褚澄诊之。曰：非冷非热，当是食白瀹鸡子过多也。取苏一斤者食，吐出一物涎裹，视之乃鸡雏，翅足俱全。澄曰：未尽也。更吐之，凡十三枚而愈。此与《本草图经》苏条引文，大意相同。但《太平御览》卷七二三引《齐书》又正作"用蒜"。

686. 茄 子

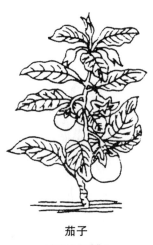

茄子

（《政和本草》）

茄子，旧不著所出州土，云处处有之。今亦然。段成式云：茄者、连茎之名，字当革遐反，今呼若伽，未知所自耳。茄之类有数种：紫茄、黄茄，南北通有之；青水茄、白茄，惟北土多有。入药多用黄茄，其余惟可作菜茹耳。又有一种苦茄，小株有刺，亦入药。江南有一种藤茄，作蔓生，皮薄，似葫芦，亦不闻中药。江南方有，疗大风热痰，取大黄老茄子，不计多少，以新瓶盛贮，埋之土中，经一年，尽化为水，取出，入苦参末，同丸如梧子。食已及欲卧时，酒下三十粒，甚效。又治墜扑内损，散败血，止痛及恶疮发背等。重阳日收取茄子百枚，去蒂，四破切之，消石十二两，碎捣，以不津瓶器，大小约可盛纳茄子者，于器中，先铺茄子一重，乃下硝石一重复之，如此①令尽，然后以纸三数重，密密封之，安置净处，上下以新砖撑②覆，不犯③地气。至正月后取出，去纸一、两重，日中暴之。逐日如此，至二、三月，度已烂，即开瓶倾出，滤去滓，别入新器中，以薄绵盖头，又暴，直至成膏，乃可用。内损，酒调半匙，空腹饮之，日再，恶血散则痛止而④愈矣。诸疮肿，亦先酒饮半匙，又用膏于疮口四面涂之，当觉冷如冰雪，疮干便差。其有根本在肤腠者，亦可内消。若膏久干硬，即以饭饮化动涂之⑤。又治腰脚风血积冷，筋急拘挛疼痛者，取茄子五十斤，细切，净洗讫，以水五斗，煮取浓汁，滤去滓，更

① 如此：《纲目》作"如此间铺"。
② 撑：《纲目》作"承"。
③ 不犯：《大观》作"勿令得"。
④ 而：《政和》作"血"，《大观》作"而"。
⑤ 涂之：《纲目》作"用之"。

入小铛器中，煎至一斗以来，即入生粟粉同煎，令稀稠得所，取出搜和，更入研了麝香、朱砂粉，同丸如梧子，每旦日用秫米酒送三十丸，近暮再服，一月乃差。男子、女人通用，皆验。(《大观》卷二十九页8，《政和》页520，《纲目》页1230)

687. 马齿苋

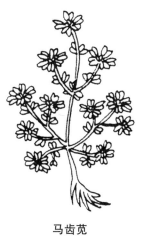

马齿苋
（《政和本草》）

马齿苋，旧不著所出州土，今处处有之。虽名苋类，而苗、叶与人苋辈都不相似。又名五行草，以其叶青、梗赤、花黄、根白、子黑也。此有二种，叶大者不堪用，叶小者为胜。云其节叶间有水银，每干之，十斤中得水银八两至十两者。然至难燥，当以木①槌捣碎，向日东作架暴之，三、两日即干，如经年矣。入药则去茎节，大抵能肥肠，令人不思食耳。古方治赤、白下多用之。崔元亮《海上方》著其法云：不问老稚、孕妇，悉可服。取马齿苋捣绞汁三大合，和鸡子白一枚，先温令热，乃下苋汁，微温取顿饮②之，不过再作则愈。又治溪毒，绞汁一升，渐以敷疮上，佳。又疗多年恶疮，百方不差，或痛焮走不已者，并烂捣马齿苋敷上，不过三、两遍。此方出于武元衡相国。武在西川，自苦胫疮焮痒不可堪，百医无效。及到京城，呼供奉石漻等数人，疗治无益，有厅吏上此方，用之便差。李绛纪其事云③。
(《大观》卷二十九页7，《政和》页519，《纲目》页1212)

---

① 木：其上，《大观》有"槐"字。
② 饮：《大观》作"服"，《政和》作"饮"。
③ 云：《纲目》作"于兵部手集"。

本草图经米部卷第十八

朝奉郎太常博士　充集贤校理　新差知颖州军州　兼管内劝
农及管句开治沟洫河道事　骑都尉借紫　臣　苏颂　奉敕撰

尚志钧　辑校

688. 胡麻

689. 青蘘

690. 胡麻油

691. 油麻

692. 麻蕡、麻子

693. 生大豆

694. 大豆黄卷

695. 豉

696. 赤小豆

697. 小麦

698. 大麦

699. 矿麦

700. 荞麦

701. 粱米

702. 黄粱米

703. 白粱米

704. 粟米

705. 丹黍米

706. 秫米

707. 腐婢

708. 扁豆

709. 稻米

710. 粳米

711. 陈廪米

712. 稷米

713. 罂子粟

688. 胡　麻

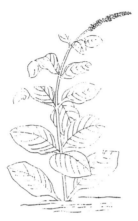

晋州（山西临汾）胡麻
（《绍兴本草》）

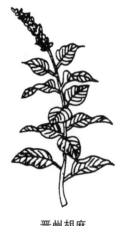

晋州胡麻
（《政和本草》）

胡麻，臣胜也。生上党川泽。青蘘（音箱），臣胜苗也。生中原川谷，今并处处有之。皆园圃所种，稀复野生。苗梗如麻，而叶圆锐光泽。嫩时可作蔬，道家多食之。谨按《广雅》云：狗虱，臣胜也；藤苰，胡麻也。陶隐居云：其茎方者，名巨胜；圆者名胡麻。苏恭云：其实作角八棱者，名巨胜；六棱、四棱者，名胡麻。如此臣胜、胡麻为二物矣。或云本生胡中，形体类麻，故名胡麻。又八谷之中，最为大胜，故名①巨胜。如此似一物二名也。然则仙方乃有服食胡麻、巨胜二法，功用小别。疑本一物，而种之有二。如天雄、附子之类。故葛稚川亦云：胡麻中，有一叶两荚②者为巨胜是也。食其实，当九蒸暴，熬捣之，可以断谷。又以白蜜合丸，曰静神丸，服之益肺，润五脏。压取油，主天行热秘肠结，服一合，则快利。花阴干，渍汁③溲面，至韧④而滑。叶可沐头，令发长。一说今人用胡麻，叶如荏而狭尖，茎方，高四、五尺。黄花，生子成房，如胡麻角而小。嫩叶可食，甚甘滑，利大肠。皮亦可作布，类大麻，色黄而脆，俗亦谓之黄麻。其实黑色，如韭子而粒细，味苦如胆，杵末略无膏油。又世人或以为胡麻乃是今之油麻，以其本出大宛，而谓之胡麻也。皆以乌者良，白者劣。本草注服胡麻油，须生榨者，其蒸炒作者，正可食及燃尔，不入药用。又序例谓⑤细麻即胡麻也，形扁扁尔。其方茎者，名巨胜。其

---

① 名：《政和》误作"多"，《大观》作"名"。
② 荚：《纲目》作"尖"。
③ 汁：《大观》无，《政和》有"汁"字。
④ 韧：《政和》作"肕"，《大观》作"韧"。
⑤ 序例谓：《纲目》作"别录序例言"。

说各异。然胡麻今服食家最为要药，乃尔差误，岂复得效也①。(《大观》卷二十四页1，《政和》页481，《纲目》页1101)

689. 青　蘘

青蘘，文具胡麻条下。

690. 胡麻油

胡麻油，文具胡麻条下。

691. 油　麻

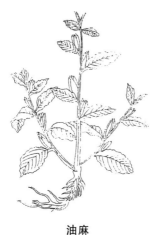

油麻
(《绍兴本草》)

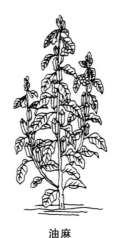

油麻
(《政和本草》)

　　油麻，《本经》旧不著条。然古医方多用之。无毒，滑肠胃，行风气，久食消人肌肉。生则寒，炒熟则热，仙方蒸以辟谷，压榨为油，大寒，发冷疾，滑精髓，发脏腑渴，令人脾困，然治痈疽热病。《近效方》：婆罗门僧，疗大风疾，并压丹石热毒，热风，手脚不遂。用消石一大两，生乌麻油二大升，合内铛中，以土墼盖口，以纸泥固济，勿令气出，细进火煎之，其药未熟时气腥②，候香气发，即熟，更以生

————————

① 此条：《纲目》引文已加化裁。
② 腥：《政和》作"醒"，《大观》作"腥"。

油①麻油二大升和合，又微火煎之，以意斟量得所，即内不津器中。服法：患大风者，用火为使，在室中重作小纸屋子，外燃火，令患人在纸屋中发汗，日服一大合，病人力壮，日二服。服之，三七日，头面疱疮皆灭。若服诸丹石药，热发不得食热物，著厚衣，卧厚床者，即两人共服一剂。服法同前，不用食热物，著厚衣，卧厚床者，即两人共服一剂。服法同前，不用火为使，忌风二七日。若丹石发，即不用此法，但取一匙，内口中，待消咽汁，热除，忌如药法。刘禹锡《传信方》：蚰蜓入耳，以油麻油作煎饼，枕卧，须臾蚰蜓自出而差。李元淳尚书，在河阳日，蚰蜓入耳，无计可为，半月后脑中洪洪有声，脑闷不可彻，至以头自击门柱，奏疾状危极，因发御药以疗之，无差者。其为受苦，不念生存。忽有人献此方，乃愈。(《大观》卷二十四页 6，《政和》页 484，《纲目》页 1101)

692. 麻蕡、麻子

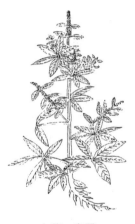

麻蕡、麻子
（《绍兴本草》）

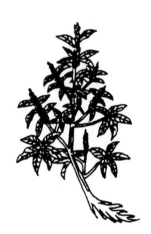

麻蕡、麻子
（《政和本草》）

麻蕡、麻子，生泰山川谷，今处处有，皆田圃所莳，绩其皮以为布者。麻蕡，一名麻勃，麻上花勃勃者，七月七日采。麻子，九月采，入土者不用。陶隐居以麻蕡为牡麻，牡麻则无实。苏恭以为蕡即实，非花也。又引《尔雅》蕡，枲实。及《礼》云：苴麻之有蕡者，皆谓蕡为子也。谓陶重出子条为误。按《本经》麻蕡，主七伤，利五脏，多食令人狂走。观古今方书，用麻子所治亦尔。又麻花，非所食之物。如苏之论似当矣。然朱字云：麻蕡味辛，麻子味甘，此又似二物。疑本草与《尔雅》《礼记》有称谓不同者耳。又古方亦有用麻花者②，云味苦，主诸风及女经

---

① 油：《大观》无。
② 古方亦有用麻花者：《纲目》作"药性论用麻花"。

不利，以䗪虫为使。然则蕡也、子也、花也，其三物乎？其叶与桐叶合捣，浸水沐发，令长润。皮青淋汤濯瘀血。根煮汁冷服，主下血不止。今用麻人，极难去壳，医家多以水浸，经三、两日，令壳破，曝干，新瓦上撋取白用。农家种麻法，择其子之有斑①纹者，谓之雌麻，云用此则结实繁。它子则不然。葛洪主消渴，以秋麻子一升，水三升，煮三、四沸，饮汁不过五升便差。唐韦宙《独行方》：主腕折骨痛不可忍。用大麻根及叶，捣取汁，一升饮之，非时即煮干麻汁服亦同。亦主挝打瘀血，心腹满，气短，皆效。《箧中方》单服大麻人酒，治骨髓风毒疼痛，不可运动者，取大麻人水中浸，取沉者一大升，漉出曝干，于银器中旋旋炒，直须慢火，待香熟，调匀，即入木臼中，令三、两人更互捣一、二数，令及万杵，看极细如白粉即止，平分为十贴，每用一贴，取家酿无灰酒一大瓷汤碗，以砂盆柳木槌子点酒，研麻粉，旋滤，取白酒，直令麻粉尽，余壳即去之，都合酒一处，煎取一半，待冷热②得所，空腹顿服，日服一贴，药尽全差。轻者止于四、五贴则见效。大抵甚者，不出十贴，必失所苦耳。其效不可胜纪。杂它物而用者，张仲景治脾③约，大便秘，小便数。麻子丸，麻子二升，芍药半斤，厚朴一尺，大黄、枳实各一斤，杏人一升，六物熬捣筛，蜜丸，大如梧桐④子，以浆水饮下十丸，食后服之，日三，不知益加之。唐方七宣麻人丸，亦此类也。(《大观》卷二十四页 3，《政和》页 482，《纲目》页 1106)

693. 生大豆

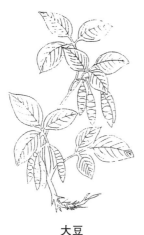

大豆
（《绍兴本草》）

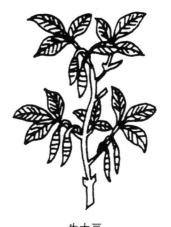

生大豆
（《政和本草》）

---

① 斑：《纲目》作"斑黑"。
② 热：《大观》作"温"，《政和》作"热"。
③ 脾：《大观》作"痹"，《政和》作"脾"。
④ 桐：《大观》无。

大豆黄卷及生大豆，生泰山平泽，今处处有之。黄卷是以生豆为蘖，待其芽出，便曝干取用，方书名黄卷皮，今蓐妇药中用之。大豆有黑、白二种，黑者入药，白者不用。其紧小者为雄豆，入药尤佳。豆性本平，而修治之便有数等之效，煮其汁甚凉，可以压丹石毒及解诸药毒。作腐，则寒而动气。炒食则热。投酒主风。作豉极冷。黄卷及酱皆平，牛食之温，马食之凉，一体而用别，大抵宜作药使耳。杀乌头毒尤胜。仙方修制黄末，可以辟谷，度饥岁①。然多食令人体重，久则如故矣。古方有紫汤，破血去风，除气防热，产后两日，尤宜服之。乌豆五升，选择令净，清酒一斗半②，炒豆令烟向绝，投于酒中，看③酒赤紫色，乃去豆。量性服之，可日夜三盏。如中风口噤，即加鸡屎白二升和熬，投酒中，神验。江南人作豆豉，自有一种刀豆，甚佳。古今方书，用豉治病最多。葛洪《肘后方》云：疗伤寒有数种，庸人不能分别，今取一药兼疗，若初觉头痛肉热，脉洪起一、二日，便作此加减葱豉汤。葱白一虎口，豉一升，绵裹，以水三升，煮取一升，顿服取汗。若不汗，更作，加葛根三两，水五升，煮取二升，分再服，必得汗即差。不汗更作，加麻黄三两，去节。诸名医方皆用此，更有加减法甚多。今江南人凡得时气，必先用此汤服之，往往便差。(《大观》卷二十五页1～4，《政和》页485，《纲目》页1134)

694. 大豆黄卷

大豆黄卷，文具生大豆条下。

695. 豉

豉，文具大豆黄卷条下。

---

① 岁：《纲目》无"岁"字。
② 半：《纲目》无"半"字。
③ 看：《纲目》作"待"。

696. 赤小豆

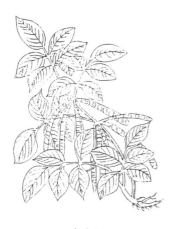

赤小豆
(《绍兴本草》)

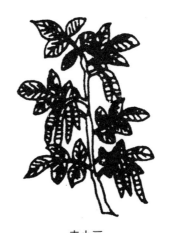

赤小豆
(《政和本草》)

赤小豆，旧与大豆同条，苏恭分之。今江淮间尤多种莳。主水气，脚气方最急用。其法用此豆五合，葫一头，生姜一分[1]，并碎破，商陆根一条，切，同水煮豆烂，汤成，适寒温，去葫等。细嚼豆，空腹食之，旋旋啜汁令尽，肿立消便止。韦宙《独行方》：疗水肿从脚起，入腹则杀人。亦用赤小豆一斗，煮令极烂，取汁四、五升，温渍膝以下。若已入腹，但服小豆，勿杂食，亦愈[2]。李绛《兵部手集方》，亦著此法，云曾得效。昔有人患脚气，用此豆作袋置足下，朝夕辗转践踏之，其疾遂愈。亦主丹毒。《小品方》以赤小豆末，和鸡子白如泥涂之，涂之不已，逐手即消也。其遍体者，亦遍涂如上法。又诸肿毒欲作痈疽者，以水和涂，便可消散毒气。今人往往用之有效。(《大观》卷二十五页 3，《政和》页 487，《纲目》页 1138)

---

[1] 葫一头，生姜一分：《纲目》作"大蒜一颗，生姜五钱"。

[2] 愈：此下，《纲目》有"梅师：治水肿。以东行花桑枝烧灰一升，淋汁，煮赤小豆一升，以代饭，良"。

697. 小 麦

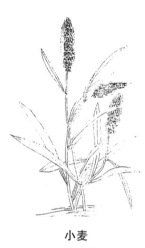

小麦
（《绍兴本草》）

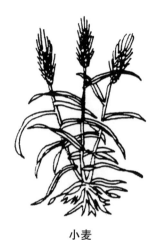

小麦
（《政和本草》）

　　麦，有大麦、小麦、矿麦、荞麦，旧不著所出州土。苏①云大麦出关中，今南北之人皆能种莳。屑之作面，平胃，止渴，消食。水渍之生芽为蘖，化宿食，破冷气，止心腹胀满。今医方用之最多。矿麦有二种，一种类小麦，一种类大麦，皆比大、小麦差。大凡麦秋种冬长，春秀夏实，具四时中和之气，故为五谷之贵。大、小麦，地暖处亦可春种之，至夏便收。然比秋种者，四气不足，故有毒。小麦性寒，作面则温，而有毒。作曲则平胃，止利。其皮为麸，性复寒，调中去热。亦犹大豆作酱、豉，性便不同也。荞麦实肠胃，益气力，然不宜多食，亦能动风气，令人昏眩也。药品不甚用之。(《大观》卷二十五页 12，《政和》页 491，《纲目》页 1109)

698. 大 麦

　　大麦，文具小麦条下。

699. 矿 麦

　　矿麦，文具小麦条下。

---

　　① 苏：《大观》作"苏恭"。

700. 荞 麦

荞麦，文具小麦条下。

701. 粱 米

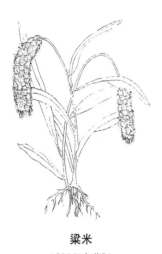

粱米

（《绍兴本草》）

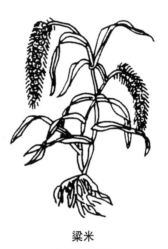

粱米

（《政和本草》）

粱米，有青粱、黄粱、白粱，皆粟类也。旧不著所出州土。陶隐居云：青粱出北方，黄粱出青、冀州，白粱处处皆有。苏恭云：黄粱出蜀汉，商浙间亦种之，今惟京东西、河、陕间种莳，皆白粱耳。青、黄乃稀有。青粱壳穗有毛，粒青，米亦微青，而细于黄白米也。黄粱穗大，毛长，壳，米俱粗于白粱，而收子少，不耐水旱，襄阳有竹根者是也。白粱穗亦大，毛多而长，壳粗扁长，不似粟圆也。大抵人多种粟，而少种粱，以其损地力而收获少。而诸粱食之，比他谷最益脾胃，性亦相似耳。粟米比粱米乃细而圆，种类亦多，功用则无别矣。其泔汁及米粉皆入药。近世作英粉，乃用粟米，浸累日，令败，研澄取之。今人用去痱疮尤[1]佳。（《大观》卷二十五页 8，《政和》页 489，《纲目》页 1124）

---

[1] 尤：《大观》作"为"，《政和》作"尤"。

702. 黄粱米

黄粱米，文具青粱米条下。

703. 白粱米

白粱米，文具青粱米条下。

704. 粟 米

粟米，文具青粱米条下。

705. 丹黍米

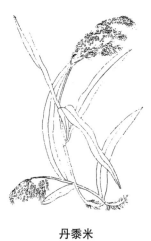

丹黍米
（《绍兴本草》）

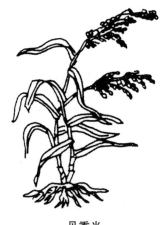

丹黍米
（《政和本草》）

丹黍米，旧不载所出州土。陶隐居云：出北间，江东亦时有种，而非土所宜，今京东西、河、陕间皆种之。然有二种米：黏者为秫，可以酿酒；不黏者为黍，可食。如稻之有粳、糯耳。谨按《尔雅》云：虋，赤苗。秬，黑黍。秠，一稃二米[①]。

① 秠，黑黍。秠，一稃二米：《纲目》作"芑，白苗。秬，黑黍。李巡云：秠是黑黍中一稃有二米者"。

释者引《生民诗》云：诞降嘉种，维秬维秠，维穈与虋同维芑，虋即嘉谷赤苗者。李巡云：秬即黑黍之大者名也。秠是黑黍中一稃有二米者，别名为秠。若然秬、秠皆黑黍矣。《周礼》鬯人注：亦以一稃二米者为秬，一米者为黑黍。后汉和帝时，任城县生黑黍，或三、四实，实二米，得三斛八升是也。古之定律，以上党黑牡秬黍之中者累之，以生律度量衡。后之人取此黍定之，终不能协律。一说：秬，黍之中者，乃一稃二米之黍也。此黍得天地中和之气乃生，盖不常有，有则一穗皆同二米，米粒皆匀无大小，得此，然后可以定锺律。古今所以不能协声律者，以无此黍也。他黍则不然，地有腴瘠，岁有凶穰，则米之大小不常，何由知其中者，此说为信然矣。今上党民间或值丰岁，往往得二米者，皆知此说，但稀阔而得之，故不以充贡耳。北人谓秫为黄米，亦谓之黄糯，酿酒比糯稻差劣也。（《大观》卷二十五页10，《政和》页490，《纲目》页1122）

706. 秫 米

秫米，文具黍米条下。

707. 腐婢

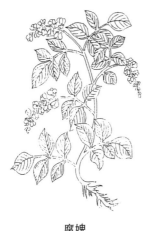

腐婢
（《绍兴本草》）

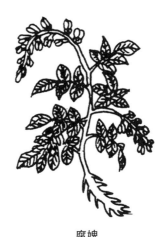

腐婢
（《政和本草》）

腐婢，小豆花也。生汉中，今处处有之。陶隐居以为海边有小木，状似栀子，气作臭腐，土人呼为腐婢，疑是此。苏恭云：山南相承，呼为①葛花是也。今注云：

---

① 为：《大观》作"以为"，《政和》作"以"。

小豆花，亦有腐气。按《本经》云：主病酒头痛，海边小木，自主疟及心腹痛。葛花不言主酒病。注云：并小豆花末，服方寸匕，饮酒不知醉。然则三物皆有腐婢名，是异类同名耳[①]。《本经》此比甚多也。一说赤小豆花，亦主酒病。（《大观》卷二十六页6，《政和》页497，《纲目》页1140）

708. 扁　豆

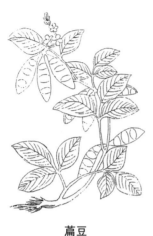

扁豆

（《绍兴本草》）

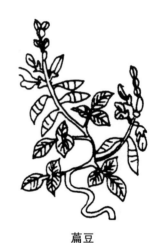

扁豆

（《政和本草》）

　　扁豆，旧不著所出州土，今处处有之。人家多种于篱援间，蔓延而上，大叶细花，花有紫、白二色，荚生花下。其实亦有黑、白二种，白者温，而黑者小冷，入药当用白者。主行风气，女子带下，兼杀一切草木及酒毒，亦解河豚毒。花亦主女子赤白下，干末米饮和服。叶主吐痢后转筋，生捣，研以少酢，浸取汁饮之，立止。黑色者亦名鹊豆，以其黑间而有白道如鹊羽耳。（《大观》卷二十五页15，《政和》页493，《纲目》页1144）

---

① 是异类同名耳：《纲目》作"名同物异也"。

709. 稻　米

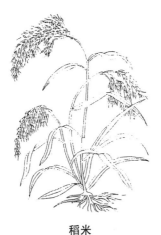

稻米
（《绍兴本草》）

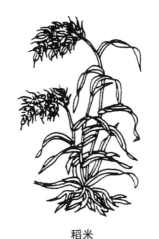

稻米
（《政和本草》）

　　稻米，有秔（与粳同）稻，有糯稻。旧不载所出州土，今有水田处皆能种之。秔糯既通为稻，而《本经》以秔为粳米，糯为稻米者。谨按《尔雅》云：稌（音渡），稻。释曰：别二名也。郭璞云：沛国呼稌。《诗颂》云：多黍多稌。《礼记内则》云：牛宜稌。《豳诗》云：十月获稻，是一物也。《说文解字》云：沛国谓稻为糯。秔，稌属也。《字林》云：糯，黏稻也。秔，稻不黏者。今人呼之者，如《字林》所说也。《本经》称号者，如《说文》所说也。前条有陈廪米，即秔米以廪军人者是也。入药最多。稻秆灰亦主病。见刘禹锡《传信方》云：湖南李从事，治马坠扑损，用稻秆烧灰，用新熟酒未压者，和糟入盐和合，淋前灰，取汁，以淋痛处，立差。直至背损，亦可淋用。好糟淋灰亦得，不必新压酒也。糯米性寒，作酒则热，糟乃温平，亦如大豆与豉、酱，不同之类耳。（《大观》卷二十六页 2，《政和》页 495，《纲目》页 1115）

710. 粳　米

　　粳米，文具稻米条下。

711. 陈廪米

陈廪米，文具稻米条下。

712. 稷　米

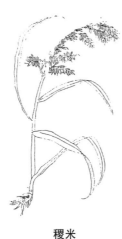

稷米
（《绍兴本草》）

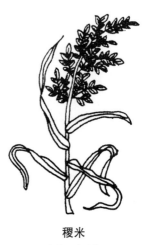

稷米
（《政和本草》）

稷米，今所谓穄米也。旧不著所出州土，今出粟米处皆能种之。书传皆称稷为五谷之长，五谷不可遍祭，故祀其长以配社。《吕氏春秋》云：饭之美者，有阳山之穄。高诱云：关西谓之糜，冀州谓之㮚（音牵去声），皆一物也。《广雅》解云：如黍，黑色，稗有二种：一黄白，一紫黑。其紫黑者，其芒有毛，北人呼为乌禾是也。今人不甚珍此，惟祠事则用之。农家种之，以备他谷之不熟，则为粮耳。（《大观》卷二十六页4，《政和》页496，《纲目》页1121）

713. 罂子粟

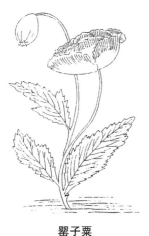

罂子粟
（《绍兴本草》）

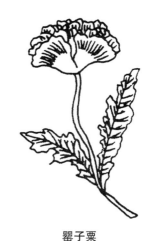

罂子粟
（《政和本草》）

罂子粟。旧不著所出州土，今处处有之，人家园庭多莳以为饰。花[1]有红、白二种，微腥气。其实作瓶子，以髇（音哮）箭头，中有米极细，种之甚难。圃人隔年粪地，九月布子，涉冬[2]至春始生，苗极繁茂矣。不尔种之多不出，出[3]亦不茂。俟其瓶焦黄，则采之。主行风气，驱逐邪热，治反胃，胸中痰滞及丹石发动，亦可合竹沥作粥，大佳。然性寒，利大小肠，不宜多食，食过度，则动膀胱气耳。《南唐食医方》[4]，疗反胃不下饮食。罂粟粥法：白罂粟米二[5]合，人参末三大钱，生山芋五寸长，细切，研。三物以水一升二[6]合，煮取六合，入生姜汁及盐花少许，搅匀，分二服，不计早晚食之，亦不妨别服汤丸。（《大观》卷二十六页8，《政和》页497，《纲目》页1131）

---

① 以为饰。花：《大观》无此文。
② 涉冬：《大观》无此二字。
③ 出，出：《纲目》作"生，生"。
④ 南唐食医方：《大观》无此文。
⑤ 二：《纲目》作"三"。
⑥ 一升二：《纲目》作"二升三"。

本草图经本经外草类卷第十九

朝奉郎太常博士　充集贤校理　新差知颖州军州　兼管内劝
农及管句开治沟洫河道事　骑都尉借紫　臣　苏颂　奉敕撰

尚志钧　辑校

714. 狼杷草	740. 都管草	765. 铁线
715. 水英	741. 小儿群	766. 天寿根
716. 丽春草	742. 菩萨草	767. 百药祖
717. 坐拏草	743. 仙人掌草	768. 黄寮郎
718. 紫堇	744. 紫背金盘草	769. 催风使
719. 杏叶草	745. 石逍遥草	770. 阴地厥
720. 水甘草	746. 胡堇草	771. 千里急
721. 地柏	747. 无心草	772. 地芙蓉
722. 紫背龙牙	748. 千里光	773. 黄花了
723. 攀倒甑	749. 九牛草	774. 布里草
724. 佛甲草	750. 刺虎	775. 香麻
725. 百乳草	751. 生瓜菜	776. 半边山
726. 撮石合草	752. 建水草	777. 火炭母草
727. 石苋	753. 紫袍	778. 亚麻子
728. 百两金	754. 老鸦眼睛草	779. 田麻
729. 小青	755. 天花粉	780. 鸩鸟威
730. 曲节草	756. 琼田草	781. 茆质汗
731. 独脚仙	757. 石垂	782. 地蜈蚣
732. 露筋草	758. 紫金牛	783. 地茄子
733. 红茂草	759. 鸡项草	784. 石蒜
734. 见肿消	760. 拳参	785. 水麻
735. 半天回	761. 根子	786. 金灯
736. 剪刀草	762. 杏参	787. 荨麻
737. 龙牙草	763. 赤孙施	778. 山姜
738. 苦芥子	764. 田母草	789. 马肠根
739. 野兰根		

714. 狼杷草

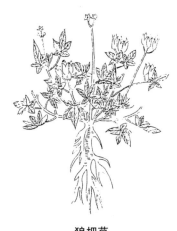

狼把草

（《绍兴本草》）

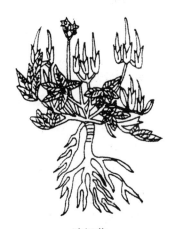

狼把草

（《政和本草》）

狼杷①草，主疗丈夫血痢，不疗妇人。若患积年疳痢，即用其根，俗间频服有效。患血痢者，取草二斤，捣绞取汁一小升，内白面半鸡子许，和之调令匀，空腹顿服之。极重者，不过三服。若无生者，但收取苗，阴干，捣为散，患痢者取散一方寸匕，和蜜水半盏②服之③。（《大观》卷十页47，《政和》页259，《纲目》页922）

715. 水 英

水英，味苦，性寒，无毒④。元生永阳池泽及河海边。临汝人呼为牛荭草，河北信都人名水节，河内连内黄呼为水棘，剑南、遂宁等郡名龙移草。蜀郡人采其花合面药，淮南诸郡名海荏。岭南亦有，土地尤宜，茎叶肥大，名海精木，亦名鱼⑤津草。所在皆有。单服之，疗膝痛等。

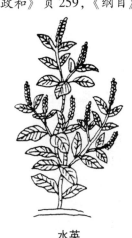

水英

（《政和本草》）

① 杷：《大观》作"把"；《政和》作"杷"。
② 盏：《大观》作"钱"；《政和》《纲目》作"盏"。
③ 本条：掌禹锡注云："狼杷草，出近世，古方未见其用者，虽陈藏器尝言其黑人鬓发，令不老，生道傍，然未甚详悉。太宗皇帝御书记其主疗，甚为精致。谨用书于本草图经外类篇首云。"
④ 味苦，性寒，无毒：《纲目》作"唐天宝单方图言"。
⑤ 鱼：《大观》无"鱼"字。

其方云水英，主丈夫妇人无故两脚肿满，连膝胫中痛，屈伸急强者，名骨风。其疾不宜针刺及灸，亦不宜服药，惟单煮此药浸之，不经三[①]、五日即差，数用神验。其药春取苗，夏采茎叶及花，秋冬用根。患前病者，每日取五、六斤，以水一石，煮取三斗，及热浸脚，兼[②]淋膝上，日夜三、四，频日用之，以差为度。若肿甚者，即于前方加生椒目三升，加水二大斗，依前煮取汁，将淋疮肿，随汤消散。候肿消，即摩粉避风，乃良。忌油腻、蒜[③]、生菜、猪、鱼、肉等。（《大观》卷三十一页1，《政和》页525，《纲目》页926）

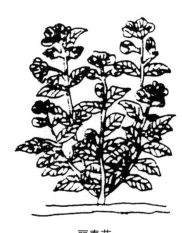

丽春草

（《政和本草》）

716. 丽春草

丽春草，味甘，微温，无毒。出檀嵎山川谷，檀嵎山在高密界。河南淮阳郡、颍川及谯郡、汝南郡等，并呼为龙芊[④]草。河北近山、邺郡、汲郡，名蔓[⑤]兰艾。上党紫团山亦有，名定参草，亦名仙女蒿。今所在有。甚疗阴黄，人莫能知。唐天宝中，因颍川郡杨正进方，名医尝[⑥]用有效。单服之，主疗黄疸等。其方云：丽春草疗因时患[⑦]伤热，变成阴黄，通[⑧]身壮热，小便黄赤，眼如金色，面又青黑，心头气痛，绕心如刺，头旋欲倒，兼肋[⑨]下有瘕气及黄疸等，经用有验。其药春三月采花，阴干。有前病者，取花一升，捣为散，每平朝空腹，取三方寸匕，和生麻油一盏顿服之，日惟一服，隔五日再进，以知[⑩]为度。其根疗黄疸。患黄疸者，捣根取汁一盏，空腹顿服之，服讫须臾即利三、两行，其疾立已。一剂不能全愈，隔七日更一剂，永差。忌酒、面、猪、鱼、蒜、粉酪等。（《大观》卷三十一页2，《政和》页525，《纲目》页861）

---

① 三：《政和》无"三"字。
② 兼：《纲目》作"并"。
③ 蒜：《纲目》无"蒜"字。
④ 芊：《纲目》作"羊"。
⑤ 蔓：《纲目》作"丛"。
⑥ 尝：《纲目》作"皆"。
⑦ 时患：《政和》作"将息"。
⑧ 通：《大观》作"遍"。
⑨ 肋：《大观》作"胁"。
⑩ 知：《大观》作"差"。

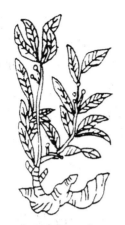

坐拏草

（《政和本草》）

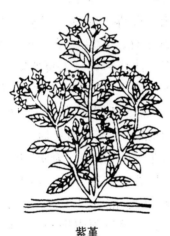

紫堇

（《政和本草》）

717. 坐拏草

坐拏草，生江西及滁州。六月开紫花结实。采其苗为药。土人用治打扑所伤，兼壮筋骨，治风痹。江西北甚易得，后因人用之有效，今颇贵重。神医普救治风方中，已①有用者。（《大观》卷三十一页 3，《政和》页 525，《纲目》页 990）

718. 紫　堇

紫堇，味酸，微温，无毒。元生江南吴兴郡。淮南名楚葵，宜春郡名蜀堇，豫章郡名苔菜，晋陵郡名水卜菜。惟出江淮南。单服之，疗大、小人脱肛等。其方云：紫堇草，主大、小人脱肛。每天冷及吃冷食，即暴痢不止，肛则下脱，久疗不差者。春间收紫堇花二斤，曝干，捣为散，加磁毛末七两相和，研令细，涂肛上内入。既内了，即使人噀冷水于面上，即吸入肠中。每日一涂药噀面，不过六、七度即差。又以热酒半升，和散一方寸匕，空腹服之，日再②，渐加至二方寸匕，以知③为度。若五岁已下小儿，即以半杏子许散，和酒令服之，亦佳。忌生冷、陈仓米等④。（《大观》卷三十一页 3，《政和》页 525，《纲目》页 1201）

① 已：《大观》作"亦"。
② 再：此下，《纲目》有"服"字。
③ 知：《大观》作"差"。
④ 等：此下，《纲目》有"天宝单方"四字。

719. 杏叶草

杏叶草，生常州。味酸，无毒。主肠痔下血久不差者。一名金盏草。蔓生①篱下，叶叶相对。秋后有子如鸡头实，其中变生一小虫子，脱而能行。中夏采花用。（《大观》卷三十一页5，《政和》页525，《纲目》页916）

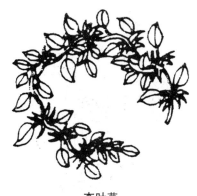

杏叶草

（《政和本草》）

720. 水甘草

水甘草，生筠州。味甘，无毒。治小儿风热丹毒疮，与甘草同煎，饮服。春生苗，茎青色，叶如杨②柳，多生水际，无花。七③月、八月采。彼土人多单使，不入众药。（《大观》卷三十页5，《政和》页526，《纲目》页939）

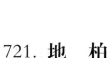

筠州（江西高安）水甘草

（《政和本草》）

721. 地　柏

地柏，生蜀中山谷，河中府亦有之。根黄，状如丝，茎细，上有黄点子；无花；叶三月生，长四、五寸许。四月采，曝干用。蜀中九月药市，多有货之。主脏毒下血，神速。其方与黄芪等份，末之，米饮服二钱。蜀人甚神此方，诚有效也。（《大观》卷三十一页4，《政和》页526，《纲目》页1091）

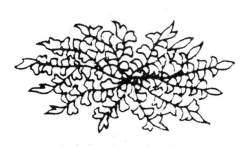

河中府（山西永济）地柏

（《政和本草》）

---

① 生：《纲目》用"延"。
② 杨：《纲目》无"杨"字。
③ 七：《纲目》作"十"。

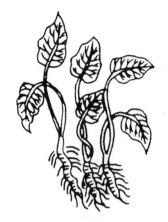

永康军（四川灌县）紫背龙牙
（《政和本草》）

722. 紫背龙牙

紫背龙牙，生蜀中。味辛、甘，无毒。彼土山野人云：解一切蛇毒，甚妙。兼治咽喉肿痛，含咽之，便效。其药冬夏生，采无时。（《大观》卷三十一页4，《政和》页526，《纲目》页921）

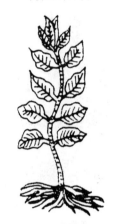

宜州（广西宜山）攀倒甑
（《政和本草》）

723. 攀倒甑

攀倒甑，生宜州郊野。味苦，性寒，主解利风壅热盛，烦渴，狂躁。春夏采叶，研捣，冷水浸，绞汁服之，甚效。其茎叶如薄荷，一名斑骨草，一名斑杖丝①。（《大观》卷三十一页19，《政和》页526，《纲目》页939）

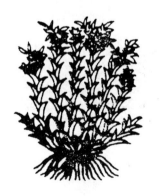

筠州（江西高安）佛甲草
（《政和本草》）

724. 佛甲草

佛甲草，生筠州。味甘，寒，微毒。烂研如膏，以贴汤火疮毒。多附石向阳而生，有似马齿苋，细小而长，有花，黄色。不结实，四季皆有，采无时，彼土人多用之②。（《大观》卷三十一页6，《政和》页526，《纲目》页1080）

① 一名斑骨草，一名斑杖丝：《纲目》为：一名斑杖，一名接骨。
② 之：《政和》无"之"字。

725. 百乳草

百乳草，生河中府、秦州、剑州。根黄白色。形如瓦松，茎叶俱青，有如松叶；无花；三月生苗，四月长及五、六寸许。四时采其根，晒干用。下乳①，亦通顺血脉，调气甚佳。亦谓之百蕊草。（《大观》卷三十一页7，《政和》页526，《纲目》页1090）

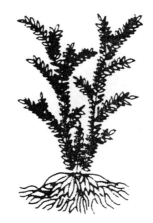

秦州（甘肃天水）百乳草
（《政和本草》）

726. 撮石合草

撮石合草，生眉州平田中。苗茎高二尺以来，叶似谷叶；十二月萌芽生苗②，二月有花，不结实。其苗味甘，无毒。二月采之。彼土人用③疗金疮，甚佳。（《大观》卷三十一页7，《政和》页526，《纲目》页1097）

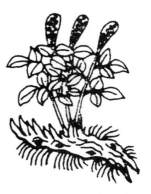

眉州（四川眉山）撮石合草
（《政和本草》）

727. 石 苋

花，似星宿花，五月采根，长及一寸，晒干用，治风涎。（《大观》卷三十一页18，《政和》页527，《纲目》页1097）

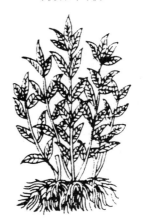

筠州（江西高安）石苋
（《政和本草》）

---

① 下乳：《纲目》作"下乳汁"。
② 生苗：《纲目》无此二字。
③ 彼土人用：《纲目》无此文。

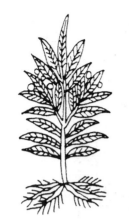

戎州（四川宜宾）百两金

（《政和本草》）

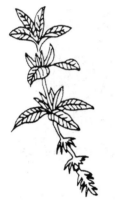

福州（福建福州）小青

（《政和本草》）

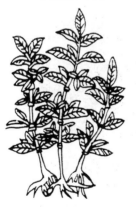

筠州（江西高安）曲节草

（《政和本草》）

728. 百两金

百两金，生戎州、云安军、河中府。味苦，性平，无毒。叶似荔枝，初生背、面俱青，结花实后，背紫面青；苗高二、三尺，有干如木，凌冬不凋；初秋开花，青碧色，结实如豆大，生青熟赤。根入药，采无时。用之槌去心。治壅热，咽喉肿痛，含一寸许，咽津①。河中出者，根赤色如蔓菁，茎细青色，四月开碎黄花，似星宿花，五月采根，长及一寸，晒干用，治风涎。（《大观》卷三十一页 18，《政和》页 527，《纲目》页 1097）

729. 小 青

小青，生福州。三月生花，当月采叶。彼土人以其叶生捣碎，治痈疮②，甚效。（《大观》卷三十一页 24，《政和》页 527，《纲目》页 872）

730. 曲节草

曲节草，生筠州。味甘，平，无毒。治发背疮，消痈肿，拔毒。四月生苗，茎方，色青，有节；七月、八月著花，似薄荷，结子无用。叶似刘寄奴而青软。一名蛇蓝，一名绿豆青，一名六月冷③。五月、六月采茎叶，阴干。与甘草作末，米汁调服。（《大观》卷三十一页 8，《政和》页 527，《纲目》页 861）

---

① 津：《纲目》作"汁"。
② 治痈疮：《纲目》作"傅痈肿疮疖"。
③ 冷：《纲目》作"凌"。

731. 独脚仙

独脚仙，生福州。山林旁阴泉处多有之。春生苗，至秋冬而叶落。其叶圆，上青下紫[1]，其脚长三、四寸。夏采根叶，连梗焙干为末[2]，治妇人血块，酒煎半钱服之。(《大观》卷三十一页24，《政和》页527，《纲目》页1097)

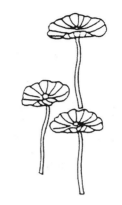

福州（福建福州）独脚仙

（《政和本草》）

732. 露筋草

露筋草，生施州。株高三尺已来，春生苗，随即开花结子，四时不凋；其子碧绿色。味辛，涩，性凉，无毒。不拘时采其根，洗净焙干，捣罗为末。用白矾水调，贴蜘蛛并蜈蚣咬伤疮。(《大观》卷三十一页9，《政和》页527，《纲目》页1097)

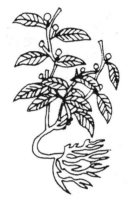

施州（湖北恩施）露筋草

（《政和本草》）

733. 红茂草

红茂草，生施州。又名地没药，又名长生草。四季枝叶繁盛，故有长生之名。大凉，味苦[3]。春采根叶，焙干，捣罗为末，冷水调贴痈疽疮肿。(《大观》卷三十一页11，《政和》页527，《纲目》页1079)

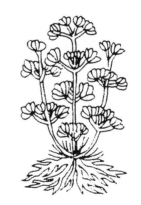

施州（湖北恩施）红茂草

（《政和本草》）

---

① 上青下紫：《纲目》作"落下紫"。
② 连梗焙干为末：《纲目》作"焙为末"。
③ 大凉，味苦：《纲目》作"味苦，大凉，无毒"。

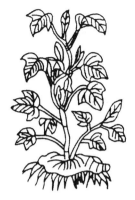

筠州（江西高安）见肿消
《政和本草》

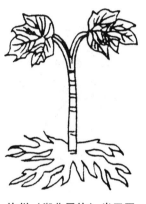

施州（湖北恩施）半天回
《政和本草》

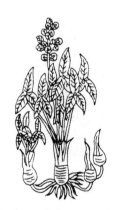

密州（山东诸城）剪刀草
《政和本草》

734. 见肿消

见肿消，生筠州。味酸、涩，有微毒。治狗咬疮，消痈肿。春生苗，叶、茎紫色，高一、二尺；叶似桑而光，面青紫赤色，采无时。土人多以生苗叶烂捣，贴疮。（《大观》卷三十一页 15，《政和》页 527，《纲目》页 939）

735. 半天回

半天回，生施州。春生苗，高二尺已来，赤斑色，至冬苗叶皆枯①。其根味苦、涩，性温，无毒。土人夏月采之。与鸡翁藤、野兰根、崖棕等四味，洗净，去粗皮。焙干等分，捣罗为末，温酒调服二钱匕，疗妇人血气，并五劳七伤。妇人服，忌羊血、鸡、鱼、湿面；丈夫服无所忌。（《大观》卷三十一页 9，《政和》页 527，《纲目》页 1083）

736. 剪刀草

剪刀草，生江湖及京东②近水河沟沙碛中。味甘、微苦，寒，无毒。叶如剪刀形；茎秆似嫩蒲，又似三棱；苗甚软，其色深青绿，每丛十余茎，内抽出一两茎，上分枝，开小白花，四瓣，蕊深黄色；根大者如杏，小者如杏核③、色白而莹滑。五月、六月、七月采叶，正月、二月采根。一名慈菰，一名白地栗，一名河凫茈④。土

① 苗叶皆枯：《纲目》作"苗枯"。
② 京东：《纲目》作"汴洛"。
③ 杏核：《纲目》作"栗"。
④ 茈：《纲目》作"茈"。

人烂捣其茎叶如泥，涂敷诸恶疮肿，及小儿遊瘤丹毒。以冷水调此草膏，化如糊，以鸡羽扫上，肿便消退，其效殊佳。根煮熟，味甚甘甜。时人作果子常食，无毒。福州别有一种小异，三月生花，四时采根叶，亦治痈肿。（《大观》卷三十一页 17，《政和》页 528，《纲目》页 1346）

737. 龙牙草

龙牙草，生施州。株高二尺已来，春夏有苗叶，至秋冬而枯。其根味辛、涩，温，无毒。春夏采之。洗净拣择，去芦头，焙干，不计分两，捣罗为末。用米饮调服一钱匕，治赤白痢，无所忌。（《大观》卷三十一页 10，《政和》页 528，《纲目》页 920）

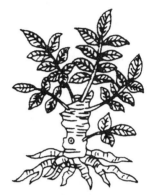

施州（湖北恩施）龙牙草

（《政和本草》）

738. 苦芥子

苦芥子，生秦州。苗长一尺已来，枝茎青色[①]，叶如柳；开白花，似榆荚[②]；其子黑色。味苦，大寒，无毒。明眼目，治血风烦躁。（《大观》卷三十一页 16，《政和》页 528，《纲目》页 1097）

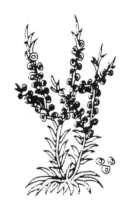

秦州（甘肃天水）苦芥子

（《政和本草》）

---

① 枝茎青色：《纲目》作"茎青"。

② 荚：《纲目》作"叶"。

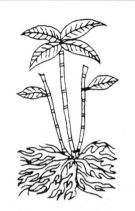

施州（湖北恩施）野兰根
（《政和本草》）

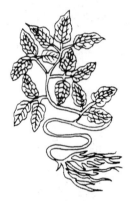

施州（湖北恩施）都管草
（《政和本草》）

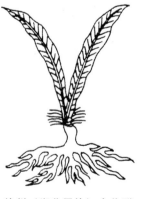

施州（湖北恩施）小儿群
（《政和本草》）

739. 野兰根

野兰根，出施州。丛生，高二尺已来，四时有叶，无花。其根味微苦，性温，无毒。采无时。彼土人取此并半天回、鸡翁①藤、崖棕等四味；洗净，去粗皮，焙干等分，捣罗为末；温酒调服二钱匕，疗妇人血气，并五劳七伤。妇人服之，忌鸡、鱼、湿面、羊血；丈夫无所忌。（《大观》卷三十一页 11，《政和》页 528，《纲目》页 1083）

740. 都管草

都管草，生施州及②宜州田野。味苦、辣，性寒。主风痈肿毒赤疣，以醋摩其根涂之。亦治喉咽肿痛，切片含之，立愈。其根似羌活头，岁长一节，苗高一尺许；叶似土当归，有重台生。二月、八月采根，阴干。施州生者作蔓，又名香球，蔓长丈余，赤色，秋结红实，四时皆有，采其根枝，煎汤淋洗，去风毒疮肿。（《大观》卷三十一页 12，《政和》页 528，《纲目》页 774）

741. 小儿群

小儿群，生施州。丛高一尺已来，春夏生苗叶，无花，至冬而枯。其根味辛③，性凉，无毒。采无时。彼土人取此并左缠草二味，洗净，焙干，等分捣罗为末，每服一钱，温酒调下，疗淋疾，无忌。左缠草乃旋花根也。（《大观》卷三十一页 10，《政和》页 528，《纲目》页 1097）

---

① 翁：《大观》作"公"。
② 施州及：《纲目》无此三字。
③ 辛：《大观》作"苦"。

742. 菩萨草

菩萨草，生江浙州郡，近京亦有之。味苦，无毒。中诸药[1]食毒者，酒研服之。又治诸虫蛇[2]伤，饮其汁及研敷之，良。亦名尺二。主妇人妊娠咳嗽，捣筛，蜜丸服之，立效。此草凌冬不凋，秋中有花直出，赤子似蒝头。冬月采根用。（《大观》卷三十一页13，《政和》页529，《纲目》页980）

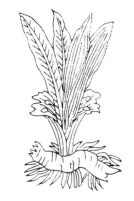

常州（江苏武进）菩萨草

（《政和本草》）

743. 仙人掌草

仙人掌草，生台州[3]、筠州。味微苦而涩，无毒。多于石壁上贴壁而生，如人掌，故以名之。叶细而长，春生，至冬犹青[4]。无时[5]采。彼土人与甘草浸酒服，治肠痔泻血。不入众药[6]使。（《大观》卷三十一页13，《政和》页529，《纲目》页1083）

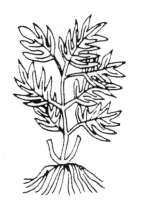

筠州（江西高安）仙人掌草

（《政和本草》）

---

① 中诸药：《纲目》作"主中诸毒"。
② 蛇：《纲目》无"蛇"字。
③ 台州：《纲目》作"合州"。
④ 青：《纲目》作"有"。
⑤ 无时：《纲目》作"四时"。
⑥ 药：《政和》无"药"字。

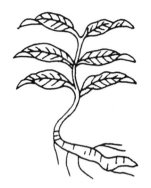

施州（湖北恩施）紫背金盘草
（《政和本草》）

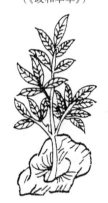

密州（山东诸城）石逍遥草
（《政和本草》）

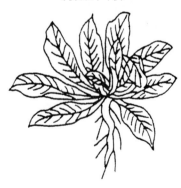

密州（山东诸城）胡堇草
（《政和本草》）

744. 紫背金盘草

紫背金盘草，生施州。苗高一尺已来，叶背紫，无花。根，味①辛、涩，性热，无毒。采无时。土人单用此一②物，洗净，去粗皮，焙干，捣罗，温酒调服半钱匕③。治妇人血气。能消胎气，孕妇不可服。忌鸡、鱼、湿面、羊血。（《大观》卷三十一页 12，《政和》页 529，《纲目》页 1083）

745. 石逍遥草

石逍遥草，生常州。味苦，微寒，无毒。疗瘫痪诸风，手足不遂。其草冬夏常有，无花实。生亦不多，采无时。俗用捣为末，炼蜜丸如梧子大，酒服三十粒④，日三服⑤，百日差。久服，益血轻身，初服微有头疼，无害。（《大观》卷三十一页 14，《政和》页 529，《纲目》页 1096）

746. 胡堇草

胡堇草，生密州东武山田中。味辛、滑，无毒。主五脏荣卫，肌肉皮肤中瘀血⑥，止疼痛，散血。绞汁，涂金疮。科⑦叶似小堇菜；花紫色，似翘轺花；一科七叶，花出三两茎。春采苗。使

---

① 味：此下，《大观》有"苦"字。
② 一：《政和》无"一"字。
③ 匕：《纲目》无"匕"字。
④ 三十粒：《纲目》作"二十丸"。
⑤ 日三服：《纲目》作"日二服"。
⑥ 皮肤中瘀血：《纲目》作"皮中痂血"。
⑦ 科：《大观》《纲目》作"枝"。

时捣筛。与松脂、乳香、花桑柴炭、乱发灰同熬[1]，如弹丸大。如有打扑损筋骨折伤，及恶痈疖肿破[2]，以热酒摩一弹丸服之，其疼痛立[3]止。（《大观》卷三十一页14，《政和》页529，《纲目》页1097）

747. 无心草

无心草，生商州及秦州[4]。性温，无毒。主积血，逐气块，益筋节，补虚损，润颜色，疗瘀泄腹痛。三月开花，五月结实，六、七月采根苗，阴干用之。（《大观》卷三十一页15，《政和》页529，《纲目》页860）

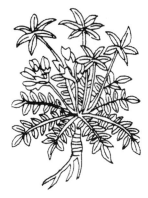

秦州（甘肃天水）无心草

（《政和本草》）

748. 千里光

千里光，生筠州浅山及路傍。味苦、甘，寒，无毒。叶似菊叶[5]而长，枝秆圆而青，背有毛；春生苗，秋生茎叶，有花黄色。不结实。花无用。彼土人多与甘草煮作饮服，退热明目，不入众药用。（《大观》卷三十一页15，《政和》页529，《纲目》页1057）

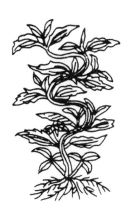

筠州（江西高安）千里光

（《政和本草》）

---

① 熬：《纲目》作"捣"。
② 恶痈疖肿破：《纲目》作"恶痈肿"。
③ 立：《大观》作"并"。
④ 州：此下，《纲目》有"凤翔各县皆出之"。
⑤ 叶：《纲目》无"叶"字。

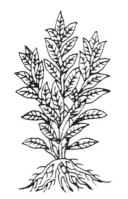

筠州（江西高安）九牛草

（《政和本草》）

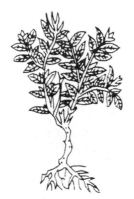

睦州（浙江淳安）刺虎

（《政和本草》）

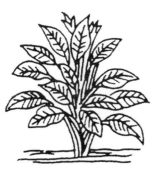

资州（四川资中）生瓜菜

（《政和本草》）

749. 九牛草

九牛草，生筠州山冈上。味微苦，有小毒，解风劳，治身体痛。二月生苗，独茎，高一尺；叶似艾叶，圆而长，背有白毛，面青。五月采①。与甘草同煎服，不入众药②用。（《大观》卷三十一页8，《政和》页530，《纲目》页856）

750. 刺 虎

刺虎，生睦州。味甘。其③叶凌冬不凋。采无时。彼土人以其根、叶、枝秆细剉，焙干，捣罗为末④。暖酒调服一钱匕，理⑤一切肿痛风疾。（《大观》卷三十一页17，《政和》页530，《纲目》页1096）

751. 生瓜菜

生瓜菜，生资州平田阴畦间。味甘，微寒，无毒。治走疰攻头面四肢，及阳毒伤寒，壮热头痛，心神烦躁，利胸膈，俗用捣取自然汁饮之，及生捣贴肿毒。苗长三、四寸，作丛生；叶青圆，似白苋菜；春生茎叶，夏开紫白花，结黑细实⑥；其味作生瓜气，故以为名。花、实无用。（《大观》卷三十一页18，《政和》页530，《纲目》页1217）

---

① 采：《纲目》作"采苗用"。
② 药：《政和》脱"药"字。
③ 其：《大观》无"其"字。
④ 枝秆细剉，焙干，捣罗为末：《纲目》作"锉焙为末"。
⑤ 理：《纲目》作"主"。
⑥ 结黑细实：《纲目》作"结细实，黑色"。

752. 建水草

建水草，生福州。其枝叶似桑，四时常有。彼①土人取其叶，焙干碾末，暖酒服，治走疰风②。(《大观》卷三十一页 21，《政和》页 530，《纲目》页 1096)

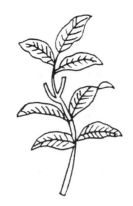

福州（福建福州）建水草

（《政和本草》）

753. 紫 袍

紫袍，生信州。春深发生叶，如苦益菜；至五月生花，如金钱紫色。彼方医人用治咽喉口齿。(《大观》卷三十一页 20，《政和》页 530)

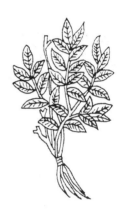

信州（江西上饶）紫袍

（《政和本草》）

754. 老鸦眼睛草

老鸦眼睛草，生江湖间。味甘，性温，无毒。治风，补益男子元气，妇人败血。七月采子。其叶入醋细研，治小儿焰丹，消赤肿。其根与木通、胡荽煎汤服，通利小便。叶如茄子叶，故名天茄子。或云即漆姑草也。漆姑即蜀羊泉，已见《本经》，人亦不能决识之。(《大观》卷三十一页 20，《政和》页 530，《纲目》页 907)

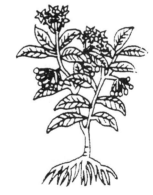

高邮军（江苏高邮）老鸦眼睛草

（《政和本草》）

① 彼：《纲目》无"彼"字。
② 风：《纲目》作"风痛"。

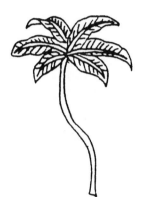

明州（浙江宁波）天花粉
（《政和本草》）

755. 天花粉

天花粉，生明州。味苦，寒，无毒。主消渴，身热，烦满，大热，补气，安中，续绝伤，除肠中固热，八疸身面黄，唇干口燥，短气，通月水，止小便利。十一月、十二月采根用。（《大观》卷三十一页 19，《政和》页 530，《纲目》页 1018）

756. 琼田草

琼田草，生福州。春生苗叶，无花，三月采根叶，焙干。土人用治风。生捣罗，蜜丸[1]，服之。（《大观》卷三十一页 21，《政和》页 530）

福州（福建福州）琼田草
（《政和本草》）

757. 石 垂

石垂，生福州山中。三月有花，四月采子，焙干。生捣罗，蜜丸。彼人用治蛊毒，甚佳[2]。（《大观》卷三十一页 23，《政和》页 531，《纲目》页 1079）

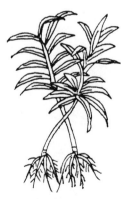

福州（福建福州）石垂
（《政和本草》）

---

① 蜜丸：《大观》作"蜜为丸"。
② 生捣罗，蜜丸。彼人用治蛊毒，甚佳：《纲目》作"生捣为末，丸服，治蛊毒"。

758. 紫金牛

紫金牛，生福州。味辛。叶如茶①，上绿下紫；实②圆，红如丹朱；根微紫色。八月采③，去心，曝干，颇似巴戟。主时疾膈气，去风痰用之。(《大观》卷三十一页 22，《政和》页 531，《纲目》页 792)

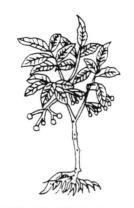

福州（福建福州）紫金牛

（《政和本草》）

759. 鸡项草

鸡项草④，生福州。叶如红花，叶上有刺，青色，亦名千针草；根似小萝卜，枝条直上；三、四月苗上生紫花，八月叶凋。十月采根，洗，焙干，碾罗为散，服，治下血。(《大观》卷三十一页 22，《政和》页 531，《纲目》页 866)

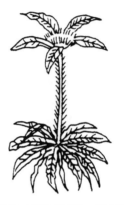

福州（福建福州）鸡项草

（《政和本草》）

760. 拳 参

拳参，生淄州田野。叶如羊蹄，根似海虾，黑色。五月采。彼土人捣末，淋渫肿气。(《大观》卷三十一页 25，《政和》页 531，《纲目》页 792)

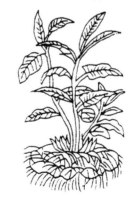

淄州（山东淄州）拳参

（《政和本草》）

---

① 茶：《纲目》作"茶叶"。
② 实：《纲目》作"结实"。
③ 采：《纲目》作"采根"。
④ 鸡项草：《纲目》注鸡项草为大蓟、小蓟别名。

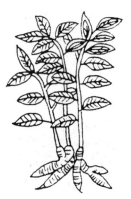

威州（四川理番）根子
（《政和本草》）

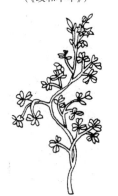

淄州（山东淄川）杏参
（《政和本草》）

福州（福建福州）赤孙施
（《政和本草》）

761. 根　子

根子，生威州山中。味苦、辛，温。主心中结块，久积气攻脐下。根入药用。采无时。其苗、叶、花、实并不入药。（《大观》卷三十一页26，《政和》页531）

762. 杏　参

杏参[1]，生淄州田野。主腹脏风壅。上气咳嗽。根似小菜根。五月内采苗叶。彼土人多用之。（《大观》卷三十一页25，《政和》页531，《纲目》页729）

763. 赤孙施

赤孙施[2]，生福州。叶如浮萍草。治妇人血结不通。四时常有，采无时。每用一手搦，净洗，细研，暖酒调服之。（《大观》卷三十一页23，《政和》页531，《纲目》页1081）

---

① 杏参：《纲目》并在荠苨条下。
② 赤孙施：《纲目》并在酢浆草条下。并注云："此小草三叶酸也……闽人郑樵通志言，福人谓之孙施。则苏颂图经赤孙施生福州，叶如浮萍者，即此也。"

764. 田母草

田母草，生临江军。性凉，无花实。二①月采根用。主烦热，及小儿风热，用之②尤效。（《大观》卷三十一页 26，《政和》页 531，《纲目》页 1097）

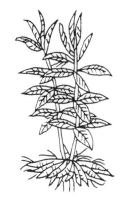

临江军（江西临江）田母草

（《政和本草》）

765. 铁 线

铁线，生饶州。味微苦③，无毒。三月采根，阴干。彼土人用疗风，消肿毒，有效。（《大观》卷三十一页 27，《政和》页 532，《纲目》页 792）

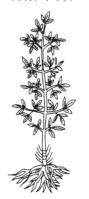

饶州（江西鄱阳）铁线

（《政和本草》）

766. 天寿根

天寿根④，出台州。每岁土贡。其性凉。堪⑤治胸膈烦热。彼土人⑥常用有效。（《大观》卷三十一页 27，《政和》页 532，《纲目》页 1044）

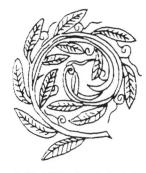

台州（浙江临海）天寿根

（《政和本草》）

---

① 二：《纲目》作"三"。
② 用之：《纲目》无此二字。
③ 苦：此下，《纲目》有"平"字。
④ 天寿根：《纲目》附在通脱木条之后。
⑤ 堪：《政和》作"甚"。
⑥ 人：《政和》脱"人"字。

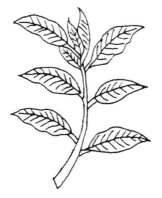

天台山（浙江天台县北）百药祖

（《政和本草》）

767. 百药祖

百药祖，生天台山中。苗叶冬夏常青。彼土人冬采其叶入药[1]治风，有效。（《大观》卷三十一页28，《政和》页532，《纲目》页1096）

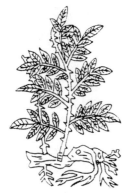

天台山（浙江天台县北）黄寮郎

（《政和本草》）

768. 黄寮郎

黄寮郎，生天台山中。苗叶冬夏常青。彼土人采其根入药[2]。治风有效。（《大观》卷三十一页28，《政和》页532，《纲目》页1096）

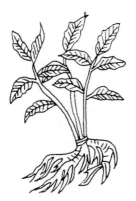

天台山（浙江天台县北）催风使

（《政和本草》）

769. 催风使

催风使，生天台山中。苗叶冬夏常青。彼土人秋采其叶入药[3]，用治风有效。（《大观》卷三十一页29，《政和》页532，《纲目》页1096）

---

① 彼土人冬采其叶入药：《纲目》作"土人采叶"。
② 彼土人采其根入药：《纲目》作"土人采根"。
③ 彼土人秋采其叶入药：《纲目》作"土人采叶"。

770. 阴地厥

阴地厥，生邓州顺阳县内乡山谷。味甘、苦，微寒，无毒。主疗肿毒风热。叶似青蒿，茎青紫色，花作小穗，微黄；根似细辛。七月采根苗[1]用。(《大观》卷三十一页30，《政和》页532，《纲目》页856)

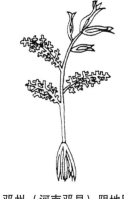

邓州（河南邓县）阴地厥
（《政和本草》）

771. 千里急

千里急，生天台山中。春生苗，秋有花。彼土人并其花叶采入药用，治眼有效[2]。(《大观》卷三十一页29，《政和》页532，《纲目》页1057)

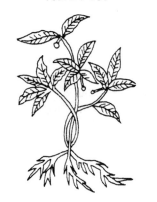

天台山（浙江天台县北）千里急
（《政和本草》）

772. 地芙蓉

地芙蓉[3]，生鼎州。味辛，平，无毒。花主恶疮，叶以敷贴肿毒。九月采。(《大观》卷三十一页32，《政和》页532，《纲目》页1461)

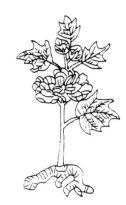

鼎州（湖南常德）地芙蓉
（《政和本草》）

---

① 苗：《纲目》无"苗"字。
② 彼土人并其花叶采入药用，治眼有效：《纲目》作"土人采花叶入服药"。
③ 地芙蓉：《纲目》并入木芙蓉条下。

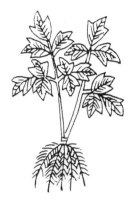

信州（江西上饶）黄花了

（《政和本草》）

773. 黄花了

黄花了，生信州。春生青叶，至三月而有花，似辣菜花，黄色；至秋中结实。采无时。疗咽喉口齿。（《大观》卷三十一页 32，《政和》页 533，《纲目》页 1096）

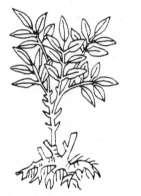

南恩州（广东阳江）布里草

（《政和本草》）

774. 布里草

布里草，生南恩州原野中。味苦，寒，有小毒。治皮肤疮疥。茎高三、四尺，叶似李而大，至夏不花而实，食之令人泻①。不拘时采根，割取皮，焙干为末。油和涂②疮疥，杀虫。（《大观》卷三十一页 30，《政和》页 533，《纲目》页 1097）

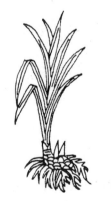

福州（福建福州）香麻

（《政和本草》）

775. 香　麻

香麻③，生福州。四季常有苗叶，而无花。不拘时月采之。彼土人以煎作浴汤，去风甚佳。（《大观》卷三十一页 33，《政和》页 533，《纲目》页 827）

---

① 令人泻：《纲目》作"泻人"。
② 油和涂：《纲目》无此文。
③ 香麻：《纲目》并入茅香条下。

776. 半边山

半边山，生宜州溪涧①。味微苦、辛，性寒。主风热上壅，喉咽肿痛及项上风疬。以酒摩服。二月、八月、九月采根②，其根状似白术而软，叶似苦荬厚而光③。一名水苦荬，一名谢④婆菜。（《大观》卷三十一页 31，《政和》页 533，《纲目》页 1216）

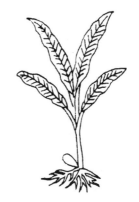

宜州（广西宜山）半边山

（《政和本草》）

777. 火炭母草

火炭母草，生南恩州⑤原野中。味酸平，无毒。去皮肤风热，流注骨节，痈肿疼痛。茎赤而柔，似细蓼，叶端尖，近梗方⑥；夏有白花；秋实如菽⑦，青黑色，味甘可食；不拘时采叶，捣烂于坩器中，以盐酒炒，敷肿痛处，经宿一易。（《大观》卷三十一页 31，《政和》页 533，《纲目》页 932）

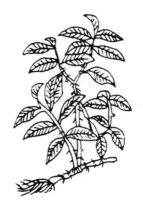

南恩州（广东阳江）火炭母草

（《政和本草》）

---

① 涧：《纲目》作"涧侧"。
② 根：此下，《纲目》有"食之"二字。
③ 光：《纲目》作"光泽"。
④ 谢：《大观》作"许"。
⑤ 南恩州：《纲目》脱"南"字。
⑥ 方：《纲目》作"形方"。
⑦ 菽：《纲目》作"椒"。

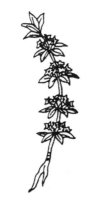

信州（江西上饶）亚麻子

（《政和本草》）

778. 亚麻子

亚麻子，出兖州、威胜军。味甘，微温，无毒。苗叶俱青，花白色。八月上旬采其实用。又名鸦麻，治大风疾①。（《大观》卷三十一页 36，《政和》页 533，《纲目》页 1105）

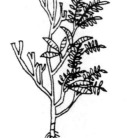

信州（江西上饶）田麻

（《政和本草》）

779. 田　麻

田麻，生信州田野及沟涧旁。春夏生青叶，七月②、八月中生小荚子。冬三③月采叶，疗痈疖肿毒。（《大观》卷三十一页 33，《政和》页 533，《纲目》页 1097）

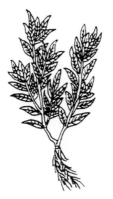

信州（江西上饶）鸠鸟威

（《政和本草》）

780. 鸠鸟威

鸠鸟威④，生信州山野中。春生青叶，至九月而有花，如蓬蒿菜花，淡黄色，不结实。疗痈疖肿毒。采无时。（《大观》卷三十一页 34，《政和》页 533，《纲目》页 1095）

---

① 疾：《纲目》作“疮癣”。
② 七月：《纲目》无此二字。
③ 三：《纲目》无“三”字。
④ 鸠鸟威：《纲目》并入鸠鸟浆条下。

781. 茆质汗

茆质汗，生信州。叶青，花白，七月采①。
彼土人②以治风肿行血，有效。(《大观》卷三十
一页 34，《政和》页 534，《纲目》页 1097)

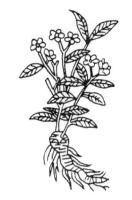

信州（江西上饶）茆质汗

(《政和本草》)

782. 地蜈蚣

地蜈蚣③，出江宁府村落间。乡人云：水摩
涂肿毒。医方鲜用。(《大观》卷三十一页 35，《政
和》页 534，《纲目》页 938)

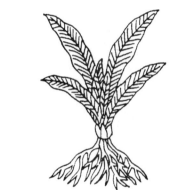

江宁府（江苏南京）地蜈蚣

(《政和本草》)

783. 地茄子

地茄子，生商州。味微辛，温，有小毒。主
中风痰涎麻痹，下热毒气，破坚积，利膈，消痈
肿疮疖，散血堕胎。三月开花结实④，五月、六
月采，阴干用。(《大观》卷三十一页 35，《政和》
页 534，《纲目》1097)

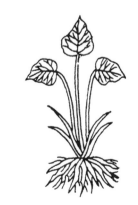

商州（陕西商县）地茄子

(《政和本草》)

---

① 采：《纲目》作"采根"。
② 彼土人：《纲目》无此三字。
③ 地蜈蚣：《纲目》卷十六有地蜈蚣草。注云："生村落塍野间。左蔓左延，右蔓左延。其叶密而
对生，如蜈蚣形，其穗亦长。"按《纲目》所注，其形态与此药图不符。疑是同名异物。
④ 实：《纲目》作"子"。

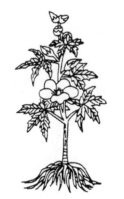

黔州（四川影水）石蒜

《政和本草》

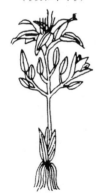

鼎州（湖南常德）水麻

《政和本草》

鼎州（湖南常德）金灯

《政和本草》

784. 石　蒜

石蒜，乃水麻根。水麻①，生鼎州。味辛，温，有小毒。主敷贴肿毒。九月采。又金灯花，其根亦名石蒜。或云即此类也。（《大观》卷三十一页 37，《政和》页 534，《纲目》页 782）

785. 水　麻

水麻②，文附石蒜条下。

786. 金　灯

金灯③，文附石蒜条下。

---

①　水麻：《纲目》以水麻为石蒜别名。《本草图经》另有水麻条，并注云："文附石蒜条下。"比较水麻图与石蒜图。差异很大，似非一物。

②　水麻：《纲目》卷十三，谓水麻为石蒜的别名。比较水麻图与石蒜图，差异很大，不像同一个植物。

③　金灯：《纲目》卷十三，谓金灯为山慈菇别名。并注云："山慈菇，根苗与老鸦蒜（石蒜异名）极相类，但老鸦根无毛，慈菇有毛壳包裹为异尔。"

787. 荨 麻

荨麻，生江宁府山野中。村[1]民云：疗蛇毒。然有大毒，人误服之，吐利不止。（《大观》卷三十一页38，《政和》页534，《纲目》页997）

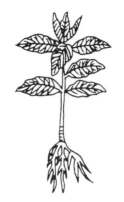

江宁府（江苏南京）荨麻

（《政和本草》）

788. 山 姜

山姜[2]，生卫州。味辛，平，有小毒。去皮间风热，可作淋渫汤。又主暴冷及胃中逆冷，霍乱腹痛。开紫花，不结子。八月、九月采根用。（《大观》卷三十一页38，《政和》页534，《纲目》页809）

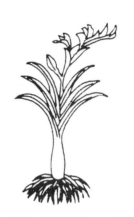

卫州（河南汲县）山姜

（《政和本草》）

789. 马肠根

马肠根[3]，生秦州。味苦、辛，寒，有毒。主蛊毒[4]，除风。五月、六月采根用。其叶似桑，性热。三月采，以疗疮疥。（《大观》卷三十一页39，《政和》页535，《纲目》页962）

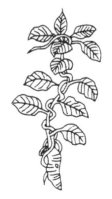

秦州（甘肃天水）马肠根

（《政和本草》）

---

① 村：《纲目》作"间彼"。
② 山姜：《纲目》并入杜若条下。
③ 马肠根：《纲目》附在藜芦条下。
④ 毒：《纲目》无"毒"字。

本草图经本经外木蔓类卷第二十

朝奉郎太常博士　充集贤校理　新差知颍州军州　兼管内劝
农及管句开治沟洫河道事　骑都尉借紫　臣　苏颂　奉敕撰

尚志钧　辑校

790. 大木皮

791. 崖棕

792. 鹅抱

793. 鸡翁藤

794. 紫金藤

795. 独用藤

796. 瓜藤

797. 金棱藤

798. 野猪尾

799. 烈节

800. 杜茎山

801. 血藤

802. 土红山

803. 百棱藤

804. 祁婆藤

805. 含春藤

806. 清风藤

807. 七星草

808. 石南藤

809. 石合草

810. 马节脚

811. 芥心草

812. 棠梂子

813. 醋林子

814. 天仙藤

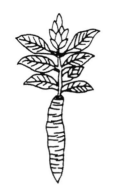

施州（湖北恩施）大木皮
（《政和本草》）

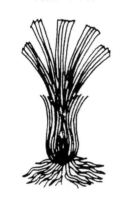

施州（湖北恩施）崖棕
（《政和本草》）

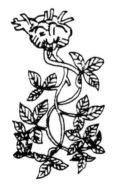

宜州（广西宜山）鹅抱
（《政和本草》）

790. 大木皮

大木皮，生施州。其高下①大小不定，四时有叶，无花。其皮味苦涩，性温，无毒。采无时。彼土人与苦桃皮、樱桃皮，三味各去粗皮，净洗焙干，等分捣罗，酒调服一钱匕②，疗一切热毒气。服食无忌。（《大观》卷三十一页 39，《政和》页 535，《纲目》页 1482）

791. 崖　棕

崖棕，生施州石崖上。味甘、辛，性温，无毒。苗高一尺已来，四季有叶无花。彼土医人采根，与半天迴、鸡翁藤，野兰根等四味，净洗焙干，去粗皮等分，捣罗，温酒调服二钱匕③。疗妇人血气，并五劳七伤。妇人服，忌鸡、鱼、湿面；丈夫服，无所忌。（《大观》卷三十一页 43，《政和》页 535，《纲目》页 1083）

792. 鹅　抱

鹅抱，生宜州山洞中④。味苦，性寒。主风热上壅，咽喉肿痛，及解蛮箭药毒，筛末，以酒调服之有效。亦消⑤风热结毒赤肿⑥。用酒摩涂之立愈。此种多生山林中，附石而生；作蔓，叶似大豆；根形似莱菔，大者如三升器，小者如拳。二月、八月采根，切片阴干。（《大观》卷三十一页 40，《政和》页 535，《纲目》页 1035）

① 高下：《纲目》无此二字。
② 匕：《纲目》无"匕"字。
③ 匕：《纲目》无"匕"字。
④ 山洞中：《纲目》作"山林下"。
⑤ 消：《大观》作"去"。
⑥ 赤肿：《纲目》脱此二字。

793. 鸡翁藤

鸡翁藤[1]，出施州。其苗[2]蔓延大木，有叶无花。味辛，性温，无毒。采无时。彼土人与半天迥、野兰根、崖棕四味，净洗去粗皮，焙干，等分捣罗为末。每服二钱，用温酒调下，疗妇人血气并五劳七伤。妇人服，忌鸡、鱼、湿面、羊血。丈夫无忌。（《大观》卷三十一页 41，《政和》页 535，《纲目》页 1083）

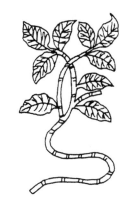

施州（湖北恩施）鸡翁藤

（《政和本草》）

794. 紫金藤

紫金藤，生福州山中。春初单生叶，青色，至冬凋落。其藤似枯条，采其皮晒干为末[3]。治丈夫肾气。（《大观》卷三十一页 40，《政和》页 535，《纲目》页 1054）

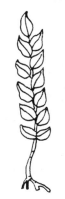

福州（福建福州）紫金藤

（《政和本草》）

795. 独用藤

独用藤，生施州。四时有叶，无花，叶上有倒刺。其皮味苦、辛，性热，无毒，采无时。彼土人取此并小赤头，二味洗净，焙干，各等分，捣罗为末。温酒调一钱匕[4]，疗心气痛。（《大观》卷三十一页 41，《政和》页 535，《纲目》页 1057）

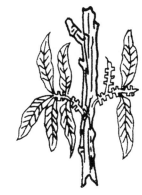

施州（湖北恩施）独用藤

（《政和本草》）

---

① 鸡翁藤：《纲目》附在崖棕条下。
② 其苗：《纲目》无此二字。
③ 采其皮晒干为末：《纲目》作"采皮晒干"。
④ 彼土人取此并小赤头，二味洗净，焙干，各等分，捣罗为末。温酒调一钱匕：《纲目》作"和小蒜头叶焙等分，研末，酒服一钱"。

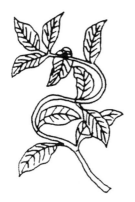

施州（湖北恩施）瓜藤

（《政和本草》）

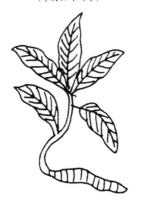

施州（湖北恩施）金棱藤

（《政和本草》）

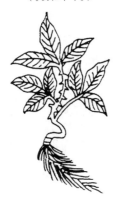

施州（湖北恩施）野猪尾

（《政和本草》）

796. 瓜　藤

瓜藤，生施州。四时有叶，无花。其皮味甘，性凉，无毒。采无时。与刺猪苓二味洗净，去粗皮，焙干，等分，捣罗。用甘草水调贴，治诸热毒恶疮。（《大观》卷三十一页 42，《政和》页 535，《纲目》页 1057）

797. 金棱藤

金棱藤，生施州。四时有叶，无花。其皮味辛，性温，无毒。采无时。与续筋、马节脚三味洗净，去粗皮，焙干，等分，捣罗①。温酒调服二钱匕②，治筋骨疼痛，无所忌。（《大观》卷三十一页 42，《政和》页 536，《纲目》页 1057）

798. 野猪尾

野猪尾，生施州。其苗缠木作藤生，四时有叶，无花。味苦、涩，性凉，无毒。采无时。彼土人取此并白③药头二味洗净，去粗皮，焙干，等分，捣罗为末。温酒调下一钱匕④，疗心气痛，解热毒。（《大观》卷三十一页 43，《政和》页 526，《纲目》页 1058）

---

① 捣罗：《纲目》作"为末"。
② 匕：《纲目》脱"匕"字。
③ 白：《政和》《纲目》作"百"，《大观》作"白"。
④ 一钱匕：《纲目》作"二钱"。

799. 烈 节

烈节，生荣州。多在林箐中生。味辛，温，无毒。主肢节风冷，筋脉急痛。春生蔓苗，茎叶俱似丁公藤，而纤细无花实。九月采茎，曝干。以作浴汤佳。（《大观》卷三十一页 44，《政和》页 536，《纲目》页 1055）

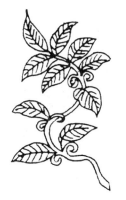

荣州（四川荣县）烈节

（《政和本草》）

800. 杜茎山

杜茎山，生宜州①。味苦，性寒。主温瘴寒热发歇②不定，烦渴头疼心燥。取其叶捣③烂，以新酒浸，绞汁服之，吐出恶涎，甚效。其苗高四、五尺，叶似苦荬菜，秋有花紫色，实如枸杞子，大而白。（《大观》卷三十一页 45，《政和》页 536，《纲目》页 960）

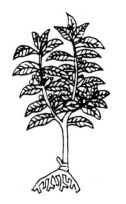

宜州（广西宜山）杜茎山

（《政和本草》）

801. 血 藤

血藤，生信州。叶如蘡薁④菜，根如大拇指，其色黄。五月采。攻⑤血治气块。彼土人用之。（《大观》卷三十一页 44，《政和》页 536，《纲目》页 1041）

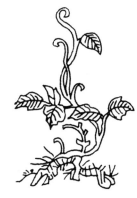

信州（江西上饶）血藤

（《政和本草》）

---

① 州：《纲目》作"用"。
② 发歇：《纲目》作"作止"。
③ 捣：《纲目》作"杵"。
④ 蘡：《大观》作"荷"。
⑤ 攻：《大观》作"行"。

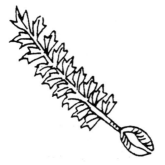

福州（福建福州）土红山
《政和本草》

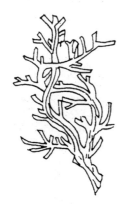

天台（浙江天台）百棱藤
《政和本草》

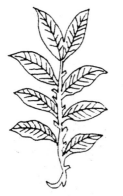

台州（浙江临海）祁婆藤
《政和本草》

802. 土红山

土红山，生福州①及南恩州山野中。味甘、苦，微寒，无毒。主骨节疼痛，治劳热瘴疟。大者高七、八尺；叶似枇杷而小，无毛；秋生白花如粟粒，不实。用其叶捣烂，酒渍服之。采无时。福州生者作细藤，似芙蓉叶，其叶上青下白，根如葛头。薄切，用米泔浸二宿，更用清水浸一宿，取出切，炒令黄色，捣末②。每服一钱，水一盏，生姜一小片，同煎服，治劳瘴甚佳。（《大观》卷三十一页44，《政和》页536，《纲目》页960）

803. 百棱藤

百棱藤，生台州③。春生苗，蔓延木上，无花叶。冬采皮入药。治盗汗。彼土人用之有效。（《大观》卷三十一页45，《政和》页536，《纲目》页1055）

804. 祁婆藤

祁婆藤，生天台山中。其苗④蔓延木上，四时常有。彼土人采其叶入药，治风⑤有效。（《大观》卷三十一页48，《政和》页536，《纲目》页1058）

---

① 福州：《纲目》无此二字。
② 薄切，用米泔浸二宿，更用清水浸一宿，取出切，炒令黄色，捣末：《纲目》作"土人取根，米泔浸一宿，以清水再浸一宿，炒黄为末"。
③ 州：此下，《纲目》有"山中"二字。
④ 其苗：《纲目》无此二字。
⑤ 风：《纲目》作"诸风"。

805. 含春藤

含春藤，生台州。其苗蔓延木上。冬夏常青。彼土人采其叶入药，治风有效。（《大观》卷三十一页46，《政和》537，《纲目》页1058）

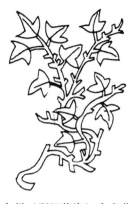

台州（浙江临海）含春藤

（《政和本草》）

806. 清风藤

清风藤，生天台山中。其苗蔓延木上，四时常有。彼土人采其叶入药，治风有效。（《大观》卷三十一页47，《政和》页537，《纲目》页1055）

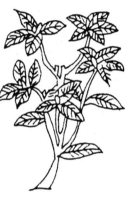

台州（浙江临海）清风藤

（《政和本草》）

807. 七星草

七星草，生江州山谷石上。味微酸，叶如柳而长，作藤蔓延，长二、三尺；其叶坚硬，背上有黄点如七星。采无时。入乌髭发药角之。（《大观》卷三十一页49，《政和》页537，《纲目》页1078）

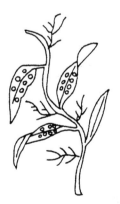

江州（江西浔阳）七星草

（《政和本草》）

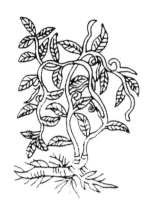

台州（浙江临海）石南藤
（《政和本草》）

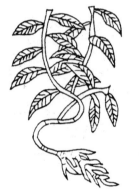

施州（湖北恩施）石合草
（《政和本草》）

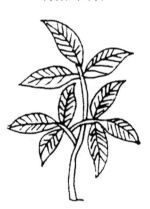

施州（湖北恩施）马节脚
（《政和本草》）

808. 石南藤

石南藤①，生天台山中。其苗蔓延木上，四时不凋。彼土人采其叶入药，治腰痛。（《大观》卷三十一页47，《政和》537，《纲目》1055）

809. 石合草

石合草，生施州。其苗缠木作藤②，四时有叶，无花。其叶味甘，性凉，无毒。采无时。焙干，捣罗为末。温水调贴，治一切恶疮肿及敛疮口。（《大观》卷三十一页48，《政和》页537，《纲目》页1058）

810. 马节脚

马节脚，生施州。作株大小不常，四时有叶，无花。其皮味甘，性温无毒。采无时。彼土人取此并续筋、金棱藤三味洗净，去粗皮，焙干，等分，捣罗为末。温酒调服一钱匕，治筋骨疼痛。续筋，即蔧旋根也。（《大观》卷三十一页40，《政和》页537）

① 石南藤：《纲目》附在南藤条下。
② 其苗缠木作藤：《纲目》作"藤缠木上"。

811. 芥心草

芥心草，生淄州。初生似腊谟草①，引蔓白色，根黄色。四月采苗叶。彼土人捣末，治疮疥甚效。（《大观》卷三十一页 51，《政和》页 537，《纲目》页 1097）

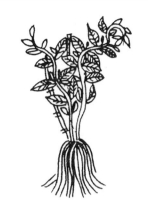

淄州（山东淄州）芥心草

（《政和本草》）

812. 棠梂子

棠梂子，生滁州。三②月开白花，随便结实。其味酢而涩，采无时。彼土人用治痢疾及腰疼，皆效。他处亦有，而不入药用。（《大观》卷三十一页 51，《政和》页 537，《纲目》页 1274）

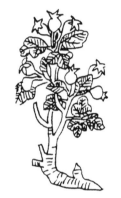

滁州（安徽滁州）棠梂子

（《政和本草》）

813. 醋林子

醋林子，出邛州山野林箐中。其木高丈余，枝条③繁茂，三月开花色白，四出；九月、十月结子，累累数十枚成朵，生青熟赤，略类樱桃而蒂短。味酸，性温，无毒。善疗蛔咬心痛，及痔漏下血，并久痢不差。尤治小儿疳蛔咬心，心腹胀满黄瘦，下寸白虫。单捣为末，酒调一钱匕，服之④甚效。又土人多以盐醋收藏，以充果子食之，生津液，醒酒，止渴。不可多食，令人口舌粗拆，及熟采之，阴干，和核同用。其叶味酸。夷獠人采得，入盐和鱼鲙⑤食之，胜用醋也。（《大观》卷三十一页 50，《政和》页 538，《纲目》页 1326）

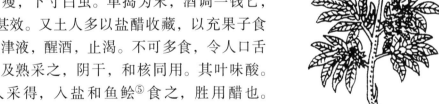

邛州（四川邛崃）醋林子

（《政和本草》）

---

① 初生似腊谟草：《纲目》无此文。
② 三：《纲目》作"二"。
③ 条：《纲目》作"叶"。
④ 服之：《纲目》无此二字。
⑤ 鲙：《纲目》作"鲙"。

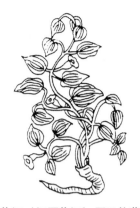

临江（江西临江）军天仙藤
（《政和本草》）

814. 天仙藤

　　天仙藤①，生江淮及浙东山中。味苦，温，微毒②。解风劳，得麻黄则治伤寒发汗，与大黄同服，堕胎气。春生苗，蔓延作藤，叶似葛叶，圆而小，有毛白色③，四时不凋。根有须，夏月采取根苗，南人用之最多。（《政和》页 538，《纲目》页 1054）

① 天仙藤：《大观》无此条。
② 微毒：《大观》作"无毒"。
③ 有毛白色：《纲目》作"有白毛"。

附录一　《本草图经》研究资料

尚志钧　撰

一、书名

二、苏颂传略

三、《本草图经》编纂方法

四、《本草图经》成书时间、卷数、药数

五、《本草图经》药图概况

六、《本草图经》药图地名今释及所产药物

七、《本草图经》"药图"宋代地名今释

八、《本草图经》所引《本经》名义辨

九、《本草图经》引书目

十、《本草图经》引用医方

十一、《本草图经》科技史料记载

十二、《本草图经》的价值

十三、《本草图经》的流传情况

十四、《本草图经》的图文价值

十五、辑复《本草图经》意义

十六、辑复《本草图经》方法

一、书名

《本草图经》是指药图与说明文合一而言。历代书志对本书的书名，题法不一。或题《图经》，或题《图经本草》，或题《本草图经》。宋代王应麟《玉海》卷六三题作《图经》。宋代赵希弁《郡斋读书后志》卷二、宋马端临《文献通考》经籍考、明代徐春甫《古今医统大全》采摭诸书、明代李时珍《本草纲目》卷一序例历代诸家本草、明代叶盛《菉竹堂书目》卷五、明代毛晋《汲古阁毛氏藏书目录》医家等，均题作《图经本草》。宋代郑樵《通志艺文略》医方上、宋代陈騤《中兴馆阁书目辑考》卷四、元代脱脱《宋史艺文志》医书类、明代陈第《世善藏书目录》卷下，宋代唐慎微《大观本草》《政和本草》以及各种版本《证类本草》，俱题为《本草图经》。

《政和本草》卷一序例上收载本书序，题作《本草图经序》。《大观本草》《政和本草》卷十狼杷草条，有掌禹锡谨按云："书于《本草图经》外类篇首云"。又《大观本草》《政和本草》卷末收载宋代民间药，亦题《本草图经》本经外草类七十五种，《本草图经》本经外木蔓类二十五种。

《政和本草》卷三页79丹沙条引《别说》云："晟近得武林陈承编次《本草图经》。"据此可知，苏颂当初编纂此书时，用的书名是《本草图经》，而不是《图经本草》。其书名应为《本草图经》。由于《大观》《政和》流传远不及《本草纲目》广泛。因此一般文献引用此书皆题《图经本草》。为着恢复苏颂编著此书原始用名。本辑校本仍采用《本草图经》为正名。

二、苏颂传略

苏颂，字子容，泉州南安（今福建同安）人，后徙居润州丹阳（今江苏镇江），宋代著名官吏、药物学家及天文学家。生于真宗天禧四年（1020），卒于徽宗建中靖国元年（1101），享年82岁。

苏颂出生在官宦家庭，自幼勤奋好学，博闻强记。庆历二年（1042）进士及第，皇祐五年（1053）召试馆阁校勘，同知太常礼院，嘉祐二年（1057）任集贤校理，与掌禹锡、林亿等人一起校勘整理各种古代医药书籍，嘉祐五年（1060）与掌禹锡等人修成《嘉祐补注本草》，次年（1061）又主编《本草图经》。英宗时（1064～1067）迁度支判官。神宗即位（1068）又职淮南转运使，擢知制诰知通，进银台司，知审刑院，升太子中允；后归工部郎中班，转知婺州；又加封集贤院学士，知应天府；又授秘书监知通，再进银台司；不久选知杭州。后神宗命修两朝正史，转右谏议大夫，使契丹；元丰初年（1078），提知开封府，旋遭权臣诬告，贬秘书监，转知濠州、河阳、沧州。后自书请罪，帝明实情，以其忠心，召回吏部尚书，命其详定官制；后迁光禄大夫。元祐元年（1086），拜为刑部尚书，旋迁吏部，兼皇帝侍读。元祐三年（1088），与韩公谦等人制造水运仪象台，并著《新仪象法要》一书。元祐六年（1091）迁翰林学士，元祐八年（1093），擢尚书左丞。绍圣二年（1095）拜右仆射兼中书门下侍郎，位居丞相之职，封魏国公；不久请辞，罢为观文殿大学士集禧观使，继命知扬州，徙河南，告老辞不行，以中太一宫使居京。绍圣四年（1097）拜为太子少师，徽宗即位（1100），进太子太保，封赵郡公。建中靖国元年（1101）五月卒，赠司空。

苏颂在嘉祐二年（1057）八月被诏，和掌禹锡、林亿、高保衡、陈检、秦宗古、朱有章、张洞等一起校勘《嘉祐本草》，这在唐《新修本草》和宋《开宝本草》的基础上前进了一大步。新编的《嘉祐补注神农本草》："旧药九百八十三种，新补八十二种，附于注者不预焉，新定一十七种，总新旧一千八十二条。"但苏颂感到本草著作中的混乱、错讹十分严重，以及没有药图的缺陷，他尖锐地指出："国初两诏近臣，总领上医，兼集诸家之说，则有《开宝重定本草》。言其药之良毒，性之寒温，味之甘苦，可谓备且详矣。然而五方物产，风气宜异，名类既多，赝伪难别，以虺床当蘼芜，以荠苨乱人参，古人犹且患之。况今医师所用皆出于市贾，市贾所得盖自山野之人随时采获，无复究其所从来，以此为疗，欲其中病，不亦远乎？"并且指出古代本草著作是有图的，只是失传了，所以应该编撰有图的《本草图经》。他说："昔唐永徽中，删定本草之外，复有图经相辅而行，图以载其形色，经以释其同异，而明皇御制，又有《天宝单方药图》，皆所以叙物真滥，使人易知，原诊处方，有所依据。二书失传且久，散落殆尽，虽鸿都秘府亦无其本。"唐《新修本草》之图经和《天宝单方药图》的失传，使苏颂感到必须动员全国力量，编写新的有药图的本草，所以他在向皇帝呈交《补注本草奏敕》中建议："欲下诸路、州、县应系产药去处，并令识别人仔细辨认根、茎、苗、叶、花、实、形色、大小并虫鱼、鸟兽、玉石等堪入药用者，逐件画图，并一一开说著花、结实、收采时月及所用功效。其番夷所产药，即令询问榷场、市舶、商客，亦依此供析。并取逐味一二两或一二枚，封角，因入京人差赍送当所投纳，以凭照证，画成本草图，并别撰图经。所冀与今本草并行，使后人用药知所依据。"皇帝按苏颂之所请，命令全国医生、药农，按苏颂的要求，向京师呈送了实物标本和药图。在苏颂的主持下，于嘉祐六年（1061）九月修成《本草图经》二十卷，目录一卷。嘉祐七年十二月进呈，并刊刻付梓。这是所谓嘉祐大字本；绍圣三年（1096）由国子监再次刊印，也用大字，称绍圣大字本；后改为小字雕板印刷，称绍圣小字本，但数量甚少。现宋刻《本草图经》已亡佚，其文与图收于《经史证类备急本草》中。

三、《本草图经》编纂方法

《本草图经》的编纂，是仿《唐本草》之例，征集全国药图而进行编纂的。苏颂运用向全国征集药图和标本的办法，"下诸路、州、县应系产药去处，并令识别人仔细辨认根、茎、苗、叶、花、实、形色、大小并虫鱼、鸟兽、玉石等堪入药用者，逐件画图，并一一开说著花、结实、收采时月、所用功效。其番夷所产药，即令询问榷场、市舶、客商，亦依此供析，并取逐味各一二两或一二枚，封角。因入京人差赍送当所投纳，以凭照证，画成本草图，并别撰图经。"然后把各地进呈的药物标本、药图及药图说明文，同旧本草注文逐件核对，当旧本草注文没有时，即参考经、史、小学、方书等进行考证，求得药物、药图与文献记载的统一。

当时全国各地进献的药物标本及绘图很多，其解说都是世医所言，详略不一，差异亦大，有同一药物产于不同地区、有同名而物异者，苏颂则参考历代文献进行考订。举凡进呈药物，所记形态与文献不符者，则并存之；若与文献有联系者，即根据文献加以注释，以条悉其本源。例如：陆英即是蒴藋花，则据《尔雅》之训诂说明之。各种香类药物的分辨，即参考《岭表录异》以证之。关于药物产地，先以《本草经》所记产地为主，然后再言当时的产地。例如：菟丝子，《本草经》云出朝鲜，当时亦出宛句（今山东荷泽）。奚毒本生于少室（今河南登封），当时亦来自三蜀。至于采收时月有不同时，亦两存其说。例如：赤箭，《本经》言采根，当时亦注明并取苗用。

对于那些冷僻的药物，或远方所产的药物，不能辨别属于何类，即以形类相似而归附之。例如：溲疏附于枸杞，琥珀附于茯苓。

对于那些常用药和疗效较明显的药，并附载其单方、验方。

对于那些民间习用的药，而文献上又无记载可考的则以类附于书末，名《本草图经》本经外类。

对于那些功用显著的民间习用的药物，即附在功用相同的药物名称之下。如通脱木附于木通之下，石蛇次石蟹之下。

至于药图的进呈亦很复杂，同一药名，不同地区所献的药图皆不完全相同，有的甚至差异很大，苏颂皆兼并保留之。对于性状相近的药物均放在一起，并存于同一药名之下。例如：黄精就有十个不同的药图，这十个不同的药图同置于黄精药名之下，所以《本草图经》有很多同一药名下，就有若干个不同的药图。

《本草图经》和《嘉祐本草》是姐妹篇，又各有不同的重心，采用的编写方法也不尽相同。《嘉祐本草》主要是增补校正，需要广泛收集文献资料，所以基于"考正群书，资众见，则其功易就"，由地理学家掌禹锡等人完成，而《本草图经》重在订伪求实，采用"天宝之例"，即《天宝单方药图》将用药（附以处方）、辨药（附以药图及形态描述）相结合的办法，不同于校注医书，有鉴于"论著文字，出异体，则其体不一"，由天文学家苏颂一人撰写完成。

四、《本草图经》成书时间、卷数、药数

苏颂原在嘉祐二年（1057）八月，被诏和掌禹锡、林亿、高保衡、陈检、秦宗古、朱有章、张洞等同校《嘉祐本草》。后仿照《新修本草图经》的做法，诏天下郡县图上所产药物，由苏颂负责整理编纂，始于嘉祐三年（1058）十月，至嘉祐六年（1061）五月成书，并作《图经本草奏敕》上呈仁皇帝。同年9月苏颂作《本草图经序》。至嘉祐七年（1062）12月进呈奉敕镂版施行。

全书20卷，目录1卷。在分类上，是按《嘉祐本草》药物分类编排的。对各地民间用的草木药，所进的药名和药图，不见录于《嘉祐本草》者，即单独立为一类，称为《本草图经本经外类》。计石类3种，草类75种，木蔓类25种，合共103种。这103种新增的药品都是出自民间用药，它能反映宋代民间药物发展实际情况。原书无序例（总论）。卷19为《本草图经》本经外草类，卷20为《本草图经》本经外木蔓类。

据《证类本草》所引"图经曰"药条计算共有780首，其中642种附有药图。各药附图数目不等，多则10幅，少则1幅，总计附图933幅。在642种附图药物中，有607味药是图文俱备，35味药有图，而无说明文。在780首中，有145种既无药图又无说明文。全书没有说明的药一共是176味，这些药都是分别附列性质相近的药物条文之后。并注明"文具某某药物条下"。

全书所附药图是我国最早的版刻本草图谱，为药物基原考订发挥了巨大的作用。从药图名称中的地名来看，这些药图分别来自150个州、军，是从当时各地所上"绘事千名"中遴选得来的。

五、《本草图经》药图概况

用文字描述药物形态、特征固然重要，但是一幅实地写生的药图，在某种意义上比文字描述更为可靠。我国本草用图形表达药物，在唐以前即有。《隋书·经籍志》收载有《灵秀本草图》6卷，《芝草图》1卷。《唐本草》积雪草条云："荆楚人以叶如钱，谓之为地钱草。"徐仪《药图》名为"连钱草"。苏颂《本草图经》原书亦不存，其药图散存于《证类本草》中。

1. 有同名异物现象：由于一药多图，其中有可能存在同名异物现象。例如人参有4幅图，其中"潞州人参"图是五加科人参，"滁州人参"图很像今日党参或沙参，而"威胜军人参"图可能是蓼科某种植物。又如黄精条有10幅药图，其中"永康军黄精"图可能是玉竹。木香条曰："今惟广州舶上有来者，他无所出。陶隐居云，即青木香也。根窠大，类茄子，叶似羊蹄而长大，花如菊，实黄黑。"苏颂将广州木香、海州青木香、滁州青木香3幅药图均列在木香条名下。陈承《别说》指

出："木香，今皆从外国来，即青木香也。陶说为得木在草部，而《图经》所载广州一种乃是木类，又载滁州海州者，乃马兜铃根。"在此 3 幅附图中，没有一种图是今日菊科广木香的图。在植物药图中，某些个别药图，因地区习惯用药不同，其名同而实物亦并非完全相同。例如谷精草药图，有"江宁府谷精草"图和"秦州谷精草"图。此二图形与今谷精草并不相同。但《图经》说明文记载"叶细花白而小圆"，显然是指今谷精草科的谷精草。"秦州谷精草"图与之略相似，"江宁府谷精草"从形态判断，应为报春花科点地梅，当是"宋代谷精草"的一个地区用药品种。

2. 反映药品逼真与否情况：该书附图是今存最早的药物图。尽管各地所上药图风格或异，精粗不一，但绝大多数是有较高水平的实地写生科学的绘图，其中植物药图真实地反映了原植物的如虎掌、天南星、合欢、槐实、瞿麦、麦冬、通脱木、茯苓、菖蒲、车前草、生姜、苋实、茄子等，都十分逼真。但也有些药图，不能反映原植物的，例如天门冬条中"西京天门冬"图，显然不是单子叶植物，当然不会是今日百合科的天门冬。通草条中的"解州通草"不知是何种植物，"兴元府通草"很像木通科的三叶木通。有些药物，古今所用品种不同，其药图亦异。如威灵仙，宋代用的是草灵仙，而今日用的是毛茛科铁线莲属植物。

3. 所注明产地及其意义：每个药图皆注明产地。例如防风有 4 幅药图，每个图注明产地为：齐州（山东济南）防风，同州（陕西大荔）防风，河中府（山西永济）防风，解州（山西解县）防风。漏芦有 4 幅图，每个药图产地为：海州（江苏东海县东北）漏芦，单州（山东单县）漏芦，秦州（甘肃天水）漏芦，沂州（山东临沂）漏芦。

全书药图注明产地名称有 150 个州、军。各药图所注明的产地使用药者提供了道地药材应用的范围，同时也使用药者注意到药物有同名异物的存在，以及对研究药物品种考证提供了重要参考依据。

4. 少数归类上存在的问题：在药图归类上，一般仅就其形态相近而归属于某一药名之下，这就难免产生将同一植物分列为两处。如青木香与马兜铃分列两处，天麻与赤箭分列为两处。或将不同植物药图列于同一药名之下，如椿木叶条把樗木、椿木两种不同植物同列一个药名之下。

5. 少数在绘制上存在的问题：在药图描绘上，有个别药图比例失调，有的甚至带有绘画性质成分。有些图把羽状复叶绘成单叶对生的枝条。至于所绘叶缘、花瓣数、托叶等细节部分，有的描绘亦欠精。书中少数海外药物只能据药商提供的传闻，想象绘图（如龙脑、麒麟竭、胡桐泪等），并非全是写生。某些矿物药带有一些示意的成分，参考价值远逊于动、植物药图。

6. 少数图、文不相应的问题：由于当时全国呈献药图数量过大，苏颂一个人无法一一核实，只好将各地药图和盘托出。难以区分出哪些药图是正品，哪些是地区用药品种，因此书中出现图、文不相对应之象。

例如术条下，收有 7 幅药图：齐州（济南）术、商州（陕西商县）术、荆门军（湖北江陵）术、石州（山西离石）术、舒州（安徽怀宁一带）术、越州（浙江绍兴）术、歙州（安徽歙县）术。但术条下说明文极简单，未能指出上述 7 种术哪一种是正品。海桐皮条，收有雷州海桐皮图。但其说明文仅言："叶如手大，作三花尖，皮若梓白皮。"所言不仅过简，而且与附图亦不相对应。李时珍曾批评说："图与说异，而不相应。或有图而无文，或有文而无图。"

7. 个别存在重复的问题：该书存在个别药品重复，李时珍曾指出："如江州菝葜乃仙遗粮，滁州青木香乃兜铃根，俱混列图。棠球子即赤爪木，天花粉即栝楼根，乃重出条之类。"这些不足之处，早在沈括、寇宗奭曾弥补过一部分。例如《本草衍义》曰："今《图经》又立苦耽条，显然重复，《本经》无苦耽。"《梦溪笔谈·药议》云："苦耽即本草酸浆也，新集本草又重出苦耽一条。"

8. 本草图经本经外类药：由于当时各地所进呈的药图数量过大，远远超出了《嘉祐本草》收药的范围，这是事先未曾预料到的。作为与《嘉祐本草》相辅而行的《本草图经》，不可能随意将这些药图插进各卷药名之下。凡与《嘉祐本草》药名不能插入的药图，苏颂另立"本经外草类""本经外木蔓类"两篇，前者载药（一药一图）75 种；后者25 种；另有 3 幅矿物药图则插入玉石部之末。在"本经外草类"中的地芙蓉即今日常用的木芙蓉。在这两篇药图中，如紫金牛、拳参、剪刀草等药图，均能反应原植物的形貌。但也有些药图绘制不精。植物的特征未能得到很好的表达。同时说明文的叙述又简略，因此其中部分品种难以考订，成为历史遗留下来的一个问题。

六、《本草图经》药图地名今释及所产药物

本表地名，按头一个"字"的起笔"一、丨、丿、丶、乛"次序排，其中某某军、某某府，列在表的末尾。

地名首字	今释地名	所产药物
		一
吉　州	江西吉安	坐拏草
石　州	山西离石	术　秦艽　威灵仙　狼毒
磁　州	河北磁县	磁石
邛　州	四川邛崃	萆薢
雷　州	广州海康	高良姜　海桐皮　益智子　石决明　乌贼鱼骨
雷　泽	山东菏泽	
晋　州	山西临汾地区	矾石　续断　紫参　款冬花　乌头　威灵仙　胡麻
邢　州	河北邢台	泽泻　玄参　京三棱

地名首字	今释地名	所产药物
辰　州	湖南沅陵	丹砂
西　京	陕西长安县	天门冬　苦参　何首乌　茯苓
东　京	河南开封	紫草
南　京	河南商丘	蛇床子　芫青
南恩州	广东阴江	石蟹　甘蕉根
雅　州	四川雅安	落雁木
曹　州	山东菏泽	葶苈
青　州	山东益都	阳起石
秦　州	甘肃天水	升麻　菴蔄子　蒺藜子　漏芦　五味子　苦参　秦艽　款冬花　茛菪　骨碎补　木贼　谷精草　榆皮　红药
泰　州	江苏泰州	香蒲
春　州	广东阳春	石斛　木兰
龙　州	四川平武	乌头　猪苓
均　州	湖北均县	栝楼　王瓜
乾　州	陕西乾县	栢实
扬　州	江苏扬州	薤头
梓　州	四川三台	天门冬　附子　草乌头　楝实　楝花
梧　州	广西苍梧	泽兰　补骨脂
相　州	河南安阳	黄精
棣　州	山东惠氏	白姜蚕
蔡　州	河南汝南	蕡实　木虻　水蛭
荆　州	湖北荆门	
蕲　州	湖北蕲春	白花蛇　乌蛇
茂　州	四川茂县	独活　升麻　麻黄　枸杞
成　州	甘肃成县	葛根　百合　紫菀　前胡　乌头　桔梗　鹤虱　杜仲　枳实　秦皮　蓬蘽
戎　州	四川宜宾	菖蒲　地不容　仙茅　骨碎补　巴豆　菴摩勒
越　州	浙江绍兴	蛇黄　术　续断　五味子　贝母　白前　牵牛子　吴茱萸　虎杖　秦椒
天　台	浙江天台	
荣　州	四川荣县	
同　州	陕西大荔	白蒺藜　防风　麻黄
果　州	四川南充	山豆根
郢　州	湖北钟祥	橡实　水牛　鹿茸　獐骨　豹肉　梅实
明　州	浙江宁波	薯蓣　天名精　艾叶　蜀漆　蓖麻　楮实　黄药

地名首字	今释地名	所产药物
睦　州	四川崇州	麦门冬　草龙胆
鼎　州	湖南常德	茅根　连翘
黔　州	四川彭水	防己　鼠尾草　海金沙　鼺鼠
蒙　州	广西蒙山	零陵香　藿香
常　州	江苏常州（武进）	石蚕
崖　州	广东崖县	沉香
峡　州	湖北宜昌	朴硝　贝母　百部　侧子　金星草　干漆　蜂子
幽　州	河北涿县	
冀　州	河北冀县	地黄　蠡实　小蓟根　虎掌　泽漆　萹蓄
怀　州	河南沁阳	牛膝
蜀　州	四川崇庆	蓝叶　地肤子　恶实　蓄花　大黄　陆英　牡荆　木兰　食茱萸　莽草　鼠李　蜜　桑螵蛸　露蜂房　白颈蚯蚓　木瓜　李核仁
		ノ
歙　州	安徽歙县	术
饶　州	江西鄱阳	银屑　生银
银　州	陕西米脂县	柴胡
舒　州	安徽舒城	术　萎蕤　白前　鬼臼　骨碎补　金樱子
丹　州	陕西宜川	黄精　柴胡　茅香　葶苈
丹　阳	江苏江宁县东色	
信　州	江西上饶	石胆　空青　绿青　砒霜　大青　马兜铃　卫矛　生金　自然铜　细辛　大戟　桑黄　乌药
华　州	陕西华县	细辛　赤地利
徐　州	江苏徐州	泽兰　百部　白头翁
衡　州	湖南衡阳	菖蒲　菊花　栝楼　百部　地榆　马鞭草　五加皮　乌药
岳　州	湖南岳阳（巴陵）	连翘
泉　州	福建闽侯	金樱子　南藤　牡蛎　甲香　橄榄
和　州	安徽和县	桔梗
筠　州	江西高安	
简　州	四川简阳县东	蜜蒙花　楝子
虢　州	河南卢氏	五味子
解　州	山西解县	太阴玄精　盐精　黄精　远志　防风　通草　知母　紫菀　桔梗　藜芦
詹　州	广东詹县	高良姜　蓖麻
		乀
永　州	湖南零陵	石蚕

地名首字	今释地名	所产药物
广　州	广东广州	无名异　石硫黄　蜜陀僧　珊瑚　木香　肉豆蔻　荜澄茄　胡黄连　莳萝　白豆蔻　续随子　葫芦巴　丁香
齐　州	山东历城	阳起石　姜石　术　泽泻　远志　防风　秦艽　半夏　鬼臼
文　州	甘肃文县	独活　羌活　当归　甘松香　麝香
交　州	安南河内	
兖　州	山东兖州	云母　黄精　人参　天门冬　赤箭　卷柏　千岁蔂　石龙芮　茯神　山茱萸
商　州	陕西商县	黄精　术　远志　白头翁　厚朴　黄蘗
雍　州	陕西长安西北	款冬花
襄　州	湖北襄阳	防葵　柴胡　草龙胆
廉　州	广东合蒲	真珠
宁　州	甘肃宁县	菴䕡子
宪　州	山西静乐	黄耆
宾　州	广西宾阳	桂
宜　州	广西宜山	丹砂　无名异　姜黄　山豆根　桂　金樱子　杉菌　木蟹子　豆蔻
宣　州	安徽宣州	黄连
密　州	山东诸城	地肤子　侧柏
归　州	湖北秭归	牛膝　沙参　厚朴　巴戟天　秦椒
新　州	广东新兴	缩沙蜜
施　州	湖北恩施	旋花　白药　小赤药　金星草　刺猪苓　崖椒　赤药
福　州	福建福州	马兰　莽草
端　州	广东高要	荜茇　蓬莪茂
韶　州	广东曲江	木兰
并　州	山西太原	金星石　银星石　藁本　大戟　商陆　威灵仙　蕤核
关　中	陕西省境	
益　州	四川成都	金屑　伏牛花
道　州	湖南道县	石钟乳　滑石　石南
单　州	山东单县	菟丝子　牛膝　漏芦　紫草
兴　州	陕西略阳	蛇含　白及
沂　州	山东临沂	地黄　草龙胆　漏芦　淫羊藿
江　州	江西浔阳	云母　玄参　菝葜　虎掌　南燭
汾　州	山西汾阳	石膏　凝水石　甘草　虎杖
泽　州	山西晋城	白石英　芍药　白芷　连翘

续表

地名首字	今释地名	所产药物
深　州	河北深县	井泉石
淇　州	江西南昌	
海　州	江苏东海县地区	青木香　卷柏　漏芦　葛根　通草　石韦　菝葜　蜀漆　山踯躅　豨莶　骨碎补　山茱萸　药荆
泗　州	安徽泗县	远志　徐长卿　紫菀
涪　州	四川涪陵	生姜
耀　州	陕西耀县	黄芩
澶　州	河南濮阳	茅根
汉　州	四川广汉	天门冬　升麻
温　州	浙江温州	天门冬　石斛　生姜　狗脊　蓬莪茂
洋　州	陕西洋县	五倍子
渠　州	四川渠县	卖子木
沧　州	河北沧县	海蛤
汶　山	四川汶川	
瀛　州	河北河间	云实
淄　州	山东淄州	柴胡　沙参　徐长卿　狗脊　前胡　京三棱　茅香　贯众　茼茹
澧　州	湖南澧县	黄连　姜黄　莎草
潮　州	广东潮州	郁金　乌药
濠　州	安徽凤阳	滑石　银星石　紫参　零陵香
润　州	江苏镇江	荠苨　蒴草　羊踯躅
滁　州	安徽滁县	黄精　人参　牛膝　蕤核　升麻　青木香　车前子　薯蓣　巴戟天　决明子　菓耳　当归　百合　知母　白鲜　紫参
汝　州	河南临汝	枳壳
淮　州	河南正阳	
淮　阳	河南桐柏县界	
潞　州	山西长治	赤石脂　白石脂　长石　礜石　不灰木　人参　黄芩　款冬花　牛扁　五灵脂
资　州	四川资中	
ㄱ		
卫　州	河南汲县	菖蒲　玄参　知母
眉　州	四川眉山	薯蓣　决明子　狗脊　紫参　使君子　蔓荆　枇杷叶
壁　州	四川通江	预知子
邓　州	河南南阳	菊花
辽　东	辽宁省境	

地名首字	今释地名	所产药物
阶　州	甘肃陇西	雄黄　雌黄　礜石
随　州	湖北随县	麦门冬　沙参　丹参　京三棱　旋覆花
陕　州	河南陕县	花蕊石
隰　州	山西隰县	知母　郁李仁
邵　州	湖南宝庆	苦参　乌头　天麻
建　州	福建建瓯	天门冬　前胡　栀子
台　州	浙江临海	紫葛　乌药
绛　州	山西新绛	续断　茵陈蒿　瞿麦　前胡　茵芋
邕　州	广西邕宁	
颍　川	河南禹县	
禅　峒	贵州恩南西	
某某军、府		
德顺军	甘肃静宁	凝水石
信阳军	河南信阳	桃花石　草龙胆　木天蓼
火山军	山西河曲	自然铜
荆门军	湖北荆门	黄精　术　草薢
永康军	四川灌县	黄精　薯蓣　芎藭　淫羊藿
威胜军	山西沁阳	人参　远志　知母　藁本
宁化军	福建宁化	羌活　秦艽　藁本　威灵仙
岢岚军	山西岢岚	细辛　茅香
成德军	河北正定	王不留行　苦参　狗脊　草薢　菝葜　葶苈
兴化军	福建莆田	防己
临江军	江西临江	白药　吴茱萸　栀子
高邮军	江苏高邮	槐实
无为军	安徽无为	五加皮
江陵府	湖北江陵	吴蓝　栀子　秦龟　鳖
兴元府	陕西南郑	通草　白药　苦药　钩藤　草薢
河中府	山西永济	石中黄子　石防风　王不留行　大戟　连翘　秦皮
府　州	陕西府谷	甘草
江宁府	江苏南京	柴胡　茵陈　王不留行　前胡　白鲜　败酱　地榆　乌头　甘遂　牙子　仙茅　天南星
凤翔府	陕西凤翔	独活　芎藭　商陆

七、《本草图经》"药图"宋代地名今释

《本草图经》所附药图，皆有宋代产地名称。例如苦参条有 4 幅药图，每个药

图，皆冠有当时产地名称。如成德军苦参、秦州苦参、西京苦参及邵州苦参。成德军即今河北正定，秦州即今甘肃天水，西京即今河南洛阳，邵州即今湖南宝庆。

今将《本草图经》药图所附宋代地名，用谭其骧主编《中国历史地图集》第六册宋·辽·金时期《1982 年 10 月地图出版社出版》查对，按省分类，列举如下：

（一）安徽省

滁州（今滁县）、和州（今和县）、宣州（今宣州）、池州（今贵池）、歙州（今歙县）、舒州（今安庆地区一带）、泗州（今泗县）、濠州（今凤阳、寿县一带）、无为军（今无为）。

（二）江苏省

润州（今镇江）、扬州（今扬州）、常州（今常州）、泰州（今泰州）、海州（今东海县东北）、徐州（今徐州）、高邮军（今高邮）、江宁府（今南京）。

（三）浙江

台州（今临海）、明州（今宁波）、越州（今绍兴）、睦州（今淳安）、温州（今温州）、湖州（今吴兴）、处州（今丽水东南）。

（四）江西省

洪州（今南昌）、江州（今九江）、饶州（今鄱阳）、信州（今上饶）、筠州（今高安）、临江军（今临江）、南康军（今星子县）。

（五）福建省

福州（今福州市）、泉州（今同安）、建州（今建瓯）、晋安（今南安）、邵武军（今邵武县）、宁化军（今宁化）、兴化军（今莆田）。

（六）山东省

兖州（今兖州）、青州（今益都）、沂州（今临沂地区）、淄州（今淄川）、莱州（今掖县）、登州（今蓬莱）、曹州（今菏泽）、棣州（今惠民）、密州（今诸城）、单州（今单县）、齐州（今历城）。

（七）河南省

邓州（今南阳）、怀州（今沁阳）、汝州（今临汝）、虢州（今卢氏）、卫州（今汲县）、陕州（今陕县）、相州（今安阳）、唐州（今泌阳）、孟州（今孟县地区）、蔡州（今汝南）、信阳军（今信阳）、南京（今商丘）、西京（今洛阳）、东京（今开封）。

（八）湖北省

蕲州（今蕲春）、均州（今均县）、归州（今秭归）、硖州（今宜昌）、荆州（今江陵）、房州（今房县）、随州（今随县）、襄州（今襄阳）、施州（今恩施）、郢州（今钟祥）、荆门军（今江陵）、江陵府（今江陵）。

（九）湖南省

岳州（今巴陵）、衡州（今衡阳）、辰州（今沅陵）、永州（今零陵）、邵州（今宝庆）、澧州（今澧县）、鼎州（今常德）、彬州（今彬县）、锦州（今麻阳西）、道州（今道县）。

（十）广东省

广州（今广州市）、雷州（今海康）、潮州（今潮安）、韶州（今曲江）、崖州（今崖县）、端州（今高安）、新州（今新兴）、儋州（今儋县）、南恩州（今阳江）、春州（今阳春）。

（十一）广西省

廉州（今合浦）、桂州（今桂林）、利州（今凌云县西南）、梧州（今苍梧）、宾州（今宾阳）、贺州（今贺县）、宜州（今宜山）。

（十二）河北省

沧州（今沧县）、邢州（今邢台）、冀州（今冀县）、澶州（今青丰县西南）、瀛州（今河间）、深州（今深县）、磁州（今磁县）、成德军（今正定）。

（十三）山西省

潞州（今长治）、辽州（今昔阳）、汾州（今汾阳）、解州（今解县）、隰州（今隰县）、并州（今太原）、憲州（今静乐）、石州（今离石）、绛州（今新绛）、泽州（今晋城）、慈州（今吉县）、河中府（今永济）、晋州（今临汾地区）、火山军（今河曲）、威胜军（今沁县）。

（十四）陕西省

雍州（今长安西北）、华州（今华县）、商州（今商县）、乾州（今乾县）、洋州（今洋县）、邠州（今彬县）、延州（今延安）、陇州（今陇县）、耀州（今耀县）、同州（今大荔）、丹州（今宜川）、银州（今米脂县西北）、兴州（今略阳）、金州（今安康）、府州（今府谷）、凤州（今凤县）、凤翔府（今凤翔）、兴元府（今南郑）。

（十五）宁夏自治区

原州（今固原）

（十六）甘肃省

秦州（今天水）、文州（今文县）、成州（今成县）、姑藏（今武威）、阶州（今武都）、宕昌（今宕昌）、敦煌（今敦煌）、河州（今兰州）、肃州（今酒泉）、德顺军（今静宁县东）。

（十七）四川省

益州（今成都）、蜀州（今重庆）、戎州（今宜宾）、涪州（今涪陵）、开州（今开县）、渠州（今渠县）、简州（今简县）、雅州（今雅安）、尤州（今平武）、果州（今南充）、壁州（今通江）、黔州（今彭水）、蒙州（今彭县）、邛州（今邛崃）、夔州（今奉节）、嘉州（今乐山）、达州（今达县）、永康军（今灌县）。

（十八）云南省

永昌（今滇南）、宁州（今祥云）。

八、《本草图经》所引《本经》名义辨

《本草图经》说明文中，所引的《本经》，是泛指前代综合性本草而言，并非古代真正的《神农本草经》的简称，兹举例说明如下：

无名异条，图经曰："《本经》云：'无名异，味甘平，主金疮折伤内损，止痛，生肌肉。'"

按"无名异"是《开宝本草》新增药。则《本草图经》文中"无名异，《本经》云"，这个《本经》当指《开宝本草》而言，并非指古代的《神农本草经》。

按《本草图经》文中所提到的"本经"二字，在不同的药物条文里，所指的本草书均不完全相同。

（一）《本草图经》文中所引"本经云"，检其文出于"别录"

例如鸬鹚屎条，"图经曰：《本经》名蜀水花"。按鸬鹚屎属《名医别录》药，非本经药。"本经云"，是指《别录》文而言。

丹雄鸡条，《图经》曰："发皮，《本经》云，合鸡子黄煎之，消为水，疗小儿惊热下痢。"检此文，和《政和本草》卷15发皮条黑字别录文全同。则"图经曰"文中的"本经"，实指《名医别录》文而言。

类似此例有侧子（224，指人卫本《政和》页次，下同）、铁（115）、长石（117）、赤箭（166）、金牙（133）。

（二）《本草图经》文中所引"本经云"，检其文，出于《唐本草》

例如硼砂条，是《唐本草》新增的药。而《本草图经》引其文，注曰："本经云：柔金银，可为焊药。"检其文，皆出于《唐本草》文。

石中黄子条，是《唐本草》新增的药。《本草图经》曰："石中黄子，本经不载所生州土，云出禹余粮处有之。"检此文，皆出于《唐本草》文。

《唐本草》药物条文，被《本草图经》援引时，标"本经云"的例子，尚有"桃花石（117）、蛇黄（137）、密陀僧（113）、女萎（154）、怀香（225）、郁金（230）、荨草（277）、诃梨勒（342）、榈若（347）、橡实（351）、卖子木（358）、鲫鱼（418）、紫贝（435）"。

（三）《本草图经》所收"本经云"，检其文出于《开宝本草》

例如京三棱条，是《开宝本草》新增药。《本草图经》云："三棱生荆楚地，字当作荆，以著其地。本经作京，非也。"此文中的"本经"，实指《开宝本草》而言。

黄药根条，是《开宝本草》新增药。《本草图经》曰："黄药根，即药子也，用其核仁，本经误载根字，疑即黄药之实。"此文中"本经"，实指《开宝本草》而言。

类似此例有：无名异（95）、白杨树皮（347）、南烛枝（350）、香薷（515）、真珠（414）。

（四）《本草图经》所引"本经云"，检其文出《嘉祐本草》

例：《政和本草》卷 30，548 页奏勑云："并别撰图经，与今本草经并行。"此方中"本草经"，实指《嘉祐本草》而言。

根据上述诸例来看，《本草图经》文中，所讲的"本经"，是各种综合性本草的泛称。

九、《本草图经》引书目

《证类本草》"图经文"，来源于《本草图经》，《本草图经》是北宋嘉祐年间（1058～1061）苏颂主编的。在当时由全国 140 个州、军进献实物与绘图及说明文，经过苏颂挑选，收入《本草图经》中，共有九百多幅图（具体数字因版本不同而各异）。与药图同时进献的说明文，是世医所言，详略不一，差异亦大。苏颂对各地进献的说明文加以整理，在整理时并参考大量文献。兹将苏颂所参考的文献摘录如下。

由于《本草图经》原书久佚，它的内容散存在《证类本草》中。兹以 1957 年人卫影印《重修政和经史证类备用本草》为依据，将《本草图经》所引书名摘录如下。如果有很多药物说明文引同一本书时，即摘一、二个药名附在书名之后，以示书目的出处。每个药名前所注的序码，表示该药在《证类本草》中的页次。今按本草、医经、医方、养生、经、史、小学、诸子、诗赋、山经地志、杂记等项目编次如下：

（一）本草类

《本草图经》引本草书名有 24 种。

《本经》：《本草图经》所说的《本经》，不一定是《神农本草经》的本经，而泛指《本草图经》以前诸本草。例如：援引《名医别录》药，标注"本经"，384 虎骨、387 豹。

援引《唐本草》药，标注"本经"有 418 鲫鱼、269 豨莶。

援引《开宝本草》药，标注"本经"有 346 黄药根、414 真珠。

援引《嘉祐本草》药，标注"本经"有 484 白油麻、284 地锦。

《名医别录》185 旋覆花、87 朴硝

《李当之本草》417 蠡鱼、293 枸杞

《吴普本草》207 黄芩、92 紫石英

《雷敩炮炙方》80 滑石

《雷敩炮炙论》326 山茱萸、320 栀子

《陶弘景本草注》陶隐居云：106 食盐、107 水银

《陶注本草》151 术

《本草注》271 鬼臼（其文意同陶隐居注）、188 茵陈（其文句全同陶隐居注）

《陶隐居序》166 赤箭

《陶隐居百一方》145 人参

《陶隐居登真诀》91 禹余粮、302 牡荆实

《陶隐居集验方》452 蝎

《陶隐居治霍乱厚朴汤》324 厚朴

《陶隐居太清诸石药》80 云母

《药对》280 陆英

《徐仪药图》233 积雪草

《天宝单方药图》26 本草图经序

《唐本草》苏恭：208 石龙芮、209 紫菀

《唐本注》254 甘燧、382 羚羊角

《本草正经》188 茵陈

陈藏器《本草拾遗》514 水苏、343 柳华

《陈藏器解纷》228 姜黄

《陈氏拾遗》307 沉香、293 枸杞

陈氏：230 郁金（以上三种皆指《本草拾遗》）

唐代孟诜：166 白蒿、466 樱桃

《蜀本草注》449 石蚕

《开宝本草注》397 丹雄鸡，497 腐婢

《本草》327 紫葳、188 茵陈

《药谱》509 蓼实

《李翱何首乌传》262 何首乌（有唐元和七年，公元 812 年）

周君巢《威灵仙传》264 威灵仙

（二）医经类

《素问》379 羚羊角、398 鸡

《甲乙经》289 桂

张仲景 226 红蓝花、200 麻黄

《张仲景治杂病》145 人参、162 泽泻

《张仲景伤寒论》207 黄芩、233 防己

（三）医方类

《华佗方》386 狸骨，142 黄精

《阮河南方》（《医籍考》作阮氏文叔河南药方，《唐志》作阮炳）471 桃仁

《小品方》（西晋陈延之）233 茅苽、249 莨菪

《陈廪丘蒸法经》471 桃仁

《肘后方》205 知母、149 干地黄

《葛洪肘后方》451 蜣螂、486 生大豆

葛洪：95 石中黄子、210 白鲜

葛稚川：481 胡麻

《葛稚川百一方》307 沉香

葛氏 250 草蒿，219 王瓜（以上六种皆指《肘后方》）

《范汪方》（东晋范东阳）221 海藻、163 远志

《胡洽方》251 旋覆花、426 蟹

胡居士：128 代赭

《删繁方》（刘宋、谢士太著）163 龙胆、318 吴茱萸

《范晔和香方》（刘宋时人）309 藿香

《刘涓子方》（刘宋时人）151 术

《深师方》（南齐释深师）398 鸡、454 芜菁（苏颂云："深师疗淋用亭长，说之最详。"据此云，苏颂见到深师原书）

《徐王效验方》（北齐，徐氏效验方）476 梨

《集验方》249 桔梗、331 卫矛（《纲目》作姚僧垣《集验方》）

《姚僧垣方》（姚僧垣亦名姚大夫，曾任梁武帝公元 503～547 太医）318 吴茱萸、276 闾茹

《姚氏方》273 鼠尾草

《支太医方》471 桃仁（张文仲治天行引用支太医桃叶汤熏身法）

《古今录验方》（甄立言《古今录验方》）249 桔梗、253 蛇全

《箧中方》（唐代许孝崇）218 恶实、248 葶苈

孙思邈《千金方》223 防己、133 金牙

《千金方》281 蒲公英（序云余以贞观 5 年 7 月 15 日夜……）、268 狼毒

《孙思邈备急方》148 甘草（以上三种是同书异名）

《千金翼》93 赤石脂、167 庵闾

《孙思邈千金月令》238 鳢肠、185 五味子

《石泉公王方庆岭南方》158 升麻

《唐石泉公王方庆广南方》324 厚朴

《唐石泉公方》145 人参（以上三种是同书异名）

《近效方》（唐代李虔从）315 桑根白皮、484 白油麻

张文仲（武则天时人，与王方庆、李虔从、韦慈藏同时人）471 桃仁、239 白豆蔻

《备急方》148 甘草

《韦宙独行方》209 紫草、277 律草

《唐韦宙独行方》299 蘗木、94 白石脂

韦丹（唐人《韦丹方》）161 苡仁、432 蛞蝓（《纲目》作韦宙）

《斗门方》94 白石脂

《传尸方》（唐苏游《玄感传尸方》）388 豚卵

《杨炎南行方》158 升麻、370 牛黄

《广济方》221 海藻、153 充蔚。按：《通志略》有《明皇开元广济方》5 卷，南唐华宗寿《昇元广济方》3 卷。

《天宝方》（唐天宝年间，742～755）515 薄荷

《天宝单行方》233 积雪草（以上两种是同书异名）

《唐天宝单方图》144 菊花、235 莎草根（疑此书即前面《天宝单方药图》）

《延龄至宝方》（唐人姚和众）368 龙骨

《杨正进方》（唐天宝中颍川郡杨正进名医）525 丽春草

《必效方》（有僧文宥必效方，孟诜必效方。不知图经引的是哪一种。）

《正元广利方》（《纲目》作贞元，《证类》说此方出许仁则，见 203 秦艽）、226 红蓝花、227 牡丹

《李卿换白发方》194 生姜

《驻颜延年方》473 杏仁

《延年方》149 干地黄

《中岳山人吕子华方》135 姜石

《李饶州法》471 桃仁

《乳石论》93 赤石脂、92 白石英、紫石英

《唐李补阙炼钟乳祛》83 石钟乳

《柳宗元与崔连州论钟乳书》83 石钟乳

《本方》315 桑根白皮

《本方注》368 龙骨

《救急方》185 旋覆花

崔元亮：202 蠡鱼、197 栝楼

《崔元亮海上方》84 矾石、197 栝楼

《崔元亮集验方》194 生姜、203 秦艽

按《崔元亮海上方》与《崔元亮集验方》同是一书。《宋志》卷 6 医书类 174 页有《崔元亮海上集验方》10 卷，注云亦作《海上方》。《通志略》作《崔元亮海上集验方》10 卷

清河崔能：106 食盐

崔知悌：226 款冬、248 葶苈

《崔氏方》244 侧子、273 鼠尾草

按：《崔知悌撰纂要方》10 卷，《外台》作《崔氏方》。

《李绛兵部手集》519 马齿苋（记有出自武元衡相国）、175 黄连

刘禹锡：230 芦荟、228 荜茇

《刘禹锡嘉话录》501 芜青

《唐刘禹锡纂柳州救三死方》451 蜣螂（记有元和十一年，公元 816 年）

《唐柳州纂救三死方》106 食盐（记有元和十一年，公元 816 年）、355 杉材（记有元和十二年，公元 817 年）（以上两种为同书异名）

《刘禹锡传信方》149 干地黄（有贞元十年，公元 794 年）、379 羚羊角（载其效云：贞元 11 年，公元 795 年，余至蕲吏部宅坐客……）

《古今传信方》209 紫菀

《续传信方》（伪唐筠州刺史王颜著《续传信方》）273 仙茅、322 芫荑

《南唐食医方》（南唐医官陈巽江左人）497 罂子粟

《陈巽经验方》513 假苏

《神医普救治风方》525 坐拿草

（四）养生类

《列传类》（刘向）202 蠡鱼

《仙经》315 桑根白皮、402 伏翼

《仙方》486 生大豆、166 赤箭（注云：抱朴子云按仙方有合离草）

《神仙方》177 蒺藜子、149 干地黄

《服食药仙方》471 桃仁

《神仙服食方》147 天门冬、315 桑根白皮

《安期生服炼法》201 芍药

《皇甫士安炼硝石法》87 朴硝

《唐天后炼益母草泽面法》153 茺蔚

《稽康养生论》332 合欢

《邪杂修养书》160 木香

《徐锴注邪杂修养书》160 木香

（五）经书类

《诗经》298 榆皮、159 车前（周南诗）

《魏诗》453 蝼蛄

《韩诗》511 韭（《韩诗》云六月食郁及薁）、153 茺蔚（《韩诗》及三苍）

《毛诗》153 茺蔚

《毛传》151 菟丝子、417 蠡鱼、417 鲡鱼

《诗笺》166 白蒿

《陆机毛诗义疏》293 枸杞、219 水萍

《陆机草木疏》184 茜根、208 茅根

《陆机疏》460 藕实（以上三种皆是同书异名）

《陆机与弟云书》475 安石榴

《孔颖达正义》（指诗的正义）453 蝼蛄

《正义》（诗正义）417 蠡鱼

《孔颖达疏义》327 紫葳

《尚书》132 青琅玕（按尚书禹贡雍州厥贡璆琳琅玕）

《孔安国注尚书》461 橘柚（孔安国尚书厥包橘柚）

《书传》446 蜈蚣（书传云，百足之虫，死而不僵）

《大戴礼》166 白蒿（《夏小正》）、453 蝼蛄

《礼记》482 麻蕡、495 稻米

《周礼》180 蒲黄、429 原蚕蛾

《郑康成注周礼》81 玉屑、101 雄黄

《孔颖达周礼周义》81 玉屑（孔颖达正义）、453 蝼蛄

（六）史书类

《左传》343 柳华

《左氏传》371 象牙

《吕氏春秋》496 稷米

《吴越春秋》340 蜀椒

《史记·龟策传》296 茯苓、167 薯实

《货殖列传》184 茜根、320 栀子

《大宛传》463 葡萄

《张骞使西域传》478 胡桃、463 葡萄

《太仓公淳于意》360 芫花

《淳于意传》249 莨菪（以上五种皆《史记》篇名）

《徐广注史记》167 薯实

《汉文帝》435 紫贝

《汉武帝使唐蒙晓谕南越》229 蒟酱

《东观汉记》330 龙眼

《华陀传》301 干漆

《魏文帝诏》463 葡萄

《梁书》（姚思廉撰）307 沉香

李肇《国史补》368 龙骨

《唐太宗实录》228 荜茇

《唐明皇》274 骨碎补

丁谓《天香传》307 沉香

（七）小学类

《尔雅》132 青琅玕、147 天门冬

《尔雅疏》166 白蒿、185 五味子

《杨抱蓟释尔雅》151 术、151 菟丝子

《郭璞注尔雅》148 甘草、199 当归

《广雅》（张揖著）209 紫草、244 侧子

许慎《说文解字》230 郁金、184 茜根

《说文解字》468 芋、495 稻米

《说文》518 蒜、416 海蛤

许慎：344 椿木叶

《字林》（晋弦令吕忱）432 石龙子、495 稻米

《字书》（《纲目》作《玉篇》）126 铅、427 蚱蝉

史游《急就篇》513 白蘘荷

《颜氏家训》（北齐颜之推撰）202 蠡鱼

陈子昂《观玉篇》329 白棘、293 枸杞

蔡邕《劝学篇》453 蝼蛄

（八）诸子类

《庄子》432 蛞蝓、328 猪苓

《司马彪注庄子》328 猪苓

《孟子》298 酸枣、343 柳华

《赵岐注孟子》（后汉赵岐）298 酸枣

《荀子》252 射干、453 蝼蛄

《杨倞注荀子》252 射干

《尸子》388 豚卵

《管子》106 食盐

《列子》456 衣鱼

《淮南子》174 芎藭、392 獭肝

《许慎注淮南子》392 獭肝

《淮南万毕术》299 蘗木

《抱朴子》95 石中黄子、166 赤箭

《金楼子》309 藿香（《纲目》引书目作梁元帝金楼子）

（九）诗赋类

《阮公诗》252 射干

《楚辞》222 泽兰

《离骚》189 杜若（《楚辞》篇名）

《九歌》189 杜若、206 白芷

王逸（后汉人）《注九歌》189 杜若、206 白芷

《傅咸款冬赋序》226 款冬

《蜀都赋》470 荔枝子、132 青琅玕（左太冲蜀都赋）

《刘渊林注蜀都赋》229 蒟酱

《吴都赋》221 海藻

《刘渊林注吴都赋》221 海藻、228 姜黄

后汉赵岐《蓝赋》173 蓝实（陈留人蓝染绀为业）

《杜台卿淮赋》404 鸱鸺屎

《番岳闲居赋》513 白蘘荷

《谢瞻枇杷赋》469 枇杷（刘宋豫章太守谢瞻）

《左思三都赋》468 芋

《陆龟蒙苔赋》（唐）221 海藻

《梁沈约集谢赐乐游园胡桃启》478 胡桃

（十）山经地志类

《山海经》213 杜衡、116 珊瑚

《郭璞注山海经》128 代赭、160 薯蓣

《广志》（郭义恭著）221 海藻、308 沉香

《南越志》428 乌贼鱼

《博物志》226 红兰花

《张华博物志》91 禹余粮、142 黄精

张茂先（即张华）147 天门冬、296 茯苓

《南州异物志》111 磁石、455 甲香

《岭南异物志》342 诃梨勒

《岭表录异》（唐代刘恂撰。四库提要认为出于五代）92 紫石英、308 沉香

《南蛮地志》296 茯苓

《吴录地理志》88 滑石

《交州地志》320 紫矿麒麟竭

（十一）杂记类

《杨雄方言》388 豚卵、402 伏翼

《杨雄法言》446 医翁

《周处风土记》（晋）318 吴茱萸

《淮南枕中记》293 枸杞

《魏王花木记》351 石南

《西京杂记》（葛洪）267 菰根

《张氏燕吴行役记》200 通草

《干宝搜神记》513 白蘘荷

《宗懔荆楚岁时记》（梁）513 白蘘荷、504 白瓜子

《任昉述异记》（梁）305 枫香脂、306 木兰（有鲁班刻木兰舟）

《交州记》449 贝子

《太康地记》88 滑石

《扶南记》470 荔枝子

《洽闻记》（唐代郑遂）440 虾蟆

《樊绰云南记》371 象牙

《徐锴岁时广记》（伪唐）204 百合

《平居诲行程记》（张匡邺）81 玉屑

《平居诲于阗行程记》371 象牙

《江宁府紫极宫刻石记》517 葫

《续齐谐记》318 吴茱萸

《翰林学士杨忆常笔记》101 雄黄

《崔豹古今注》（晋）201 芍药、419 鲤鱼

《六甲阴符说》302 牡荆实（有天监三年，公元 504 年）唐相段文昌门下医人吴士皋 383 犀角

段成式：221 海藻、456 衣鱼

段成式《酉阳杂俎》224 阿魏、233 积雪草

孙光宪（伪蜀人）《北梦琐言》413 秦龟、368 龙骨

《异鱼图》132 青琅玕，394 膃肭脐

《易统验玄图》202 蠡实

《竹谱》316 竹叶（隋志有戴凯之竹谱）

《茶谱》（伪蜀毛文锡）325 茗、苦槚

《太清卉木方》471 桃仁

《南方草木状》（《稽含南方草木状》）、305 枫香脂、307 沉香

《上元宝经》350 南烛枝

《白居易赞序》386 豹

《白居易图序》470 荔枝子

《唐母景茶饮序》324 茗、苦槚

《茶经》325 茗、苦槚

（十二）人名

东方朔：432 石龙子

刘歆：153 茺蔚

郑康成：195 菓耳、202 蠡鱼

高诱：202 蠡鱼、496 稷

蔡邕：202 蠡鱼

诸葛孔明庙：295 柏实

司空裴秀：246 大黄

张司空：410 石蜜

张苗：471 桃仁

蔡谟：426 蟹

张尚容：256 大戟

南齐褚澄：518 蒜、514 苏

李邕：306 女贞实

李巡：431 樗鸡、490 丹黍

李北海：148 甘草

李谟：84 矾石

许仁则：203 秦艽

唐许裔宗：178 黄芪

唐郑相国：231 补骨脂（有元和七年，公元 812 年）

岳鄂郑中丞郑顷年：218 恶实

宋齐丘（南唐）446 鸒翁

俞益期笺：309 藿香

乡人云：534 地蜈蚣

村民云：534 荨麻

彼土医人：535 崖棕

彼土人：535 大木皮、536 血藤

总计《本草图经》援引文献除去重复，计有 225 种，援引人名 26 个。所引书以方书最多，有 67 种，其次是杂记，有 33 种，本草有 24 种。同一种书被引次数最多为《尔雅》。有一百多味药物条文援引过《尔雅》；有 63 味药注文援引郭璞《尔雅注》。

在方书中，以《崔元亮海上方》被引次数最多，共有 35 次，其次是《刘禹锡传信方》，共有 24 味药物注文援引。

在本草中，以陶隐居注援引最多，共有 58 次。其次是《唐本草》，共有 49 味药物注文援引。

《本草图经》援引文献时，对书名标的很灵活。很少用全书名，或用人名，或用别名。例如：

援引陈藏器《本草拾遗》，在水苏、柳华……等药中注陈藏器，在姜黄条注陈藏器解纷，在沉香、枸杞条注陈氏拾遗，在郁金条注陈氏。

援引《肘后方》时，在各个药物条文中，所标的书名不一致。在知母、干地黄条作《肘后方》，在蜣螂、生大豆条作《葛洪肘后方》，在白鲜、百部条中作葛洪，在草蒿、王瓜条作葛氏，在胡麻条作葛稚川，在沉香条作《葛稚川百一方》。按《百一方》是陶弘景补阙后用的名称。而苏颂说"葛稚川百一方"，是不恰当的。笔者怀疑《本草图经》说明文可能出于众人手笔，未必全是苏颂所编。如果是苏颂一人手笔，引书名不应如此纷繁或错乱。

十、《本草图经》引用医方

苏颂在说明文中引用的医方，有些出于宋以前，亦有当时的医方、民间偏方、神仙方。在这些医方后面还附有病例、服食禁忌，以及苏颂的评论等。这些丰富的经方记载，对我们继承发掘和研究古代医方以及对今日临床实践，都有一定的参考价值。下面所列药名，其后括号中数字是尚辑本《本草图经》油印本的页码，1983年皖南医学院出版。

（一）宋以前医方

《素问》2 条：泽泻（91）、雀（438）。

《斗门方》1 条：赤石脂（31）。

陈禀丘《小品方》7 条：茅茛（207）、甘燧（248）、茛菪子（267）、楮实（346）、鼺鼠（428）、桃核仁（521）、赤小豆（567）。

姚僧垣《集验方》5 条：龙胆（117）、桔梗（247）、菖茹（279）、桃核仁（521）、芡实（535）。

《胡洽方》7 条：礜石（61）、黄连（132）、芫花（252）、茵芋（263）、酸枣（344）、鲛鱼皮（471）、香薷（547）。

《深师方》7 条：泽泻（91）、白蒿（122）、防己（199）、白前（203）、酸枣（344）、诸鸡（435）、芜青（493）。

《徐王效验方》1 条：梨（524）。

陶弘景方 1 条：厚朴（352）。

《甲乙经》1 条：桂（327）。

南唐《食医方》1 条：罂子粟（572）。

葛洪方 32 条：金牙（64）、天门冬（77）、地黄（88）、牛膝（101）、薏苡仁（112）、蒺藜子（126）、沙参（133）、葛根（165）、知母（168）、白薇（187）、地榆（202）、百部（204）、王瓜（206）、草蒿（275）、马鞭草（287）、狼毒（296）、芦根（298）、萹蓄（300）、沉香（337）、槐实（345）、枳实（356）、栀子（363）、桑根白皮（370）、钩藤（389）、檞若（400）、雄鹊（440）、蚺蛇胆（476）、蘩蒌（552）、葫（553）、胡麻（562）、麻蕡（564）、生大豆（566）。

《救急方》1 条：旋覆花（153）。

《必效方》6 条：麻黄（164）、芦根（298）、郁李仁（383）、白杨（387）、兔（427）、桃核仁（521）。

《古今录验方》7 条：远志（91）、桔梗（247）、芫花（252）、蛇含（274）、鹤虱（304）、鲤鱼（452）、桃核仁（521）。

《范汪方》3 条：远志（91）、海藻（217）、蘩蒌（552）。

《备急方》1 条：甘草（95）。

《箧中方》9条：独活（103）、恶实（221）、葶苈（249）、葳蕤子（267）、杜仲（329）、梓白皮（395）、龙骨（411）、蝎（497）、麻蕡（564）。

《删繁方》2条：桑根白皮（370）、油麻（563）。

《正元广利方》6条：秦艽（158）、芍药（159）、葛根（165）、萆薢（177）、牡丹（198）、红兰花（241）。

《广济方》5条：薏苡仁（112）、茺蔚子（116）、海藻（217）、阿胶（417）、豚卵（429）。

张文仲方5条：百部（204）、白豆蔻（233）、羚羊角（421）、蚺蛇胆（476）、桃核仁（521）。

淳于意方1条：芫花（251）。

李翱方1条：何首乌（313）。

昌容（苏环方）1条：蓬藟（502）。

柳宗元《救三死方》1条：杉材（385）。

韦丹方4条：薏苡仁（112）、茺蔚子（116）、龙骨（411）、蛞蝓（463）。

韦宙《独行方》16条：白石脂（32）、庵蕳子（111）、紫草（186）、苎根（287）、檗木（341）、合欢（365）、蜀椒（381）、郁李仁（383）、楝实（392）、柳华（392）、虾蟆（474）、芋（517）、葱实（541）、薤（544）、麻蕡（564）、赤小豆（567）。

《李绛兵部手集方》7条：人参（99）、黄连（132）、大戟（253）、鹤虱（304）、虎骨（425）、葫（553）、赤小豆（567）。

《天宝单方药图》3条：菊花（95）、积雪草（209）、莎草根（209）。

李卿《换白发方》1条：生姜（160）。

崔知悌方3条：款冬花（198）、大黄（245）、葶苈（249）。

王方庆《岭南方》2条：人参（99）、升麻（106）。

杨炎《南行方》3条：牙子（271）、楮实（346）、牛黄（412）。

张仲景方27条：朴硝（24）、赤石脂（31）、禹余粮（33）、泽泻（91）、甘草（95）、人参（99）、薏苡仁（112）、瞿麦（183）、紫参（192）、红兰花（241）、葶苈（249）、芫花（251）、泽漆（253）、旋覆花（255）、半夏（266）、蜀漆（269）、牙子（271）、柏实（325）、厚朴（352）、猪苓（354）、枳实（356）、吴茱萸（359）、皂荚（391）、诃黎勒（398）、诸鸡（435）、海蛤（447）、麻蕡（564）。

孙思邈《千金方》17条：朴硝（24）、赤石脂（31）、庵蕳子（111）、五味子（151）、黄芩（159）、生姜（160）、麻黄（164）、栝楼（170）、百部（204）、鳢肠（219）、芫花（251）、狼毒（296）、蒲公草（302）、楙若（400）、黄药根（402）、南烛（406）、核桃仁（521）。

崔元亮《海上集验方》42条：矾石（27）、姜石（40）、麦门冬（77）、地黄（88）、甘草（95）、牛膝（102）、蒺藜子（114）、秦艽（158）、生姜（160）、栝楼

（170）、蠡实（195）、地榆（202）、白药（221）、芦荟（231）、红兰花（241）、大黄（245）、侧子（257）、草蒿（275）、蓖麻子（293）、威灵仙（312）、续随子（315）、杜仲（329）、牡荆（332）、皂荚（391）、牛黄（412）、虎骨（425）、兔（427）、豚卵（429）、狐（432）、雀（438）、蛞蝓（463）、芫青（492）、蓬蘽（502）、荔枝子（518）、安石榴（526）、桃核仁（521）、李核仁（524）、梨（524）、胡桃（528）、葱实（541）、韭（543）、马齿苋（559）。

刘禹锡《传信方》24 条：朴硝（24）、矾石（27）、食盐（51）、铅（63）、蓝（136）、生姜（160）、茅根（190）、恶实（211）、芦荟（231）、蕤核（335）、槐实（345）、楮实（346）、鼠李（384）、诃黎勒（398）、黄药根（402）、椿木（408）、诸鸡（435）、蜜（443）、蜘蛛（480）、甲香（496）、杏核仁（520）、葱实（541）、油麻（563）、稻米（572）。

王绍颜《续传信方》14 条：木香（116）、肉豆蔻（233）、补骨脂（239）、侧子（257）、仙茅（307）、天南星（309）、桂（327）、芜荑（368）、海桐皮（377）、阿胶（417）、狐（432）、伏翼（439）、蛴螬（462）、芥（539）。

（二）当时医方

近医方 8 条：太阴玄精（53）、花蕊石（55）、芎䓖（143）、紫菀（186）、艾叶（213）、雄鹊（440）、鲮鲤甲（479）、假苏（549）。

今医方 35 条：绿青（19）、石灰（65）、升麻（106）、黄连（132）、玄参（172）、苦参（173）、石韦（175）、菜耳（189）、茺草（215）、郁金（225）、蓬莪茂（228）、胡黄连（234）、毕澄茄（239）、海金砂（317）、木贼（319）、柏实（325）、槐实（345）、紫葳（367）、没药（376）、莽草（382）、牛黄（412）、露蜂房（458）、白僵蚕（460）、鳖（465）、原蚕蛾（469）、蜈蚣（486）、雀瓮（488）、蝼蛄（490）、芫青（493）、五灵脂（498）、葡萄（501）、橘柚（509）、龙葵（537）、蘩蒌（552）、葫（553）。

当时流行未注出处方 42 条：麦门冬（77）、龙胆（117）、景天（137）、前胡（166）、百合（191）、小蓟（212）、大戟（253）、芦根（287）、海金砂（317）、金星草（318）、椿木（408）、豚卵（429）、石蚕（482）、蓬蘽（502）、藕实（506）、柿（514）、胡桃（528）、赤小豆（567）、藕豆（571）、水英（576）、紫堇（579）、百乳草（582）、曲节草（585）、独脚仙（585）、露筋草（586）、红茂草（586）、龙牙草（588）、都管草（589）、胡堇草（593）、老鸦眼睛草（597）、赤孙施（602）、布里草（607）、火炭母草（608）、鹅抱（617）、紫金藤（618）、瓜藤（619）、金棱藤（619）、杜茎山（621）、土红山（622）、石合草（625）、醋林子（626）、天仙藤（627）。

（三）民间偏方（共 64 条）

铁（47）、菖蒲（88）、牛膝（102）、肉苁蓉（124）、蓝实（136）、芎䓖（143）、菝葜（182）、通草（182）、茅根（190）、艾叶（213）、水萍（214）、羊蹄

（280）、虎杖（285）、豨莶（294）、骨碎补（306）、山豆根（311）、金樱子（315）、预知子（316）、萱草（316）、金星草（318）、柏实（325）、楮实（346）、猪苓（354）、蜀椒（381）、栾花（385）、鹧鸪（436）、雀（438）、鸬鹚屎（441）、鲮鱼（454）、蜘蛛（480）、白花蛇（485）、豆蔻（500）、梅实（511）、梨（524）、蒜（555）、茄子（556）、狼把草（575）、地柏（581）、石苋（583）、小青（583）、见肿消（586）、半天回（587）、剪刀草（587）、野兰根（589）、小儿群（590）、仙人掌草（591）、紫背金盘草（592）、石逍遥草（592）、千里光（594）、刺虎（595）、生瓜菜（596）、建水草（597）、琼田草（599）、拳参（601）、香麻（607）、地蜈蚣（611）、大木皮（616）、崖棕（616）、鸡翁藤（617）、独用藤（618）、野猪尾（620）、马节脚（625）、芥心草（626）。

（四）神仙方（共25条）

玉屑（15）、姜石（67）、天门冬（77）、术（79）、黄精（86）、地黄（88）、泽泻（91）、茺蔚子（116）、木香（116）、菟丝子（119）、蒺藜子（126）、芍药（159）、商陆（303）、茯苓（322）、松脂（324）、檗木（341）、楮实（346）、桑根白皮（370）、南烛（406）、龙骨（411）、鸡头实（504）、枳实（507）、木瓜（515）、桃核仁（521）、芜青（536）。

（五）其他方

仅有方名，不知其实者有64条：云母（21）、朴硝（24）、紫石英（30）、白石脂（32）、禹余粮（33）、金屑（37）、石硫黄（42）、食盐（51）、金牙（64）、石灰（65）、菱蕤（81）、甘草（95）、升麻（106）、柴胡（107）、车前子（113）、木香（116）、黄芪（129）、王不留行（135）、黄芩（159）、麻黄（164）、葛根（165）、大青（170）、草薢（177）、通草（182）、白薇（187）、百合（191）、防己（199）、郁金（225）、白豆蔻（233）、旋覆花（255）、羊踯躅（262）、蛇含（274）、苎根（287）、金樱子（315）、柏实（325）、桂（327）、干漆（330）、桑寄生（334）、沉香（337）、藿香（340）、栀子（363）、卫矛（367）、芫荑（391）、皂荚（391）、桐（394）、益智子（404）、龙骨（411）、獐骨（423）、豚卵（429）、雀（438）、鲤鱼（452）、樗鸡（458）、䗪虫（462）、蛴螬（462）、鲮鲤甲（479）、栗（508）、桃核仁（521）、林檎（525）、瓜蒂（531）、芜青（536）、蓼实（540）、麻蕡（564）、坐拿草（578）、七星草（624）。

仅云"方家治某病用某者"有79条：空青（18）、朴硝（24）、矾石（27）、紫石英（30）、水银（39）、阳起石（42）、石膏（44）、食盐（51）、桃花石（55）、石灰（65）、硇砂（66）、菱蕤（81）、升麻（106）、柴胡（107）、庵䕡子（111）、车前子（113）、木香（116）、络石（129）、蒲黄（140）、茵陈蒿（141）、云实（146）、茜根（151）、黄芩（159）、芍药（159）、通草（182）、杜蘅（185）、紫草（186）、海藻（217）、蓬莪茂（228）、荜澄茄（239）、大黄（245）、芫花（251）、射干（263）、白蔹（272）、白及（272）、白头翁（278）、鼠尾草（286）、赤地利

（289）、鬼臼（297）、甘蕉根（299）、天南星（309）、葫芦巴（317）、沉香（337）、藿香（340）、胡桐泪（374）、莽草（382）、皂荚（391）、柳华（392）、龙骨（411）、鼹鼠（431）、桑螵蛸（447）、鲤鱼（452）、露蜂房（458）、紫贝（473）、蜘蛛（480）、蜈蚣（486）、白颈蚯蚓（490）、栗（508）、梅实（511）、芫青（536）、假苏（549）、薄荷（551）、麻黄（564）、生大豆（566）、紫袍（597）、铁线（603）、百药祖（604）、黄寮郎（604）、催风使（605）、千里急（605）、苏质汗（610）、血藤（621）、百棱藤（623）、祁婆藤（623）、含春藤（624）、清风藤（624）、七星草（624）、石南藤（625）、棠球子（626）。

仅云"古方"者有19条：滑石（29）、雄黄（40）、石灰（65）、菖蒲（88）、芎䓖（143）、苦参（173）、菜耳（189）、荠苨（207）、高良姜（208）、艾叶（213）、莐香子（224）、牙子（271）、牛黄（412）、鳖（465）、杏核仁（520）、白蘘荷（545）、蒜（555）、生大豆（566）、丽春草（577）。

（六）医方后附病例说明（共40条）

矾石（27）、雄黄（40）、食盐（51）、姜石（67）、地黄（88）、人参（99）、黄芪（129）、黄连（132）、蓝实（136）、生姜（160）、贝母（168）、恶实（211）、芦荟（231）、荜茇（238）、补骨脂（239）、大黄（245）、蒲公草（302）、仙茅（307）、威灵仙（312）、何首乌（313）、干漆（330）、槐实（345）、茗苦槚（361）、鼠李（384）、杉材（385）、诃黎勒（398）、羚羊角（421）、鹿茸（421）、白颈蚯蚓（490）、蝎（497）、梨（524）、葱实（541）、白蘘荷（545）、苏（546）、葫（553）、蒜（555）、马齿苋（559）、油麻（563）、赤小豆（567）、稻米（572）。

（七）医方后附有服食禁忌者（共35条）

水银（39）、食盐（51）、天门冬（77）、远志（91）、黄连（132）、黄芩（159）、生姜（160）、草薢（177）、防己（199）、积雪草（209）、大黄（245）、大戟（253）、侧子（257）、半夏（266）、仙茅（307）、金星草（318）、海桐皮（377）、郁李仁（383）、鼠李（384）、皂荚（391）、梓白皮（395）、豚卵（429）、鲤鱼（452）、鲙鱼（454）、蓬蘽（502）、杏核仁（521）、油麻（563）、水英（576）、丽春草（577）、紫堇（579）、半天回（587）、野兰根（589）、紫背金盘草（592）、崖棕（616）、鸡翁藤（617）。

（八）苏颂在叙述医方之后，加以评论的（有16条）

丹砂（17）、石硫黄（42）、姜藦（81）、独活（103）、贝母（168）、白豆蔻（233）、大黄（245）、莨菪子（267）、豨莶（294）、沉香（337）、酸枣（344）、雀（438）、鲙鱼（454）、藕实（506）、胡麻（562）、麻黄（564）。

十一、《本草图经》科技史料记载

（一）有关工矿史料的记载

1. 丹砂采矿史料的记载

在丹砂条，《图经》曰："丹砂，生深山石崖间，土人采之，穴地数十尺始见其苗，乃白石耳，谓之朱砂床，砂生石上，其块大者如鸡卵，小者如石榴子，状若芙蓉头箭镞，连床者紫黯若铁色。"

2. 提炼水银技术的记载

水银条，附有煅水银炉的图。其说明文云："山石中采得，粗次丹砂，作炉，置砂于中，下承以水，上覆以盎器，外加火煅养，则烟飞于上，水银流于下，其色小白浊。"

3. 炼银技术的记载

金屑条，《图经》曰："其银在矿中，则与铜相杂，土人采得之，必以铅再三煎炼方成。"

4. 炼钢铁工艺技术的记载

铁条，《图经》曰："初炼去矿，用以铸器物者为生铁。再三销拍，可以作镍者为镰铁，亦谓之熟铁。以生柔相杂和，用以作刀剑锋刃者为钢铁。"

5. 制盐历史的记载

食盐条，附有海盐图和解盐图。《图经》曰："解（山西解县）人取盐于池傍耕地，沃以池水，每得南风急，则宿夕成盐满畦，彼人谓之种盐。海盐，官场者海水作之，以给民食者，又谓之泽盐。"

6. 铅霜制备工艺的记载

铅条，《图经》曰："铅霜亦出于铅，其法：以铅杂水银十五分之一合炼，作片，置醋瓮中，密封，经久成霜，亦谓之铅白霜。"

（二）有关物理化学史料的记载

1. 焰色反应的记载

自然铜条，《图经》曰："自然铜，今市人多以矿石为自然铜，烧之皆成青焰，如硫黄者是也。"

2. 硼砂用作锃药的记载

硇砂条，《图经》曰："硇砂又名狄盐，《本经》云：'柔金银，可为锃药'。今人作锃药乃用硼砂。"

3. 麦饭石的记载

姜石条，《图经》曰："世人又传麦饭石，亦治发背疮。麦饭石者，粗黄白，类麦饭，曾作磨砺者尤佳。"

4. 动物化石的记载

石蟹条，《图经》曰："石蟹，体质石也，而都与蟹相似。云是海蟹多年水沫相著化而为石。每海潮风飘出，为人所得。"

（三）有关植物史料的记载

1. 植物嫁接的记载

桃核仁条，《图经》曰："大都佳果，多是圃人以他木接根上栽之，遂至肥美。"

牡丹条，《图经》曰："此花一名木芍药，近世人多贵重之，圃人欲其花之诡异，皆秋冬移接，培以壤土，至春盛开，其状百变。"

2. 气候对植物药效影响的记载

桂条，《图经》曰："其木高三、四丈，多生深山蛮洞中，人家园圃亦有种者，移植于岭北，则气味少辛辣，不堪入药也。"

3. 地区对植物药效影响的记载

茗、苦槚条，《图经》曰："真茶性极冷，惟雅州蒙山出者温。"

4. 植物化石的记载

不灰木条，苏颂曰："今处州（今浙江丽水东南）山中出一种松石，如松干，而实石也。或云松久化为石，人家取以饰山亭，及琢为枕。"

（四）有关医药史料的记载

1. 对民间用药经验的记载

在附单方、验方的说明文中，屡见"土人云""彼胡人云""今医家"等内容，可见苏氏十分重视民间及少数民族他邦的用药经验。

2. 服药时间的记载

例如泽泻条，苏颂曰："《素问》身热解随汗出如浴，恶风少气，名曰酒风，治之以泽泻、术各十分，麋衔五分，合以二指撮，为后饭。后饭者，饭后药先，谓之后饭。"

3. 药物积蓄作用的记载

硇砂条，苏颂曰："此本攻积聚之物，热而有毒，多食腐坏人肠胃，固非平居可饵者。而西土人用腌肉炙以当盐，食之无害，盖积习之久。若魏武啖野葛，不毒之义也。"

4. 药效试验的记载

例如人参条，苏颂曰："欲试上党人参，当使二人同走，一与人参含之，一不与，度走三、五里许，其不含人参，必大喘，含者气息自如者，其人参乃真也。"

麝香条，苏颂曰："令人带真麝香过园中，瓜果皆不实，此其验也。"

5. 矾石解蛇毒记载

矾石条，《图经》曰："白矾治蛇咬蝎螫，烧刀子头令赤，以白矾置刀上，看成汁便热，滴咬处立瘥，此极神验。"

6. 对药物耐受的记载

威灵仙条，《图经》曰："威灵仙，捣筛，清酒和二钱匕，空腹服之。如人本性杀药（耐受），可加及六钱匕，利过两行则减之。"

7. 药物毒性的记载

艾叶条，《图经》曰："近世亦有单服艾者，然亦有毒，其毒发，则热气冲上，狂躁不能禁，诚不安服也。"

8. 芫花、甘草是相反药，本书有合用的记载

芫花条，《图经》曰："胡洽治水肿及支饮瓣饭，用芫花加甘草、大黄并前五物各一两，枣十枚，同煮如法，温服之。"

9. 病理解剖的记载

地黄条，《图经》曰："昔有人患虫病，三年不差，深以为恨，临终戒其家人，吾死后，当剖去病本，果得虫。"

10. 义腿的记载

白花蛇条，《图经》曰："黔人有被螫者，立断之，补养既愈，或作木脚续之，亦不妨行。"

（五）有关制药史料的记载

1. 炒存性的记载

木贼条，《图经》曰："木贼，锉，于铫内，炒黑色，存三分性，捣罗，温粟米饮调，食前服二钱匕。"

2. 过滤法的记载

柏实条，《图经》曰："柏叶一把，煮一升，去滓，别绞马通汁一升，相和合，煎取一升，绵滤。"

3. 水浴上加热法的记载

大黄条，《图经》曰："大黄，捣筛为散，以好米醋三升和之，置铜碗中，于大铛中浮汤上，炭火煮之，火不用猛，以竹木篦搅药，候任丸乃停。"

4. 芳香药忌近火的记载

桂条，《图经》曰："其叶甚香，二月、八月采皮，九月采花，并阴干，不可近火。"

5. 胆南星制法的记载

牛黄条，《图经》曰："黄牛胆以丸药，今方腊月取其汁，和天南星末，却内皮中，置当风处，踰月，取以合凉风丸，殊有奇效。"

6. 药膏基质的记载

白姜蚕条，《图经》曰："白姜蚕合衣鱼、鹰矢白等分为末，面膏和，涂疮痕疵便灭。"

7. 肛门栓剂的记载

梓白皮条，《图经》曰："楸叶三斗，煮汁，去滓煎，堪丸如枣大，以内下部中。"

以上所举的例子，是摘自《证类本草》所引《本草图经》文中一部分；除此而外《证类本草》引其他书，也含有很多科技史资料。这些资料对研究科技史、医药

史，都有一定的参考价值。

十二、《本草图经》的价值

《本草图经》是我国北宋中期由国家组织人力，普查全国各地药物，又由校正医书局殿中丞馆阁校理苏颂编纂的图谱性本草著作，该书集中地反映了北宋用药的实际情况及博物学的水平和成就。它的学术价值，一直被历代的本草学家、植物学家、博物学家所重视。《证类本草》全部转录其图和文。南宋陈景沂集《全芳备祖》时，曾引用其中很多内容。明初刘文太《本草品汇精要》，其中药物形态描述，基本上是采自《证类本草》所引"图经曰"之文。明中王圻及其子的《三才图会》，其中有关草木部分（该部分后被人称为《草木图谱》），多数来自《本草图经》药图。《本草纲目》对全书说明文全部转录，冠以"颂曰"为识别。明代朱橚《救荒本草》、清代吴其濬《植物名实图考》均从《证类本草》所转录《本草图经》的附图加以参考应用。由此可见，《本草图经》对后世本草学、植物学、博物学产生巨大的影响。

日本宫下三郎称赞："北宋苏颂《本草图经》达到了世界（药学）的最高水平。"薮内清还指出："《本草图经》已经远远超越了它作为《补注本草》的补充附图的意义。"（日本薮内清，《宋元时代四科学技术史》. 京都大学人文科学研究所，1967：9）日本冈西为人也说："苏颂是大政治家，同时也是著名的学者。他根据天下各郡县所送来的许多标本和资料，编写了充满渊博学识的著作，作为有关宋代的药物资料极其重要，特别是他的药图，对后世本草有很大的影响。"（日本冈西为人，《木草概说》. 创元社，1977：102）英国科技史家李约瑟称赞《本草图经》说："这是附有木刻标本说明图的药物史上的杰作之一。在欧洲，把野外可能采集到的动、植物，加以如此精确地木刻并印刷出来，直到十五世纪才出现的大事。"（颜中其等，《中国宋代科学家苏颂》. 吉林文史出版社，1986：160）。

该书的药图与说明文并重，在说明文中讨论药物产地、生长环境、药物形态、性态、鉴别、主治、功用、附方。并把药物鉴别与功用结合起来讨论。因此本书对药物基源的考订，品种混乱的澄清，药物真伪的鉴别等，均有实用价值。

例如人参。自古即产于今山西、河北、东北等地。由于人为因素破坏与地理环境变迁，使人参产地大大缩小。以致有人认为古代的上党人参并非五加科人参，而是桔梗科党参。但《本草图经》人参图中就有"潞洲人参"，其图形是标准的五加科植物药图。由此可知潞洲（今山西长治）确实生长着五加科人参，与文字记载相符。这就通过本书药图证实，中国古代山西上党人参产五加科人参。

该书对植物形态描述精确详细，语言形象简练。

例如在描述骨碎补时，对其生境、生态、习性、形态特征都很精确："骨碎补，生江南，今淮、浙、陕西、夔、路州郡亦有之。根生大本或石上，多在背阴处。引根成条，上有黄毛及短叶附之，又有大叶成枝，面青绿色，有黄点，背白色，有赤紫点。春生叶至冬干黄。无花实，惟根入药。"

这些记载，一直为中外研究植物学者所珍视。美国著名汉学家劳费尔（Berthold Laufer，1874～1934），在其《中国伊朗编》*Sinolranica* 一书中，曾多次引用《本草图经》中的资料。

本书是宋代一部本草图谱名著，不仅在当时使人对药物易识，处方有所依据，对后人来讲，也具有同样的实用价值。

《本草图经》附录有大量古方、单方、验方。这些附方，不仅有临床实用价值，而且还有文献价值。（因书中所录古方，大多出于汉、魏、晋、唐著名医家的古方书，其中有些方书已亡佚。其方亦少见于后世医书。这些亡佚的古方，通过《本草图经》被保存下来。因此本书对研究宋以前的古方，有一定参考价值。）

《本草图经》所参考的文献比《嘉祐本草》多三倍有余，引用宋以前的古籍，有二百多种，其中有不少古籍已亡佚。

十三、《本草图经》的流传情况

《本草图经》自从嘉祐末年刊行后，在两宋时流行的。两宋的医药书及公私藏书目录均有记载。

例如宋代唐慎微《经史证类备急本草》（简称《证类本草》）及各种刊本《大观本草》《政和本草》《大全本草》《绍兴本草》，都记载有《本草图经》书名。

宋代郑樵《通志艺文略》医方上，记载《本草图经》二十卷，题宋朝掌禹锡等编撰。

宋代陈骙《中兴馆阁书目·辑考》卷四，收录《本草图经》二十卷（有原释，今略之）。

宋代赵希弁《郡斋读书后志》卷二，亦载《本草图经》二十卷，目录一卷。题皇朝苏颂等撰。并注云："先是诏掌禹锡、林亿等六人，重校神农本草，累年成书。奉御又诏郡县，图上所产药物，用永徽故事，重命编述。于是颂再与禹锡等，哀集众说，类聚诠次，各有条目云。嘉祐六年上。"

宋代王应麟《玉海》卷六三云："嘉祐二年八月辛酉，诏掌禹锡、林亿、苏颂、张洞等再校正。既而补注成书。奉御又诏天下郡县，图上所产药，以颂刻意是书，俾专撰述，总二十卷。《图经》二十卷，目录各一卷。颂为之序。"

宋代马端临《文献通考》经籍考，记有《本草图经》二十卷，目录一卷。

元代脱脱《宋史艺文志》医书类，记载苏颂校《本草图经》二十卷。

《本草图经》在明代，仍有流行。在明代医药书和图书目录均有记载。

例如明代徐春甫《古今医统大全》采撷诸书，载有《本草图经》，题宋苏颂等撰，但该书又云："下引《读书后志》从略。"以"下引"二字来看，徐春甫似是转录他书，并未见到原书。

其次是明代李时珍《本草纲目》。历代诸家本草对《本草图经》记载较详，时珍曰："宋仁宗既命掌禹锡等，编释本草，累年成书；又诏天下郡县，图上所产药物，用唐永徽故事，专命太常博士苏颂，撰述成此书，凡二十一卷，考证详明，颇有发挥。但图与说异，两不相应。或有图无说，或有物失图，或说是图非。如江州菝葜乃仙遗粮，滁州青木香乃兜铃根，俱混列图；棠球子即赤爪木，天花粉即栝楼根，乃重出条之类，亦其小小疏漏耳。颂字子容，同安人，举进士，哲宗朝位至丞相，封魏国公。"

明代私人藏书家的书目，均记载有《本草图经》，亦说明此书在明代仍有流行。

明代叶盛《菉竹堂书目》卷五，载有《本草图经》十一册。

明代陈第《世善堂藏书目录》卷下，收载《新集本草图经》二十卷，目录一卷。

明代毛晋《汲古阁毛氏藏书目录》医家，记有《本草图经》二十卷，题宋苏颂等撰。

《本草图经》在清代是否流行，不详。未见清代图书目录收载此书。吴其濬《植物名实图考》及其《长编》所引《本草图经》资料，多以《证类本草》转引，未必见到原书。

十四、《本草图经》的图文价值

（一）药图价值

全书药图是我国现存最早的版刻本草图谱。从药图名称中地名来看，全书药图分别来自全国 150 个州、军，是从当时各地所上"绘事千名"中遴选出来的。

全书的药图是据各地实物绘的，形态描述是由各地送上的原始描述。因此全书对药物形态的描述，有很大的价值。对于识别药物和基源的考订，均发挥了巨大的作用。

全书所绘药图，绝大部分是写生绘图，能真实地反映原药物形态。针对动物、植物、矿物所绘的药图，均很逼真。

每幅药图均注明产地，给用药者提供了道地药材应用的范围。同时提示用药者注意到同名异物的存在，以及为研究者在药物品种考证上提供重要的参考价值。

《证类本草》全部转录其图和文。南宋陈景沂集《全芳备祖》时，曾引用其中很多内容。明初刘文太《本草品汇精要》，其中药物形态描述，基本上是采自《证类本草》所引"图经曰"之文。明中王圻及其子的《三才图会》，其中有关草木部分（该部分后被人称为《草木图谱》），多数来自《本草图经》药图。《本草纲目》对全书说明文全部转录，冠以"颂曰"为识别。明代朱棣《救荒本草》、清代吴其濬《植物名实图考》均从《证类本草》所转录《本草图经》的附图加以参考应用。

由此可见，《本草图经》对后世本草学、植物学，博物学产生了巨大的影响。

（二）药图说明文的价值

全书说明文的内容很丰富，涉及面亦很广泛。其中以药物形态叙述最为详悉，不论动物药、植物药、矿物药，在形态上均有较详细的说明。尤其对植物形态，描述更细致。一般先讲产地，后言何时生。对全植物用约多少寸、尺、丈许，说出植物大致高低，给人以形象的概念。许多植物的描述基本反映出植物形态特点。以类比的方法，描述苗叶类似于什么植物。花的颜色、形态、果实形态等，均与常见的植物加以类比。对植物各部描述亦很详细。

对叶的描述：例如石龙芮叶"短小多缺刻"，玄参"叶如掌大而尖长如锯齿"，王瓜"叶似栝楼，圆无叉缺"，鬼臼"叶六出或五出"，仙茅"叶青如茅而软，复有纵理"，黄芪"叶扶疏作羊齿状"，贯众"叶绿色似小鸡羽"，草薢"叶尖三叉似山芋，又如绿豆"。在合欢、菴摩勒提到朝开暮合，即叶的节律性开合。在黄芩、白芷、牛膝，提到叶的着生方式为对生。

对茎的描述：白及"茎端生一台"，续随子"自叶中抽杆"，甘蕉"中心抽杆"，人参的花葶为"百尺杵"，虎掌"出一茎作穗，直上如鼠尾"。

对花的描述：甘蕉"花初生大蕾"，五加皮"花下有青蕾"，射干"六月开花黄红色，瓣上有细纹"，牵牛花"呈铃铎形"，龙胆花"呈钟形"。

对果实描述：使君子"七、八月结子如拇指长一寸许，大类栀子而有五棱，其壳青黑色，内有仁，白色"。桃椰子"其子作穗，生木端"。蜀椒"四月结子，无花，但生于叶间，如小豆颗而圆，皮紫赤色"。槟榔"其实作房，从叶中出，傍有刺，若棘针重叠，其下一房，数百实，如鸡子状，皆是皮壳，肉满壳中，正白，味苦涩"。

对全植物描述也很详细。例如在叙述蚤休时说："蚤休即紫河车也，俗呼重楼金线。生山阳川谷及冤句，今河中、河阳、华、凤、文州及江淮间亦有之。苗叶似王孙、鬼臼。作二、三层。六月开黄紫花，蕊赤黄色，上有金丝垂下，秋结红子。根似肥姜，皮赤肉白，四月、五月采根，日干，用。"

这些药物形态的记载，对宋代用药品种考证，有十分重要的价值。

十五、辑复《本草图经》意义

辑复《本草图经》的意义有下列几点：

1. 为了保存我国北宋中叶本草学的光辉成就。《本草图经》是我国北宋中叶著名的图谱本草著作，它集中地反映了当时全国药学发展的实际状况。它所取得的光辉成就，受到国内外本草学者的赞颂，被认为已达到当时世界药学的最高水平。我们辑复它不仅表彰中华民族在人类文明史上的杰出贡献，也可以激励人们在新的长征中，为我国科学事业的发展作出贡献，在人类文明史上创造新的光辉成就。

2. 便于全面系统地研究本草的发展史。《本草图经》保存了宋代以前大量医药资料以及北宋中期全国药物普查原始资料。这些资料对研究本草的发展极为重要。它是宋代直接提供可靠的历史资料。我们辑复它，对研究宋代药学发展概况十分方便。

3. 便于祖国医药学遗产的发展和整理。《本草图经》收录了二百多家文献和大量单方、验方、古方。很多文献及古方都是出自汉、魏、晋、唐名医之手。其中有不少文献及古方已经亡佚。我们辑复它，对研究中医文献和发扬祖国医药学遗产，提供了宝贵的参考资料。

4. 《本草图经》的学术研究价值，不仅限于祖国医药学，它还记载了其他科技史料，如矿物史料、动物史料、植物史料、理化史料等，对我们研究自然科学史，也有很重要的参考价值。

5. 《本草图经》是图、文并重的药学著作，《证类本草》所存 933 幅药图，都是由当时老药工、老药农采集，经过专业人员仔细辨认描绘而成的。绝大部分是写实图，形态逼真，其中很多品种至今仍可作为考察宋代药用植物科属、种的依据。我们辑复它，不仅对研究者确定宋代药用植物的科、属、种具有参考价值，即对今日药物名实考核，也有很重要的参考价值。

6. 便于学习苏颂这位宋代大学问家的科学思想和治学的方法。从《本草图经》编纂的情况来看，苏颂在治学方法上，有下列一些特点：

（1）苏颂治学严谨，对进呈的药图，尽量验证核实，对某些不能验证的药物，在当时又无法了解，即存疑。

例如硇砂条，苏颂曰："此药近出唐世，而方书著古人单服一味，伏火作丸子，亦有兼硫黄、马牙硝辈合饵者，不知方出何时，殊非古法。"

鸬鹚条，苏颂曰："唐面膏方，有使鸬鹚屎，又使蜀水花者，安得一物而两用，未知其的？"

黄精条，苏颂曰："世传华佗漆叶青粘散云：青粘是黄精之正叶青，书传不载，未审的否？"

石燕条，图经曰："或云生山洞中，因雷雨则飞出，堕于沙上，而化为石，未审的否？"

（2）苏颂虚心好学，他知识渊博，但他遇到可疑事物，仍是博引旁征，详加考证。例如石膏条，前人对石膏、方解石、长石、理石经常相混。因为它们的形态、性状、主治功用皆相似，很难分辨，从而出现众说纷纭，莫衷一是。苏颂认为必须详加考订，他说："博物者，亦宜坚考其实也。"正因为如此，苏颂在多种学科领域中，也是有所成就的博物学家。

（3）不迷信古人。赤箭条，苏颂曰："赤箭，《本经》但云三月、四月、八月采根，不言用苗，而今方家乃并用根、苗，各有收采时月，与《本经》参差不同，难以兼者，故但从今法。"

（4）纠正前人的错误。黄药根条，苏颂曰："又下有药实根条，苏恭云即药子也，用其核仁，《本经》误载根字，疑即黄药之实。"

肉苁蓉，陶弘景说是"野马精落地所生，生时似肉。"苏颂说："肉苁蓉，旧说野马遗沥落地所生。今西人云大木间及土堑垣中多生，此非游牝之所，而乃有，则知自有种类耳。"

（5）反对服石。云母条，图经曰："古之服五云之法甚多，陶隐居所撰《太清诸石药变化方》，言之备矣。今道书中有之，诚不可轻饵也。"

玉屑条，图经曰："详符中（1008～1016）先帝尝令工人碎玉如米豆粒，制作皆如陶苏之说，然亦不闻以供膳饵。其云研之乃食如此，恐非益人，诚不可轻服也。"

白石英条，图经曰："服石，动则为害不浅，故乳石之发，方法虽多，而罕有能济者，诚不可轻饵也。"

总之，我们辑复它，将为我们研究和学习这位北宋大学问家的科学思想及方法，提供了有益的参考资料。

十六、辑复《本草图经》方法

关于本书的辑校，主要是解决资料的来源，药图的选择，卷数的考证，药物目次的考订。今从《证类本草》参考诸书，考订如下：

（一）辑校资料的搜集和整理

关于辑校本书资料的来源，笔者早在 20 世纪六十年代初就进行过。当时利用寒暑假外出从全国各地图书馆查阅资料，回校后，业余时间加班加点整理。到"文革"开始，要扫除"四旧"，那时，我的大孩子在中学读书，趋于运动，他回家大扫"四旧"，从书架中清出一本故宫画册，上面是皇宫照片，一一被视为"四旧"扫除。我唯恐收集的《本草图经》资料会被扫除，就把它捆在教学笔记里藏起来，才幸免于"四旧"的扫除。直到 1970 年，弋矶山医院恢复，白天上门诊，利用夜晚整理，经过十多年，也就是 1982 年才完成清稿。1983 年由皖南医学院油印，与国内学术界交流。1987 年，由上海科学技术出版社李经等主编《中国医学百科全书·医学史》第 175 页《本草图经》条，载有以下文字："1983 年该书有尚志钧辑本油印行世"。

（二）辑校药图的选择

《本草图经》初刊于嘉祐七年（1062）。当时有文彦博"选录常用切要者若干种"，别绘为图册，以便披览，名《节要本草图》。绍圣元年（1094）所刊行小字本，均佚。其内容散见于《证类本草》所附药图及"图经曰"以下的小字注文。在现存的《证类本草》主要版本系统中，所附药图数量各本不一。其中《大观本草》存 922 图，《政和本草》存 932 图，《绍兴本草》（残本）存图 801 幅。

各种刊本所载的药图互有差异。形状大小不一，绘画线条粗细不一，表现药物基源全貌（如植物的根、茎、叶、花、果、之间比例）不一。有些刻本，还存在图名误置现象。例如柯逢时所刻《大观本草》，其中细辛药图有"信州细辛"和"岢岚军细辛"，其图名就是误置。这些情况，都是因各家刊本翻刻模绘图形失去原始模样所致。从各种刊本所附药图质量来看，以晦明轩刊刻《重修政和经史证类备用本草》（以下简称《政和本草》）所附药图最佳。

在同一种《政和本草》各种刊本中，虽同是注明为晦明轩刊本，但因刊本不同，其药图质量亦有差异。兹举三种刊本为例比较之。

1. 扬州季范董氏所藏金泰和张存惠晦明轩本。

2. 明代成化四年戊子（1468）山东巡抚原杰所据晦明轩本翻刻本。

3. 1921～1929 年商务印书馆影印金泰和甲子下己酉晦明轩刊本。

这三家刊本都称是蒙古定宗四年己酉（1249）平阳张存惠晦明轩刊本。但是三家刊本所附药图质量差异很大，图形大小也不相同，绘图的线条粗细也不等。三家刊本所载"图经曰"注文，每页行次，每行字数也不相同。

扬州季范董氏藏本每页 11 行，行 20 字或 21 字，注文双行，行 26 字，白口，四周双边，卷首有泰和甲子下己酉晦明轩刻书螭首龟座牌记，目录后有平阳府张宅印琴形牌记，又有晦明轩记钟形牌记。全书末尾有"泰和甲子下己酉岁小寒初日辛卯刊华"一行。

而成化本每页 12 行，每行大小字皆 23 字，此与扬州季范董氏藏本每页 11 行，每行大字 20 字或 21 字，每行小字 26 字即不相同。而且成化本存在错简与脱漏。而商务影印金泰和本情况与成化本全同。由此可知成化本和商务影印本均不及董氏藏本早，其药图亦不及董氏藏本精美。

1960 年 2 月文物出版社出版《中国版刻图录》第一册 99 页对扬州季范董氏藏本予以极高的评价。谓此本是蒙古定宗四年张存惠晦明轩刻本，各种药物绘图精刻工致，纯系平水风格。人民卫生出版社印本，即据此帙影印。纸墨莹洁，可称平水本上乘。

1962 年 12 月朝华美术出版社出版《中国版画史略》第 30 页，在"金代平水系版画的发展"标题下，对晦明轩本（《重修政和经史证类备用本草》）的附图，亦予以很高的评价。谓金泰和晦明轩张宅所刻各书，间附有繁复的插图。其刻工精致，代表了金代雕版技术的高度成就。平水之所以出高质量的版刻，因平水不受战干扰的缘故。

叶德辉在《书林清话》上说："金源分割中原不久，乘以干戈。惟平水（含山西临汾）不当要冲，故书坊时萃于此。"据"金时平水刻书之盛"一文所记，晦明轩张宅，刻书甚多。晦明轩本《政和本草》，是其中的一种。

晦明轩本《政和本草》题金泰和甲子下己酉，实乃蒙古定宗四年。据钱谦益《有学集》解释：谓金泰和甲子，即宋嘉泰四年，下推至己酉年，当是蒙古定宗卒后之明年，定宗在位仅三年，其后二年未立嗣君，为方便计，图版标题，仍称蒙古定宗四年。本书辑佚选图，即以人民卫生出版社据扬州季范董氏藏本影印本为底本。人卫影印版有两种：一是线装本，药图较大；另一种是四页合一页精装本，药图缩小一些。1983年皖南医学院油印笔者辑的《本草图经》，是选人卫影印版线装本药图。1989年由安徽科技出版社安排出版《本草图经》本，是选用人卫影印四页合一页缩小的药图。这样可以压缩篇幅，降低出版成本费用，同时亦可减轻读者经济负担。

（三）辑校卷次及药物目录考订

《本草图经》卷次，原是按《嘉祐本草》卷次编排的。《本草图经》序云："药有上、中、下三品。皆用《本经》为次第，其性类相近，而人未的识，或出于远方，莫能形似者，但于前条附之。"

序中所言《本经》二字，是指《嘉祐补注神农本草经》而言。所以《本草图经》药物分类及卷次，基本上与《嘉祐本草》是相同的。不过卷次排列上有出入。《嘉祐本草》是二十卷，其卷一、卷二为序例，卷三到卷二十为药物。《本草图经》无序例，从卷一到卷二十为药物排列次序。

所以《嘉祐本草》卷三玉石上，卷四玉石中，卷五玉石下，在《本草图经》分别为卷一玉石上，卷二玉石中，卷三玉石下。这可从陈承《别说》及寇宗奭《本草衍义》证实之。

《证类本草》卷五花乳石条俱引陈承《别说》云："《图经》（指《本草图经》）玉石中品有花蕊石一种，主治与此同是一物。"寇宗奭《本草衍义》卷五云："花乳石……《图经》第二卷中，易其名为花蕊石。"

按陈承《别说》所云，花蕊石在《图经》中是列在玉石中品。而寇宗奭又云："花蕊石在《图经》中列入第二卷。则《图经》第二卷是玉石中。"以此类推，则《图经》第一卷当是玉石上，第三卷当为玉石下。其他各卷可按《嘉祐本草》卷次推衍之。《嘉祐本草》第二十卷为有名未用类。《本草图经》不载有名未用类，但收录有本经外类药物，则《本草图经》卷十九、卷二十当是本经外草类和本经外木蔓类。

（四）辑校药物目录考订

《本草图经》药物卷次和目录，既然是按《嘉祐本草》药物目次排列，而《嘉祐本草》原书已佚，其药物目录早已不存。则《本草图经》药物目录又如何得知呢？这就要借助于《唐本草》药物目录、《本草衍义》药物目录和《证类本草》药物目录考订之。

按《证类本草》源于《嘉祐本草》，《嘉祐本草》源于《开宝本草》，《开宝本草》源于《唐本草》。

《唐本草》药物目录存于《千金翼方》和《医心方》，《证类本草》药物目录见于《大观本草》《政和本草》中。

把《唐本草》药物目录和《证类本草》药物目录相勘比，出入很大。所以单纯从《唐本草》和《证类本草》药物目录来考订，仍无法得出《嘉祐本草》药物目录的实际情况。

清代杨守敬《日本访书志》记载宋刊本《本草衍义》条云："余意《大观》《政和》年岁相近。至曹氏（考忠）校《证类》，而寇氏之书已成。尝以质之森立之，立之云：此书（指《本草衍义》）通编药名次第，全与唐苏敬《新修本草》相符。寇氏盖以《证类本草》分门增药为非是，因就《新修》而作《衍义》也。"

在此文中，森立之说寇宗奭《本草衍义》的药物目次是抄袭《唐本草》药物目录编排的。查《本草衍义》药物目录，是与《证类本草》药物目次不相同，而与《唐本草》药物目次相近，但也不完全和《唐本草》药物目次相同。

从《本草衍义》编纂情况来看，寇氏鉴于当时掌禹锡等所撰《嘉祐本草》和苏颂《本草图经》两书的排列与释义，还有疏误，因考诸家之说云："今则编次成书，谨依二经类例，分门条析，乃衍序例三卷，内有名未用，及意义已尽者，更不编入。其《神农本草经》《名医别录》、唐本先附、开宝今附、嘉祐新补、新定之日，缘《本经》（指《嘉祐本草》）已著目录内，更不声说，依旧作二十卷及目录一卷，订名为《本草衍义》。"（见《本草衍义》卷一序例上）

按《衍义》序例上所云："今则编次成书，谨依二经类例，分门条析"。所谓二经，即指《嘉祐补注神农本草经》和《本草图经》（《衍义》卷五花乳石条所提《本经》《图经》，也是指此二经）。从《衍义》的序例来看，其目次是根据《嘉祐本草》目次编排的，并非如杨守敬《日本访书志》中所云，《本草衍义》通编目次出于唐苏敬《新修本草》的目次。1956 年商务印书馆重刊《本草衍义》的"出版说明"亦从森立之的说法："本书（指《本草衍义》）的分部排列，都按《新修本草》。"这些说法，均与《本草衍义》序例不符。

从《本草衍义》序例所云，可以了解《本草衍义》药物目次是按《嘉祐本草》药物目次编排的。所以《本草图经》药物目次，就可用《本草衍义》的药物目次考订。

具体做法：先将《证类本草》引有"图经曰"的药名录出，按《本草衍义》药物目次编排。凡《本草衍义》未见录的药名，即参考《唐本草》药物目次和《本草图经·序》及《证类本草》药物目次补充之。笔者所辑的《本草图经》药物目次，即是用这个方法厘订的。

附录二 《本草纲目》引《本草图经》文目次

《本草纲目》（下文简称《纲目》）引《证类本草》中《本草图经》（下文简称《图经》）文目次

本书各条末括弧内记有主要参考文献索引，其中《大观本草》《政和本草》引文集中，所注索引能反映原文内容，但《纲目》所注索引，不能概括原文内容，因《纲目》引文经过裔切，分散在多处，同一条目分散在多处援引，为此将《纲目》所引《图经》文目次补列如下。各条开头标的号码，为1957年人民卫生出版社据合肥张绍棠刻本所影印的《本草纲目》页次。

《纲目》页次	《纲目》药名	药目下项目引有"颂曰"的资料
576	白垩	①集解
587	釜脐墨	①发明
587	百草霜	①主治
593	金	①释名②发明
594	银	①集解②发明
597	自然铜	①集解
599	铅	①集解
600	铅霜	①修治②发明
604	密陀僧	①集解
607	古文钱	①集解
608	铜弩牙	①释名
608	铁	①集解
614	玉	①集解
617	青琅玕	①集解
617	珊瑚	①集解
619	云母	①集解
621	白石英	①发明
622	紫石英	①发明
625	丹砂	①集解②发明
628	水银	①释名②集解
635	雄黄	①集解②发明
640	石膏	①集解
642	玉火石	①正名
643	长石	①集解
643	方解石	①集解
644	滑石	①集解②发明

本草图经

附录二

《纲目》页次	《纲目》药名	药目下项目引有"颂曰"的资料
645	不木灰	①集解
646	松 石	①附录
646	五色石脂	①集解
647	白石脂	①气味
647	赤石脂	①气味
648	桃花石	①集解
649	井泉石	①集解
650	无名异	①集解②发明
650	石钟乳	①集解
653	孔公孽	①集解
656	石 灰	①集解②发明
661	阳起石	①集解
662	慈 石	①集解
663	玄 石	①集解
664	代赭石	①集解
665	禹余粮	①集解
667	石中黄子	①释名
667	空 青	①集解②发明
668	录 青	①集解②主治③发明
670	石 胆	①集解②主治
671	礜 石	①集解
673	砒 石	①集解
675	金星石	①集解
676	婆沙石	①集解
677	花乳石	①集解②主治
677	白羊石	①正名②集解③主治
677	金牙石	①释名②发明
679	麦饭石	①正名②发明
680	水中白石	①主治
680	石 燕	①集解
681	石 蟹	①集解②主治
681	石 蛇	①正名②集解③主治
682	蛇 黄	①集解
685	食 盐	①集解②发明
688	戎 盐	①集解
689	光明盐	①集解
689	卤 咸	①集解
690	凝水石	①正误
691	玄精石	①集解②发明（图经方）③方：正阳丹
696	消 石	①集解
699	硇 砂	①释名②集解③发明

《纲目》页次	《纲目》药名	药目下项目引有"颂曰"的资料
701	蓬 砂	①集解②气味③发明
702	石流黄	①集解②发明
706	石流赤	①释名
706	石流青	①释名
707	矾 石	①集解
710	绿 矾	①集解②发明
717	甘 草	①集解②发明③方：发背痈疽
720	黄 芪	①集解
722	人 参	①集解②方：治中汤
728	沙 参	①集解
729	荠 苨	①校正②释名③集解④方：解五石毒
730	隐忍叶	①主治
730	桔 梗	①集解
732	黄 精	①释名②集解③修治
732	萎 蕤	①正误②集解③发明
736	知 母	①集解
737	肉苁蓉	①集解②发明
738	列 当	①集解
739	赤 箭	①释名②集解
741	术	①集解
744	苍 术	①发明
746	狗 脊	①集解
747	贯 仲	①释名②集解③主治
748	巴戟天	①集解
749	远 志	①集解
750	淫羊藿	①释名②集解
751	仙 茅	①释名②集解③发明
752	玄 参	①集解②方：烧香治瘵
753	地 榆	①集解②发明
754	丹 参	①集解
755	紫 参	①集解
756	紫 草	①发明
757	白头翁	①集解②发明
758	白 及	①集解②发明
761	黄 连	①集解②发明③方：冷热暴痢
765	胡黄连	①集解②方：伤寒劳复
766	黄 芩	①发明②方：三黄丸
768	秦 艽	①集解
769	茈 胡	①集解②发明
771	前 胡	①集解
771	防 风	①集解

本草图经

附录二

《纲目》页次	《纲目》药名	药目下项目引有"颂曰"的资料
772	防风叶	①主治
773	独活	①集解
774	都管草	①正名②集解③主治
775	升麻	①集解②方：服食丹砂
776	苦参	①集解②发明③方：大风癞疾
778	白鲜	①释名②集解③主治
780	贝母	①集解②发明
782	石蒜	①正名②释名③集解④主治
783	白茅	①集解
785	龙胆	①集解②方：四肢疼痛
785	细辛	①释名②集解
787	杜衡	①释名②集解
789	徐长卿	①释名②集解
789	白薇	①集解
791	百两金	①正名②集解③主治
792	紫金牛	①正名②集解③主治
792	拳参	①正名②集解③主治
792	铁线草	①正名②集解③主治
794	当归	①集解
796	芎䓖	①集解②主治
798	蘼芜	①释名②主治
799	藁本	①集解
800	白芷	①集解
802	芍药	①释名②集解③发明④方：服食法
804	牡丹	①集解
805	木香	①释名②集解③发明
807	甘松香	①集解
808	杜若	①校正②释名③集解④气味　⑤主治
809	山姜	①集解
809	高良姜	①集解②主治
811	豆蔻	①集解
812	白豆蔻	①集解②发明
813	缩砂蔤	①集解
814	毕茇	①集解②发明
815	蒟酱	①集解
816	肉豆蔻	①集解
817	补骨脂	①集解②发明
818	姜黄	①集解②主治
819	郁金	①集解
820	蓬莪茂	①释名②修治③发明
821	荆三棱	①释名②集解

《纲目》页次	《纲目》药名	药目下项目引有"颂曰"的资料
822	香附	①释名②集解③气味④主治　⑤方：服食法
827	郁金香	①释名
827	茅香	①校正②释名③集解
829	藿香	①集解②主治
829	薰草	①集解
832	泽兰	①集解②发明
834	香薷	①集解②发明③方：水病洪肿
836	赤车使者	①发明
836	假苏	①释名②集解③主治④方：产后血运
838	薄荷	①集解②主治
839	积雪草	①方：女子少腹痛②集解③气味④方：女子少腹痛
840	苏	①集解②主治③发明④正误
842	水苏	①集解②主治
845	菊	①释名②集解③方：白菊花酒
847	菴䕡	①集解②发明
848	䓴（音尸）	①集解
848	艾	①集解②发明
851	茵陈	①集解
852	青蒿	①集解②发明
854	白蒿	①集解
855	马先蒿	①集解
856	阴地厥	①正名②集解③主治
856	九牛草	①正名②集解③主治
856	茺蔚	①释名②集解③方：粉刺黑斑
860	无心草	①附录
860	刘寄奴	①集解
861	曲节草	①正名②释名③集解④主治
861	丽春草	①正名②释名③主治④发明
862	旋覆花	①集解②发明
863	青葙	①集解
864	红蓝花	①释名②集解③方：六十二种凤
865	红蓝花子	①主治
866	大小蓟	①释名②集解
867	续断	①集解
868	漏芦	①集解
869	飞廉	①集解
870	苎麻	①集解②方：痈疽发背
871	苘麻	①集解②主治
871	苘麻根	①主治
871	大青	①集解②发明
872	小青	①正名②集解③主治

左侧竖排标题：本草图经　附录二

《纲目》页次	《纲目》药名	药目下项目引有"颂曰"的资料
872	胡芦巴	①集解
872	蠡实	①释名②集解③气味
874	蠡实花	①发明
874	恶实	①释名②集解③发明
876	枲耳	①释名②集解
878	天名精	①集解②发明
880	豨莶	①集解②发明
882	芦	①集解
884	蓬莪	①主治
884	甘蔗	①集解
884	甘蔗根	①气味
884	蕉油	①主治
885	蘘荷	①集解②发明
886	麻黄	①集解②发明
888	木贼	①集解②肠痔下血
892	地黄	①集解②修治③发明
896	地黄实	①主治
896	地黄花	①主治
896	牛膝	①集解②方：妇人血块
898	紫菀	①集解②久嗽不瘥
899	麦门冬	①集解②麦门冬煎③方：金石药发
901	萱草	①集解②主治
902	葵	①集解②主治③气味
904	蜀葵	①集解
905	吴葵华	①方：痎疟邪热
905	菟葵	①释名
906	黄蜀葵子及根	①发明
907	龙葵	①释名②集解
907	龙葵苗	①主治
907	龙葵茎叶根	①主治②火焰丹毒③方：发背痈疽
908	龙葵子	①主治
908	龙珠	①释名
909	酸浆子	①主治
909	蜀羊泉	①集解
910	败酱	①集解
910	款冬	①集解②发明
912	决明	①集解
913	地肤	①释名②集解
914	地肤苗	①主治
914	瞿麦	①集解
915	王不留行	①集解②发明

《纲目》页次	《纲目》药名	药目下项目引有"颂曰"的资料
916	金盏草	①校正②释名③集解④主治
916	葶苈	①集解
918	车前	①集解②发明
919	车前草及根	①方：鼻衄不止
920	马鞭草	①校正②释名③集解
921	马鞭草根	①主治
921	蛇含	①校正②集解③发明④释名⑤气味⑥主治
922	鼠尾草	①释名②主治
922	狼把草	①集解②主治
923	鳢肠	①释名②集解
924	连翘	①集解
925	陆英	①集解
926	水英	①正名②释名③主治④发明
926	兰	①集解②主治
927	马兰	①主治②发明
929	蓼	①集解
931	荭草	①集解
931	天蓼	①主治
932	火炭母草	①正名②集解③主治
933	虎杖	①集解②主治
934	萹蓄	①集解
935	蒺藜	①集解②主治③发明
936	谷精草	①集解
937	海金沙	①方：小便不通
939	见肿消	①正名②集解③主治
939	攀倒甑	①正名②释名③主治
939	水甘草	①集解②主治
941	大黄	①集解②正误③发明④方：心腹诸疾
944	商陆	①释名②集解③发明④方：喉卒攻痛⑤葛花主治
946	狼毒	①集解
947	防葵	①集解
947	狼牙	①集解
948	蒚茹	①集解
949	大戟	①集解②主治
950	泽漆	①集解
951	甘燧	①集解
953	续随子	①释名②集解③发明
953	莨菪	①释名②集解③气味
955	云实	①释名②集解③主治
956	蓖麻	①释名
958	常山	①集解

本草图经

附录二

《纲目》页次	《纲目》药名	药目下项目引有"颂曰"的资料
959	蜀 漆	①发明
960	杜茎山	①附录
960	土红山	①附录
961	藜 芦	①集解②主治③发明
962	马肠根	①附录
962	附 子	①集解②修治
977	虎 掌	①释名②集解③修治
980	蒟 蒻	①释名②集解
980	菩萨草	①附录
980	半 夏	①集解②发明
984	蚤 休	①释名②集解
985	鬼 臼	①释名②集解③发明
986	射 干	①释名②集解
990	坐拿草	①正名②集解③主治④发明
990	羊踯躅	①集解②发明
991	芫 花	①集解
993	荛 花	①集解
994	莽 草	①集解②发明
995	茵 芋	①集解②方：茵芋酒
995	百龙芮	①集解
997	牛 扁	①集解
997	荨 麻	①正名②集解③主治
998	钩 吻	①释名②正误
1002	菟丝子	①释名②集解③发明
1003	五味子	①集解
1005	蓬 蔂	①集解
1006	覆盆子	①释名②发明
1008	使君子	①集解
1008	木别子	①集解
1010	马兜铃	①集解
1011	预知子	①释名②根主治
1012	牵牛子	①集解②释名
1015	旋 花	①集解
1016	紫 葳	①正误②集解
1018	栝 楼	①校正②释名③集解④方：时疾发黄
1021	下王瓜	①释名②方：小儿发黄
1022	葛	①集解②发明
1025	天门冬	①集解②修治
1027	百 部	①集解
1028	何首乌	①集解
1031	草 薢	①集解

《纲目》页次	《纲目》药名	药目下项目引有"颂曰"的资料
1032	菝葜	①集解②发明
1032	土茯苓	①释名②集解
1033	白蔹	①集解②发明
1035	鹅抱	①正名②集解③主治
1036	山豆根	①释名②集解③主治
1036	黄药子	①释名②集解③发明
1037	解毒子	①释名②集解③主治
1037	白药子	①集解②方：心痛解热、痈肿不散
1038	下威灵仙	①集解②发明
1040	茜草	①集解
1041	血苊	①附录
1041	剪草	①集解②气味
1042	防己	①集解
1043	通草	①集解
1044	通脱木	①释名②集解③主治④花上粉主治
1044	天寿根	①附录
1045	钓藤	①集解
1047	赤地利	①释名②集解
1047	紫葛	①集解
1048	萹草	①主治
1050	木莲	①集解②主治
1051	千岁蔂	①集解
1054	天仙藤	①正名②集解③主治
1054	紫金藤	①正名②集解③主治
1155	南藤	①释名②集解
1055	烈节	①附录
1055	青风藤	①正名②集解③主治
1055	百棱藤	①正名②集解③主治
1056	落雁木	①集解②主治
1057	千里及	①校正②集解③气味④主治
1057	瓜藤	①附录
1057	金棱藤	①附录
1057	含青藤	①附录
1057	独用藤	①附录
1057	祁婆藤	①附录
1058	野猪尾	①附录
1058	石合草	①附录
1060	泽泻	①集解②主治③正误
1061	羊蹄	①发明
1063	菖蒲	①集解②发明
1065	白菖	①集解②主治

《纲目》页次	《纲目》药名	药目下项目引有"颂曰"的资料
1066	香蒲	①释名②集解
1067	菰	①集解
1068	菰笋	①正气②气味
1068	菰根	①气味
1068	水萍	①集解②发明
1071	苔菜	①集解
1072	水藻	①集解
1072	海藻	①集解
1073	海蕴	①主治
1074	石矾	①集解
1074	水松	①集解
1076	石斛	①集解
1076	骨碎补	①集解②发明③方：耳鸣耳闭
1077	石韦	①集解②主治
1078	金星草	①释名②集解③气味④主治
1079	红茂草	①附录
1079	石苋	①正名②集解③主治
1079	石垂	①附录
1079	景天	①方：婴孺风疹
1080	佛甲草	①正名②集解③主治
1081	酢浆草	①校正②释名③集解④主治
1083	仙人掌草	①正名②集解③主治
1083	崖棕	①正名②集解③主治
1083	鸡翁藤	①附录
1083	半天回	①附录
1083	野兰根	①附录
1083	紫背金盘	①正名②集解③主治
1087	陟厘	①集解
1089	昨叶荷草	①释名②主治
1090	百蕊草	①附录
1090	卷柏	①集解
1091	地柏	①附录
1095	鹆鸟浆	
1096	筋子根	
1096	建水草、百药祖、催风使、刺虎、石逍遥、黄寮郎、黄花子	
1097	百两金、地茄子、田母草、田麻、芥心草、苦芥子、布里草、茆质汗、胡董草、小儿群、独脚仙、撮百合草、露筋草	
1101	胡麻	①集解
1103	胡麻油	①主治②方：大风热疾③方：蚰蜒入耳
1105	亚麻	①正名②释名③集解④子主治
1106	大麻	①集解

《纲目》页次	《纲目》药名	药目下项目引有"颂曰"的资料
1109	麻 根	①主治
1113	矿 麦	①集解
1115	稻 米	①气味②发明
1117	稻 秆	①主治②发明
1117	粳	①集解
1121	稷	①集解
1122	黍	①集解②正误
1124	粱	①集解②黄粱发明
1126	秫	①集解
1128	菰 米	①集解
1129	苡 仁	①释名②集解③发明④根主治　⑤叶主治
1131	罂子粟	①集解②主治③方：反胃吐食
1134	大 豆	①集解②发明③炒豆紫汤
1137	大豆黄卷	①主治
1138	赤小豆	①集解
1139	赤小豆	①方：水气肿胀
1140	腐 婢	①集解
1144	藊 豆	①集解②主治③花主治
1147	大豆豉	①发明②方：伤寒发汗
1149	豆 腐	①气味
1151	青精乾石馈饭	①正名②释名③集解④主治
1153	麨	①主治
1154	女 麹	①主治
1159	酱	①气味
1172	韭	①释名②集解③发明
1174	韭 子	①发明
1174	山 韭	①集解
1175	葱	①集解
1177	葱 叶	①发明
1178	葱 花	①主治
1178	茖 葱	①集解
1179	薤	①释名②集解③气味④主治⑤发明
1180	蒜	①集解②发明
1182	山 蒜	①集解②主治
1182	葫	①集解②气味③发明
1186	菘	①集解②正误③气味
1187	芥	①集解
1189	芜 菁	①集解②主治
1191	芜菁子	①方：服食辟谷
1192	莱 菔	①释名②集解③发明④方：消渴饮水
1194	生 姜	①集解②发明

《纲目》页次	《纲目》药名	药目下项目引有"颂曰"的资料
1196	姜 皮	①附方：拨白换黑
1197	干 姜	①集解②附方：脾胃虚冷
1201	紫 堇	①正名②释名③集解④主治
1202	紫堇花	①气味
1202	莃 香	①释名②集解③茎叶发明（1204上）
1204	时 罗	①集解
1208	蕲 蓂	①集解
1209	繁 缕	①集解
1210	鸡肠草	①主治
1210	苜 蓿	①主治
1211	苋	①集解②发明
1212	马齿苋	①释名②主治
1216	水苦荬	①正名②释名③集解④主治
1216	仙人杖草	①集解
1216	蒲公英	①释名②集解③主治④发明
1217	生瓜菜	①正名②释名③主治
1218	落 葵	①子主治
1222	芋	①集解
1223	薯 蓣	①释名②集解③修治
1225	百 合	①集解②正误③发明
1226	草石蚕	①集解②主治
1227	竹 笋	①集解
1230	茄	①释名②集解③方：大风热痰④方：腰脚拘挛⑤方：坠损补跌
1234	冬 瓜	①主治②白瓜子发明③瓜皮主治
1242	木 耳	①桑耳②方：赤白带下
1244	杉 菌	①正名②集解③主治
1249	李	①集解②核仁主治
1250	杏	①集解②气味③杏金丹④杏酥法⑤枝主治
1254	梅	①集解②白梅主治③方：劳疟劣弱
1256	桃	①集解②方：产后百病③桃枭主治④花发明⑤叶：正名、发明
1256	桃	①茎叶②方：肺热喘急、解中蛊毒③桃胶：发明
1262	栗	①集解②主治③花、主治
1264	枣	①集解
1269	梨	①集解②方：卒得咳嗽③方：赤目弩肉④叶：主治⑤叶⑥方：小儿寒疝
1270	鹿 梨	①正名②集解③实：主治④根：主治⑤集解
1271	木 瓜	①集解②皮根主治
1273	楂 子	①集解
1273	榠 楂	①正名②集解

《纲目》页次	《纲目》药名	药目下项目引有"颂曰"的资料
1274	榅桲	①集解②主治③木皮④主治
1274	山楂	①校正②释名③主治④集解
1276	林檎	①集解②主治
1277	柿	①集解②木皮主治
1279	椑柿	①集解
1279	安石榴	①集解②酸榴东行根主治③榴花：主治
1281	橘	①集解②青橘皮：主治
1284	柑	①集解②气味③核：主治
1286	柚	①集解
1286	枸橼	①正名②集解
1287	枇杷	①集解
1289	樱桃	①集解②叶主治
1291	胡桃	①集解②核仁气味③主治④压扑伤损
1293	榛子	①集解
1294	橡实	①集解
1296	槲实	①集解②槲若：修治
1299	荔枝	①释名②集解③气味④花主治
1300	龙眼	①释名②集解
1301	橄榄	①集解②主治
1302	菴摩勒	①集解
1304	海松子	①集解
1307	大腹子	①释名
1308	椰子	①集解②皮：修治
1309	无漏子	①集解
1309	桃榔子	①集解
1313	枳椇	①集解
1316	秦椒	①集解
1316	蜀椒	①集解②发明
1319	崖椒	①正名②集解③主治
1319	蔓椒	①释名
1320	毕澄茄	①集解②伤寒欬逆
1321	吴茱萸	①集解②发明③枝：主治
1325	食茱萸	①释名②集解③气味
1326	醋林子	①正名②集解③主治
1327	茗	①释名②集解
1331	甜瓜	①集解
1334	葡萄	①集解②主治③发明
1335	蘡薁	①集解
1336	甘蔗	①集解
1339	莲实	①修治②主治③哕逆不止
1340	藕蔤	①主治

《纲目》页次	《纲目》药名	药目下项目引有"颂曰"的资料
1343	芰 实	①集解②主治
1344	芡 实	①释名②发明
1345	乌 芋	①集解②主治
1346	慈 姑	①释名②集解③叶主治
1349	柏	①集解
1350	柏 叶	①气味②主治③蛊痢下血④汤火灼伤
1351	松	①集解
1351	松 脂	①修治②发明
1353	松 花	①发明
1354	杉	①集解②发明
1355	桂	①集解②正误
1357	桂 心	①桂浆渴水
1360	木 兰	①集解
1361	沉 香	①集解
1363	丁 香	①集解
1366	檀 香	①集解
1368	乌 药	①集解
1370	枫香脂	①释名②集解
1371	薰陆香（乳香）	①修治
1373	没 药	①集解②历节诸风③方：妇人腹痛④方：妇人血运
1373	骐驎竭	①集解
1375	苏合香	①集解
1376	龙脑香	①集解
1379	阿 魏	①集解
1380	芦 荟	①集解②主治③发明
1380	胡桐泪	①集解②发明
1383	檗 木	①集解
1386	厚 朴	①释名②集解
1388	杜 仲	①集解②檰芽：主治
1388	椿 樗	①集解
1391	漆	①集解②叶：发明
1392	梓	①集解
1394	桐	①释名②集解
1395	梧 桐	①集解②主治
1395	罂子桐	①集解
1396	海 桐	①集解②发明③刺桐花：主治
1396	楝	①释名②集解
1398	槐	①集解②发明③枝：主治、发明④根皮：主治
1401	檀	①集解
1402	秦 皮	①释名②集解
1402	合 欢	①释名②集解

《纲目》页次	《纲目》药名	药目下项目引有"颂曰"的资料
1403	皂荚	①集解②子：主治③刺：主治
1409	栾华	①集解
1409	诃梨勒	①集解②发明③方：气痢水泻④核：主治
1411	榉	①主治②叶：主治
1412	柳	①集解②皮：发明
1414	水杨	①集解
1415	白杨	①集解
1416	榆	①集解
1421	棕榈	①集解
1422	巴豆	①集解
1429	桑	①集解②发明③皮中白汁：主治
1430	桑椹	①主治②叶发明
1431	桑枝	①主治②发明③风热臂痛
1433	楮	①释名②发明
1436	枳	①集解
1438	枳茹	①主治
1439	支子	①集解②发明
1440	酸枣	①集解②方：虚烦不眠③方：振悸不眠
1442	蕤核	①集解②发明③集解（拟为普之误）
1444	金樱子	①集解②主治
1445	郁李	①集解②发明
1446	鼠李	①释名②集解③发明
1447	女贞	①集解
1448	冬青	①叶：主治
1448	枸骨	①集解
1448	卫矛	①集解②发明
1450	南烛	①释名②集解③发明
1450	五加	①释名②集解③主治
1452	枸杞地骨皮	①释名②集解
1453	枸杞子	①发明
1454	溲疏	①集解
1456	石南	①集解
1456	牡荆	①释名②集解
1458	蔓荆	①集解
1459	栾荆	①释名②集解③主治
1459	紫荆	①集解
1461	木芙蓉	①校正②释名
1462	伏牛花	①校正②集解③根：主治
1463	密蒙花	①集解
1464	卖子木	①集解
1464	木天蓼	①集解

本草图经

附录二

六八七

《纲目》页次	《纲目》药名	药目下项目引有"颂曰"的资料
1465	接骨木	①释名
1468	茯苓	①集解
1469	茯神	①服茯苓法
1472	猪苓	①释名②集解③发明
1474	桑上寄生	①集解
1476	竹	①集解
1482	大木皮	①正名
1489	麻鞋	①主治
1497	败船茹	①主治
1502	蜂蜜	①集解
1504	蜜蜡	①主治②脚上转筋
1505	蜜蜂	①集解
1506	土蜂	①释名②集解
1506	大黄蜂	①释名②集解
1506	露蜂房	①主治②方：乳石热毒
1509	蠮螉	①正误
1510	紫铆	①集解
1511	五倍子	①集解
1514	螳螂	①释名
1515	桑螵蛸	①发明
1516	雀瓮	①释名②主治
1517	白姜蚕	①修治②主治
1520	原蚕	①集解②正误
1521	原蚕沙	①正名
1521	石蚕	①正误
1526	樗鸡	①集解
1527	斑猫	①集解
1529	芫菁	①集解
1529	地胆	①发明
1530	蜘蛛	①集解②主治③发明
1533	蝎	①集解②发明
1540	蛴螬	①集解②主治③发明
1544	蚱蝉	①集解
1545	蝉花	①集解
1546	蜣螂	①主治②心：主治
1548	蝼蛄	①集解②发明
1550	衣鱼	①释名②集解③主治
1551	鼠妇	①释名②集解③发明
1551	䗪虫	①主治
1554	木虻	①集解
1554	蜚虻	①发明

《纲目》页次	《纲目》药名	药目下项目引有"颂曰"的资料
1557	蟾蜍	①集解②主治
1559	虾蟆	①发明
1560	蛙	①集解②发明
1561	山蛤	①正名②集解③主治
1561	田父	①正名②集解③主治
1562	蜈蚣	①释名②发明
1564	蚯蚓	①主治②发明
1567	蜗牛	①集解②发明③壳：主治
1574	龙骨	①正名
1575	龙角	①主治②发明
1576	龙胎	①主治
1576	弔	①释名②集解③主治
1577	鼍龙	①集解②肠风痔疾③肉：气味
1578	鲮鲤	①释名②集解③方：吹妳疼痛
1579	石龙子	①集解
1581	蛤蚧	①集解
1582	蛇蜕	①集解
1584	蚺蛇	①集解②胆
1585	白花蛇	①集解②修治③主治
1587	乌蛇	①集解
1588	金蛇	①释名②集解
1590	蝮蛇	①集解②千岁蝮
1596	鲤鱼	①释名②集解③齿：主治④鳞：主治
1598	青鱼	①集解
1602	鲫鱼	①附：鰤鱼
1607	鳢鱼	①释名②主治
1608	鳗鲡鱼	①集解②发明
1611	鮠鱼	①气味
1612	鮧鱼	①气味②涎：主治
1615	鲛鱼	①集解②主治③治痊鲛鮍散
1615	乌贼鱼	①释名②集解③附：柔鱼
1617	章鱼	①集解
1619	海马	①集解②主治
1620	鲍鱼	①集解
1625	龟甲	①释名②集解③肉主治④溺：采取
1627	秦龟	①集解
1628	蠵龟	①集解
1628	瑇瑁	①集解②主治
1630	鳖甲	①修治②肉：气味③肉：主治
1633	纳鳖	①正名②集解③气味④主治
1633	能鳖	①气味

《纲目》页次	《纲目》药名	药目下项目引有"颂曰"的资料
1633	鼋	①集解②甲：主治
1634	蟹	①集解②主治③爪：主治
1636	牡蛎	①集解②肉：主治
1640	马刀	①集解
1641	蝛蝛	①集解
1641	蚬	①主治
1641	真珠	①集解
1642	石决明	①集解
1646	车螯	①集解
1647	魁蛤	①释名
1647	贝子	①释名②集解
1648	紫贝	①释名②集解
1650	海蠃	①释名②集解③修治
1664	鸬鹚	①蜀水花：主治
1667	鸡	①集解②发明
1673	鸡屎白	①发明
1677	卵黄	①发明
1678	抱出卵壳	①主治
1678	雉	①气味
1680	鹖鸡	①集解
1681	白鹇	①正名②集解
1681	鹧鸪	①集解②脂羔：主治
1684	雀	①发明
1685	雀卵	①发明
1686	燕	①屎：主治
1687	伏翼	①集解
1689	天鼠屎	①主治
1689	鼯鼠	①集解②发明
1690	寒号虫	①集解②修治③主治④产后血运⑤血崩不止
1698	乌鸦	①发明②翅羽：主治
1699	雄鹊肉	①主治
1709	豕	①释名②集解
1710	猪脂羔	①主治
1711	猪髓	①主治
1712	猪心	①气味②主治
1712	猪肝	①主治
1713	猪脾	①主治
1713	猪肺	①气味②主治
1713	猪肾	①气味②主治
1713	猪胲	①气味②主治
1715	猪肚	①主治

《纲目》页次	《纲目》药名	药目下项目引有"颂曰"的资料
1715	猪 肠	①主治
1716	猪 胆	①主治
1718	豚 卵	①释名
1718	猪 蹄	①主治
1719	猪 屎	①正名
1720	焊猪汤	①主治
1724	羊	①集解②气味③发明
1726	羊 脂	①主治
1727	羊 乳	①主治
1729	羊 肝	①气味
1732	羊 屎	①主治
1738	牛 胆	①主治
1739	牛 角	①主治
1749	驼	①集解
1751	阿 胶	①集解
1753	黄明胶	①正误
1754	牛 黄	①集解
1756	底野迦	①集解
1761	虎	①集解②发明
1763	虎 睛	①修治
1764	虎 爪	①正名
1764	豹	①集解
1765	貘	①正名②集解
1765	貘 皮	①主治
1765	象	①集解
1766	象 牙	①主治
1767	犀	①集解
1768	犀 角	①修治
1769	犛牛黄	①发明
1771	豪 猪	①集解②气味③主治
1771	熊	①集解
1772	熊 胆	①正名
1773	羚 羊	①集解
1774	山 羊	①释名②集解③气味④主治
1776	鹿 角	①正名
1778	白 胶	①发明
1779	鹿 髓	①发明
1780	鹿 脑	①主治
1780	鹿 血	①发明②主治
1783	麂	①集解
1783	獐	①集解

《纲目》页次	《纲目》药名	药目下项目引有"颂曰"的资料
1784	獐髓脑	①主治
1784	麝	①集解
1786	灵 猫	①集解
1788	狸	①集解
1788	狸 骨	①主治②发明
1790	狐	①集解②肉：主治
1790	狐 胆	①主治
1791	雄狐屎	①主治
1791	貉 肉	①主治
1791	猯	①集解
1793	兔	①集解
1795	兔 骨	①主治
1795	兔头骨	①主治
1796	水 獭	①集解
1797	水獭肉	①主治
1797	水獭肝	①正名②气味③主治④发明
1797	水獭肾	①主治
1797	水獭胆	①主治
1798	腽肭兽	①集解
1799	牡 鼠	①主治
1800	牡鼠肉	①主治
1801	牡鼠脂	①主治
1801	牡鼠粪	①主治
1802	鼹 鼠	①集解②肉：主治
1803	隐 鼠	①集解
1816	人 屎	①主治

附录三　辑校《本草图经》参考文献

《白孔六帖》　　　　　　唐代白居易撰，宋代孔传续撰，明刊本。是书收载本草资料不多。

《北堂书钞》　　　　　　隋末唐初虞世南撰，光绪戊子（1888）南海孔广陶三十有三万卷堂刊本。

《本草纲目》　　　　　　明代李时珍撰，1957年人民卫生出版社据清光绪十一年（1885）合肥张绍棠味古斋重校刊本影印。

《本草纲目》（校点）　　刘衡如据1603年夏良心、张鼎思序刊的江西初刻本校点，1977年到1981年人民卫生出版社出版。

《本草和名》　　　　　　日本深江辅仁撰，日本大正15年（1925）日本古典全集刊行会据日本宽政八年（1796）刊本影印。

《本草经集注》（敦煌本）　1900年敦煌石室出土的陶弘景《本草经集注》第一卷序录，1955年上海群联出版社据《吉石盦丛书》本影印。

《本草品汇精要》　　　　明代刘文太等撰，1936年商务印书馆据故宫抄本铅印。是书摘录《证类本草》主要内容而成，对历代文献出处，用文字注之。但对《名医别录》资料注作"名医所录"，对历代医方的内容注作"别录云"，是极易误解的。

《本草衍义》　　　　　　宋代寇宗奭撰《本草衍义》，1957年商务印书馆铅印本。

《本经疏证》　　　　　　清代邹澍撰，1959年上海科学技术出版社出版。该书名为《本经》，实际是一部综合性本草。书中《本草经》文，用黑体字表示之。

《本经续疏》　　　　　　清代邹澍撰，1959年上海科学技术出版社出版。是书附在《本经疏证》之后，也是一部综合性本草，书中《本草经》文，用黑体字表示之。

《编珠》　　　　　　　　隋大业四年（608）杜瞻纂修，清康熙三十七年（1698）高士奇刻巾箱本。是书，据张心澂《伪书通考》944页云是伪书。

《博物志》	晋代张华撰，清代黄丕烈据汲古阁影宋本翻刻，收入士礼居黄氏丛书本·据张心澂《伪书通考》云是后人缀集。
《补辑肘后方》	尚志钧辑校，1983 年安徽省科技出版社出版。
《补注黄帝内经素问》	光绪二十二年（1896）图书集成书局印。
《草木典》	清康熙敕修《古今图书集成·博物汇编·草木典》，中华书局影印本。
《茶经》	唐代陆羽撰，民国 20 年（1931）上海博古斋影印百川学海丛书本。
《初学记》	唐代徐坚等撰，古香斋袖珍本。是书卷 27 至 30 自本草资料。
《大观本草》（嘉定刊）	宋代唐慎微撰《经史证类大观本草》，南宋嘉定四年（1211）刘甲刊本。
《大观本草》（柯刻）	宋代唐慎微撰《经史证类大观本草》，清光绪三十年（1904）武昌柯逢时影宋并重校刊。此书中果人之人皆作"仁"。按《说文解字注》卷八人部段玉裁注云："果人之字，自宋元以前，本草方书诗歌记载，无不作'人'字，自明成化重刊本草，乃尽为'仁'字，于理不通，学者所当知也。"据此可知，柯氏所谓影宋，诚属可疑。
《大观本草》（日本刊）	宋代唐慎微《经史证类大观本草》，日本安永四年（1775）望草玄据元大德宗文书院刊本翻刻。
《大全本草》	即《重刊经史证类本大全本草》，明万历三十八年（1610）彭端吾据籍山书院重刊王大献本翻刻。
《尔雅》	商务版，四部丛刊本《尔雅》。是书为敦璞注所引本草资料，与现存古本草中内容不同。
《尔雅注疏》	宋代邢昺注，中华书局聚珍仿宋版印，四部备要本。
《广雅疏证》	清代王念孙疏证，中华书局聚珍仿宋版印，四部备要本。
《海录碎事》	宋绍兴十九年（1149）叶廷珪撰，明万历戊戌（1598）刊本。是书卷 14 至卷 22 有本草资料。
《翰墨全书》	宋代刘省轩，元刊本。是书分前集、后集两大部分，前集和后集各按甲、乙、丙……分为十集，合共是 20 集，每一集又分苦干卷，其中后戊集卷一至卷四有本草资料。

《和名类聚钞》	日本源顺撰，清光绪丙午年（1906）龙壁勒据杨守敬抄本刊印。
《急就篇》	汉代史游撰，唐代颜师古注，宋代王应麟补注，光绪五年（1879）福山王氏刻本（天壤阁丛书本）。
《记纂渊海》	宋代潘自牧撰，明万历已卯（1579）胡维新刻本。是书卷90至卷99有本草资料。
《金匮要略方论》	汉代张仲景著，1956年人民卫生出版社据明赵开美刻仲景全书本影印。
《锦绣万花谷》	宋淳熙中（1174～1189），不著撰人名氏，明嘉靖十四年（1535）徽藩刊本。是书分前集、后集、续集三大部，其前集卷30至39有本草资料。
《橘录》	宋代韩彦直撰，民国20年（1931）上海博古斋影印百川学海丛书本。
《刘氏菊谱》	宋代刘蒙撰，民国20年（1931）上海博古斋影印百川学海丛书本。
《毛诗疏》	唐代孔颖达疏注，中华书局聚珍仿宋本印，四部备要本。
《梦溪笔谈校正》	宋代沈括著，胡道静校注，1957年上海古典文学出版社出版。是书卷26《药议》引有本草资料。
《梦溪补笔谈》	宋代沈括著，胡道静校注，1957年上海古典文学出版社出版，是书附刊在《梦溪笔谈校证》一书中。
《佩文斋群方谱》	清代刘灏等纂，清康熙四七年（1708）刻本，该书是在明代王象晋《群芳谱》的基础上增修而成。书中把杂录资料冠以别录作白字标题，其含义不同于《名医别录》含义。
《齐民要术》	后魏贾思勰撰，商务版，丛书集成初编本。
《千金要方》	唐代孙思邈撰，1955年人民卫生出版社据江户医学本影印。
《千金翼方》	唐代孙思邈撰，1955年人民卫生出版社据江户医学本影印。
《禽虫典》	清康熙敕修《古今图书集成·博物汇编·禽虫典》，中华书局影印本。
《山海经笺疏》	清代郝懿行注，四部备要本，上海中华书局据郝氏遗书本校刊。
《神农本草经疏》	明代缪希雍撰，明天启五年（1625）绿君亭刊本。该书名为《神农本草经》，实际是一部综合性本草，书中对《本经》和《别录》的资料，皆无区分。

《食货典》	清康熙敕修《古今图书集成·经济汇编·食货典》，中华书局影印本。
《史讳举例》	现代陈垣著，1958 年科学出版社出版。
《史氏菊谱》	宋代史老圃撰，民国 20 年（1931）上海博古斋影印百川学海丛书本。
《事类备要》	宋代谢维新撰，明嘉靖丙辰（1556）夏氏据宋本覆刻本。是书分前集、后集、续集、别集、外集五大部分，其中别集有本草资料。
《事类赋》	宋代吴淑撰，清嘉庆癸酉（1813）聚秀堂翻刻剑光阁本。
《事文类聚》	宋代祝穆撰，明翻刻元刊本。是书序言中题宋淳祐丙午（1246）腊月望日晚进祝穆伯和父谨识。
《说文解字系传》	北宋初徐锴撰商务版，四部丛刊本。
《说文解字注》	东汉许慎撰，清代段玉裁注，1981 年上海古籍出版社据经韵楼藏版影印。
《笋谱》	宋代释赞宁撰，民国 20 年（1931）上海博古斋影印百川学海丛书本。
《太平御览》	宋初李昉等修纂，上海涵芬楼影印宋本。
《唐·新修本草》	尚志钧辑复，1981 年安徽科技出版社出版。
《通志略·昆虫草木略》	宋代郑樵撰，中华书局聚珍仿宋版印。
《图经衍义本草》	宋代寇宗奭撰，1924 年上海涵芬楼影印正统道藏本。题有宋通直郎辨验药材寇宗奭编撰，宋太医助教辨验药材许洪校正。该书对《本经》《别录》之无标记，而且删去有名无用类药物。
《外台秘要》	唐代王焘著，1955 年人民卫生出版社据歙西槐塘经馀居藏本影印。
《文选注》	梁代昭明太子撰，唐代李善注，中华书局聚珍仿宋版印，四部备要本。
《香谱》	宋代洪刍撰，民国 20 年（1931）上海博古斋影印百川学海丛书本。
《小儿卫生总微论方》	1958 年上海卫生出版社出版。
《蟹谱》	宋代傅肱撰，民国 20 年（1931）上海博古斋影印百川学海丛书本。
《新修本草》（敦煌本）	敦煌出土卷子本《新修本草》卷 10 残卷，1952 年罗福颐影写《西陲古方技书残汇编》。

《新修本草》（傅本）　　　日本天平三年（731）田边史抄苏敬《新修本草》，1955 年上海群联出版社据《籑喜庐丛书》本影印。

《新修本草》（罗本）　　　日本天平三年（731）田边史抄唐苏敬《新修本草》，罗振玉于 1901 年在日本购得影写本，1981 年上海古籍出版社据以影印。

《新修本草》（武山本）　　日本国药商武山长兵卫商店制药部内的大阪本草图书刊行会，据唐写卷子本《新修本草》卷 4、5、12、17、19，在日本昭和十一年（1936）用珂珞版复制印本。

《续博物志》　　　　　　　宋代李石撰，清康熙戊申（1668）新安汪士汉刊本。是书误刻晋代李石撰，因书中提到陶隐居、唐武宗四年、天宝中、孟诜云、大宋、曾公亮、王安石、方舟先生等，按方舟别名李石，可能误宋代李石为晋代李石。

《一切经音义》　　　　　　唐代西明寺翻经沙门·慧琳撰，日本元文三年（1738）搏桑雒东狮谷白莲社刻本。

《医心方》　　　　　　　　日本圆融帝永观二年（984）丹波康赖撰，1955 年人民卫生出版社，据日本浅仑屋藏版影印。

《艺文类聚》　　　　　　　唐代欧阳询等奉勒修，1959 年中华书局据宋绍兴本影印。是书卷 81 至 89 引有本草资料。

《酉阳杂俎》　　　　　　　唐代段成式撰，方南生校点，1981 年北京中华书局出版。

《渊鉴类涵》　　　　　　　清康熙四十九年（1710）张英等奉敕纂，民国六年（1917）同文图书馆复印本。

《政和本草》（成化本）　　明代成化四年（1468）山东巡抚原傑等，据晦明轩《重修政和经史证类备用本草》翻刻。自成化四年以后，对原傑翻刻的本子又辗转翻刻很多次，每次翻刻的本子，除增添翻刻人的序言外，大体和原书相同，卷次及页次也相同。

《政和本草》（人卫本）　　《重修政和经史证类备用本草》，1957 年人民卫生出版社，据扬州季范董氏藏金泰和张存惠晦明轩本，影印的四页合一页平装本。1960 年文物出版社出版《中国版刻图录》第一册 51 页及 99 页，对此书作了介绍，认为该书底本是真正元刻本，书中药图精刻工致，纯系平水风格，是《证类本草》各种版本中最好的一种。

《政和本草》（商务本）　　《重修政和经史证类备用本草》，1921～1929 年商务印书馆，影印金泰和甲子下己酉晦明轩刊本，四部丛刊初编子部四页合一页本。

《政和本草》（万历本） 明代万历十五年丁亥（1587）经厂刻的《重修政和经史证类备用本草》。

《植物名实图考长编》 清代吴其濬撰，1955 年商务版。

《中国古今地名大辞典》 臧励和等编，1931 年商务印书馆出版。

《中国历史地图集》 谭其骧主编，1982 年地图出版社出版。

《肘后方》 晋代葛洪撰，1956 年人民卫生出版社据明万历二年甲戌（1574）李栻刻刘自化校刊本影印。

《诸病源候论》 隋代巢元方等撰，明新安汪氏一斋校刊本。

《注解伤寒论》 汉张仲景著，宋成无己注解，1955 年商务印书馆铅印本。

附录四 《本草图经》药名索引

二 画

丁香 ……………………………… 354
七星草 …………………………… 627
人参 ……………………………… 92
九牛草 …………………………… 606

三 画

干姜 ……………………………… 162
干漆 ……………………………… 343
土大黄 …………………………… 255
土红山 …………………………… 626
大木皮 …………………………… 622
大麦 ……………………………… 582
大豆黄卷 ………………………… 580
大青 ……………………………… 174
大枣 ……………………………… 523
大盐 ……………………………… 41
大黄 ……………………………… 254
大戟 ……………………………… 262
大蓟根 …………………………… 219
大腹皮 …………………………… 380
山豆根 …………………………… 320
山茱萸 …………………………… 373
山姜 ……………………………… 619
千岁藟 …………………………… 129
千里光 …………………………… 605
千里急 …………………………… 613
千金藤 …………………………… 409
卫矛 ……………………………… 382
女贞实 …………………………… 345

女青 ……………………………… 283
女菱 ……………………………… 74
飞廉 ……………………………… 150
小儿群 …………………………… 602
小天蓼 …………………………… 417
小麦 ……………………………… 582
小青 ……………………………… 598
小蓟根 …………………………… 219
小檗 ……………………………… 355
马刀 ……………………………… 512
马牙硝 …………………………… 14
马节脚 …………………………… 628
马兰 ……………………………… 209
马先蒿 …………………………… 120
马肠根 …………………………… 619
马陆 ……………………………… 505
马齿苋 …………………………… 573
马兜铃 …………………………… 315
马衔 ……………………………… 36
马蓼 ……………………………… 558
马鞭草 …………………………… 295

四 画

王不留行 ………………………… 133
王瓜 ……………………………… 213
井中苔 …………………………… 225
井泉石 …………………………… 62
天门冬 …………………………… 65
天仙藤 …………………………… 630
天名精 …………………………… 137
天寿根 …………………………… 611

天花粉	608	长石	34
天竺桂	340	丹参	132
天南星	318	丹砂	4
天麻	245	丹黍米	584
天雄	269	乌头	267
无心草	605	乌芋	536
无名异	21	乌药	391
云母	8	乌鸦	460
云实	145	乌贼鱼	487
木天蓼	417	乌蛇	498
木瓜	533	六芝	65
木兰	356	六畜毛蹄甲	454
木虻	482	文蛤	469
木香	113	方解石	33
木贼	331	火炭母草	615
木蓼	559	巴豆	397
木鳖子	425	巴戟天	118
五加皮	348	孔公孽	10
五灵脂	518	水甘草	595
五味子	151	水苏	564
五倍子	324	水杨叶	406
不灰木	61	水英	592
太乙禹余粮	20	水萍	221
太阴玄精	41	水银	26
车前子	110	水银粉	27
车辖	36	水麻	618
牙子	280	水蛭	486
瓦韦	179	水蓼	559

五 画

贝子	514	玉泉	3
贝母	171	玉屑	2
见肿消	600	甘松香	245
牛角䚡	434	甘草	90
牛乳	434	甘遂	257
牛扁	291	甘蔗	534
牛黄	433	甘蕉根	307
牛膝	95		
升麻	102		

艾叶	220	龙眼	366
古文钱	53	龙葵	556
术	69	东壁土	55
石韦	179	卢会	238
石中黄子	22	甲香	516
石龙子	478	田母草	611
石龙芮	178	田麻	616
石灰	54	由跋	276
石合草	628	生大豆	579
石决明	469	生瓜菜	606
石苋	597	生姜	161
石花	11	生铁	35
石床	11	生银	25
石垂	608	生硝	14
石南	396	代赭	50
石南藤	628	仙人杖	363
石钟乳	9	仙人掌草	603
石香菜	567	仙茅	316
石胆	7	白及	282
石蚕	503	白马茎	442
石逍遥草	604	白石英	18
石脑	11	白石脂	19
石脑油	11	白瓜子	548
石流黄	29	白头翁	288
石蛇	45	白羊石	46
石斛	94	白芷	190
石蒜	618	白花蛇	499
石膏	32	白芥	558
石蜜	534	白杨	405
石燕	60	白豆蔻	241
石薄荷	568	白垩	51
石蟹	45	白药	228
布里草	614	白前	210
龙牙草	601	白菀	193
龙骨	432	白颈蚯蚓	507
龙胆	115	白棘	387
龙脑香	388	白蒿	119

白粱米 …………………………… 584
白蘝 …………………………… 281
白鲜 …………………………… 194
白僵蚕 …………………………… 482
白薇 …………………………… 195
白蘘荷 …………………………… 562
瓜蒂 …………………………… 549
瓜藤 …………………………… 624
冬灰 …………………………… 55
冬葵子 …………………………… 550
玄石 …………………………… 33
玄参 …………………………… 175
半天回 …………………………… 600
半边山 …………………………… 615
半夏 …………………………… 275

六　画

戎盐 …………………………… 41
老鸦眼睛草 …………………… 607
地不容 …………………………… 153
地芙蓉 …………………………… 613
地茄子 …………………………… 617
地肤子 …………………………… 123
地柏 …………………………… 595
地胆 …………………………… 511
地黄 …………………………… 78
地榆 …………………………… 209
地蜈蚣 …………………………… 617
地锦草 …………………………… 332
芋 …………………………… 535
芍药 …………………………… 160
芒硝 …………………………… 13
亚麻子 …………………………… 616
芎藭 …………………………… 143
朴硝 …………………………… 11
百合 …………………………… 197
百两金 …………………………… 598

百乳草 …………………………… 597
百药祖 …………………………… 612
百部 …………………………… 211
百棱藤 …………………………… 626
列当 …………………………… 122
光明盐 …………………………… 41
当归 …………………………… 156
曲节草 …………………………… 598
肉苁蓉 …………………………… 122
肉豆蔻 …………………………… 240
竹 …………………………… 370
伏牛花 …………………………… 250
伏龙肝 …………………………… 54
伏翼 …………………………… 458
自然铜 …………………………… 58
血藤 …………………………… 625
合欢 …………………………… 380
凫葵 …………………………… 225
刘寄奴 …………………………… 299
衣鱼 …………………………… 506
羊踯躅 …………………………… 271
羊蹄 …………………………… 290
决明子 …………………………… 141
安石榴 …………………………… 543
祁婆藤 …………………………… 626
阳起石 …………………………… 30
阴地厥 …………………………… 613
防己 …………………………… 207
防风 …………………………… 125
防葵 …………………………… 106
红茂草 …………………………… 599
红蓝花 …………………………… 249
红蜀葵 …………………………… 551

七　画

麦门冬 …………………………… 68
麦饭石 …………………………… 58

远志	82	牡丹	206
赤小豆	581	牡狗阴茎	442
赤车使者	298	牡荆	344
赤石脂	18	牡桂	340
赤地利	298	牡蛎	511
赤孙施	610	牡鼠	450
赤柽木	413	何首乌	323
赤箭	64	皂荚	409
芜荑	384	佛甲草	596
芜菁	554	坐拏草	594
芫花	259	谷精草	317
芫青	510	含春藤	627
芰实	526	龟甲	471
苋实	552	角蒿	120
花蕊石	43	辛夷	356
芥	557	羌活	101
芥心草	629	沙参	131
苍石	50	沙糖	534
苎根	296	没药	393
芦根	306	沉香	349
苏	563	诃梨勒	418
苏合香	352	补骨脂	247
杜仲	341	陆英	291
杜若	147	阿胶	438
杜茎山	625	阿魏	237
杜蘅	190	陈廪米	588
杏叶草	595	附子	270
杏参	610	鸡头实	524
杏核人	538	鸡舌香	352
杉材	404	鸡肠草	569
杨梅	530	鸡项草	609
李核人	540	鸡翁藤	623
豆蔻	520		
丽春草	593	八　画	
连翘	286	青鱼	492
卤碱	41	青琅玕	48
吴茱萸	374	青葙子	280

青黛	……	136
青蘘	……	577
苦芥子	……	601
苦参	……	176
尚实	……	309
茆质汗	……	617
茄子	……	572
茅香	……	241
茅根	……	196
林檎	……	542
枇杷叶	……	531
松罗	……	347
松脂	……	336
枫香	……	342
刺虎	……	606
刺猪苓	……	369
卖子木	……	419
郁李人	……	400
郁金	……	232
郁金香	……	232
矾石	……	14
鸢尾	……	274
虎杖	……	293
虎骨	……	444
虎掌	……	276
昆布	……	224
败鼓皮	……	435
败酱	……	189
钓藤	……	408
知母	……	169
矿麦	……	582
使君子	……	248
侧子	……	266
金牙	……	53
金灯	……	618
金星石	……	61
金星草	……	330

金屑	……	24
金蛇	……	498
金棱藤	……	624
金樱子	……	325
乳柑子	……	529
乳香	……	352
兔	……	446
狐	……	451
狗脊	……	180
京三棱	……	235
底野迦	……	434
卷柏	……	97
油麻	……	577
泽兰	……	208
泽泻	……	84
泽漆	……	261
空青	……	5
建水草	……	607
细辛	……	98
贯众	……	274

九 画

珂	……	515
珊瑚	……	44
垣衣	……	225
茜根	……	150
荜拨	……	246
荜澄茄	……	247
草三棱	……	237
草蒿	……	283
茵芋	……	272
茵陈蒿	……	140
荞麦	……	583
茯苓	……	334
茗、苦樣	……	376
荗苣	……	214
茺蔚子	……	112

荨麻 …………………………… 619

胡瓜 …………………………… 550

胡芦巴 ………………………… 328

胡桐泪 ………………………… 390

胡桃 …………………………… 545

胡堇草 ………………………… 604

胡黄连 ………………………… 243

胡麻 …………………………… 576

胡麻油 ………………………… 577

胡葱 …………………………… 560

胡薄荷 ………………………… 568

荔枝子 ………………………… 536

南烛 …………………………… 426

南藤 …………………………… 408

荭草 …………………………… 222

药实根 ………………………… 423

柰 ……………………………… 542

枳壳 …………………………… 372

枳实 …………………………… 371

枳椇 …………………………… 417

柏实 …………………………… 337

栀子 …………………………… 377

枸杞 …………………………… 362

柳华 …………………………… 412

柳絮矾 ………………………… 15

柿 ……………………………… 532

威灵仙 ………………………… 321

砒霜 …………………………… 60

厚朴 …………………………… 367

牵牛子 ………………………… 299

韭 ……………………………… 560

昨叶荷草 ……………………… 225

虾蟆 …………………………… 494

骨碎补 ………………………… 313

钢铁 …………………………… 35

香麻 …………………………… 614

香蒲 …………………………… 139

香薷 …………………………… 566

鬼臼 …………………………… 305

禹余粮 ………………………… 20

食茱萸 ………………………… 385

食盐 …………………………… 37

独用藤 ………………………… 623

独活 …………………………… 99

独脚仙 ………………………… 599

姜石 …………………………… 57

姜黄 …………………………… 233

前胡 …………………………… 167

扁豆 …………………………… 586

扁青 …………………………… 7

鸩鸟威 ………………………… 616

陟厘 …………………………… 225

蚤休 …………………………… 293

络石 …………………………… 127

十　画

秦艽 …………………………… 157

秦皮 …………………………… 375

秦龟 …………………………… 470

秦椒 …………………………… 381

都管草 ………………………… 602

莽草 …………………………… 399

莱菔 …………………………… 555

莳萝 …………………………… 231

恶实 …………………………… 218

茴香子 ………………………… 230

莎草 …………………………… 217

莨菪子 ………………………… 277

真珠 …………………………… 470

桂 ……………………………… 338

桔梗 …………………………… 255

桄榔子 ………………………… 423

桐 ……………………………… 413

栝楼 …………………………… 172

桃花石	……	43
桃核人	……	539
根子	……	610
栗	……	526
夏枯草	……	292
原蚕蛾	……	489
烈节	……	625
柴胡	……	104
鸬鹚	……	460
蚌蛤	……	513
蚬壳	……	513
铁	……	34
铁华粉	……	36
铁线	……	611
铁粉	……	36
铁浆	……	36
铁落	……	36
铁精	……	36
铅	……	51
铅丹	……	52
铅霜	……	52
特生礜石	……	50
秫米	……	585
秤锤	……	36
积雪草	……	216
笔头灰	……	447
射干	……	273
徐长卿	……	146
殷孽	……	10
豹肉	……	445
狸骨	……	446
狼杷草	……	592
狼毒	……	304
栾华	……	403
栾荆	……	406
高良姜	……	215
羖羊角	……	441

拳参	……	609
粉锡	……	52
益智子	……	424
消石	……	13
海马	……	518
海金沙	……	329
海带	……	224
海桐皮	……	394
海蛤	……	468
海藻	……	222
诸鸡	……	455
通草	……	186
通脱木	……	188
桑花	……	387
桑根白皮	……	385
桑寄生	……	346
桑螵蛸	……	467
预知子	……	327

十一画

理石	……	34
菥蓂子	……	111
菘菜	……	556
黄花了	……	614
黄芩	……	159
黄芪	……	128
黄连	……	129
黄药根	……	421
黄蜀葵	……	551
黄粱米	……	584
黄精	……	74
黄寮郎	……	612
菴䕡子	……	108
菴摩勒	……	389
菝葜	……	184
菖蒲	……	80
萎蕤	……	72

萆薢	182	麻黄	164
菟丝子	117	麻蕡、麻子	578
菟葵	552	鹿茸	442
菊花	88	旋花	152
菩萨草	603	旋覆花	264
菰根	297	商陆	311
梅实	530	羚羊角	440
梓白皮	415	剪刀草	600
豉	580	清风藤	627
硇砂	55	淫羊藿	201
接骨木	416	淡菜	514
雀	457	婆娑石	22
雀瓮	505	梁上尘	55
常山	279	骐驎竭	390
野兰根	602	续断	144
野驼	454	续随子	326
野猪尾	624	绿青	6
野猪黄	449	绿矾	15
蚶	513	绿盐	41
蚺蛇胆	496		

十二画

蚱蝉	480	琥珀	335
蛇含	282	琼田草	608
蛇床子	147	斑猫	510
蛇黄	497	款冬花	204
蛇蜕	497	越瓜	549
蛏	514	葫	570
崖椒	399	葛上亭长	511
崖棕	622	葛根	166
铛墨	54	葛粉	167
银星石	62	荨草	302
银屑	25	葡萄	521
甜瓜	549	葱实	559
梨	541	葶苈	258
假苏	565	蒿茹	289
豚卵	448	落葵	552
象牙	436	落雁木	364
猪苓	368		

萱草	328	猬皮	477
萹蓄	308	猯	452
菓耳	195	曾青	6
楮实	361	滑石	16
椰子	424	溲疏	363
椑柿	533	犀角	439
棕榈	427		
粟米	584	**十三画**	
棘刺花	388		
酢浆草	309	瑇瑁	472
酥	435	蒜	571
雄黄	27	薯实	107
雄鹊	459	蓝实	134
握雪礜石	50	蓖麻	301
紫贝	515	蓬砂	56
紫石英	17	蓬莪茂	234
紫金牛	609	蓬蘽	522
紫金藤	623	蒺藜	124
紫参	199	蒟酱	227
紫荆	407	蒴藋	292
紫草	191	蒲公草	310
紫背龙牙	596	蒲黄	138
紫背金盘草	604	蓊头	319
紫袍	607	椿木	428
紫堇	594	楠材	396
紫菀	192	楝实	411
紫葳	383	榅桲	545
紫葛	300	楸木	416
棠梂子	629	槐花	361
景天	137	槐实	360
蛙	495	榆皮	358
蛞蝓	485	酪	435
蛤蚧	500	零陵香	244
蛤蜊	513	蜈蚣	504
蛴螬	484	蜗牛	486
黑羊石	46	蜂	465
鹅抱	622	蜣螂	509
		蜀椒	398

蜀漆 …………………………… 278
锡铜镜鼻 …………………………… 53
雉 …………………………… 457
鼠妇 …………………………… 506
鼠李 …………………………… 402
鼠尾草 …………………………… 295
催风使 …………………………… 612
魁蛤 …………………………… 469
貉 …………………………… 452
腽肭脐 …………………………… 452
詹糖香 …………………………… 352
鲍鱼 …………………………… 475
鮀鱼甲 …………………………… 473
麂 …………………………… 453
粳米 …………………………… 587
煅灶灰 …………………………… 55
粱米 …………………………… 583

十四画

蔓荆实 …………………………… 344
蔓椒 …………………………… 399
蓼实 …………………………… 558
榛子 …………………………… 527
榼藤子 …………………………… 409
榠子 …………………………… 399
槟榔 …………………………… 379
酸枣 …………………………… 359
酸浆 …………………………… 198
磁石 …………………………… 33
豨莶 …………………………… 303
蜚虻 …………………………… 483
蜚蠊 …………………………… 483
雌黄 …………………………… 28
蜻蛉 …………………………… 503
蜘蛛 …………………………… 502
蝉花 …………………………… 481
罂子粟 …………………………… 589

箘桂 …………………………… 340
鮧鱼 …………………………… 475
鲍鱼 …………………………… 476
鲛鱼皮 …………………………… 491
獐骨 …………………………… 443
腐婢 …………………………… 585
漏芦 …………………………… 148
蜜 …………………………… 464
蜜陀僧 …………………………… 42
蜜香 …………………………… 352
蜜蒙花 …………………………… 250
蜜蜡 …………………………… 465
熊脂 …………………………… 437
缩沙蜜 …………………………… 239

十五画

蕤核 …………………………… 347
蕺菜 …………………………… 569
樗木 …………………………… 429
樗鸡 …………………………… 480
樱桃 …………………………… 527
橡实 …………………………… 419
槲若 …………………………… 420
橄榄 …………………………… 544
醋林子 …………………………… 629
撮石合草 …………………………… 597
蝛蝛 …………………………… 514
蝎 …………………………… 517
蝮蛇胆 …………………………… 497
蝼蛄 …………………………… 508
墨 …………………………… 336
稷米 …………………………… 588
稻米 …………………………… 587
鲤鱼 …………………………… 473
鲫鱼 …………………………… 477
蔄草 …………………………… 230
鹤虱 …………………………… 312

本草图经

附录四

七〇九

十六画

燕矢	458
薤	561
薯蓣	86
薏苡人	109
薄荷	567
橙子	529
橘柚	528
醍醐	435
鲮鲤甲	501
獭	450
凝水石	31
鹧鸪	456

十七画

薰陆香	351
藁本	163
檀香	352
繁缕	568
䗪虫	483
麋脂	443
檗木	354

十八画

藕实	525
藜芦	265
覆盆子	522
瞿麦	188

礜石 ……… 49

十九画

藿香	353
攀倒甑	596
鳖	472
鳗鲡鱼	490
蟹	488

二十画

獾	452

二十一画

露筋草	599
露蜂房	479
鳢肠	226
麝香	435
鳡鱼	474
蠡实	202

二十二画

蘼芜	144

二十三画

蠮螉	466
鼹鼠	449

二十八画

鼺鼠	447